U0324942

全国中医药行业高等教育"十四五"创新教材

医养结合照护技能培训手册

（供护理学等专业用）

主　编　魏联杰

全国百佳图书出版单位

中国中医药出版社

·北　京·

图书在版编目（CIP）数据

医养结合照护技能培训手册 / 魏联杰主编 . —北京：中国中医药出版社，2021.9（2024.12重印）

ISBN 978 - 7 - 5132 - 6618 - 5

Ⅰ . ①医… Ⅱ . ①魏… Ⅲ . ①老年人—护理—技术培训—手册 Ⅳ . ① R473.59–62

中国版本图书馆 CIP 数据核字（2021）第 004827 号

中国中医药出版社出版

北京经济技术开发区科创十三街 31 号院二区 8 号楼

邮政编码 100176

传真 010 - 64405721

北京盛通印刷股份有限公司印刷

各地新华书店经销

开本 787 × 1092 1/16 印张 28.75 字数 646 千字

2021 年 9 月第 1 版 2024 年 12 月第 2 次印刷

书号 ISBN 978 - 7 - 5132 - 6618 - 5

定价 109.00 元

网址 www.cptcm.com

服 务 热 线 010-64405510

购 书 热 线 010-89535836

维 权 打 假 010-64405753

微信服务号 zgzyycbs

微商城网址 https://kdt.im/LIdUGr

官 方 微 博 http://e.weibo.com/cptcm

淘宝天猫网址 http://zgzyycbs.tmall.com

如有印装质量问题请与本社出版部联系（010 - 64405510）

全国中医药行业高等教育"十四五"创新教材

《医养结合照护技能培训手册》编委会

主　　编　魏联杰
副 主 编　陈　欣　汪桂琴　赵　敏　李　艳
　　　　　张　靖　张丽萍
编　　委　（以姓氏笔画为序）
　　　　　丁　遥　王　莉　王　辉　王晓丹
　　　　　叶　森　田晓娜　边　丽　刘惠萍
　　　　　李　芹　李　娜　李小娟　宋文杰
　　　　　典迎彬　荣　惠　段晓晶　秦培颖
　　　　　黄　双

编写说明

　　在全球老年人口增长的今天，我国人口老龄化加速，已成为拥有全球老年群体最大的国家。未来一段时期，我国将持续面临人口长期均衡发展的压力。第七次全国人口普查数据显示，我国 60 岁及以上老年人口达到 2.64 亿人，老年人口占比达到 18.7%；65 岁及以上老年人口 1.9 亿人，占比 13.5%。2010～2020 年，60 岁及以上人口的比重上升 5.44 个百分点，65 岁及以上人口的比重上升 4.63 个百分点。据中国慢病和危险因素监测数据显示，60 岁以上的老年人群高血压患病率高达 58.3%，糖尿病的患病率高达 19.4%。老年人患病率较高，随着年龄的增加，疾病逐渐加重，老年人的身体功能日益减弱，自理能力逐渐下降，除了对治疗疾病和促进生理功能的医疗和康复治疗的需求，在带病生存状态下的日常生活照护的需求更加突出。随着我国家庭结构的改变，家庭养老功能弱化，更需要专业人员提供多种医疗与非医疗相结合的老年健康照护服务，老龄化社会更需要完善的长期照护体系。

　　"十四五"时期是积极应对人口老龄化的重要窗口期，从应对准备看，还存在不少短板。发达国家从老龄化到深度老龄化，经历了 40 多年，甚至百年。而我国预计只需 23 年，养老服务、健康服务、社会保障等将面临更大挑战，需要破解难题。党的十八大以来，我国"医养分离"的现状受到高度重视，为了满足老年人对健康服务的迫切需求，在 2015 年 11 月出台的《关于推进医疗卫生与养老服务相结合的指导意见》中，明确提出医疗卫生与养老服务相结合，是积极应对人口老龄化的长久之计。党的十九大报告指出："推进医养结合，加快老龄事业和产业发展。""医养结合"核心问题即是"护养结合"，要有效地满足老年人多样化、多层次的医疗养老服务需求，需要将现有的医疗护理模式与长期照护更有效地整合，建立完善的医疗照护模式。国家卫生健康委员会联合 12 部门印发《关于深入推进医养结合发展的若干意见》，提出将医养结合人才队伍建设分别纳入卫生健康和养老服务发展规划。医养结合机构要优先招聘培训合格的医疗护理员和养老护理员。进一步开展职业技能培训和就业指导服务，充实长期照护服务队伍。

我国医养结合长期照护服务体系尚处在初期发展阶段，如何建设有中国特色的医养结合长期照护体系，加强人才培养，建设行业标准和服务规范，从事老年医疗工作的医务工作者初心如磐，使命在肩，任重道远。本书结合国内外长期照护理论，从老年人生理、心理、疾病特点出发，整合老年人身心照护需求，涵盖老年综合评估、老年健康管理、老年医疗护理、老年康复护理、临终关怀、中医护理等技术，对提高医疗护理、康复护理与养老服务的连续性、协调性和整体性有着重要意义，完善了医养结合长期照护模式。本书适用于医院、医养结合机构、养老服务机构等从事长期照护的专业护理人员、医疗护理员、养老护理员，以及社区、居家老年照护者进行学习，可作为医养结合照护培训教材使用。

第一章医养结合概述由魏联杰、叶森编写；第二章职业素质由魏联杰、张丽萍、荣惠编写；第三章老年身心特点及常见疾病由魏联杰、张丽萍编写；第四章老年综合评估由赵敏、李晓娟、李芹编写；第五章安全照护由汪桂琴、刘惠萍编写；第六章生活照护由汪桂琴、田晓娜编写；第七章医疗照护由赵敏、刘惠萍编写；第八章消毒隔离由汪桂琴、秦培颖编写；第九章临终护理由汪桂琴、李娜编写；第十章内科常见病照护由李艳、黄双、宋文杰编写；第十一章外科常见病照护由张靖、王莉编写；第十二章老年康复常见病及照护由赵敏、陈欣、王晓丹编写；第十三章急救照护由陈欣、张靖、边丽编写；第十四章中医护理由赵敏、典迎彬、段晓晶编写；第十五章健康管理由陈欣、李艳、王辉编写；第十六章医养照护智能信息化应用由陈欣、丁遥编写。

由于编者水平所限，不足之处在所难免，请广大读者提出宝贵意见，以便再版时修订完善。

《医养结合照护技能培训手册》编委会

2021 年 5 月

目 录

第一篇　概述

第三篇 老年常见病照护

第四篇 特殊照护技术

第十二章 老年康复常见病及照护

第一篇　概　述

第一章　医养结合概述 ▷▷▷▷

【学习要点】
1. 了解各种医养结合养老服务模式。
2. 熟悉照护护理的分类及长期照护。

【案例导入】

1. 青杠老年护养中心是国内首家由国家发展和改革委员会批准的大型公立医院兴办的医养结合养护中心，包括青杠老年护养中心、康复医院、护理院、学术交流中心、护理职业学院等。

2. 广西重阳老年公寓是广西乃至全国首家高等专业院校经营的大型老年公寓，在公寓内建立了南宁市重阳护理院，如非特殊情况，老年人在院内能解决基本的医疗保健服务问题。

各种各样的养老服务模式，是为了解决当前养老机构在医疗服务上的"短板"问题，医疗机构在养护方面的不足，利用"医养一体化"的发展模式，将养老机构和医院的功能相结合，把生活照料和康复关怀融为一体，注重精神心理服务、文化活动服务，使老年人的晚年生活得到更好的保障。

第一节　医养结合养老模式简介

近年来，我国人口老龄化形势非常严峻，中国的养老服务在未富先老、未备先老的现状下，经受了前所未有的考验，虽然 2021 年国家放开了三孩生育政策，短期内也很难调整人口老龄化结构，空巢老人已经成为全社会关注并亟待解决的热点和难点问题；在庞大的老龄人口背后更是牵涉家庭老年人赡养问题，且老年人常患有一种甚至几种慢性疾病，大部分家庭的负担来自老年医疗护理需求。因此，医养结合是必然选择探索的养老服务路径。

我国人口老龄化趋势持续深化，逐步向超老型国家迈进，实现人人"老有所养""老有所护"迫在眉睫，中共中央自 2006 年提出积极应对人口老龄化的战略目标，2013 年首次提出医养融合发展的概念，2015 年发布的《关于推进医疗卫生与养老服务相结合的指导意见》文件，提出满足老年人多层次、多样化的健康养老服务需求，实现"养"和"医"的紧密结合，2019 年国家层面集中推出医养结合健康养老的政策文件。由此看出，近年来党和政府高度重视养老服务工作，坚持把养老服务作为推进经济发展、增进社会和谐的重要任务，按照"政府主导、社会参与、城乡同步"的工作思路创新举措，初步形成了居家为基础、社区为依托、机构为补充、医养相结合的养老服务体系。

一、医养结合相关概念

2013 年，《国务院关于加快发展养老服务业的若干意见》中提出，积极推进医疗卫生与养老服务相结合，推动医养融合发展。其中"医"是指对老年人的各种疾病进行医疗、康复和护理，医护地点主要在医院、康复中心、护理院等医疗机构，为老年人提供完备的医疗服务；"养"是以家庭或养老机构为主，在提供生活照料、精神慰藉的基础上，对老年人进行定期健康技术支持，依靠调理达到疗养身心的养老活动。综上所述，医养结合就是指将医疗卫生与养老服务结合起来，不仅提供传统养老模式所提供的基本生活服务，更为重要的是提供预防、保健、治疗、康复、护理和临终关怀等方面的医疗照护服务。这是依据当今现代社会养老形势需求，将养老服务与医疗进行有机整合，形成医疗、康复、照料、精神慰藉、临终关怀等系统性的养老服务体系。

2015 年国家卫生和计划生育委员会、民政部等九部委联合下发的《关于推进医疗卫生与养老服务相结合指导意见》文件中首次明确提出了"医养结合机构"的概念，指兼具医疗卫生和养老服务资质和能力的医疗卫生机构或养老机构。

二、我国养老服务模式

《孝经》曰："夫孝，天之经也，地之义也，民之行也。""孝道"是中华传统文化的精髓，我国有着悠久的尊老敬老的传统美德，"百善孝为先"的传统美德薪火相传，自古至今家庭养老是我国的传统方式，早在周代就出现了专门的养老场所，用来救济无人奉养的孤寡老人。我国的养老服务，初期是以政府为主体，服务于社会"三无老人"的政府兜底模式，逐步向养老服务产业化、市场化转变，服务对象及服务内容逐渐多元化。在改革开放的 40 多年中，政府在以往"保基本、兜底线"的政策基础上，从顶层规划、政策推进、任务执行等多个方面来推进养老服务的市场化改革。家庭养老、社区居家养老和机构养老是我国三种基本的养老模式。

1. 家庭养老　是我国传统的养老模式，儿孙绕膝，颐养天年，是中国老年人的心愿；家庭养老模式政府无须投入。

2. 社区居家养老　是一种兼顾家庭和社会的养老模式，将养老服务中心设置在服务半径相对小的区域内，如建设在城市的某个社区，对于年龄较长、活动不便的老年人，居住在自己家里就能享受到家政服务、日常照料、亲情陪伴等服务；在社区养老服务中心还可以提供日托或者全托的照护服务，提供政府倡导的"五助"服务：即助餐、助浴、助洁、助急、助医。能组织老年人参加各种文体娱乐活动；为老年人打造老有所养、老有所乐的活动和生活空间。政府部门通过统一布局，健全机制，以建设补贴及政府购买服务等措施全面推进此项工作，增强社区养老服务的长效性。

3. 机构养老　是为老年人提供饮食起居、清洁卫生、生活护理、健康管理和文体娱乐活动等综合性服务的机构，通常有养老院、老年公寓、敬老院、护理院等形式。它可以是独立的法人机构，也可以是附属于医疗机构、企事业单位、社会团体或组织、综合性社会福利机构的一个部门或者分支机构。公办养老机构应优先服务于特殊困难老年人的养老服务需求，非公办养老机构的服务对象可为失能、失智、半失能、高龄等老年人。政府对公办养老机构有持续性的资金支持，非公办养老机构也能享受建设补贴、运营补贴等相关政策支持。

现今，我国的普通养老模式已满足不了我国日益加快的老龄化步伐，传统的家庭养老方式将伴随社会的进步、家庭结构的变化而逐渐改变为社会养老方式。总体来讲，老年人急需的医疗、康复、护理、旅游、养生、娱乐等多样化、个性化的服务和适老产品相对缺乏，系统化、标准化的老年服务体系尚在起步阶段。

三、医养结合养老模式

2013 年起，我国大力推进医养结合工作，2013 ～ 2015 年，由国务院主导的顶层设计阶段，主要明确医养结合的重要性和大政方针；2015 ～ 2016 年，由民政部、国家卫生和计划生育委员会主导的任务规划阶段，明确了监管职责和具体方向；自 2017 年起，由国家卫生和计划生育委员会主导的细则落实阶段：为医养结合的推进和试点工作提出明确任务。目前，全国所有省份都制定出台了医养结合的具体实施意见，设立了 90 个国家级医养结合试点城市，据不完全统计，全国有将近 4000 家医养结合机构，我国多元化养老服务体系逐渐形成。

我国医养结合养老模式大体有以下几种：鼓励原有医疗卫生机构开展养老服务；原有养老机构可增设医疗服务资源，如在养老院内增设医务室、护理站等；医疗机构与养老院协议合作；医养结合走进社区、走进家庭等。下面按照医养结合机构服务类型来分别介绍医养结合养老模式。

四、医养结合养老模式的常见类型

（一）医疗卫生机构开展养老服务

1. 形式 原有医疗卫生机构开展养老服务。

2. 特点 是以医疗护理专业行为为主体，配合以"养"的服务，该模式以患病和活动能力受限的老年人为主要服务对象，服务内容除了普通医院提供的医疗护理服务外，还增加有日常生活照料等全方位的照护服务。

这里的养是一定阶段或时间内的照护。这类服务可以简单理解为，因为疾病或年老能力下降，导致某种程度失去日常生活能力的人，通过一段时间（或永久）提供一整套的医疗健康支持、专业护理康复、生活照料及社会心理支持等服务，这些服务的主体是以医疗护理行为为主，同时辅佐以生活照顾与社会资源的支持。

3. 主要服务对象及来源

（1）急性病恢复期和中、长期康复者。

（2）在急性病治疗后，有出院后延续或持续护理康复专业服务的需要。

（3）重症疾病和肿瘤晚期患者。

（4）需要长期维持性治疗的患者，同时需要基本的生活护理和长期的情感支持。

（5）伴有多种慢性疾病的老年人。

（6）自理能力下降，依赖程度增高，伴有家庭或养老机构照顾能力不足引起的疾病反复发作，频繁住院者。

4. 服务目标 提升服务对象最大可能地独立、自主、参与个人满足及人格尊严，以改善生存质量为目标。

5. 主要服务内容 老年病诊疗服务、基本医疗服务、专业康复治疗与训练、护理服务（包括基本护理服务、治疗性护理服务、健康管理、心理支持、安宁疗护等服务）。

6. 机构类型 以老年病医院、康复医院、护理院、社区家庭病床或社区卫生服务中心（站）等为主，增设养老服务资质。

7. 案例 青杠老年护养中心是国内首家由国家发展和改革委员会批准的大型公立医院兴办的医养结合养护中心，包括青杠老年护养中心、康复医院、护理院、学术交流中心、护理职业学院等，充分利用医院的医疗、护理、康复等优势资源，实现医疗资源的合理配置，使养老与医疗、护理、康复、培训等充分融合，从而有效解决当前养老机构在医疗服务上的"短板"问题。

（二）养老机构设立医疗卫生机构

1. 形式 原有的养老机构内设医疗机构。

2. 特点 是以养老机构为主体，增加基本医疗和保健功能，设立符合《养老机构内设医疗机构标准》的养老机构，可开设老年病医院、专科医院、护理医院、康复医院、医务室等专业医疗机构。

　　这里的医疗服务不同于普通医疗，因为大多数老年人在疾病的急性期已在医疗机构中完成了疾病的诊断和治疗，在这里多进行的是出院后医疗康复、健康管理、保健养生等大健康意义上的医疗健康服务；这类服务首先基于年龄增加后机体各系统、器官出现的各种老化，导致生理、心理、社会功能的下降，出现了不同程度的自理能力不足或心理、社会功能受损，这种能力下降会伴随着老年生理衰弱、多种慢病等，老年人需要在解决生活照料的同时，加强疾病监测、健康管理、日常服药管理、紧急医疗援助等。

3. 主要服务对象来源

（1）中重度失能、有废用综合征风险者。

（2）中重度及以上认知功能障碍，或者有跌倒、噎食、压疮等高护理风险者。

（3）带有多重慢性病且病情较为复杂，服用多种药物，存在照顾风险者等。

4. 服务目标　减缓老龄带来的能力下降，尽可能协助老年人延缓衰老的进程和并发症出现的速度与程度，以维持尽可能高的生存质量为目标。

5. 主要服务内容　基本生活照料、心理社会支持、膳食与辅具服务、健康管理、医疗巡诊和协助就医、专业护理等。

6. 机构类型　养老机构中有医疗服务需求可按照规定申办增设医疗机构（如老年病医院、康复医院、护理院等）。

7. 案例　广西重阳老年公寓是广西乃至全国首家高等专业院校经营的大型老年公寓，在公寓内建立了南宁市重阳护理院，如非特殊情况，老年人在院内能解决基本的医疗保健服务问题；公寓相关医养结合服务内容有医疗康复保健服务，比如医疗服务、健康咨询服务、健康检查服务、疾病诊治和护理服务、大病康复服务和临终关怀服务等内容，同时还有生活照护、精神心理和文化活动等服务。利用"医养一体化"的发展模式，集医疗、康复、养生、养老等为一体，把老年人健康医疗服务放在首要位置，将养老机构和医院的功能相结合，把生活照料和康复关怀融为一体。

（三）养老机构和医疗卫生机构合作签约

1. 形式　养老院建设在医院或者社区卫生服务中心附近；联合运营模式。

2. 特点　在养老机构和医疗机构之间形成多种形式的合作服务体系，联合并强化两种机构的功能，为老年人提供优质便捷的医疗卫生服务。这种机构合作主要是指养老机构和医疗机构之间签订业务上的合作协议，由医疗机构的医护人员定期到养老机构，为老年人提供健康检查和诊疗服务，患有大病和急性病的老年人则可到合作医疗机构，得到及时有效的救治或快速转诊治疗。一般来说，在地理位置上较为接近、两地之间交通较为便利的医疗机构和养老机构之间更容易达成这种合作协议。医疗机构与养老机构之间进行合作的方式能够破除两种机构的独立格局，将二者的有利条件结合起来并加以充分利用、优势互补，促进养老服务的专业性，提高医疗救助的及时性，为老年人建立更加可靠、更加贴心的养老和医疗保障。

3. 机构类型　医疗机构和养老机构以协议形式进行合作。

4. 案例

（1）合作签约模式　河南省老年医养协作联盟是医疗机构与养老机构合作，2012年，河南省郑州市第九人民医院与30多家养老机构开展医养合作，成立了"河南省老年医养协作联盟"，由该医院的医护人员定期到合作的养老机构为老年人提供诊疗服务，保证养老、医疗产品和服务的充分供给，满足老年人的多重需求。北京恭和苑老年活动中心是医疗机构与养老社区合作，与北京市急救中心建立合作，在社区内设置急救站，同时与合作医院建立双向转诊机制。

（2）支撑辐射模式　一种是由政府主办，以青岛市李沧区为代表，当地民政局、卫生健康委员会和残联联合建立老年人健康指导站，为社区里的老年人提供医疗照护服务，将三家区属一级医院转型升级为五家功能完善、医疗设施先进的社区卫生服务中心，同时专门设立老年病门诊。社区内每月开展健康教育活动，并为60岁以上的居家老年人建立健康档案，同时还进行定期随访、指导用药等健康管理工作。另一种是由社会主办，以普亲养老服务中心为代表，社区与就近的医疗机构建立合作关系，建立双向转诊机制，同时依托社区养护站的支撑辐射能力，通过建立家庭病床与周边居家老年人签订家庭医疗契约，由合作的医疗机构安排专家与养护院护理人员提供上门服务。

（四）社区居家医养服务

1. 形式　医养结合进社区、进家庭。

2. 特点　该模式主要依靠社区卫生服务网络，为社区内居家养老的老年人提供定期体检、上门巡诊、健康管理、家庭病床、居家康复护理等服务。

社区医疗卫生服务人员能够深入社区，定期上门服务，提供全面、一对一的指导，使居民便捷、有效地获得卫生服务，通过此项服务与老年人建立稳定、有序、连续服务的关系，可对老年人的健康进行综合、全面、全程的健康管理，提高慢性病管理的依从性、管理率和控制率，进行合理就医的路径引导，及时了解健康档案信息和身体状况，为老年人提供所需的专业医疗、康复及护理服务。让老年人在熟悉的环境中接受医、康、养、护等服务，有利于病情的康复，促进老年健康，同时避免过度医疗，减轻老年人家庭负担。此外，此项服务更是节约医疗卫生服务资源。

3. 案例　福寿康（上海）医疗养老服务有限公司：上海市以"政府主导、中介组织、实体服务"为运行机制，建立市、区（县）、街道（乡镇）三级服务网络；上海市居家养老服务体系包括为老年人提供上门服务、社区站点提供助餐、日托等服务和社区的邻里互助服务等。福寿康利用自主研发的社区养老服务交互系统，为社区老年人提供"互联网＋医养康护"的全程照护服务。服务内容包括为老年人提供社区托养、居家照护等社区养老服务、家庭服务、自有设备租赁、医药咨询、智能科技等；可提供居家康护、社区照护、全程陪护、床上洗浴、智能照护、辅具服务、中医推拿保健等服务，是上海市《高龄老人医疗护理计划》和长期护理保险的首批定点服务机构和上海市医保定点单位。

五、医养结合养老模式的优势及面临的困难

（一）优势

1. 缓解紧张的医疗资源　随着老龄化的日益加速，越来越多的患病老年人需要得到专业的医疗护理服务，高龄失能、急病恢复期的老年人需要长期住院，这无疑给医疗卫生服务体系带来一定压力；而"医养结合机构"能够为慢性病及疾病恢复期老年人提供健康管理、慢性病管理及康复训练、长期照护等服务，从而有效缓解医疗资源紧张的问题。

2. 可持续的整合服务模式　从老年人的健康需求出发，以具有一定医疗水平的医师、护士、康复治疗师、营养师、护理员、社会工作者等组成的综合护理团队，为老年人提供日常生活照料和医疗康复护理服务，力求使老年人能够在同一机构中享受到生活护理、精神心理、老年文化、医疗康复保健，甚至临终关怀等可持续化的服务模式。医养结合机构为老年人提供了融医疗、康复、护理、生活、娱乐为一体的生活空间，满足老年人全方位的生活及健康需求。

3. 老年人医疗绿色通道　与上级医院联合，为老年人开设绿色通道，进行专家会诊、远程会诊，对于重病患者，可根据家属的意见及时转诊或请上级专家会诊治疗等。

4. 构建多赢局面　医疗机构牵手养老机构，打通养老机构与医院之间资源割裂的状态，可以形成双赢甚至多赢的局面。养老机构可以整合医院的医疗资源，提高为老年人服务的能力，医院可以树立社会公益形象，扩大自身的影响力及医疗服务的覆盖面；可以减轻老年人亲属及子女的精神压力和经济负担，让他们将精力更多地投入到学习和工作之中。由此，构建老年人、医院、子女之间的多赢局面。

（二）面临的困难

"医养结合"养老模式已经在多地开始试点运行，从目前试点运行情况来看，初步达到制度预设的效果，但作为一种创新型养老模式，"医养结合"要想做到全面性推广还需要克服很多困难。

1. 多头管理造成权责分配不明晰　"医养结合"养老模式是对于现有资源的再分配与再组合，但由于原有资源分属于不同部门，重新整合到一个体系后，在管理上难免会遇到权责不明晰等问题。例如，一般性养老机构归属于民政部管理，社区养老机构归属于老龄办管理，医疗卫生机构归属于卫生部门管理，医疗保险归属于社保部门管理，由于制度不同、标准不同、运行机制不同，"医养结合"养老模式中民政局、卫生健康委员会、人力资源和社会保障部等相关部门都有责任分工，存在权力交叉现象，当遇到现实困境时，则可能会出于自我保护而规避责任。这说明在"医养结合"养老模式中，不同部门在衔接与管理过程中存在盲区，导致问题迟迟得不到有效解决。

2. 薪酬待遇水平低，缺少医养结合专业人才　由于薪酬待遇水平较低、工作强度大、社会认同感不强等原因，学习医疗护理专业的学生毕业后更愿意从事医院、医药销

售等工作，很少愿意进入养老服务行业，因此养老机构在招聘人员时只能面对农村进城务工人员、退休无业人员，以及初高中学历人员等；养老机构对护理人员提供的工资几乎与当地最低工资标准持平，即使专业性质的护理人员工资水平也没有显著提升，而对于专业性质护理人员而言，他们的"高工资"需要承担强度更大的工作，如需要护理失能或半失能老年人，需要对老年人24小时的生活状态保持密切关注，而这些老年人极容易出现不可控的风险，如意外跌倒、骨折、过敏、并发症等问题，让每位护理人员与老年人接触时都如履薄冰。

3. 资金缺口大，参与积极性不强　"医养结合"养老模式是养老与医疗的结合体，一方面要在养老机构中增加医疗服务，另一方面要在医院中增加养老服务，但两方面都需要巨大的资金投入，这其中包括基本硬件设施的增添、更新以及日常维护，还包括新增工作人员的行政支出。面对我国老年人数量不断增加的现实，"医养结合"养老模式将会吸引更多老年人，但新建养老中心的前期投入成本过高、盈利周期过长等问题，成为推行"医养结合"养老模式的阻碍。

我国人口老龄化必然在较长时间内存在，这对于社会经济发展、提升人民生活水平、全面建设小康社会都是巨大挑战。习近平总书记在十九大报告中明确提出要"实施健康中国战略"。推进医养结合是应对老龄化社会的有效手段。因此，在新时代背景下大力推进"医养结合"养老模式，建立多主体联动养老保障体系，是对老年人健康美好生活的有利保障，更是体现以人为本的和谐发展新理念。

第二节　长期照护概述

一、长期照护的起源与定义

（一）长期照护的起源

根据1956年联合国《人口老龄化及其社会经济后果》确定的划分标准，当一个国家或地区65岁及以上老年人口数量占总人口比例超过7%时，则意味着这个国家或地区进入老龄化；1982年维也纳老龄问题世界大会，确定60岁及以上老年人口占总人口比例超过10%，意味着这个国家或地区进入严重老龄化。

20世纪中期以后，世界上发达国家先后迈入了老龄化国家的门槛，高龄老年人的医疗服务需求大幅增加，这些国家的医疗保险和医疗服务倍感压力。因此，发达国家从20世纪80年代起，有目的地将老年人照护资源进行了整合，即"非治疗性的护理和康复服务"从医疗机构剥离，以满足高龄和失能老年人的基本生活照料和护理需求，延缓慢病发展，尽可能地维持老年人生理功能和精神健康，即长期照护。

（二）长期照护的定义

在国际上，长期照护通常称为"long term care"（LTC）。世界卫生组织（WHO）在

《建立老年人长期照护的国际共识》中将其定义为"是由非正规照护者（家庭、朋友或邻居）和专业人员（从事卫生和社会服务的专业服务人员）进行的护理照料活动体系，以确保缺乏自理能力的人能根据个人优先选择保持最高可能的生活质量，获得最大可能的独立程度、自主、参与、个人充实和人类尊严"。

长期照护是由一系列的服务整合而成，由医师、护士、照护人员、社会工作者、营养师、康复师和心理咨询师等构成的专业长期照护团队，对高龄及失能等有护理需求的老年人提供日常生活照护、社会支持、老年评估、医疗照护、康复训练、健康促进、心理慰藉、临终关怀等专业的服务；具有多元化的照护服务、个性化的照护导向、人性化的照护精神、整合性的照护模式等特点。

（三）长期照护服务体系

今天，面对日趋严峻的老龄化发展趋势，世界先行进入老龄化行列的国家，如美国、澳大利亚、日本、韩国等，在"长期照护"的基础上，建立可持续的长期照护服务体系，这个已经成为医疗卫生体系和社会福利服务体系的重要组成部分。它涵盖了"机构、社区、居家"三大照护服务模式，满足不同层次、不同自理程度的老年人多样化需求，使老年人不论在急病期、稳定期、恢复期还是临终期，都能得到相应且持续的照护。目前，大部分工业化国家都制定了与长期照护相关的立法和政策，为长期照护体系运转提供基本规则和依据；照护提供者（包括正式及非正式照护者）和各种照护机构是长期照护体系的物质要素，筹资机制则是老年照护体系得以良好运作的基础保障；老年人及其照护需求是目标群体，以及三大照护服务模式的有机结合，统一协调的组织递送（注：长期照护服务的组织递送是指一个国家或地区借助不同层次的组织平台将已有的长期照护服务项目组织起来，通过适当的渠道递送给相应的消费者，其中主要是老年群体），决定长期照护的供给效率和效果；此为长期照护体系的四大构成要素。

目前，发达国家建立的老年长期照护制度模式有三种：①社会救助型长期照护，政府对符合救助标准的失能及低收入老年人提供长期照护服务，如美国、英国。②社会保险型长期照护模式，政府强制性参保，以保费和国家补助为资金来源，如德国、日本。③商业保险型长期照护模式，个人自愿与商业保险相结合，如美国、法国。

二、长期照护发展现状

（一）发达国家长期照护的发展现状

1. 制定了相应的法律法规和保险制度 例如英国颁布一系列长期照护相关法律，包括《国家补助法》《医疗卫生服务和公共健康法》《慢性长期疾病和残障人士法》《国家医疗卫生服务法》等；美国长期照护相关法律也较为健全，有《社会保障法》《美国老年人法案》《长期护理保险示范法规》等；日本、德国、荷兰等其他国家在老年人社会保障方面的相关法律也在不断推陈出新。

2. 以连续性照护为目标进行资源整合 目前发达国家建立长期照护体系的核心目标

是整合以家庭、社区和机构为平台的不同类型的服务，来满足老年人持续照护的需求，其目的就是为了连接医疗照护与长期照护服务，保障服务的完整性和连续性，并促进资源配置的合理化、使用的高效化。日本先后在 2005 年和 2011 年对其长期照护服务体系进行了改革，形成了以社区为基础，连接医疗服务体系的综合照护模式。

3. 长期照护内容较完善 根据老年人不同层次的需求提供个性化的照护服务，比如个人照护、活动照护、生活照护、居家服务、康复训练及健康促进等项目，还包括日间照护、社区及养老机构服务、福利用具的出租、住宅的适老化等设施服务项目。发达国家通过建立不同层面的长期照护服务平台来适应老年人需求的多样性。

4. 具有长期照护对象的界定、评估分级制度 德国的评估和分级由医疗保险机构中的医务人员来完成，2008 年德国医疗卫生部制订了全国性评估标准，用来评估所需长期照护服务程度，8 个维度、76 个条目按得分划分等级，根据每个等级不同，提供的时间和服务次数不同。日本引入了标准化的评估机制和个案管理体系，评估和分级由取得资质的"照护经理"用标准化的评估工具进行；评估内容包括患病情况、精神状态、特殊护理需求、行为问题等，"照护经理"评估后，再由地方评估委员会复核以决定照护级别，共有 6 个照护级别。

5. 有效经济来源 长期照护没有统一的筹资模式，发达国家的筹资模式相对稳定，分为单一普惠型、混合型、补缺型筹资模式。日本的长期照护属强制性社会保险，介护保险费由国家和个人共同分担，国家负担 50%，老年人自付比例较低，服务方式全面灵活，极大地满足了老年人的多层次需求。

6. 完善的长期护理服务管理及监督机制 对照护服务的质量有严格的控制措施，美国设立老龄管理局和长期护理次级委员会；荷兰政府是长期护理服务质量保证的责任者，负责对长期护理服务提供者的定期检查；同样，德国长期护理机构也有内部质控措施，每个长期护理机构都必须雇佣至少 1 名有两年以上工作经验的注册护士；日本颁布了非常详细的机构及人员配置要求，由地方政府进行检查，如果配备不符合要求，则以减少项目拨款作为处罚。

（二）我国长期照护的发展现状

我国关于长期照护的规范制度不断推出，特别是 2016～2019 年，国家层面出台多项法规、政策和行业标准来进一步完善长期照护体系。2016 年国家人力资源和社会保障部发布了《关于开展长期护理保险制度试点的指导意见》，并在全国选择了 15 个地区进行长期护理保险制度试点；2017 年发布了《"十三五"国家老龄事业发展和养老体系建设规划》；2019 年人力资源和社会保障部、民政部颁布《养老护理员国家职业技能标准（2019 年版）》，指导养老护理员培养培训、开展职业技能等级认定和规范养老护理职业行为的基本依据；2019 年国家卫生健康委员会、民政部等 8 部门联合印发《关于建立完善老年健康服务体系的指导意见》，这是我国第一个关于老年健康服务体系的指导性文件，探索建立从居家、社区到专业机构的失能老年人长期照护服务模式，实施基本公共卫生服务项目，为失能老年人上门开展健康评估和健康服务，支持社区嵌入式养老服务机构发展；依托护理院（站）、护理中心、社区卫生服务中心、乡镇卫生院，以及具备照护服务能力的社区日间照料中心、敬老院等养老机构，为失能老年人提供长期照护服务；增加从事失能老年人护理工作的护士数量，开展职业技能培训和就业指导服务，充实长期照护服务队伍。

我国目前已经快步进入超老龄国家，借鉴发达国家长期照护经验加速完善照护体系，但结合目前情况看，长期照护体系建设工作仍存在众多问题亟待快速完善和解决。例如：对长期照护无专门的管理机构；没有相对完善的长期照护政策制度和法律条文；没有统一有效的长期照护服务费用筹集渠道；没有提供长期照护服务配套的相关产业；严重缺乏从事长期照护的人员队伍，缺乏长期照护培训体系；缺乏长期照护服务机构及服务设施。

三、长期照护系统建设

1. 建设统一长期照护保险体系 随着失能人员不断增加和家庭照护功能缺失，需制定统一的长期照护保险相关的政策法规，为长期照护发展提供政策支撑；现有试点地区不同省市人口结构、人文习惯、财政收支、家庭收入等差距明显，原有社会保险经办过程中存在城乡差异化和低于差异化等问题，需探索适合我国长期照护保险持续发展的经营模式；应设立专门的长期照护保险筹资机制，明确政府、社会和个人的筹资责任；完善长期照护保险服务体系；长期照护保险制度的最终目的是提供照护服务，因此长期照护服务供给、照护专业人才培养等配套体系必须跟得上，能够满足失能人员的照护需求；鼓励商业保险公司参与长期照护保险的经办服务，减少政府的前期投入，降低制度运营成本。

2. 推行统一长期照护服务评价制度 目前长期照护试点的上海"高龄老人医疗护理计划"与山东省青岛市"长期医疗护理保险"，以及江苏省"基本照护保险制度"等运行的评价指标各不相同；随着长期护理保险制度逐渐向全国推广，失能、半失能老年人长期照护服务需求评价制度的制定也迫在眉睫；统一的失能、半失能老年人长期照护服务需求评估制度，能够最大程度地节约各地分开探索的成本，且保证能够统一、科学、有效地进行评估工作，能够服务于现行长期护理保险制度试点工作，也能推进将来全国性的长期护理保险制度的制定和推行。

3. 完善长期照护服务路径，发展社区居家照护服务体系 提供长期照护的路径有居家照护、社区照护和机构照护三大模式，其中社区居家照护是目前发达国家长期照护服务体系的主要发展趋势，也将是我国长期照护服务体系的建设重点。首先为加强家庭照护资源，对失能老年人的家庭照护者进行照护培训，根据老年人失能级别，向照护人员提供相应级别的居家照护技能培训内容；其次是扩大家庭医生制度的实施范围，增加家庭医生的诊疗服务内容，制定家庭医生激励制度，使有技术、有能力、有制度支持的家庭医生和相关护理人员愿意提供居家诊疗照护服务；最后是在总结国外长期照护模式后，开展适应我国的社区居家养老长期照护的政策和经验，建构社区居家照护体系的内容和思路，充分发展社区居家照护体系建设，以适应我国医养结合养老现状。

4. 完善长期照护服务内容 长期照护主要服务于失能、失智、半失能和高龄老年人，比传统意义上的照料服务更专业，比医疗护理服务的内容更广泛且时间更长，结合老年人身体状况提供不同照护服务和内容。比如：①生活照料。是失能和半失能老年人最基本的需求，做好清洁、饮食、出行等日常生活照料。②医疗护理需求。慢病、康复、病后恢复期、失能或半失能的疾病诊疗和护理等，满足医疗护理服务内容有营养支持、体格检查、用药及指导、管道护理、康复训练和安宁疗护等。③健康指导。对于失能、半失能的老年人，更迫切希望通过健康指导来尽可能避免疾病的发展和再患病。④精神慰藉。由于功能障碍，老年人更容易产生自卑、抑郁、焦虑等负面情绪，提供精神慰藉更能满足老年人的心理健康。⑤社会参与。不仅有助于提高失能老年人的身体功能，还可以排遣老年人抑郁、焦虑等负面情绪，促进老年人的心身健康。⑥其他服务。适老产品租赁、环境改造等社会支持性服务。

5. 探索系统的适老设施服务规划 首先需要由政府组织住房建设、养老服务、医疗卫生等方面专家制订相应的适老化改造标准，给予适老化产品研发提供支持与保障，激发适老化改造市场活动，满足失能、半失能老年人对于适老化环境与生活的需求。在长期照护服务设施规划前，应对其服务需求进行科学预测，掌握设施总供给量，同时依据老年人年龄、性别、慢病类型、日常生活能力、家庭结构、收入水平等因素，对不同地区进行差异化配置。规划以社区层面的服务设施为主，整合各种类型的服务设施，促进资源配置的高效化；注重与医疗卫生设施的协调，保持设施使用的连贯性。

6. 建立专业化的照护人员培训体系 目前在民政系统有养老护理人员，是从事老年人生活照料、护理服务的人员；医疗卫生系统有医疗护理员，是医疗辅助服务人员，主要从事辅助护理等工作；目前缺少适用长期照护人员培训体系；长期照护人员应有相应的资质认证，提供长期照护服务的人员最终是由专业服务人员进行。因此，长期照护护理人员的专业程度决定了服务质量，应配套积极的职业岗位培训机制，为服务人员提供优质学习和接受正规培训的渠道和机会，持续提升长期照护护理人员知识、技能与职业素养的综合实力。

【思考题】

1. 医养结合养老模式有几种？
2. 简述长期照护的服务内容及特点。

第二章　职业素质 ▷▷▷▷

【学习要点】

1. 掌握护理员的职责和素质要求。

2. 掌握护理员沟通技巧。

3. 了解护理员职业安全事项。

【案例导入】

李奶奶78岁，患有冠心病、哮喘，入住养老院1年有余，不喜独居，希望有人陪伴，安排在两人间。刘奶奶73岁，自理，新入住，与李奶奶为伴，两人相处和谐。某日，刘奶奶儿子、孙女前来探望，送来一束鲜花、水果，李奶奶因有哮喘，希望刘奶奶丢掉鲜花，刘奶奶不悦，自己还没欣赏就丢掉，太浪费，请护理员小赵评理。

1. 护理员小赵应该怎样分别与两位老人沟通？

2. 护理员以后的工作需要注意什么？

第一节　护理员的职责

一、岗位职责

(一) 护理员职责范围

护理员是指在注册护士的指导下，对需要照护的人群进行部分基础护理及生活护理的人员，必须经过培训、实训、考核，考试合格后，取得护理员国家职业资格。其主要职责是：

1. 生活照护，满足日常生活需求　许多老年人生活不能自理，所以看似简单的一日三餐、睡觉穿衣，老年人无法自己实现。协助老年人进食、饮水、大小便，并为不能自理的老年人递送便器，这些都是非常重要的日常工作。老年人的第一需要就是解决生活问题，护理员要做好老年人的个人清洁卫生，协助不能自理的老年人洗脸、洗脚、擦浴、洗头、口腔护理等，做到"三短"，即头发短、指甲短、胡须短；"六洁"，即面部洁、口腔洁、皮肤洁、手洁、足洁、会阴清洁；"四无"，即床上无异味、床褥无潮湿、床单无皱褶、皮肤无压疮；定时为老年人更衣及更换床单。

2. 医疗照护，减缓疾病困扰 定期为老年人进行肢体按摩，使之感觉舒适，协助定时翻身叩背、变换体位，预防压疮的发生。按照医嘱在护士指导下，收集、送检各种标本（大小便、痰液等）。协助医护人员为老年人进行医疗照护，包括用药、冷热疗法、生命体征监测、吸氧吸痰、消毒灭菌等，老年人常见疾病照护、常用急救技术及临终照护等工作。

3. 康复照护，提高生活质量 协助失能老年人保持肢体功能位，在护士指导下协助老年人做每天的康复功能锻炼。从语言、肢体、心理等各方面对老年人进行康复照护服务工作。

4. 心理照护，增进支持与温暖 老年人卧病在床，生命中最难过的一段时光就是基本生活都需要别人照顾的时候。他们面对疾病的折磨，也许会无奈、沮丧、孤独、抑郁等。老年人的家属也同样经历着难以忍受的煎熬，始终被担忧和焦虑所困扰，心理上承担着巨大的压力。学习心理学知识，掌握与老年人的沟通技巧，提供基础心理照护，也是护理员应尽的责任。

5. 临终关怀，维护生命尊严 老年人有不适时，及时与医生、护士取得联系，以免延误，防止发生意外。许多并发症容易出现在老年人慢性病的基础上，而且不易控制，治疗无望。进入疾病终末期阶段的老年人，药物已回天乏术，医学意义上的治疗已经显得不那么重要，最重要的是减轻老年人疾病痛苦，缓解其对死亡的恐惧，维护其尊严，提高生命质量，并给予家属心理关怀，最终使老年人安详地离开人世。

（二）护理员的角色功能

1. 负责照顾好老年人的生活起居。如进食、饮水、洗脸、洗头、洗脚、洗澡、大小便、翻身、更衣，对老年人的脸盆、茶具、便盆、毛巾等物品进行消毒，清洁周围环境等。

2. 陪同老年人进行检查、治疗、理疗等康复活动，辅助排痰、氧气吸入等医疗照护，提供心理支持，终末期安宁疗护等。

3. 保护老年人的安全及基本急救。

4. 不能从事护理专业性操作。

二、基本素质要求

护理员的基本素质包括思想道德素质和业务素质两个方面。

（一）思想道德素质

1. 爱国守法，爱岗敬业，具有为人类健康服务的奉献精神。

2. 忠于职守，廉洁奉公，具有较好的人道主义精神。

3.具有较高的思想品德和高尚的思想情操。

（二）业务素质

1.具有一定基础的文化素养、必要的护理学理论知识和较强的实际技术操作能力。

2.具有高度的责任心、同情心，对老年人高度尊重并保持爱心。

3.具有严谨细致、勤快主动、果断迅速、实事求是的工作作风。

4.具有健壮的体魄和健康的心理。

5.具有规范的行为举止、良好的沟通以及团结协作的能力。

（三）具体素质要求

1.尊敬老年人，以人为本　关爱老年人，不仅是一种美德，更是一种义务与责任，尊老敬老是全社会的共识和道德规范，也是构建和谐社会的重要组成部分。护理员在工作中要时时刻刻为老年人着想，在实际工作中体现以老年人为本的根本理念，从老年人的切身利益出发，尽量满足老年人不同情况的合理需要，切实保障老年人的根本权益，让老年人体会到社会对他们的关心、尊敬和爱护。

马斯洛理论将人的需求分为生理需求、安全需求、社会需求、尊重需求与自我实现需求五类，依次由低层次到高层次。护理员首先要保证老年人的生理需求，即衣、食、住、行等方面的生存问题；其次要保障老年人的人身安全、财产安全，营造安全的环境，降低疾病的痛苦；再次要维护老年人的社会情感需求，帮助老年人结交朋友、建立友谊与忠诚，满足归属感，使老年人与身边群体学会互相关心、照顾；然后满足老年人尊重的需求，让老年人充满信心，能独立自主，有自尊的同时建立威信，体现自己的能力，得到别人的尊重；最后是自我实现的需求，老年人也会有自己的理想，完成和自己能力相符合的事情，得到最大的快乐与满足，体现自我的价值。

2.服务第一，爱岗敬业　把为集体、为他人工作放在首位，全心全意为老年人提供服务。护理员所从事的对老年人的照护工作与其他服务行业相同，也要把老年人（服务对象）作为工作中考虑问题的第一出发点。只有建立"服务第一""客户至上"的理念，才能把工作做好，才能赢得老年人的认可和称赞。例如，当服务对象是生活不能自理、有困难的老年人时，要想方设法为其解决；当老年人对饮食提出合理需求时，要主动和厨房工作人员联系、沟通，尽可能满足老年人的饮食需求等。

从业人员要有正确的人生观、价值观，要克服职业的偏见，爱岗敬业。人人生而平等，没有高低贵贱之分，不同的职业只是因社会需求分工不同而已，要有强烈的事业心和责任感。人是为生活而工作的，也是为工作而生活的，每个人都应当把自己的职业当成一种事业来看待。要热爱本职，扎实工作；要忠于职守，尽职尽责。

护理员的工作是平凡的，但它又是社会不可或缺的。护理员要对自己的岗位和职业充满激情和敬意，培养自己对工作岗位的深厚感情。护理员要有"干一行，爱一行"的精神，在工作中努力学习护理专业知识和技能，全心全意地为老年人服务，这样不仅会赢得老年人及其家属的尊重，而且会赢得全社会的赞美。

3.遵纪守法，自律奉献　遵纪守法是要求人们必须按照法律、法规及纪律的有关规定去做事。只有这样，才能保证社会和谐稳定、健康有序地发展，才能保证每个公民正常地工作、学习和生活。对于护理员来说，法律法规不仅是进行护理服务的依据，也是自身行为的准则和维护服务对象及自己合法权益的有力工具。一个合格的护理员必须具有较强的法律意识，掌握相关的法律规定，同时还应该遵守社会公德，努力做到"遵纪守法、明礼诚信、团结友善、勤俭自强、敬业奉献"，遵守护理员职业道德和工作须知，热心为老年人服务。

奉献是一种全心全意投入的精神。"奉献精神"更是对自己工作中不求回报和全身心付出的大爱。对护理员而言，就是要关爱老年人，把本职工作当成一项事业来热爱和完成。护理员所做的工作是有益于国家、有益于社会、有益于人民的，其工作性质是一种奉献。自律的奉献，要求护理员在工作中处处为老年人着想，严格要求自己，积极进取，精益求精，不断提高护理服务水平，更好地为老年人服务。

第二节　护理员的职业道德及职业礼仪

一、职业道德

道德是对价值的一种判断，它调整了人与人之间、个人与社会之间的关系，是约束行为规范的升华。道德对于引导规范人的行为、稳定社会秩序、调整人际关系发挥着巨大作用。加强职业思想道德建设，有益于促进良好的社会风气，对人们的社会公德感有所加强。

职业道德是社会道德这个庞大体系中不可或缺的一部分，职业道德与劳动者素质之间有着紧密的联系。加强职业道德建设，有利于促形成良好的工作作风。同时人们社会公德意识的加强，又进一步促进了职业道德的建设，引导着思想和行为朝着正确的方向前进，全面促进了社会文明水平的提高。

（一）职业道德概述

职业道德是指在一定职业活动中应当遵循的、体现一定职业特征的、调整一定职业关系的职业行为准则和规范。它可以调节劳动者与服务对象、劳动者之间、劳动者与职业之间的关系。它是职业或行业范围内的特殊要求，是社会道德在职业领域的具体体现。

（二）职业道德的内容

职业道德反映了一定社会对从事某种职业人们的道德要求和规范，是一般社会道德在职业活动中的具体体现。一个社会是否和谐稳定，一个国家能否长治久安，很大程度上取决于所有社会成员的思想道德素质，而职业道德基本规范又是各行各业所有人必须遵守的基本行为准则。孟子曰："不以规矩，不能成方圆。"它告诉人们应该做什么，不应该做什么，应该怎样做，不应该怎样做。

社会主义职业道德的主要内容是：诚实守信、爱岗敬业、服务群众、奉献社会、提升职业素质修养。内涵主要体现在以下几个方面。

1. 职业道德受社会普遍的认可，是一种职业规范。

2. 职业道德是长期以来自然形成的。

3. 职业道德没有固定的形式，一般体现为观念、习惯、信念等。

4. 职业道德依靠文化、信念和行为习惯，只有通过工作人员的自律才能实现。

5. 职业道德没有实质性的约束力和强制力。

6. 职业道德的主要内容是对工作人员工作中提出的具体要求。

7. 职业道德标准多元化，表现出了不同企业具有不同的价值观。

8. 职业道德承载着企业的核心文化和凝聚力，意义深远，影响广泛。

（三）职业道德规范

由于各行业的工作性质、社会责任、服务对象和服务手段不同，各行各业的职业道德规范侧重点也有所不同，护理员的职业道德可归属于医学道德范畴。护理员与医务人员并肩合作，为患者的健康服务，在各自的岗位上照料患者。如医务人员在临床治疗、护理岗位上，而护理员在对老年人的生活照料岗位上，都会做出各种不同的符合医德的行为，并对自己和他人的行为进行评价，对自我的品质进行提高，加强医德修养。医疗卫生单位也按一定的医德要求和目标对医务人员和护理员进行有计划、有目的地实施教育等。因此职业道德中医德范畴的内容，适用于包括护理员在内的每一位从事医务工作的人员。

1. 护理员在工作中要有强烈的责任心、同情心，注意保护护理对象的隐私等。

2. 不违反医疗机构规定，做事认真细心，不随便议论护理对象病情。

3. 不接受护理对象给予的任何物品，不吃护理对象给予的食物等。

4. 注重自身的礼仪和行为规范。

二、职业形象

护理员的服饰要整洁合体，美观大方，方便工作，能体现护理员良好的精神面貌。修饰要自然大方、端庄得体，使护理对象感到亲切、和蔼、可信。在工作中，护理员的文明用语既是内在修养素质的外在表现，也是职业道德的具体体现，是在各种服务过程中与老年人和家属建立良好人际关系的重要因素。

（一）基本卫生要求

1. 日常卫生　护理员自身要有良好的卫生习惯，每天刷牙，经常沐浴，保持口腔、身体无异味。护理员的头发要经常洗，修剪要整齐，如果留长发要用头花束在脑后，避免在护理服务过程中头发干扰视线，影响操作。护理员可以略施淡妆，保持良好的精神，避免口、鼻、眼有分泌物，禁浓妆艳抹。

2.双手卫生 护理员要用"七步法"常洗双手。饭前便后要洗手；清理便器后要洗手；整理患者用品后要洗手；护理老年人后要洗手。指甲及时修剪，不留长指甲，不涂甲油，甲下不存污垢。科学的七步洗手法是清洁双手和生活中预防传染病的关键。

3.其他卫生 护理员要注意全身卫生，需要每天清洁换洗内衣，保持内衣干净。还要注意经期卫生，以避免感染。护理员应选择透气性良好、干净、柔软、舒适的鞋子，最好是无鞋带、无响声的平底鞋或坡跟鞋，要保持鞋面光亮整洁。

（二）仪表要求

1.着装 护理员工作时要按医疗机构的管理要求着工作装，一般工作装分为夏装和冬装、佩戴工作帽、穿白色袜或浅色袜、穿工作鞋。衣帽、鞋袜应型号适宜，穿着舒适，活动自如，便于操作，清洁整齐。穿浅色内衣，内衣的领、袖、裤脚不得露在工作装以外。护理员工作装要干净平整，领口、袖口简单利落，扣子整齐，裤角在鞋跟以上。自觉地把胸牌佩戴在左胸上方。

2.头发 梳短发时头发以在颈部之上，保证前不过眉，后不过肩，侧不过耳，长发者工作时应将头发盘起，用工作帽遮盖全部头发，前后左右均不外露；男士应留短发，修剪整齐，佩戴圆帽，圆帽的边缘平整。见图2-2-1。

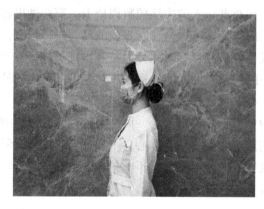

图2-2-1 梳短发

3.口罩 要根据护理员脸型大小及工作场合选择合适的口罩。口罩戴在面部应端正，松紧适度，遮住口鼻，注意鼻孔不可露。棉织布口罩应及时换洗消毒，保持口罩的清洁。一次性口罩需要每4小时进行更换，使用中如有污染应及时更换；不可将口罩挂于胸前或装入不洁的口袋中。

4.指甲 经常修剪指甲，不留长指甲和染彩色指甲，手部皮肤和指甲清洁无污垢。

5.妆容 工作时应淡妆上岗，护理员着装整体色彩要淡雅，上衣裤子搭配要合理，忌大红、大紫，避免刺激，忌黑色以避免沉闷，围裙、套袖要合适。不宜浓妆艳抹或使用有刺激性气味的化妆品及香水。

6.鞋袜 护理员鞋袜搭配要考究。鞋子要求底软轻巧，配上浅色或者和肤色相近的袜子，不要穿凉鞋或靴子，更不可光脚、穿拖鞋。

7. 修饰   巧妙地佩戴饰品能给女士增添色彩，也可以使护理对象心情舒畅，护理员可以点缀一些不造成伤害的布艺饰品，但是，严禁在工作期间佩戴戒指。

（三）形体要求

1. 站姿   姿势要端正、挺拔，头正，双目平视，双腿直立稍微分开，挺胸收腹，双肩放松、自然下垂。见图 2-2-2。

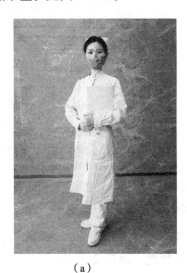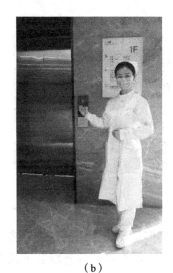

（a）   （b）

图 2-2-2   站姿（a 和 b）

2. 走姿   走路时步态要轻盈、稳健，双目向前平视，双手前后自然摆动，注意避免不良的姿势，如内八字和外八字形态，或歪肩晃膀、左顾右盼、脚蹭地面等。见图 2-2-3。

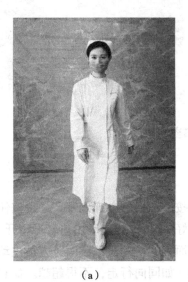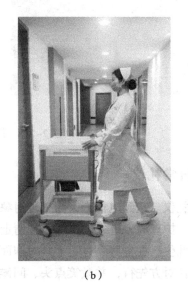

（a）   （b）

图 2-2-3   走姿（a 和 b）

3. 坐姿 坐姿要端正，动作轻稳，腰身挺直，两腿轻微靠拢，双手自然弯曲放在腿上或椅子扶手上，坐时不可松懈，不要流露出倦怠、疲劳、懒散的情绪。见图2-2-4。

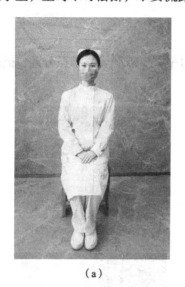 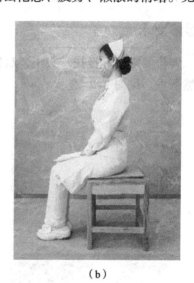

（a）　　　　　　　　　　　　　（b）

图2-2-4　坐姿（a和b）

4. 蹲姿 蹲姿是比较常用的一种姿势，基本要求一脚在前，一脚在后，两腿靠紧下蹲，臀部向下，自然沉稳，注意服装下缘不要触地。见图2-2-5。

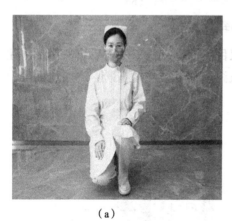 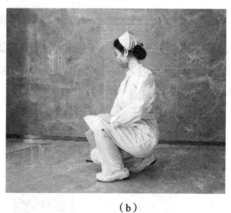

（a）　　　　　　　　　　　　　（b）

图2-2-5　蹲姿（a和b）

（四）日常礼仪

1. 电梯礼仪 送到电梯旁，为护理对象按下电梯。电梯到来，一手按住电梯门，一手示意请进。护理对象进入电梯后说"请走好"。待电梯启动后再转身离开。

2. 走廊礼仪 在走廊、过道上，对迎面而来的护理对象或医务人员主动让道，自然退到一边，让对方先行，并微笑点头、问候。如同向行走，不得超越。如有急事，要打招呼："对不起，我能否先行？"然后侧身快步通过。如遇到护理对象或家属询问，要主动问候或指引。

3. 协助用餐礼仪 协助护理对象用餐时要清洗双手，并且细心、耐心，不可催促。

4. 沏茶礼仪 给护理对象或家属沏茶时要清洗双手。茶水的量要适宜，一般约 2/3 杯为宜。沏茶时要用双手，一手托杯底，一手握杯柄，并礼貌地说"请用茶"。

5. 电话礼仪 接听电话时态度亲切，首先问好："您好，这里是……"询问对方需求，尽可能给予帮助："有什么可以帮您的吗？""请稍等。"对话结束后主动再见，等对方挂电话后，自己方可挂断电话。

三、岗位沟通技巧

人际沟通是指人与人之间通过各种方式，包括情绪、情感、态度、兴趣、思想认识、人格特点等交流，而在心理和行为上发生相互影响、互相感应的过程。

（一）沟通的方式

概括起来讲，沟通有两种方式，即语言性沟通和非语言性沟通。护理员应根据所处的情景选择适当的沟通方式，以提高沟通的有效性。

1. 语言性沟通 使用语言、文字或符号进行的沟通称为语言性沟通，包括书面语言和口头语言，为了提高语言沟通的有效性，需要注意选择合适的词语、语速、语调，保证语言的清晰和简洁。

2. 非语言性沟通 实际上，在生活中人与人之间的沟通有 60% ～ 70% 属于非语言沟通形式，就是不使用词语，而是通过身体语言传递信息的沟通方式，包括面部表情、声音的暗示、目光的接触、倾听、手势、身体的姿势、身体的外观、着装、沉默，以及身边物体的使用等。

（二）促进有效沟通的技巧

1. 使用普通话 工作期间提倡使用普通话，避免各种方言引起误会及不必要的麻烦，文明礼貌用语，耐心诚恳。

2. 语速适当 以适当的语速表达说话内容，就更容易获得理解。护理员应该用足以清晰词语及适当的语速与老年人交谈，快速的谈话、使用尴尬的停顿，老年人的思维不容易接受，或者缓慢并且过于谨慎的交谈可能会让对方误解。

3. 语调和声调恰当 说话者的语调和声调可以神奇地影响信息的含义，从而影响沟通的效果。即使是一个简单的问题，凭借语调都可以表达不同的热情、关心、牵挂、怀疑、愤怒或者漠不关心。

4. 音量适中 音量太大通常给人以粗鲁或没有礼貌的感觉；声音太小则表明说话者害羞、内向或缺乏自信，柔和的声音，在很多时候都能起到稳定人心的作用，对待部分听力有障碍的老年人需要适当地提高一些音量。

5. 面部表情真诚 面部表情是一种共同语言，反应非常灵敏，可以清楚地表明人的情绪，复杂的内心活动，通过面部表情，可以传递好奇、害怕、生气、厌恶、快乐，以及悲伤的情感。因此，护理员应意识到自己展示在老年人面前的表情很重要，并且尽可能避免一些消极的表情，如不喜欢、厌恶、敌意等，用真诚的微笑面对患者，微笑是美的象征，是关爱的体现，给予老年人的精神慰藉可能胜过无数良药。

6.触摸适度 触摸是一种无声的安慰，它是一种常用的肢体沟通方法，触摸可以交流关心、安慰、体贴、理解、支持、牵挂等情感。如抚触头发可以表达关爱、抚触手背可以给老年人传递信心，树立积极情绪。

7.学会倾听 倾听时要面向对方，身体前倾，距离也可随说话内容而调整，以自然为好。都说"眼睛是心灵的窗户"，需要做到目光注视对方，以表示全神贯注倾听并希望对方继续讲述，让老年人及其家属觉得受到重视及关注。

8.赞赏 选择老年人热衷的话题，避开不愉快的话题。交流过程中适时地对老年人表达赞扬、欣赏之意，使之获得丰富成就感，建立信心，营造安全轻松的氛围，让老年人及其家属觉得尊重和平等。

9.沉默 不是所有的时间都应该说话。当老年人情绪低落、伤心或在哭泣时，护理员可以询问："如果您不想说话，我可以坐在这里陪您一会儿，好吗？"这时护理员以沉默的态度表示关心，会非常有用，它可以表达护理员对老年人的同情、理解与支持，起到此时无声胜有声的作用。

（三）沟通不充分时的应对方式

1.受各种因素的影响，包括生理因素、情绪因素、感知因素、价值观、年龄因素、社会文化背景等，出现矛盾是不可避免的，在矛盾面前，如果是自己的错误，要虚心接受，立即改正，以赢得对方的理解。

2.不是自己的错误，不要随便讲"对不起，我错了"，可以选择暂时地回避，稍后再提出合理的解释，要用缓冲的方法去面对冲突和压力。

3.应用换位思考的方式去解决问题，不仅可以使自己放松情绪、游刃有余，而且会使老年人觉得和蔼可亲又具备能力。

第三节 相关法律、法规知识

一、相关法律、法规

（一）劳动法

《中华人民共和国劳动法》是国家为了保护劳动者的合法权益，调整劳动关系，建立和维护适应社会主义市场经济的劳动制度，促进经济发展和社会进步，根据宪法而制定颁布的法律。作为劳动者，要知晓相关的法律知识，能够做到自我保护。劳动法规定了双方的权利和义务，劳动报酬，职业培训、社会保险和福利待遇，劳动保护和劳动条件，劳动纪律、劳动争议、法律责任等。用人单位和劳动者双方各执一份，如发生劳动纠纷，可向人力资源和社会保障部门申请劳动仲裁或诉诸法律。

（二）劳动合同法

《中华人民共和国劳动合同法》用于规范用人单位用工行为、维护劳动者的合法权益、明确劳动合同双方的权利和义务、促进劳动关系和谐稳定等方面。内容包括总则、劳动合同的订立、劳动合同的履行和变更、劳动合同的解除和终止、特别规定、监督检查、法律责任、附则等。《中华人民共和国劳动合同法》是规范劳动关系的一部重要法律。

（三）卫生法

卫生法是指由国家制定或认可，并由国家强制力保证实施的，在保护人体健康活动中具有普遍约束力的社会规范的总和。有关食品安全、医疗卫生、医疗事故的处理、卫生防疫、药品药械管理、从业资格、突发性公共卫生事件的应急处理等方面法律规范的总称。卫生法属于特殊行政法。

卫生法主要包括《中华人民共和国食品安全法》《中华人民共和国传染病防治法》《中华人民共和国执业医师法》《中华人民共和国药品管理法》《中华人民共和国护理人员管理办法》《医疗事故处理条例》《医疗器械监督管理条例》《医疗机构管理条例》《乡村医生从业管理条例》《突发性公共卫生事件应急条例》等一系列法律法规。

（四）护士条例

《护士条例》明确规定，护士是指经执业注册取得护理人员执业证书，依照条例规定从事护理活动，履行保护生命、减轻痛苦、增进健康职责的卫生技术人员。因此，护理员不得从事护士专业性工作。

（五）老年人权益保障法

《中华人民共和国老年人权益保障法》是保障老年人合法权益，发展老龄事业，弘扬中华民族敬老、养老、助老的美德而制定的法律。内容主要包括家庭赡养与抚养、社会保障、社会服务、社会优待、宜居环境、参与社会发展、法律责任等。《中华人民共和国老年人权益保障法》对于保护老年人的合法权益，发挥着极其重要的作用。明确规定"禁止对老年人实施家庭暴力""养老机构及其工作人员不得以任何方式侵害老年人的权益"，法规一方面使老年人增强了法律保护的意识，另一方面提醒照护服务人员知法、懂法和依法工作。

二、护理员职业安全事项

护理员的工作是光荣而艰巨的，为了更好地做好照护服务工作，在为老年人服务时必须加强自我防护意识。在身体方面要预防各种意外伤害，在心理方面，要掌握正确交流沟通使用技巧和应对冲突的正确方式，加强自我照顾，以缓解工作压力，以轻松愉快的心情完成护理工作。

（一）护理员工作安全防护

护理员在工作中要注意安全防护，需要防护的主要问题有跌倒、肌肉拉伤或来自老年人或家属的伤害等。

1. 预防跌倒　保持身体健康，工作谨慎小心，穿合脚的鞋子，保证光线充足、地面清洁，及时清理杂物，随时清除工作区域的障碍物，注意与同事配合协作。

2. 预防肌肉拉伤　合理安排运动，做好准备活动，注意局部保护，受伤后注意休息，适时地进行冷敷和热敷。

3. 预防来自老年人的伤害　加强防范，注意危险物品，学会观察，如果发现有对抗情绪，尽量避免激怒对方，争取配合。如果老年人异常烦躁，可以暂时停止服务，报告医生处理，待情绪稳定后再继续完成护理工作，必要时给予安全制动。

4. 预防来自家属的伤害　保持冷静，不要与家属争吵，更不要与家属产生肢体接触，报告领导，并尽快报告有关负责人，由领导出面帮助解决。如果家属不听劝阻，报警，向公安人员求助，如果发生损害行为，要保护好现场等候警察到来，如实反映问题，配合警方解决冲突。

（二）护理员的自我照顾

1. 护理常见压力的处理方法

（1）学会面对衰老、疾病和死亡　生老病死是不可抗拒的自然规律，每个人都会有这一天，作为护理员，首先要端正自己的态度。家家有老人，人人都会老，哪里都会有患者，关心现在的老人，等于关心以后的自己。

（2）明白与家属合作的重要性　在面对衰老、疾病和死亡的时候，痛苦的不仅仅是老年人，他们的儿女家属同样也在面临痛苦的煎熬。以前的工作生活规律打乱了，面临的是一边工作，一边为父母的病情担忧，面临的是陪父母就医、请假、请陪护，造成了经济上的拮据，还有情感上的失落和恐惧。多种原因使得家属处于焦虑的状态，他们寄希望于医务人员，希望通过高超的医疗技术、细致的生活照料，能让老年人舒适。家属在焦虑复杂的情绪下，常常会做出一些不能完全控制的举动。作为护理员，要理解家属的难处，给予真诚的帮助，争取家属的合作与理解。

（3）正确认识护理工作的意义　护理员的个人家庭也许对护理工作不理解，认为从事的是伺候人的活，脸上没有面子，以及社会对护理工作的偏见，常常给护理员带来更大的压力。我国正处于人口老龄化加速发展时期，高龄化、少子化、空巢化呈加速发展势态。生活不能自理老年人的长期照料问题，是党和政府、社会各界、广大人民普遍关注的问题。护理员要认识到自己的工作光荣而伟大，全社会要给予充分的尊重，这是解除压力、做好护理工作的重要方面。

（4）尝试排解自己的不良情绪　护理员通过与周围人交流，发现别人的优点，取长补短，建立信任关系，学会欣赏明媚灿烂的阳光、漂亮优雅的图画、悦耳动听的音乐，放松精神，不断学习，不断提高技术水平，当新知识在不断增加时，也增加了自己的智慧，面困难保持正向的思维，勇敢地超越困难，拥有乐观的品质。

2. 护理员应对冲突的方式

（1）当老年人或家属与护理员发生冲突时，护理员可以诚恳地回答对方的问题，对出现的问题不要有过激的反应"你什么意思""你想干什么"。可以诚实地说"是"或者"不"，能听取别人的不同意见，尊重别人的不同想法，不觉得自己什么都明白、只有自己才是正确的，对自己处理问题的方式能心平气和地接受。这种应对方式会让老年人和家属觉得护理员真诚、大方稳重。

（2）当老年人或家属与护理员发生了冲突，或者提出了不合理的要求，不可以一味地委曲求全，迎合别人，把一切错误都归咎于自己；也不可以气势汹汹，咄咄逼人，认为自己总是对的，对方总是错的；更不可以采取教育的方式，把"你应该这样""你应该那样"挂在嘴上，老年人心理是不会接受的，要采取灵活的方式，适时地转移话题，幽默地避开锋芒，必要时请求上级领导协助解决问题，可以有效地避免冲突。

【案例解析】

1. 护理员小赵应该分别和两位老人进行沟通，告诉李奶奶，刘奶奶刚刚入住，因为是儿子、孙女送来的礼物，所以显得格外喜欢那束鲜花，会劝说刘奶奶把鲜花移出房间，摆放别处，避免引起不适。再与刘奶奶沟通，首先是自己没有做好提醒工作，事先没有告知李奶奶有哮喘疾病，希望刘奶奶能理解，帮助把鲜花暂放在工作区域，这样可以随时去欣赏，也不影响别人的健康，并转告家属，下次可以送老人喜欢的其他礼物。让两位老人能互相理解，增加沟通，减少矛盾，和谐相处。

2. 护理员在以后的工作中，首先注意自己的职业形象，不化浓妆，不使用有特殊气味的化妆品、香水等，以免引起老人不适；其次多与老人沟通，了解老人的心中想法，让同室的老人之间多交流，做朋友，有误会及时解决；最后不要把自己的不良情绪带入工作中去，更不能与老年人发生冲突，学会调节自己的情绪。

【思考题】

1. 树立"服务第一""老年人至上"的理念，应该怎么做？
2. 如何巧妙地运用非语言性沟通技巧？
3. 护理员应怎样依法保障老年人与自己的合法权益？

第三章 老年身心特点及常见疾病 ▷▷▷▷

【学习要点】

1. 掌握老化的概念及表现。
2. 掌握衰弱及肌少症的影响因素及临床表现。
3. 了解废用综合征各系统的表现特征。
4. 熟悉老年人睡眠障碍的影响因素及照护要点。
5. 熟悉老年疾病特点及心理影响因素。
6. 熟悉老年人跌倒情况发生的危险因素及防控要点。
7. 掌握老年营养不良的发生原因及干预措施。

【案例导入】

　　贾某，76岁，患有高血压病史10余年，血压最高200/110mmHg，未系统监测血压，脑梗死病史6年余，右侧肢体无力，右上肢抬举困难，右手持物掉落，步态不稳，右侧肢体无力，每次持续约30分钟后缓解，反复发作，头昏沉不清，纳差，便秘，睡眠质量欠佳，易激惹，情绪不稳；其子女孝敬，但老人病后因肢体无力、情绪反复无常，家人对老人的日常生活起居饮食照护、康复锻炼很无助，不知如何应对。

　　1. 对老人身心疾病后出现的各种衰弱和心理状况，照护应该从哪些方面进行观察？

　　2. 如何指导、帮助家属和护理员进行照护工作？

第一节　老年生理特点

一、老化生理学

（一）老化

老化是伴随生命过程普遍存在的生命现象，是伴随时间推移而出现在人体细胞组织和各脏器以及功能等生理形态；并且在外在功能方面的不断衰弱、恶化，以至死亡的过程。人体生理上的老化过程同样会对老年人群的心理及精神上的老化产生影响。老化泛指在生物的成熟后阶段所发生的所有与年龄相关的事件。老化被定义为一种普遍存在的随着年龄增加而机体功能减退和健康风险增高的生物进程。然而，以年龄来评估人们的健康风险非常困难。原因之一是老年人健康状况个体差异大，每位老年人都存在有年龄相关性生理改变。此外，随年龄增长所出现的各种疾病同时生理老化是老年疾病的重要原因，也直接影响人的多种能力。因此，人的老化生理变化是老年医学及老年照护的重要基础，需要社区、养老机构及医护人员关注并积极采取预防和干预措施。

（二）老化相关的概念

老化的定义从多个方面进行阐述，其中年龄是其主要方面。WHO 将 60 岁及以上的成年人定义为老年人。美国将老年人定义为 65 岁及以上的成年人，并进一步划分了低龄老年人（65～74 岁）、中龄老年人（75～84 岁）、高龄老年人（85 岁及以上），以年龄定义老化的方法简便，在临床和科研上最常用。但是这一方法具有局限性：老年人群个体差异显著，临床上常见部分健康的高龄老年人手术后生理储备能力的恢复情况，优于健康状况欠佳、合并多种疾病的低龄老年人。

（三）老化的生物及生理观点

目前学术界就老化这一现象从不同角度做出了多种猜测和解释，生理理论则从基因、分子、细胞和器官系统层面分别展开阐述，试图解释"机体为何老化"这一命题。

1. 老化的进化及生理理论　内环境稳定（homeostasis）是机体得以生存并抵抗疾病和外界危险因素的必要条件。在自然选择的作用下，具有繁殖能力的个体能够维持内环境稳定，相当程度上保持良好的健康和功能状态。资源受限使得机体维持内环境稳定的能力减退，难以修复的体细胞缺陷逐渐累积，机体出现老化现象。人体老化过程受到多个因素的影响，目前存在多个学说。

其一为基因理论，认为人体的老化与细胞自身的定时老化及基因突变关系密切，定时理论认为人体基因程序设定了固定的生活生存周期，体内细胞有固定的生命期限，并以细胞分化次数来决定个体的寿命。突变累积学说认为，与生命早期的缺陷基因相比，生命晚期出现的存在明显缺陷的基因所承受的自然选择压力较小，不易被缩除，更易在个体内累积，成为衰老的原因。该学说认为老化具有非适应性，是生命晚期自然选择压力减小而不可避免的结果。

其二为细胞耗损理论，认为人至老年阶段，一方面出现细胞死亡情况，即组织细胞耗损后不能再生；另一方面为细胞衰老过程，人体细胞耗损太过，修复不及。具体表现为人体体液含量由青壮年时的 60% 逐步下降至 50% 左右，其中脂肪组织中的含量增加，而骨骼、肌肉及细胞内液含量明显下降。

其三为免疫理论，随着年龄的增长，人体突变细胞数量显著增加，机体免疫功能下降，引发 T-C 识别能力减退，对外来异物的辨认与反应能力降低，导致感染及患癌率增加。

其四为分子串联理论，即正常情况下，人体细胞分子呈分离状态，即使分子串联人体也可以进行自我修复；至老年时，串联的分子附着在 DNA 分子上，对其造成损伤，致使人体细胞发生损伤，最终导致胶原蛋白失去弹性，人体发生衰老情况。

其五为脂褐质与放射理论，此理论认为，放射物质、X 线、自由基、新陈代谢废物、环境污染、电磁波等因素是导致人体衰老的主要因素。

其六为神经 – 内分泌理论，即人体的老化现象是由于大脑和内分泌腺体的改变而引发，免疫缺陷学说老化源于免疫系统存在缺陷，不足以清除外来抗原和毒素。

其七为器官系统理论，认为机体内存在潜在的节律控制器或生物钟。出生时系统已被设定了正常运作的时间段，此后逐渐停止运作，导致衰老和死亡。

神经内分泌系统及免疫系统是人体两个非常重要的信息交换系统，被认为是机体的生物钟。神经内分泌系统中下丘脑通过控制腺垂体分泌活动而调控甲状腺、肾上腺、睾丸、卵巢分泌各种激素，影响靶器官功能。老化体的神经内分泌系统功能失常，引起血压升高、血糖代谢紊乱和睡眠障碍等，产生一系列负面影响。自身免疫学说认为免疫系统区别自己、排除异己的能力下降，使得自身成分受到免疫系统损伤，导致老化。

2. 老化后身体构成变化及影响　人体老化后身体构成变化及带来的影响见图 3-1-1 和图 3-1-2。

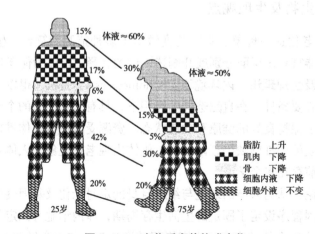

图 3-1-1　老化后身体构成变化

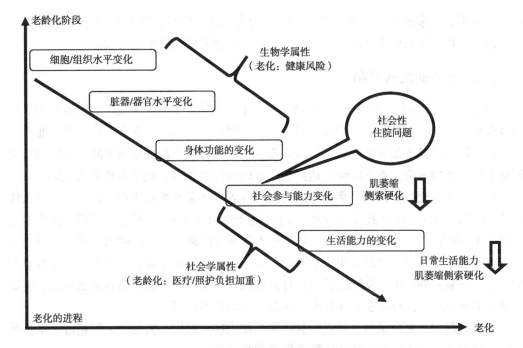

图 3-1-2　老化组织脏器特征

二、衰弱

衰弱（frailty）是指由于老年人的生理储备能力下降而导致的其易损性增加、抗应激能力减退的特殊状态。在衰弱状态下，老年人在经历外界较小的刺激时就有可能导致一系列不良事件发生。衰弱涉及人体多个系统的生理、病理变化，主要包括神经系统、骨骼及肌肉系统、内分泌系统及免疫系统等。衰弱往往与失能、多病共存等状态关系密切，可以相互影响并伴有一定的重叠性。衰弱及多病共存能够作为预测失能、失能的危险因素，多病共存又可促使衰弱及失能发生进展。衰弱的患病率随增龄而增加，随着年龄的增长，全身各系统包括神经、循环、呼吸、消化、内分泌、免疫、运动和感官等，逐渐发生形态、功能及代谢等退行性改变或功能衰退的表现，如器官萎缩、细胞计数减少、组织蛋白变性、代谢率降低、体液减少、钙代谢异常等，我们称之为系统生理性的老化。系统生理性的老化与各种危险因素共同作用，进一步导致系统的结构和功能损伤，并引发疾病，最终进展为系统病理性的老化。由于全身各系统病理性老化引发的疾病严重危害老年人的健康和生活质量，成为老化带来的主要医学问题，因此需要老年照护者密切关注并采取积极的防治措施。

（一）衰弱的影响因素

衰弱常常见于由于多种慢性疾病、严重疾病或突发急性事件所导致的不良后果，然而对于衰弱却尚未发现特定的生物学标记物对其进行鉴定。目前已知的遗传因素、年龄增长、教育程度低、经济条件低下、不良的生活习惯、老年综合征（疼痛、跌倒、肌少症、营养不良、多病共存、多重用药、活动能力下降、失眠、焦虑及抑郁）、失独及丧偶等因素，均是导致机体衰弱的危险因素，能够促进衰弱的发生及发展。

（二）衰弱的发病机制

目前，对于衰弱的发病机制尚未明确，对于其病理生理亦尚未探清。普遍认为，机体各系统调节及功能的失调是导致衰弱发生、发展的重要途径。现有发病学说主要有：

1.人体生理储备量降低 衰弱可以表现为单一器官或系统的功能下降，也可以是多器官整体功能的下降，若下降幅度达到正常生理功能的 30%，则可以称之为衰弱。

2.多系统生理功能失调 衰老与疾病能够导致人体多系统的生理功能失调，而人体中的炎症因子如 C- 反应蛋白（CRP）、白细胞介素 -6（IL-6）、凝血因子Ⅷ、胰岛素生长因子 1、激素、脱氢表雄酮等均可参与机体骨骼肌的调节，而这些因子若出现分泌异常情况则可以导致肌少症的发生。肌少症则是人体衰弱的主要特征，可进一步导致衰弱的加重。在衰弱的发生、发展过程中，骨骼肌减少、免疫力降低、激素分泌异常、炎症等具有关键作用，而神经系统异常也发挥着一定的推动作用。

3.缺陷累积 衰弱是由于健康不利因素（如疾病、病残、失能）累积超过了维护健康的有利因素，机体储备功能明显降低导致的综合反应。

4.生理与病理变化 活动量减少与营养摄入不足是促使衰弱发生、发展的两个关键因素，应尽早进行评估，争取实施早期干预。

5.衰弱是一个逐渐进行的过程，具体是从生理型逐渐向临床型过渡 生理型是指人体的潜在生理变化，主要包括线粒体变化及自身稳态功能下降两个方面。生理型逐步进展，最终可转化为临床型，主要包括易损性增加（如疲劳、握力差、步速慢及低体能等）及临床事件发生（如跌倒、急性病、失能、住院及医源性死亡等）。

（三）衰弱的临床表现

衰弱的临床表现多样，但主要包括 5 项表现：疲劳感、步速缓慢、肌无力、体质量下降、体能降低。其中，疲劳感是老年人失能及死亡的强有力独立预测因子。步速缓慢则是反映其预后欠佳的最佳预测指标，若步速每提高 0.1m/s，衰弱的风险明显下降，机体功能提高，死亡率明显降低。肌无力则是机体疲劳、失能、患病率及死亡率的重要预测因素；一般而言，握力较差的老年人发生衰弱的风险要比握力正常的老年人高 6 倍左右。体质量下降是指机体在 1 年内体重下降超过 5%。体能降低则是指人体的活动量减少。衰弱是一个缓慢、逐渐发展的过程，其早期常常表现为疲劳及步速变慢。

1.外观的变化 身高出现缩短情况，头发逐步变白并伴随脱发，面部皱纹明显增加，皮肤逐步干燥、皱纹增加，并且伴随弹性降低、光泽减退现象。

2.神经系统变化 大脑体积缩小，脑回缩小，重量减轻，以颞叶、额叶及顶叶变化最为显著；脑膜增厚，脑沟增大，脑脊液增多，侧脑室增大；神经细胞总量减少，以大脑皮质的中央前回、颞上回、纹状体、蓝斑核及海马等部位减少最为显著。因此，这也是人体记忆力、智力以及认知功能会随着年龄增加而逐步减退的主要影响因素。由于老化可使脑血流量减少约 20%，伴随脑动脉粥样硬化，导致老年人脑部供血不足、脑组织软化，甚至脑梗死或脑血管破裂出血，血脑屏障功能障碍容易引起老年人神经系统的感染性疾病。老年人神经系统的生理性老化，极易产生病理性改变，继而诱发一系列神经、精神类疾病，其中脑血管异常、老年认知障碍及帕金森病等是其常见疾病。随着衰弱的不断进展，机体轴突与树突亦随之减少，致使运动及感觉神经纤维的传导速度减缓，从而引发步态不稳、蹒跚步态等情况，容易引发跌倒意外。

3. 循环系统变化　正常的心肌细胞数量减少，影响心肌的收缩和舒张功能，导致心排血量降低；心肌间的胶原和弹性硬蛋白随年龄而增加，心内膜出现局部慢性纤维化改变。此外，还伴随着心脏瓣膜的钙化，心包变厚而僵化，会引发心肌的顺应性降低，尤其是对左心室的舒张顺应性影响严重，有时需要借助左心房的收缩来辅助左心室。同时，外周血管的管壁亦出现老化现象，弹性减退而硬度增加，多伴随钙化现象。老年人心排血量随着年龄的增加而递减，而外周阻力却逐步增加，直接影响患者的心脏功能，这些变化共同导致血压上升以及血压波动，引起动脉硬化、冠心病、心脑血管意外等疾病。

4. 呼吸系统变化　呼吸道黏膜逐步萎缩并变薄，对气体湿化能力减退；气道肌力减退，熟睡时易出现萎陷、舌后坠，可导致打鼾或阻塞性睡眠呼吸暂停综合征。肺组织中的弹性纤维数量减少及变性，致使肺脏的弹性回缩力减弱。肺小动脉硬化，血管内胶原纤维含量增加，使肺循环血液灌注量减少，肺泡壁的毛细血管减少。呼吸肌纤维变细，脂肪组织增加，导致肌肉收缩力减退，呼吸功能效率减退。老年人呼吸道黏膜分泌的非特异性核蛋白减少，引起防御功能减弱，加之老年人基础肺功能较差，气管内的分泌物排出困难，共同导致老年人肺部感染，感染严重时可引起呼吸衰竭。

5. 消化系统变化　机体食管黏膜上皮出现萎缩，黏膜固有层的弹力纤维增加，致使老年人食管裂孔疝发病率增加，但却多无临床症状。胃黏膜逐步萎缩，肠上皮化生明显，并伴有主细胞减少情况。小肠吸收功能减低，小肠黏膜上皮细胞数目减少，肠绒毛高度、宽度的变换与黏膜表面积减少一致。这直接导致老年人吸收功能低下，同时活动量减少、肠血流变化、消化的程度及摄入量的减少等亦是其相关因素。老年人胃肠道功能减退，对营养物质吸收能力减弱，常可导致机体缺铁性贫血及营养不良的发生。胃平滑肌萎缩以及弹性下降容易导致胃下垂。胃蠕动减慢，排空时间延长，一些代谢产物和胃内毒素等不能及时排出，容易引起慢性胃炎、胃溃疡、胃癌等。胆囊排空能力下降，胆汁浓缩黏稠，且胆固醇含量增多，容易引起胆结石。胰腺的外分泌腺功能降低，脂肪酶分泌降低，容易引起脂肪泻。肠黏膜萎缩和结缔组织变薄，肠内容物通过时间延长，加之老年人活动受限，常引起便秘。

6. 泌尿系统变化　人体肾脏的重量及体积在 40 岁之后随着年龄的增长而逐渐减少。肾小球数目减少，同样伴随着肾小球内单位面积的毛细血管祥数量降低；肾小球丛分叶的逐步丧失直接导致滤过的表面积相对减少；肾小管数目逐渐减少，肾小球内每单位面积的毛细血管膜增厚，甚至整段小管出现萎缩或消失情况。老年人饮水减少，尿液中的代谢产物易在膀胱内积聚形成结石，且结石长期刺激膀胱内壁，容易诱发膀胱癌。老年男性的前列腺肥大常常会引发排尿困难，容易导致慢性尿潴留，而老年女性由于其盆底肌肉的松弛常可引发压力性尿失禁。

7. 内分泌系统的改变 随着年龄的增长，下丘脑和垂体的血液供给减少，细胞代谢紊乱，引起中枢调控失常。腺垂体分泌的生长激素随年龄增长而减少，引起脂肪组织增多，肌肉组织萎缩，蛋白质合成减少以及骨质疏松等。神经垂体分泌的抗利尿激素减少，导致肾小管的重吸收功能下降，引起老年人多尿以及夜尿增多，导致老年男性前列腺增生症，继而压迫尿道，引起排尿困难。老化导致老年女性卵巢纤维化，子宫和阴道萎缩，分泌物减少，容易引起老年性阴道炎。雌激素和孕激素分泌减少，可引起性功能和生殖功能减退、月经停止和女性更年期综合征。甲状腺的老化引起基础代谢率下降、皮肤干燥、怕冷、便秘、精神障碍、思维迟钝等。老化会引起大量甲状旁腺激素分泌，由于骨骼中钙的释放，会加速老年人骨质疏松。

8. 免疫系统的变化 骨骼中的红骨髓逐渐减少，同时脂肪细胞相应增加，胸腺、淋巴组织和脾脏也逐渐萎缩。胸腺数量在青春期明显减少并逐步萎缩，而 65 岁以后，人体的脾脏重量亦开始逐步减少。机体红细胞内的 2，3- 二磷酸甘油酸及 ATP 随年龄增加而逐步减少。老年人红细胞总谷胱甘肽增加但保持还原型的能力下降。免疫系统的老化主要表现为机体对外来抗原产生抗体的能力降低，对某些抗原所产生抗体的性质发生变化，对抗独特型抗体的反应明显增加。免疫系统老化常引起的疾病主要包括感染、自身免疫性疾病以及肿瘤等。

9. 骨骼肌肉系统的改变 老年人骨骼中的骨胶原、骨黏蛋白含量逐渐减少，骨质进行性萎缩，基质变薄，骨小梁减少并变细，骨质密度减少，继而引起骨质疏松，甚至骨折。由于成骨细胞数量减少及血运障碍，老年人骨折后愈合时间较长，不愈合的比例增加。老年人普遍存在关节的退行性改变，尤其以腰椎关节和膝关节的改变最常见，引起老年人活动时关节疼痛。加之老年人脊髓和大脑功能的减退，引起动作迟缓、笨拙，行走缓慢及步态不稳等。

10. 感官系统的改变 随着年龄的增加，眼晶状体变硬，弹性减弱，导致调节作用减退，加之角膜屈光力下降，共同引起"老视"。另外，晶状体中非水溶性蛋白随着年龄的增加而逐渐增多，晶体变浑浊透光度下降，引起老年性白内障。玻璃体因老化而失水，发生成分和色泽的改变，包涵体逐渐增多，可引起"飞蚊症"。老年人泪液分泌减少，眼睛容易干涩。老年人听神经功能逐渐减退，声波从内耳传至脑部的功能障碍，使老年人听力逐渐丧失，听力损失是影响老年人生活质量的第三大慢性健康疾病。据统计，约 30% 的 65 岁以上老人都会有一定程度的视力损失。除此之外，老年人味觉、嗅觉、本体感觉等都会出现不同程度的下降。

各系统衰弱及功能分析见图 3-1-3 和图 3-1-4。

日常生活功能=以排泄、进餐、步行等基本日常生活活动（Basic SDL）、

手段性日常生活活动（Instrumental ADL）、

社会生活活动（ASL: activities of social life）以及认知功能（有无认知症）为基础的生活功能

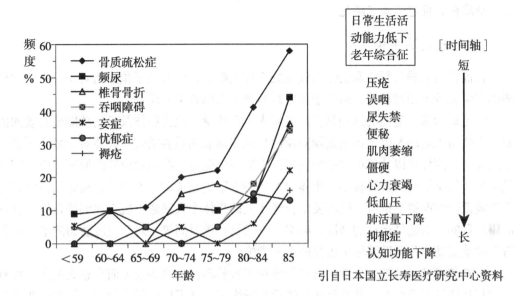

图 3-1-3 老化后老年综合征

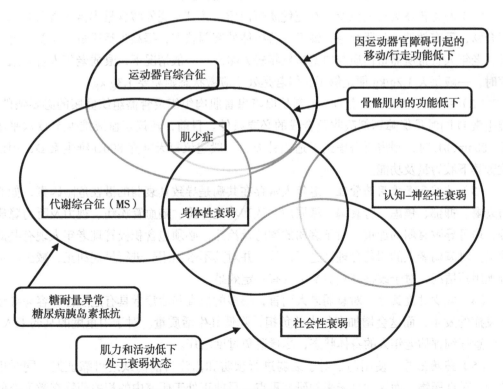

图 3-1-4 老年生理特征（衰弱综合征）

衰弱和老化是人体随着时间推移而形成的不可避免的自然衰退、老化、消亡的过程，老化引起的老年慢性病是老年人致死、致残和生活质量下降的主要原因。作为研究衰弱的工作者，要能够了解老化引起的各系统改变以及临床常见疾病，努力提高老年人的生活质量，促进健康老龄化。

（四）衰弱的干预

目前针对衰弱的预防及治疗措施尚处于探索阶段，综合性干预措施对于轻、中度衰弱的老年人效果相对较好，而对于重度衰弱老年人则效果欠佳。

1. 运动锻炼 适当的运动是提高老年人生活质量、改善肢体及脏腑功能最有效的措施。有氧耐力运动及阻抗运动是预防及治疗机体衰弱的重要措施。即使对于最衰弱的老年人而言，同样可以从其可耐受的任何体力锻炼中受益。在运动康复的原则之中，安全是基础，科学及有效是其核心，个体化的运动方案则是关键。恰当的运动必须在做好安全风险评估的前提下进行，同时要结合老年人的具体个人兴趣、现有的训练条件、具体的康复目的，来选择运动的强度、频率、方式及持续时间等。对于重度衰弱的老年人而言，被动运动则是帮助其尽早康复的重要措施。

2. 营养干预 有效、合理的营养干预对于营养不良的衰弱老人而言意义重大，可有效控制其体重下降情况，甚至促使其体重有所恢复，并可以降低病死率，但对于非营养不良的衰弱人群而言，营养支持是否有效尚缺乏足够证据。

（1）补充优质蛋白或能量 补充优质蛋白质，尤其是亮氨酸含量丰富的必需氨基酸混合物，可有效地增加肌容量，继而改善机体的衰弱状态，提高生活质量。需要注意的是，老年人日常所需蛋白质与氨基酸较年轻人略高。一般情况下，衰弱老年人合并肌少症时，一般每天 1.2g/kg 便足够了，但若是处于应激状态则需要 1.3g/kg。

（2）补充钙剂及维生素 D 钙剂是保障患者肌肉组织及骨骼组织健康的必要条件；维生素 D 同时是保障钙剂吸收及合成的必要条件。目前，建议当血液维生素 D 水平小于 100nmol/L 时，则需要考虑给予适当补充，一般建议每天补充 800U 维生素 D，用以改善其下肢力量及功能。

（3）共病和多重用药管理 老年人常存在共病是导致其衰弱的潜在危险因素，如心力衰竭、抑郁、焦虑、肾衰竭、糖尿病、认知功能障碍、脑血管疾病、视力及听力障碍等，均可导致衰弱的加重。对于衰弱的预防及治疗，必须包含积极管理老年人现有共病情况。对衰弱老人的用药合理性进行评价，并对其不恰当用药进行早期纠正，减少其不合理用药情况，对于改善其衰弱情况具有一定效果。

（4）减少过度医疗 对衰弱老人而言，很多的检查和治疗常具有危险性，容易导致并发症的发生，而这会增加老年人的负担，降低其生活质量。对于中重度的衰弱老人，应注意仔细评估老年人的身体状态，尽量避免过度治疗。

（5）药物治疗 使用药物对于衰弱进行预防和治疗目前尚缺乏可靠证据，同时也缺少针对性药物，而这均是未来的研究重点。目前正处于研究中的相关药物有激素类似物、抗炎药物、性激素受体调节剂、中药、血管紧张素转化酶抑制剂、抗氧化物、硒、类胡萝卜素及多不饱和脂肪酸等。然而，目前在使用这些药物时，需结合老年人的具体疾病情况及身体状态。

三、废用综合征

废用综合征是指老年人因长期卧床，或活动量不足以及各种刺激减少，全身或局部的生理功能衰退，出现肌肉萎缩、关节僵硬、骨质疏松等症状。因此，人体长期处于不活动状态时，将对人体健康产生各种负面影响，即失用性症状或废用综合征（disuse syndrome）。废用综合征被解释为：人体某机体（脏器或系统）由于某些原因而停用或很少使用，使得这些机体（脏器或系统）的功能处于衰退状态而产生健康风险，或被定义为由于机体（脏器或系统）不进行活动的状态而产生的继发障碍。

废用综合征的基本症状是全身性功能失调并能产生二次性损害等，人体不活动以及安静卧床等因素是废用综合征的直接要因，而造成人体不活动以及安静卧床的其他各种原因是间接原因。废用综合征带来的二次损害主要归结为影响生命质量 /QOL 和日常生活，最终也会产生社会照护负担等社会问题，如进食是人的最基本生理需要，由于某些原因经常吃软食或流食，使口腔咀嚼功能下降，唾液分泌减少，舌头伸出不够。最终导致机体的营养不良及身体虚弱，致使口腔废用症状的发生。因此，定义废用综合征可以概括为：基本症状、直接原因、间接原因、二次损害、波及影响五个关键词（图 3-1-5）。

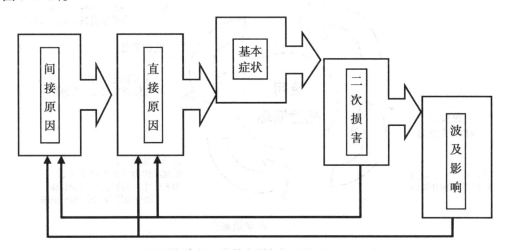

图 3-1-5　废用综合征概念演绎

（一）发病原因

废用综合征的原因可分为局部废用、全身废用、由卧床引起、感觉 / 运动刺激不足、中枢神经诸多原因。

1. 废用综合征的共同起因是功能的不使用和废用　其结果是全身相关联器官组织脱离正常状态，使身体功能发生变化。该功能既包含了躯体功能，也应包含人体各功能系统的功能。因各种因素所导致的长期卧床，患者基本丧失了活动能力或运动能力严重受限。

2.因感觉障碍引发的刺激减少所导致的活动能力降低 如外伤或发病导致运动障碍，另外也容易陷入废用→容易疲劳→安静卧床→进一步安静→进一步废用的恶性循环。

3.各种骨关节疾病使肢体活动范围减少 安静卧床静养是引起的二次性功能低下并造成日常生活的活动困难，是原有疾患和主要身体障碍等产生的延伸性障碍。在传统的急性期治疗中，由于缺乏照护的理念而不太注重患者身体功能和能力的维持和恢复，往往会采取绝对静养的保守方式，导致肌肉萎缩，并且关节的运动变坏，进而使得症状进一步恶化。肌肉萎缩又可以导致机体的运动量减少，继而引发引起肌肉组织的力量及骨密度降低。活动量减少引起人免疫功能下降，并且引起骨折和感染性疾病等各种并发症。免疫功能下降使得身体功能下降，人体活动性更加下降，引起恶性循环，致使全身的身体功能变坏，最终产生废用综合征并导致卧床不起（图3-1-6）。

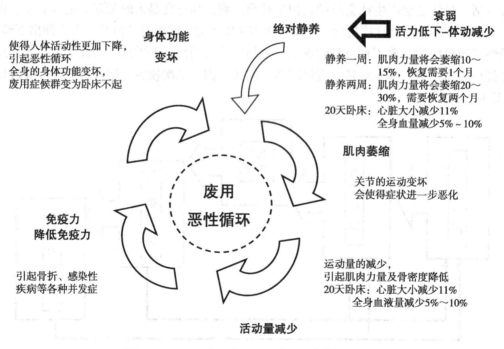

图3-1-6 老年生理特征（废用：肌肉萎缩开始）

4.器官和组织发生退化 由于感觉、运动刺激不足等原因，造成姿势、运动调节功能低下、感觉功能低下的系统性废用，导致神经系统、呼吸系统、消化系统、泌尿系统、皮肤组织等出现连锁性退化。

5.身体社会心理因素引起的废用综合征 不活动或少活动将引起理解力及认知欲低下，在认知症领域也会因此产生恶化的失用性症状。对于脑血管性认知症患者，伴随日常生活活动能力低下，认知能力也会低下，由此激发性的活动会有效预防失用性认知功能下降。作为废用综合征社会心理方面的表现，除了认知症和抑郁症外，还有根本性的认知功能损害。这些不是精神层面的废用症状，而是由于脑功能废用造成的意识水平低下（图 3-1-7）。

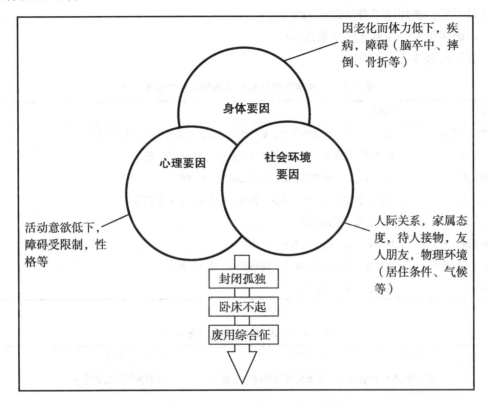

图 3-1-7 身体社会心理因素引起的废用综合征

（二）废用综合征临床表现

1. 失用性肌无力和肌萎缩 老年人随着衰老的逐步加剧，其自身活动能力下降，继而导致肌肉力量及骨密度的降低。同时，机体活动量减少的另一个重要表现为免疫力降低，这直接导致感染性疾病的发病率增加，肌肉的萎缩也引发骨折的概率增加。骨折及感染性疾病的发生进一步促进老年人活动性下降，诱发恶性循环，致使全身功能降低，废用症候群变为卧床不起。老年人卧床期间，其肌肉得不到有效的锻炼，萎缩情况进一步加剧，资料显示，若卧床 1 周，其肌肉将会萎缩 10% ～ 15%，而其恢复则需要 1 个月；若静养两周，则会萎缩 20% ～ 30%，恢复则需要 2 个月；若卧床 20 天，则心脏大小减少 11%，全身血液量少 5% ～ 10%。

2. 失用性关节僵硬 随着肌肉萎缩的加重，老年人活动能力减退，同时关节活动度亦明显下降，关节积液量减少，关节出现失用性僵直的情况，出现关节活动不利、肢体活动受限的情况。

3. 失用性骨质疏松 老年人活动量减少，骨骼缺乏负重、重心力及肌肉活动等刺激，使骨质吸收增加。此外，由于长期不活动还会影响内分泌系统，使尿钙的排泄增加，羟脯氨酸排泄增加，加快本病进展。另外，对于长期瘫痪在床的患者，或石膏、牵引固定并卧床者的消化功能一般均减退，饮食量减少，导致体内骨形成所需的营养物质摄入量不足，更加速了骨质疏松的发生。

4. 废用综合征各系统临床表现特征

具体见表 3-2-1 和表 3-2-2。

表 3-2-1　长期卧床引起的废用综合征的诸多症状

部位	症状
肌肉骨骼系统	肌肉力量低下，肌肉萎缩，变形性关节炎，骨质疏松症，异位骨化
循环系统	血液循环量低下，直立性低血压，血栓，运动耐受性低下
呼吸系统	换气障碍，上呼吸道感染，误咽性肺炎，肺梗死
消化系统	便秘，食欲不振，体重减少，肠管上皮萎缩，低营养状态
泌尿系统	尿路感染，尿路结石
代谢系统	胰岛素、蛋白质、脱水氢等代谢异常
精神/神经系统	认知症，神经性反应低下，睡眠障碍，谵妄，抑郁症
其他	脱水，压疮，皮肤萎缩

表 3-2-2　废用综合征的诸多症状

局部废用	关节拘束	颚关节拘束	咀嚼功能低下
	因肌肉萎缩致肌肉力量低下	舌肌肉群的肌肉力量低下	口腔内保持功能低下
		舌骨上肌肉力量低下（喉头举上低下）	喉头部食物残留或咽下时不配合
	心肺功能低下	安静/运动时心搏数增加（心排血量减少），由卧床横膈膜上举，肋骨压迫，呼吸辅助肌肉力量低下	容易疲劳；误咽时的咯出力量/可反射力量低下，咳痰时排痰困难
全身废用	代谢/内分泌系统功能低下	基础代谢率低下，全身脱离调节状态	持续不活动，最终陷入日常生活活动能力或行走障碍
由卧床引起	体位性低血糖	摄食、咽下时受体位影响	不适当体位增误咽风险
	脱水	唾液分泌不足，因咽下唾液回数减少或口腔干燥，口腔内污染	因黏膜干燥使咽知觉低下，机体健康状态低下，引起重度肺炎
感觉/运动刺激不足	姿势/运动调节功能低下/感觉功能低下	摄食/咽下时受体位影响咽头喉头知觉低下	不适当体位增加误咽风险；错过咽下时机失误，喉头残留，不显性误咽
中枢神经	社会孤立/活动性低下	抑郁/高层次脑功能衰退，协调性低下	成为阻碍运动能力/日常生活活动能力改善的康复的因素

第二节 老年心理特点

一、老年心理变化特征

(一) 身体老化与心理老化过程并非同步

一般情况下，老年人身体老化的速度要快于心理老化速度，故而老年人的身体老化过程首先表现在外观上，具体表现为出现老年斑、头发逐渐变白及皱纹增多等情况。心理的老化过程则无明显的外在表现。一般而言，老年人的身体老化与心理老化具有一定的内在关系，然而这种关系并不是非常密切。

(二) 老年人的心理老化速度与性格特点关系密切

一般而言，对于懒于用脑、不经常思考的老年人而言，其智力衰退速度偏快，而对于勤于用脑、喜欢思考的老年人而言，其智力的衰退速度则相对较慢。对于焦虑、抑郁、情绪不稳定、没有进取心及意志不坚定的人而言，往往存在未老先衰的情况；而对于乐观开朗、情绪稳定、意志坚定、有积极进取心的老年人而言，即便是到 60 岁以后，其依然具有旺盛的创造力。

(三) 心理老化速度的存在个体差异

有的老人虽然心理老化慢于身体老化的速度，但其记忆力却减退明显，时常丢三落四，思维能力亦减退，精力欠佳。而有些老人虽然年龄较大，但其心理老化速度却较慢，依然具有良好的记忆力，同时其思维亦相对敏捷，精力也更加充沛。

(四) 社会因素对心理老化影响明显

社会的不断进步会促使老年人不断地提高自身素质，同时也会对改善老年人的智力状况产生积极作用。老年人的智力发挥得到社会认可，就会延缓老年人的心理老化速度，但是老年人智力发挥被忽视，就会导致老年人的心理老化加快。

二、常见老年心理问题

(一) 孤独寂寞

退休是导致造成老年人孤独的最常见因素。老年人退休后离开了自己的工作岗位及长期相处的同事，往往会产生孤独寂寞之感。若是与儿女分开居住，再缺乏朋友，缺乏兴趣爱好，或是有丧偶或离婚情况，其孤独寂寞之感更为严重。孤独寂寞会使老人长期处在一种孤独无援的状态，容易诱发老年人产生遗弃感，使老人对自身的存在价值产生怀疑，最终导致抑郁，甚至是绝望情绪的发生。

（二）害怕死亡

老年人害怕衰老的核心因素是对死亡的恐惧。老年人往往惧怕谈论死亡，也不敢探视患者，对墓地及哀乐非常敏感，甚至不敢正视一只死亡动物。

（三）固执与怀旧共存

一旦进入老年，人体的活动能力与生理功能就明显衰退。老年人因其经历众多，经验丰富，造就了其相对独立突出的性格特点。同时，由于时间推移及思想成熟，老年人的人生观、价值观及世界观已然成型，为人处事模式相对固定，而这些特点会使年轻人觉得老年人越来越固执。

怀念过往的美好时光是老年人的共同情怀。由于老年人心理成熟，接受新鲜事物的能力下降，重新获得良好满足感及成就感的可能性降低，为了维护自我心理的平衡，他们往往会对过往美好时光进行怀念，并与人谈论自己的一生成就，而这对于年轻人而言往往难以激发其兴趣。

（四）情绪多变

在身体衰老的同时，也是其人生"丧失期"，例如金钱、亲人、工作、权力和地位、健康等都在丧失。另外，由于其大脑及身体的逐渐衰老，老年人往往会产生一定的性情改变，如情绪易波动、说话啰唆及主观固执等情况，而少数的老年人则难以接受新生事物，只是在缅怀过去，甚至对现实产生不满。

（五）依赖家人

人至老年，无论在经济、生理还是社交方面，均会对子女产生一定的依赖心理。他们希望自己在经济、社会及情感上实现独立，然而由于生理和社会上的改变，老年人的独立性受到严重影响，对家人会产生明显的依赖性。

（六）小心谨慎，不愿冒险

老年人由于其性格的成熟性，其做事情的前提是保障自身的安全性，注重完成事件的准确性，尽可能地避免对自身造成危害，不愿意去冒险。这也是大众对老年人的普遍认知。

（七）性格多疑且偏激

老人因为自身健康状态而出现多疑情况，常常是无病也有疑虑，有病者疑虑更重。即使是一些小病也常常以为自己已经病入膏肓、无法救治。对于疾病存在抵触心理，不敢就诊或不敢正视自身的疾病。尤其是当身体出现痛苦或不适时，这种疑虑会明显增加。

同时，很多的老年人多较为偏激，这种偏激情绪常常表现为两个相反的趋向：一方面是由于衰老而不断地否定自己，另一方面却希望自己得到别人的认可，希望受到他人的尊重和关心。

三、老年人常见心理疾患

（一）老年痴呆

老年痴呆是由于脑老化而发展成智力衰退，是由神经细胞本身的萎缩而引发。其主要症状为智力减退、记忆力丧失等。老年痴呆已经成为心血管疾病、癌症及脑血管疾病之后危害现代人类健康的第四大杀手。目前全球有老年痴呆患者 1700～2500 万，我国老年痴呆患者超过 600 万。随着我国逐步进入老龄化社会，老年痴呆的人数仍将呈增长趋势。

（二）老年抑郁

老年抑郁是指首次发病于老年期的一种情感障碍，其核心症状为心情沮丧、睡眠障碍、兴趣减退、无价值感、疲乏、无法集中注意力。精神运动性兴奋或延迟，以及自杀倾向等。老年期抑郁会对老年人身体健康产生不良影响，并且是老年人自杀的常见原因之一。

四、老年人的性格变化

（一）成熟型

成熟型的老人感到自己的一生收获很多，很有成就，理解现实，能以积极的态度面对现实，退休后仍能积极参加工作和各种社会活动，对家庭和社会关系都感到满意，生活充实，坦然接受老年生活，珍惜当下。

（二）安乐型

安乐型的老人十分悠闲自得，对当前环境比较适应，能够照顾好自己的生活，安享晚年。但是安乐型老人不太喜欢参与社会事务，退休后社交生活圈变得狭窄。

（三）防御型

防御型的老人并不承认自己是老人，且常常采取强烈的防御机制来应对年老所带来的变化，不信任别人，不服老，事必躬亲。防御型的老人总是忙碌不已，退休后也很少有空闲时间。

（四）易怒型

易怒型的老人很难接受年老，关注于未实现的目标，容易产生怨恨和绝望情绪，并将其原因归罪于别人。易怒型的老人对现实生活不满，常将愤怒的矛头指向他人，易采取批评指责的沟通方式，将怨气发泄在朋友或家人身上。

（五）自责型

自责型的老人也有不满，但他们的不满指向自己。他们总认为自己做得不够好，并不断地针对自己，将许多事情的失败归结于自己。自责型老人对生活比较悲观，认为自己成了家人的累赘，活着也没什么意义，有时甚至会产生抑郁情绪，衍生自杀倾向。

了解老年人的心理特点及性格变化，对我们照护有很大的提示作用，能够指导我们更好地为老年人做好相关需求服务。

第三节　老年疾病的分类及特点

一、老年疾病的分类

老年人的疾病大致可以分为五类：第一类是原发性的老年疾病，即随着老化过程而产生的疾病，如动脉粥样硬化；第二类是继发性的老年疾病，即由于机体老化而继发的疾病，如脑出血；第三类是老年人易感性疾病，如糖尿病、痛风、骨关节炎、肿瘤等疾病；第四类是相对轻微的疾病，即多数任何年龄均可发生的疾病；第五类是老年人中少见的疾病，如各种传染病。

二、老年疾病的特点

大量流行病学调查发现，在大中城市，威胁老年人健康的主要疾病依次为高血压、冠心病、高脂血症、慢性支气管炎、阻塞型肺气肿、脑血管病、恶性肿瘤、糖尿病，其中高血压的患病率高达 30% ~ 70%，而死亡率则以脑血管病、冠心病、恶性肿瘤及呼吸系统疾病居前四位。老年人的疾病特点可总结为"多病共存，症状不典型，并发症多，进展迅速"。

（一）发病特点

老年病发病时症状和体征多不典型，老年人的多病性是临床表现不典型的原因之一。同样的症状在不同年龄阶段可出现不同的诊断，如胃脘痛，在青年人以溃疡病最多见，而老年人则不能排除急性心肌梗死的可能；同样，同一种疾病在不同年龄组中可以出现不同的临床症状，如炎性腹泻，在青年人中表现为恶臭性腹泻，而老年人表现为稀水样便，臭味不显。部分疾病则有病情重而症状轻的情况，如肺炎，老年人可无明显症状，也可以表现为轻微咳嗽，少痰，不发热或低热。因此，对于老年人所患疾病，客观的检查结果更为重要。

（二）疾病特点

多病共存是老年人患病的一大特点。随着年龄的不断增长，老年人各器官及功能均会发生明显变化，一个系统中的一种器官本身就可以存在多种病理性改变，也可以是同时患有多个系统的疾病，如很多老年人同时患有高血压、冠心病、糖尿病、慢性支气管炎等疾病。据美国调查，65 岁以上的老年人中 85% 患有一种以上的慢性疾病。其次，同一个脏器可同时发生多种疾患，如肺心病、冠心病、高血压性心脏病及心包炎等疾病可同时存在于一人的心脏。而且，老年的突发性疾病多具有病程短、发病快、全身衰竭发病率高的特点。

（三）并发症特点

一些老年重症患者由于长期卧床，可以引发肌肉萎缩、便秘、坠积性肺炎、压疮、骨质疏松、静脉血栓形成等情况；老年人出现发热或腹泻情况极易诱发电解质紊乱；其免疫力低下的特点容易诱发细菌或病毒性感染；糖尿病患者则可能存在心脑血管、外周神经、眼底病变、肾脏病变等多种并发症。老年病的防治是老年保健的重要效果措施之一。由于老年人各种细胞器官组织的结构与功能会随着年龄的增长而逐渐老化，因而会出现适应力减退、抵抗力下降的情况，这也就导致一种疾病存在的同时，可能会诱发多种并发症。

（四）治疗和预后的特点

老年人由于长期多病共存，加上机体衰老等因素的影响，在治疗上常是以减轻痛苦为目的，尽可能地恢复正常功能。老年人在治疗方面的特点为：

1. 依从性较差，由于老年人对慢性病的认识不全面，对医嘱执行力不足。
2. 用药品种多，因为多病共存，往往需要多药同治。
3. 矛盾多，难度大。
4. 药效反应不一，且无规律可循。
5. 药物不良反应较多。
6. 手术危险性大。

老年病的预后特点为：治愈率低，致残率高，并发症多，死亡率高。

第四节　老年人常见疾病

一、谵妄

（一）谵妄定义

谵妄是一种可逆的、具有波动性的急性精神状态紊乱，伴有意识、认知、定向、思维、记忆，以及睡眠周期紊乱的短暂性器质性脑综合征。谵妄的发生可以延长老年人住院时间，增加再入院率，增加死亡率，而临床医护人员对谵妄的认知率和诊断率低，尤其轻度谵妄病例漏诊率在 70% 以上，即使在美国也有 32% ～ 67% 的谵妄老年人未被诊断。

（二）流行病学

流行病学研究显示，老年人的谵妄患病率为 0.4% ～ 2%，综合医院住院老年人谵妄发病率为 11% ～ 42%，术后的发病率为 15% ～ 62%，ICU 的发病率最高为 19% ～ 82%。在美国用于谵妄治疗的年均费用为 1640 亿美元，欧美国家甚至高达 1820 亿美元。谵妄不仅带来巨大的经济负担，其发生还会延长老年人住院时间，增加再入院率，增加死亡率。

（三）危险因素

1. 年龄因素　高龄是诱发谵妄的最主要危险因素，随着老年人年龄的增加，老年人的脑神经细胞凋亡开始增多，脑组织功能也发生了一定程度的退变，加上脑血流量的减少以及葡萄糖代谢功能的下降，大脑应对突发性事件的代偿能力下降，因此对于疾病的抵抗力也相对较差，从而使老年人成为谵妄的高发人群。

2. 疾病因素　有学者通过队列研究对谵妄进行了评估并总结，认知障碍和痴呆是导致谵妄的重要危险因素，持续增加 2 ～ 5 倍的谵妄风险，提示痴呆老年人发生谵妄的可能性随认知功能减退的程度加剧而增加，患有老年痴呆的老年人更容易诱发谵妄。

3. 脑血管因素　脑卒中对于发生谵妄及痴呆有着良好的预测作用，脑血管因素是导致老年痴呆和谵妄发生的主要风险因素。患有脑血管疾病的老年人比阿尔茨海默病老年人发生谵妄的可能性更大。

4. 缺少探视和陪伴　老年人在住院期间由于缺乏足够的照顾，加上对病区环境难以适应，从而会对谵妄治疗形成障碍。有学者认为，家人在老年人住院期间的照看与关爱，对于缩短谵妄病程、提升治疗效果有着重要的作用。

5. 睡眠障碍　老年人由精神行为所造成的睡眠障碍以及电解质紊乱，增加了老年痴呆老年人发生谵妄的可能性。

6. 电解质紊乱　学者们认为，电解质紊乱是引发谵妄的危险因素之一，尤其是代谢性酸中毒是造成谵妄高发的危险因素。

7. 其他　不同疾病种类的老年人谵妄出现的原因也各不相同，比如外科老年人一般都是由术后疼痛而引发谵妄；内科老年人通常是由于重度感染、缺氧等引发谵妄。

（四）谵妄的危害

谵妄是一种常见的、严重的疾病，会造成老年人的发病率、死亡率增加，有证据表明，多达 50% 的住院老年人受到影响。

1. 临床上表现为注意力不集中、转移困难；记忆力下降，尤其是近期记忆力下降；睡眠昼夜颠倒。

2. 生动的幻觉，思维不连贯。

3. 时间、地点失定向；不协调的精神运动性兴奋或抑制。

4. 谵妄的一些症状，如昏睡和精神运动迟缓，可能导致相关并发症，包括吸入性肺炎、呼吸衰竭、脱水、营养不良、压疮、尿路感染、深静脉血栓形成和肺栓塞。

5. 惊慌、运动激动等不安全行为可能导致跌倒。

6. 使用抗精神病药物和其他镇静剂，或身体限制，可引起相关并发症。因此，谵妄本身可能引发一系列有害刺激，对大脑产生不利影响。

（五）谵妄的防治

1. 管理和培训　相关资料认为，超过半数的临床病例中，谵妄未被识别，并且未得到正确的管理。因此，医疗及照护机构需加强管理和培训，提高医务及照护人员识别谵妄的能力，并采取正确的方法进行预防和管理。

2. 干预措施　相关干预措施包括提高认知功能和定向力、减少听力和视觉障碍、维持适当的水和营养、保持二便通畅、纠正低氧、预防感染、镇静镇痛管理、促进睡眠、适当运动、辅助药物治疗。

二、多重用药

（一）定义

多重用药是指同时服用多种药物，老年多重用药通常指服用 5 种及以上药物，这个特点主要是由于老年人往往存在多病共存的情况。我国 42% 的老年人同时患有两种以上疾病，以高血压、糖尿病、冠心病、脑卒中、慢性呼吸系统疾病等组合最为常见，这就导致老年人多重用药的情况普遍存在。

（二）流行病学调查

美国老年患者平均用药 10 种，65 岁以上女性患者中有 28% 的人群用药超过 5 种，12% 超过 10 种；欧洲半数 80 岁的老年人群用药超过 6 种；韩国 86.4% 老年人服用 6 种及以上药物；我国老年人多病共存，平均患有 6 种疾病，治疗中常多药合用，包括一些与其他药物相互作用风险未知的中成药，平均 9 种，多者达 36 种；50% 的老年患者同时使用 3 种药物，有 25% 服用 4～6 种药物。

（三）多重用药的危害

1. 药物的不良反应　增加除了标有"不良反应尚不明确"的药物，所有的药物都可对人体带来不良反应，只是发生概率和反应程度有所不同而已，随着老年人多重用药的趋升，药物不良反应的发病率也在逐年增加，老年人由于血浆蛋白浓度减少，自身与药物结合能力也下降，不仅导致药物的疗效降低，而且还达不到治疗要求。

2. 药物的相互作用　如今很多慢性病的老年患者在治疗过程中很少使用单一药物，几乎都是少则 2～3 种，多则 6～7 种同时服用，其所用药物之间的相互作用也大大增强，从而使老年人健康大打折扣。

（四）多重用药策略

1. 选药合理　老年患者用药要因人而异，医务人员在给其用药前，应明确了解老年患者的病史、用药史及目前用药情况，从而做出正确的判断，对于一些年龄较大、体重较轻、体质较差的老年患者，应该先从我们成人剂量的 1/10 或者 1/5 开始使用药物，密切观察后，再根据其病情逐步做出适当的调整。另外，要根据老年人的身体情况把握用药的最佳时机。如感到身体不适，有类似说明书上标注的不良反应内容，应立即停止服用，咨询医生和药师，避免出现另外的疾病，给老年患者带来不必要的负担。

2. 控制嗜好与饮食　老年人用药期间，家属要随时注意观察老人几周内是否有食欲减退、消化不良等反应，用药期间严格控制日常饮食，比如烟、酒、茶等。争取膳食控制和药物控制的平衡，应根据医嘱或者药品说明书来安排合理饮食，禁辛辣、生冷、过热、刺激性食物等。此外，养成良好的习惯也有助于药物的吸收，应做到膳食、运动、药物三管齐下，这也会对老年人健康作出贡献。

3. 提高药物依从性　对于依从性差、"偷工减料"式服药的老年患者，我们应该向老年患者解释其所服用药物的疗效和作用，根据老年患者的作息生活，告知其适当的用药时间，如果老年患者准备服药，那么应让其考虑好药物依从性之后再确定服药的时间，从而提高其对药物的依从性。

三、阿尔茨海默病

（一）定义

阿尔茨海默病（aizheimer's disease，AD）即老年痴呆，是老年人最为常见的神经系统病变性疾病，是与心脑血管疾病、肿瘤并列的导致人类死亡的三大病因之一。老年痴呆的临床表现以记忆力减退、理解判断力障碍、自控力下降为特点，是脑功能的进行性退化的外在表现。

（二）危险因素

1.年龄因素 流行病学的调查发现，65～85岁老年人是老年痴呆的好发人群，85岁以上的高龄老人患病率仍可达到25%～50%。年龄是导致老年痴呆发生的主要因素。

2.脑血流量降低 老年痴呆老年人脑血流量降低，大脑相应释放谷氨酸增加，降低了突触的再摄取能力，从而使谷氨酸大量堆积于神经细胞的突触间隙，从而激活了受体门控离子通道，最终引发兴奋性的氨基酸中毒。

3.β淀粉样肽 β淀粉样肽（Aβ）是导致老年人大脑衰老的重要成分。大量的Aβ对成熟的神经元会产生明显毒性作用，从而破坏其钙稳态，导致大量自由基形成，激活炎性因子，促使脑部炎症、细胞凋亡的发生，最终导致神经纤维出现退行性病变，影响中枢功能。

4.早老素基因突变 早老素是造成老年痴呆发生发展的关键因素。目前，针对早老素的研究越来越受到重视。Wnt、Notch（信号传导通路）在个体细胞的增殖、分化、凋亡中起着至关重要的作用，是人体进化的重要信息途径。早老素在这个途径中的作用举足轻重，能够直接影响钙稳态及氧化应激反应的进程，继而诱发神经细胞的凋亡。

5.遗传因素 有研究者认为，老年痴呆以65岁为分界，可分为早发型（EOAD）和迟发型（LOAD）两类。无论是何种类型的老年痴呆，遗传因素都是导致其发病的重要因素。老年痴呆呈家族性聚集情况，老年人家族史多呈阳性，且老年人的一级直系亲属患病危险性较高，是其他人群的4.3倍。遗传方式多为多基因遗传或染色体显性遗传。

（三）老年痴呆的治疗

1.药物治疗 目前，被认可并广泛应用于老年痴呆的药物主要包括胆碱酯酶抑制剂（Cholinesterase inhibitor，ChEI）和非竞争性N-甲基-D-天门冬氨酸（N-methyl-D-aspartic acid，NMDA）受体拮抗剂。

2.免疫治疗 免疫治疗是老年痴呆临床治疗研究新的方向之一，基于基因和免疫炎症反应的发病理论，改善老年人免疫状态，从而达到治疗老年痴呆的目的，成为新的研究热点。主要包括主动免疫和被动免疫，临床主要应用Aβ多肽疫苗，主要目的是刺激机体产生抗体，从而清除抗原及抗体复合物，达到清除Aβ斑块的目的。目前LY3002813、MEDI1814等是临床近年来研究的新抗体药物，尚未应用于临床老年痴呆的治疗，但其临床价值得到广大学者的一致看好。

3.心理社会治疗 老年痴呆根据病情程度不同，其表现有所差异，均具有间断性进行性记忆与认知障碍。给予老年人足够的社会心理支持，鼓励老年人参加各种社会活动，锻炼其生活自理能力，可以有效改善老年人疾病状态，对延缓病情的发展具有重要的意义和作用。

4.认知障碍专区 随着国家对人口老龄化的不断认识和高度关注，社会对老年人关爱的提升，各项养老政策的扶持力度加大，越来越多的养老机构和社区建立认知障碍专区，为老年人提供全方位专业的身心照护。

四、抑郁及焦虑状态

（一）定义

焦虑是患者对亲人或自己的生命安全、前途命运等情况过度担心而产生的一种烦躁情绪，其中含有挂念、着急、紧张、忧愁、恐慌及不安等成分，它常常与危急情况、突发事件关系密切。等紧急状态解除，患者的焦虑状态就有可能得到解除。部分人在无明显外在因素影响的情况下长期处于焦虑状态，经常无缘无故地担忧，担心自己患有严重疾病（如肿瘤），继而出现惶惶不安、坐卧不宁等临床症状。这种异常的焦虑状态，属精神病的一种临床表现。

（二）流行病学调查

随着年龄增加，老年人的器官衰老退化，生理功能下降，神经系统老化，对社会环境改变的适应能力下降，老年期特定的生物－心理－社会等诸多因素会使老人更易产生多种心理问题及心理障碍，如抑郁、孤独、焦虑、睡眠障碍、认知障碍等，其中最为常见的心理障碍类型是抑郁及焦虑状态。老年人的抑郁及焦虑状态包括抑郁障碍、焦虑障碍及相关的抑郁及焦虑症状。同时，许多老年人往往是抑郁和焦虑并存。国内外研究显示，老年期抑郁的患病率在 5%～42%，焦虑的发病率高达 20%，老年期抑郁和（或）焦虑患病率整体在 11%～49%。

（三）抑郁与焦虑的影响因素

老年期抑郁或焦虑的影响因素涉及社会人口学经济因素、个性心理特征、应激事件、躯体疾病（包括服用药物）或其他精神疾患等。社会经济因素中，年龄、女性、文化程度、孤独、贫困、家庭关系不好及社会经济地位低下等，都会导致增加抑郁及焦虑发病率增高。

（四）抑郁与焦虑防治

1. 提高对老年人的关怀　家庭支持是老年人治疗的动力，可对老年人的健康起到保护的作用，家庭成员要给予老年人精神支持和物质支持，关心老年人，让老年人认识到自身的价值，激发老年人对生活的信心，减少病情对情绪的影响，促使老年人乐观地面对生活。

2. 建立良好的医患关系　要加强对医护人员及照护人员的培训，建立良好的医患、护患关系，医护人员要主动与老年人交流，耐心解答老年人的疑问，鼓励支持老年人治疗，通过熟练的操作技术，减少老年人对治疗的疑问，增加老年人的安全感。

3. 创建良好的家庭氛围　家庭是老年人避风的港湾，也是其认为最为安全的休息之地。创建稳定、和谐的家庭状态，给患者一个良好的家庭氛围，对于患者的康复至关重要。

4. 改善病情 积极改善老年人的病情，告诉老年人治疗的必要性，帮助老年人了解自身疾病的发病原因、治疗方法、预防方法，帮助老年人树立治疗的信心，发挥主观能动性，提高对治疗的依从性，增加自我防范意识，改善治疗效果。

五、睡眠障碍

（一）定义

睡眠障碍是指老年人睡眠量不正常，以及睡眠中出现异常行为的表现，也是睡眠和觉醒正常节律性交替紊乱的表现。可由多种因素引起，常与躯体疾病有关，包括睡眠失调和异态睡眠。

（二）流行病学调查

老年人失眠症的年患病率达 5%，且低收入、教育程度低和丧偶等因素均可增加失眠症的发病率。据统计，65 岁以上人群中，失眠症的发病率为 20% ～ 50%，女性高于男性。随着年龄的增长，中枢神经系统会发生退行性改变，老年人会出现睡眠节律紊乱和夜间片段睡眠等症状。

（三）睡眠障碍的影响因素

1. 生理因素 随着年龄的增长，松果体功能逐渐减退，下丘脑视交叉上核中的褪黑素分泌减少、心内神经元血管升压素的表达降低，都会改变睡眠结构，使睡眠觉醒周期的调节能力下降。老年人的中枢神经系统的结构及功能的退行性病变，也可以导致睡眠调节功能的下降。另外，老龄相关的晶状体浑浊可使下丘脑视交叉上核对睡眠觉醒节律的调节能力下降。

2. 原发性睡眠障碍 原发性睡眠障碍是一类非药物或其他精神疾病引起的睡眠障碍，主要见于老年人，包括昼夜节律睡眠障碍、睡眠呼吸暂停综合征及周期性肢体运动障碍等。临床表现可为夜间失眠、白天嗜睡等症状。同时，人体自主神经系统与入睡、睡眠维持密切相关，短期自主神经功能受损会导致交感神经系统的兴奋或过度反应，从而导致睡眠障碍，如果这种损伤逐渐演变成慢性，可能会导致并发症的产生，甚至是增加死亡率，特别在睡眠呼吸暂停综合征老年人中。

3. 躯体疾病 老年人躯体疾病多种多样，导致其失眠的躯体疾病主要有：

（1）疼痛，如腰椎间盘突出症、类风湿关节炎、骨骼肌疼痛及其他疼痛情况。

（2）心血管疾病，如心悸、心力衰竭、夜间型心绞痛等。

（3）肺部疾病，如支气管扩张、肺间质纤维化及慢性阻塞性肺疾病等。

（4）消化系统疾病，如消化性溃疡、胃食管反流病、腹泻、便秘及痔疮等。

（5）泌尿系统疾病，如尿频、尿急、尿痛、尿潴留及尿失禁。

（6）中枢神经系统疾病，如帕金森病、脑卒中及癫痫等。

（7）其他疾病，如瘙痒、女性更年期症状等。

4. 精神及心理因素　精神心理因素是导致老年人失眠的重要影响因素之一。与年轻人相比较，老年人的心理状态更为脆弱，心理波动情况往往较大，多伴有寂寞、孤独等情绪。同时，对于家庭及子女的过度担忧、家庭内部不和谐、丧偶、经济压力大等因素，也会使老年人心情不好，甚至出现厌世观念，继而诱发失眠。

5. 行为因素　失眠症老人与常人比较，存在对睡眠的不合理信念、夜间焦虑和非功能性睡眠行为等问题。老年人往往担心失眠会诱发更为严重的疾病，担忧会对身体造成实质性的损伤，且常常将多种疾病及不良情绪都归咎于失眠。在老年人群中，白天睡眠过度、提前上床、吃得过多、上床后活动、缺乏运动及久坐等行为，均是导致其失眠的常见因素。

6. 环境因素　睡眠环境是影响老年人睡眠质量的重要因素，强光、噪音、床铺不舒适、温度不宜及缺乏阳光照射都有可导致失眠的发生。

（四）睡眠障碍的治疗

1. 药物治疗　药物疗法是治疗老年焦虑与抑郁的常用措施，药物主要包括苯二氮䓬类、抗抑郁药、中药等。

2. 心理治疗　对于心理或行为因素导致的失眠症，心理干预或能达到满意效果。通过深入沟通交流，找出老年人失眠的维持因素，然后通过个体辅导方式，引导老年人建立良好的睡眠认知和习惯，树立正确的睡眠信念，降低和消除对失眠的恐惧。通过睡眠限制疗法、刺激控制疗法和放松训练等行为治疗方法，配合睡眠日记的使用，动态持续地有针对性调整老年人失眠，治疗过程中逐步帮助老年人减少或戒除安眠药，最终帮助老年人建立稳定的生物钟，让老年人学会自我管理睡眠，自动调节自己的睡眠。

3. 物理治疗　经颅磁刺激（TMS）是一种神经刺激和神经调节电生理技术，通过磁场调节大脑皮层兴奋度，失眠症老年人大脑皮层处于高兴奋状态，低频刺激可有效改善睡眠质量，其机制可能与经颅磁刺激可刺激大脑产生抑制性神经递质和促进松果体褪黑素的合成分泌有关。针灸治疗失眠的机制是基于中医经络学说，通过运行血气、调和阴阳而改善睡眠质量。

六、压疮

（一）定义

压疮又可称之为褥疮、压力性溃疡，主要是由于局部皮肤组织长期受压，发生持续性缺血、缺氧及营养不良而导致的组织溃烂与坏死。

（二）压疮的危险因素

1. 压力因素

（1）垂直压力 局部组织遭受持续性的垂直压力是压疮发生的最主要原因，尤其是身体骨头粗隆的凸出处。

（2）摩擦力 摩擦力作用于皮肤主要是损伤皮肤的角质层。当患者在床上活动或坐轮椅时，皮肤会受到其表面的阻力摩擦，而当皮肤被擦伤后极易受到汗液、尿液及大便等物质的浸渍，继而易于发生压疮情况。

（3）剪切力 剪切力是一个作用力施于物体上所产生的一种平行反方向的平面滑动，是由垂直压力与摩擦力相叠加而成。它主要与体位关系密切，如当患者平卧抬高床头时，身体会出现下滑趋势，导致皮肤与床铺出现平行的摩擦力，再加上皮肤垂直方向的重力影响，继而导致剪切力的产生，致使局部皮肤血液循环障碍而发生压疮。

2. 营养状况 营养缺乏，肌肉萎缩，皮肤松弛，致使受压部位缺乏保护，易于引发压疮。当全身出现营养障碍时，机体营养摄入不足，皮下脂肪减少、蛋白质合成减少、负氮平衡、肌肉萎缩，一旦持续受压，骨骼隆突处的皮肤就要承受外界压力及骨隆突处对皮肤相对挤压力，而受压处又缺乏肌肉及脂肪组织的保护，引起血液循环障碍而诱发压疮。

3. 皮肤组织抵抗力降低 皮肤组织若经常受到潮湿、摩擦等物理因素的影响，就会导致皮肤抵抗力的降低。

（三）压疮的防治

1. 心理护理 对于长期卧床休养的老年人来说，绝大多数的病情都比较严重，老年人在长期卧床过程中，难免会出现郁闷、悲观、焦虑、抑郁等不良情绪，加之老年人受到病痛的折磨，会进一步加重其不良情绪程度。这些不良心理情绪不仅会危害老年人的心理健康，同时还会对老年人的病情治疗和临床护理配合度产生不利影响，不利于压疮的预防。因此，护理人员要全面掌握老年人的心理情绪状态，并掌握引起老年人不良情绪的原因，根据老年人的文化程度、性格特征、年龄等因素，制订具有针对性的心理疏导方案，积极地帮助老年人缓解不良情绪，促使老年人调整好心态，树立起疾病治疗信心，提高老年人的临床护理配合度，从而提升压疮预防效果。

2. 防止皮损 对于压疮评估结果为高风险的老年人，要加强对其进行皮肤保护工作，避免老年人皮肤出现破损。这就要求责任人要对老年人的全身皮肤进行全面的评估，在此基础上加强老年人的皮肤管理，首先确保老年人床单、被褥要清洁、干燥、舒适、平整，衣物要以纯棉质地、宽松为宜，以此来减少由于衣物、被褥等因素给皮肤带来的刺激和摩擦。其次对于合并有大小便失禁的老年人，在老年人每次大小便之后，要对其周边皮肤进行清洗并进行彻底干燥，必要时可以使用皮肤贴膜、保护膏来对局部皮肤进行保护，或者可以使用适当的装置来避免大小便溢出刺激老年人的局部皮肤。对于存在严重尿失禁情况的老年人，可以采取短期留置导尿管的方式来避免尿液对皮肤产生的刺激。

3. 降低压力 降低老年人局部皮肤压力是预防压疮的关键，在这一过程中，根据老年人的具体情况实施护理，对于可以配合翻身的老年人，照护者可按照每两小时的频率帮助老年人进行翻身，同时要在老年人的足踝、足根部垫上软枕，以此来降低老年人的局部皮肤压力。

4. 健康教育 健康教育是提高老年人对压疮的认知，提升老年人自我管理能力的一项重要措施，在实施健康教育的过程中，护理人员要向老年人介绍引起压疮发生的高危因素、防治方法，以及一些皮肤护理的注意事项和重点事宜。同时，对老年人强调压疮的危害性，让老年人及其家属明白压疮是一种能够引起全身感染的疾病，甚至会加重老年人的原有病情而危及老年人的生命健康。

5. 加强营养 对于卧床老年人来说，营养不良也是引起压疮的一个高危因素，因此，积极地加强老年人的营养管理，增强其机体抵抗力，以此来降低压疮风险。当前常用的改善老年人机体营养状况的方式主要有科学合理膳食、肠内营养支持和静脉营养支持等。合理膳食主要针对的是可以自主进食的老年人，对于这类老年人其饮食中要提高优质蛋白质、维生素等食物的摄入量。对于无法经口进食的老年人，需选择肠内营养或静脉营养的方式给予营养支持，以此来满足老年人的机体营养需求。

七、慢性疼痛

（一）定义

疼痛是机体的一种保护性机制，是身体异常状态的一种警报，是一种比较典型的人体主观感觉形式，其通常在多种疾病老年人的临床病情发生发展过程中均有所表现。慢性疼痛通常是指发病缓慢或急性发作的疼痛，因种种原因持续 1～3 个月及以上，或超过正常治愈时间，或疼痛缓解后数月至数年又复发的疼痛。

（二）流行病学调查

目前中国已进入人口老龄化社会，在我国患有慢性疼痛的人数占全部人口的 30%，其中大部分是老年人。据调查，65 岁以上老年人 80%～85% 患有与疼痛有关的疾病，社区患有慢性疼痛的老年人为 25%～45%，居住在敬老院的老年人慢性疼痛患病率高达 75%，可以说慢性疼痛是老年人常见的疾病之一，其特点是患病率高，就诊率低，治疗后完全缓解率低，导致日常生活能力和活动能力下降，显著降低老年人生活满意度，近 80% 的慢性疼痛老年人主诉生命质量受到了影响。研究结果显示，全球约有 1/5 的人口患有慢性疼痛类疾病，具有 12%～30% 的流行率。不同国家的患病率有所差异，日本慢性疼痛发病率为 17.5%，韩国为 37.6%，德国为 24.9%，缅甸为 5.9%，中国为 8.91%。

（三）致病因素

老年人群慢性疼痛的高发病率可能与较高的受伤率、外科手术及老年疾病的发生有关。在世界范围内，老年人报告的最常见的疼痛障碍包括关节炎（如类风湿关节炎、骨关节炎）、背痛和纤维肌痛综合征。老年人慢性疼痛主要来自骨关节衰老退化引起的关节痛，以及其他慢性疾病。有调查显示，55岁人群中有30%的男性和53%的女性患有关节痛，我国老年慢性疼痛最常见部位依次为下肢、腰骶和颈项。下肢和腰背部是我国和其他国家老年人最常见的疼痛部位。

（四）慢性疼痛的防治

1. 药物治疗 对乙酰氨基酚是最常用的治疗轻中度疼痛的药物，其价格便宜，安全性高，但该药大剂量使用易出现肝毒性，应避免每日使用最大剂量。非甾体抗炎药物是最常用的镇痛药物之一，治疗效果优于对乙酰氨基酚，但副作用明显，使用过程中应遵循剂量最小化、时间最短及定期监测的原则。阿片类药物是治疗慢性疼痛联合治疗策略中必不可少的药物，医务人员要注意平衡镇痛，并讲解止痛药的用法及常见副作用，指导正确用药，以最大程度地减少副作用。

2. 心理护理 慢性疼痛老年人常伴有各种焦虑和抑郁情绪，护理人员要帮助老年人建立希望，及时对老年人的问题提供解答和处理方法，并给予鼓励和安慰，减轻不良情绪，提醒老年人保持良好的心态，控制情绪，以缓解疼痛，提高生活质量。

3. 物理疗法 必要的物理疗法可有效地帮助老年人缓解疼痛，按摩、热刺激、适当运动锻炼等诸多方法都可促进局部组织的血液循环，减慢向大脑皮层传导痛觉的速度，有效缓解老年人疼痛症状。

4. 松弛疗法 目前很多养老机构和医疗单位，都为老年人提供了身心灵音乐疗愈床，其轻松、平缓的疗愈音乐可使老年人放松绷紧的神经，放松心情。也可以指导老年人进行深呼吸、腹式呼吸、平静呼吸等呼吸训练，使老年人全身放松，从而改善疼痛症状。

八、尿失禁

（一）定义

尿失禁（UI）是一种可以得到客观证实、不自主的经尿道漏尿的现象。根据国际尿控协会的分类，目前主流观点是将尿失禁分为压力性尿失禁（SUI）、急迫性尿失禁（UUI）及混合性尿失禁（MUI）三种类型。

（二）老年人发生尿失禁的病因

1. 中枢神经系统疾患 如脑血管疾患，脑萎缩。
2. 手术 如前列腺切除术、子宫颈癌根治术等，损伤膀胱及括约肌的运动或感觉神经。

3. 尿潴留 如前列腺增生症、尿道狭窄等引起的尿潴留。

4. 不稳定性膀胱 主要包括膀胱肿瘤、结石、炎症异物等引起的不稳定性膀胱。

5. 妇女绝经期 雌激素缺乏引起尿道壁和盆底肌肉张力减退。

（三）尿失禁老年人的护理

1. 心理护理 护理人员应主动关心患者，为患者进行心理健康指导，协助患者采取合适的衣物遮掩身体的改变，保护其隐私。国内研究显示，心理护理在老年尿失禁老年人中的应用效果明显，实验组老年人的有效率和满意度均优于对照组，差异有统计学意义。

2. 指导进行功能性训练 盆底肌肉松弛是导致尿失禁发生的重要影响因素，有意识地对盆底肌肉进行锻炼，指导老年人进行以肛提肌为主的盆底肌肉训练，能够增强患者的控尿能力。

3. 健康宣教 许多老年人及亲属认为尿失禁是机体自然老化的过程，是一种正常现象。经调查显示仅 45.5% 的社区尿失禁老年人认为尿失禁是一种疾病，因而对老年人及其家属进行必要的健康教育非常重要。医护人员可以图文、PPT、一对一讲解、集体讲座或板报等多种形式，向患者及家属传递尿失禁的相关知识，使其了解功能锻炼的重要性，促使老年人改变不良生活习惯，规范治疗原发病，让家属认识到尿失禁是可以得到改善甚至治愈的。

4. 皮肤护理 皮肤护理对于尿失禁者非常重要，每当发生尿失禁情况后应及时清理并保持局部皮肤的干燥、清洁，注意及时更换衣物及被服，观察局部的皮肤状况，必要时使用相关的药物进行防治。

5. 接尿方法 使用纸尿裤或一次性尿垫，是对老年女性尿失禁所普遍采用的一种方式，这种方式的优点在于可有效避免尿液外渗导致的衣物、被服污染，有助于减少衣物的更换，保持局部的清洁干燥。

九、便秘

（一）定义

便秘是以排便间隔延长，伴有大便干燥硬结，排便后有残留感或不适感为主诉的一种疾病。便秘是老年人最为常见的胃肠道症状。老年人在便秘过程中，由于过度用力常常可导致心脑血管的血流改变，容易诱发心绞痛、心律失常、急性心肌梗死、高血压、脑血管意外等情况，甚至导致猝死的发生。

（二）流行病学调查

相关调查结果显示，我国老年人便秘总患病率为 11.5%，其中 60 ～ 64 岁年龄段为 8.7%，而＞85 岁者高达 19.5%，老年人的患病率明显高于青年人。

（三）致病因素

1. 心理因素 老年人的精神神经系统功能明显减弱（如抑郁症、痴呆等），对副交感神经具有较强的抑制作用，致使排便反射迟钝。

2. 活动能力下降，缺乏锻炼 老年人由于日常活动能力受限，缺乏锻炼，致使胃肠功能减退，易导致便秘发生。同时，疾病、年老也是常见的影响因素，这些因素造成老年人运动能力的降低，从而使便秘患病率增加。

3. 饮食 老年人由于牙齿脱落，对粗纤维食品摄入能力降低，导致其胃肠蠕动能力减退，粪便在肠道内堆积时间明显延长，加重了便秘情况。

4. 盆腔功能减退 排便困难与盆底肌肉组织的功能障碍密切相关。同时，老年人常伴直肠黏膜脱垂、直肠前突、直肠套叠及会阴下降等局部结构改变，均可能导致出口梗阻性便秘的发生。

5. 生理结构改变 在生理上老年人膈肌、腹肌与肠道平滑肌的收缩能力均显著下降，因此本身的排便能力较成年人即下降明显。同时，随着年龄的不断增加，老年人的胃肠黏膜逐渐萎缩，分泌液总量减少，容易出现粪干燥情况而导致排便困难的发生。

（四）便秘的治疗

1. 均衡膳食 注意适当调整饮食内容，多吃富含纤维素的蔬菜及水果。同时，建议多食粗粮，如玉米、燕麦及黑面包等，蔬菜则建议选择大豆、花生、芹菜等，肉类则以牛肉为佳。同时，强调适量增加凉开水的饮入量，也可以用蜂蜜泡水喝。这些措施均有助于便秘的预防。

2. 心理治疗 对因焦虑、抑郁等不良情绪引发的便秘，实施心理疏导及精神药物治疗，可获得较好的疗效。

3. 适当运动 对于不同身体状态的老年人，应强调施行不同的运动策略，首先应强调步行，每天进行步行或慢跑对预防便秘效果良好。

4. 培养良好的排便习惯 培养良好的排便习惯是减少便秘的重要措施。在餐后1小时，由于此时胃结肠反射最为活跃，以此作为条件反射的信号，进行排便训练，从而建立良好的排便习惯及规律。

5. 中医辨证施治 中医学认为便秘多是由于脾肾阴亏虚、气血亏虚及中气不足等情况所致，对于脾肾亏虚者应当用健脾补肾法，对于气血亏虚者则用益气养血法。脾肾亏虚者可用补中益气丸合六味地黄丸，气血亏虚者用当归人参养荣汤，中气不足者可用补中益气丸。

6. 药物疗法 药物治疗主要包括栓剂、泻药、灌肠、促肠动力药物及微生态制剂等药物。

十、跌倒

（一）定义

跌倒是指一种突然意外的倒地现象。跌倒可发生于任何年龄阶段，但以老年人更为常见，其中女性明显多于男性。这是由于老年女性活动较少、肌力相对较差、平衡力较差、认识能力受损等因素比老年男性严重所致。

（二）流行病学调查

根据 2002 年 WHO 的报告指出，全球由于跌倒导致死亡的人数就达 39.1 万人之多，其中一半以上为 60 岁以上的老年人，在 65 岁以上人群当中，28%～35% 的人 1 年内发生过跌倒，其中由于跌倒会导致伤害的占 40%～70%，导致骨折的占 5%。老年人跌倒已成为致其伤害死亡的首位诱因，即使对跌倒受伤的老年人进行有效康复后，仍会有 20%～30% 老年人出现生活独立能力的下降，甚至发生过早死亡。

（三）跌倒的危险因素

1. 生理性因素　生理性因素是造成老年人摔倒的主要危险因素。随着老年人年龄的增加，其自身功能下降，肌肉、骨骼系统出现退化，肌力减退而骨骼脆性增加，导致骨折危险性明显增加；步态与平衡功能的减退，老年人步态稳定性下降及平衡功能失调是促使老年人跌倒的重要因素；感觉功能减退，老年人常合并视觉分辨率、视力及视敏度下降，且随年龄的增加而急剧下降，从而导致跌倒的危险性明显增加。

2. 病理性因素　老年人多伴有多种疾病，如神经系统疾病、心血管系统疾病及视力减退等情况，而部分老年人则患有老年痴呆或抑郁症等精神类疾病，这些疾病也是导致老年人跌倒的重要影响因素。

3. 药物因素　老年人由于多病共存，常常服用多种药物，而很多药物会对人的精神、神智、视觉、步态平衡等多个方面造成不良影响而引发跌倒。相关的药物有心血管药物、精神类药物、非甾体抗炎药、降糖药、镇痛剂及多巴胺类药物。

4. 心理因素　抑郁、沮丧、焦虑及情绪不佳等不良情绪均会增加跌倒的风险。沮丧可能会削弱老年人的注意力，潜在的心理状态混乱也和沮丧相关，都会导致老年人对环境危险因素的感知和反应能力下降。

5. 环境因素　灯光昏暗，路面湿滑、不平整，障碍物的存在都可能增加跌倒的危险，而不合适的鞋子及行走辅助工具损坏也会导致跌倒发病率增加。同时，室外的危险因素还包括台阶及人行道缺乏修缮、拥挤、雨雪天气等。

（四）跌倒的预防

1. 对跌倒的评估　对老年人跌倒的发生进行评估，能帮助我们对跌倒效能低下的老年人早期识别，并尽早给予干预措施。

2. 健康宣教 帮助老年人充分具体地认识到自身机体衰退的变化，如哪些组织、器官什么时候开始发生变化，特别是机体功能在速度与力量方面的衰减。

3. 运动锻炼 积极进行适当的运动，改善机体各项功能，延缓机体衰老速度，常用的运动方式包括太极拳、太极剑、广场舞等。

4. 环境改造 对社区进行适老改造，使用适老家具，如扶手的安装和四角拐杖及助行器等，并指导正确使用，定期家庭访问等措施。

十一、骨质疏松症

（一）定义

骨质疏松症（osteoporosis）是由于多种原因导致的骨密度和骨质量下降，骨微结构破坏，造成骨脆性增加，从而容易发生骨折的全身性骨病。

（二）流行病学调查

骨质疏松症是最常见的骨骼疾病，是影响全世界 2 亿人健康的主要疾病。在美国 50% 的绝经后妇女患有与骨质疏松相关的骨折，25% 发展成椎体畸形，15% 经历髋部骨折。骨质疏松性骨折，尤其是髋部骨折，易导致行走障碍、持续性疼痛，甚至失去活动能力和生活能力，21%～30% 的髋部骨折老年人在 1 年内死亡。

（三）骨质疏松症的危险因素

1. 年龄 年龄为不可抗拒因素，50 岁以前女性椎体骨折患病率约为 15%，50 岁之后椎体骨折患病率随年龄增加而显著增长，与此同时，髋部骨折发病率显著上升。

2. 糖皮质激素 机体内过多的糖皮质激素是引起骨质疏松的继发因素。糖皮质激素除能够减低骨矿物质密度外，还可通过使骨代谢率增长而降低骨质量，并且能明显抑制松质骨的骨构成。

3. 疾病因素 骨质疏松的常见危险因素有维生素 D 缺乏、糖皮质激素应用、低体重指数、肌肉减少症、贫血、缺乏运动、吸烟、低氧血症、细胞因子、年龄及性别等。

（四）骨质疏松症的治疗

1. 药物治疗 骨质疏松症的治疗目前仍是以药物为主，20 世纪 80 年代药物仅有钙、维生素 D、降钙素，以及专门为绝经后妇女提供的雌激素替代治疗。随着科研的不断进步，增加了雌激素受体（选择性）调节剂（雷洛昔芬）、双膦酸盐、核因子 kB 受体活化因子配体抑制剂等药物，以及甲状旁腺激素类似物（特立帕肽）。目前，有两种新药即甲状旁腺激素相关肽类似物（阿巴帕肽）和人源性的抗硬化蛋白的单克隆抗体（罗莫索单抗）已经应用于临床治疗，其中阿巴帕肽较特立帕肽费用低，能够更好地降低骨折发病率，而罗莫索单抗特异性较强，能更好地作用于骨组织。

2. 基础治疗　调整生活方式包括均衡膳食，适当锻炼，培养良好生活习惯，戒烟戒酒，慎用影响骨代谢的药物，积极采取防跌倒各种措施，加强自身和环境的保护措施等。

十二、衰弱

（一）定义

衰弱（frailty）是指老年人生理储备下降导致机体易损性增加、抗应激能力减退的非特异性状态。

（二）衰弱的危险因素

1. 遗传因素　基因的多态性对衰弱的临床具有一定影响。非裔美国人衰弱比例是其他美国人的 4 倍；墨西哥裔美国人衰弱患病率比欧裔美国人高 4.3%。载脂蛋白 E 基因、胰岛素受体样基因 –16、胰岛素受体样基因 –2、肌肉细胞线粒体 DNA、C– 反应蛋白编码区、白细胞介素 –6、维生素 B_{12} 基因，以及血管紧张素转换酶基因多态性等，均可能与衰弱的发生、发展密切相关。

2. 生活方式及人口特征　社会经济学状态、健康相关行为及生活方式等因素均与衰弱密切相关。社会经济地位、职业及婚姻状况也可以影响衰弱的发生，同时未婚及独居者的衰弱发病率有所增加。另外，健康自评差、女性、受教育程度低下和经济状况较差的人，其衰弱的发病率亦相对较高。

3. 疾病因素　疾病是导致衰弱发生、发展的重要危险因素。心脑血管疾病、骨折、糖尿病、慢性阻塞性肺疾病、恶性肿瘤、关节炎、肾功能衰竭、感染以及手术等，均可能诱发衰弱。

4. 营养失衡　营养不良是导致衰弱发生、发展的重要生物学机制。老年人维生素 D 缺乏可导致衰弱的发病率增高。同时，日常蛋白质、能量摄入不足、营养较差，以及营养素缺乏的老人，其衰弱发病率亦明显增加。

5. 心理因素　老年人的心理状态与衰弱的发生、发展密切相关。一般而言，焦虑、抑郁等不良情绪会导致衰弱的发生。

衰弱的各种危险因素互相促进，形成恶性循环，导致衰弱的发生发展。见图 3–3–1。

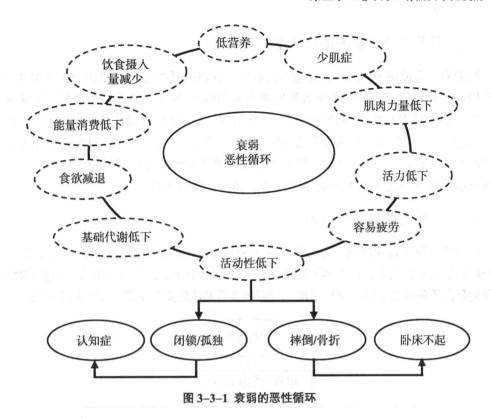

图 3-3-1 衰弱的恶性循环

（三）衰弱的防治

1. 适当运动　运动是改善患者生活质量、提高肢体功能、防止衰弱的最有效方法。有氧耐力运动与阻抗运动是预防及治疗衰弱状态的有效措施。在运动康复的原则中，保障安全是基础，科学及有效是其核心，个体化是关键。

2. 强化营养干预　实施积极的营养干预能改善患者的营养不良状态，纠正其体重下降状态，改善机体免疫力，降低病死率。主要是要保障均衡饮食，注意保持蛋白质、能量、维生素的均衡。

3. 共病管理　多病共存是老年人的常见状态。老年人常存在的共病是衰弱的潜在危险因素，如抑郁、肾衰竭、心力衰竭、糖尿病、认知功能受损、视力受损及听力障碍等，均会导致衰弱的加重。对于共病患者而言，要实现对衰弱的预防和治疗，必须积极控制疾病情况，注意防止并发症的发生。

十三、骨骼肌减少症

（一）定义

骨骼肌减少症是指因持续骨骼肌量流失，特别是抗重力肌强度和功能下降而引起的综合征。

（二）骨骼肌减少症的流行病学

据调查，在欧洲 60 岁以上的老年人群中，骨骼肌减少症发病率为 8%～40%；世界范围内，骨骼肌减少症在老年人群发病率为 10%～20%，随着年龄增长，发病率增高，是目前全球老年医学界研究的热点。有学者用双能 X 线吸收仪（DEXA）测试了883 名老年人的骨骼肌，结果显示在 70 岁以下的老年人中，13%～24% 的老年人存在骨骼肌减少症；而 80 岁以上的老年人中，患骨骼肌减少症者则超过 50%；同时该项调查还显示，75 岁以上男性的患病率为 58%，高于女性的 45%。

（三）骨骼肌减少症的病因

1. 神经 – 肌肉功能减退　骨骼肌正常生理功能作用的发挥建立在肌纤维蛋白质合成与分解的动态平衡之中。在人体不断老化过程中，由于促蛋白质合成激素分泌量的减少，而促使蛋白质分解激素的分泌量增加，继而导致骨骼肌的质量下降。参见图 3-3-2。

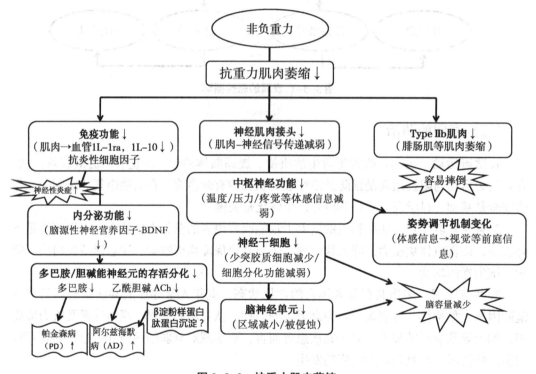

图 3-3-2　抗重力肌肉萎缩

2. 胰岛素抵抗　胰岛素能够提高骨骼肌细胞对葡萄糖的摄取能力。然而随着年龄的增长，胰岛素抵抗逐步加重，胰岛素对体内脂肪含量及分布的影响作用逐步下降。因此，骨骼肌减少症一种潜在的危险因素是胰岛素抵抗。

3. 营养状态、钙离子摄入、生活状态及方式　研究表明，人体每日钙的摄入量与肌肉的质量之间呈正相关。随着年龄的不断增长，老年人各脏器功能都会出现不同程度的衰退。同时，老年人常常存在长期卧床、蛋白摄入减少、运动量减少等情况，这些均会导致骨骼肌的失用性萎缩。

4. 疾病 老年人由于年龄增长，各系统功能降低，患病率亦明显增加，如心力衰竭、慢性阻塞性肺疾病、肾衰竭、糖尿病等。长期的慢性心力衰竭患者可出现营养不良、肌肉萎缩、消瘦、无力、食欲缺乏，甚至呈现恶病质的状态，促使骨骼肌减少症的发生。同时，老年人由于胰岛素抵抗日渐加重，机体胰岛素分泌量明显减少，葡萄糖的利用率降低，导致体内的碳水化合物、脂肪及蛋白质等营养物质被大量消耗，再加上水分的不断丢失，导致患者体重减轻，形体逐渐消瘦。

十四、营养不良

（一）定义

营养不良是由于营养摄入不足、吸收不良或过度损耗所造成的机体营养不足情况，也可包含由于暴饮暴食或过度摄入某种特定营养素而造成的营养过剩。

（二）营养不良的危险因素

1. 年龄 不同年龄阶段发生营养不良的概率有所差别，相比年轻人而言，老年人更容易发生营养不良。随着年龄的不断增长，营养不良的发病率呈逐步增加趋势，这可能与老年人自身消化、吸收功能减退有关。

2. 性别 在我国，老年女性营养不良发病率较老年男性明显偏高，这可能与老年女性在家庭中的社会、经济地位相对较低具有一定关系。

3. 生活环境 一般而言，农村老人的营养不良发病率较城市老年人明显偏高，尤其以独居老年人最为常见。

4. 经济状况 经济状况是营养不良的影响因素。众多研究表明，经济收入水平与营养不良呈负相关，即收入越高，营养不良的发病率越低。

5. 认知能力 认知能力与营养不良间存在一定的内在关联。比如痴呆会导致患者的食欲下降，并影响他们对食物的选择。

6. 吞咽能力 吞咽功能与营养状况之间存在密切关系。对于吞咽困难的患者，由于营养物质摄入不足，其营养不良的发病率明显偏高。

7. 心理因素 社会心理因素与老年人的营养健康状况密切相关。抑郁、焦虑程度越高的老年患者，其营养不良的发病率往往越高。

（三）营养不良的干预

1. 改善食物口味 随着年龄的不断增长，老年人的味觉及嗅觉均会出现不同程度的减退，这在一定程度上会导致老年人的食欲降低，继而对老年人营养的摄入造成不良影响。因此，在其健康状况允许的情况下，结合老年人的个人喜好，适当改善食物的口味，对于提高老年人的食欲非常重要，这有助于改善其营养状况。

2. 改善用餐环境 用餐的同时也是老年人之间相互进行社会互动的过程，是其身心放松的重要时段。一个安静、气氛愉悦的用餐环境，可增加老年人的安全感及舒适感。相反，混乱、拥挤、嘈杂的用餐环境，不仅会对老年人的情绪产生不良影响，同时也会影响其食欲。

3. 用餐辅助 对于自行用餐存在障碍的老年人，要适当地给予辅助，例如给予用餐方面的语言提示及鼓励，能够明显地提高养老机构痴呆老年人用餐的独立性；或以一对一的形式进行用餐辅助，能够使90%以上由于低摄入量引起营养不良的老年人经口摄入食物和液体的量明显增加，并改善其营养状况。

【案例分析】

1. 护理员应从老化后的老年人各种生理变化特点，以及衰弱后的肌减少症、废用综合征、出现的心理问题进行针对性的指导和宣教。肌肉的衰老和萎缩是人体衰老的重要标志，肌肉减少症的老年人站立困难、步履缓慢、易跌倒和骨折，对高血压和病后的患者，需要更有针对性地进行康复指导。

2. 焦虑、易激惹、食欲缺乏和睡眠障碍等症状，对老年人的危害极大，护理员应从老年人症状出现的客观原因进行观察、沟通与疏导，给予建议，协助家属制订有效康复训练计划，改善、提升老年人生活质量。

【思考题】

1. 导致衰弱发生的主要影响因素有哪些？

2. 多重用药的具体原因有哪些？

3. 导致老年人跌倒的因素有哪些？

4. 老年人抑郁及焦虑状态发生的影响因素有哪些？

5. 睡眠障碍的防治应如何开展？

6. 导致老年人营养不良发生的常见疾病有哪些？

7. 老年人便秘较青壮年发病率高的原因是什么？

第四章　老年综合评估　▷▷▷▷

【学习要点】
1. 了解各种评估的意义。
2. 掌握常用评估表的评估方法。

随着我国人口老龄化趋势的加快，与增龄相关的疾病发病率急剧增加，延长老年人的生存时间，提高老年人的生活质量，保障老年人的身心健康，是从事老年医学专业的医务人员不可推卸的责任。老年人群在衰老的进程中常伴多种慢性病、老年综合征、不同程度的躯体功能下降，以及复杂的社会、心理问题，传统的医学评估主要针对老年人某些特定的健康问题，而对功能状态和社会心理方面的评估能力有限，因此，需要一种综合方法来发现老年人各方面潜在的问题。

老年综合评估是为了制订和启动以保护老年人健康和功能状态为目的的治疗计划，最大限度地提高老年人的生活质量。老年综合评估通过多维度评估老年人整体健康水平，不仅可以评价老年人的健康问题，同时还能够反映老年人的日常功能、精神心理和社会环境等方面的问题。可以及早地发现老年人潜在的功能缺陷，及时进行早期干预，促进功能恢复，避免安全隐患。主要从一般的医学评估以及对老年人的躯体功能、心理和社会经济状况等进行多学科策略的全面评价，形成老年人的综合健康评估，从而对老年人的医疗、照护及康复提供合理科学的管理方案。老年综合评估在国外医院、社区、养老机构中广泛使用。

随着我国长期照护保险试点城市的增加，未来应建立一套科学的老年需求评估体系，使失能程度不同的老年人得到全面有效的照护服务。参与长期照护工作的医生、护士以及护理员均应掌握老年评估技术。我们从老年医学及老年综合评估临床实用角度对老年人群综合评估进行介绍，希望促进大家对老年人群健康的综合评估认识。

第一节　老年日常生活能力评估

一、日常生活活动能力概述

日常生活活动能力反映了人们在家庭（或医疗机构）和社区中活动的最基本能力，

是国内外常用的评定躯体功能状况的指标，尤其在老年医学中应用广泛。

（一）日常生活活动的概念

日常生活活动（activities of daily living，ADL）是指人们在每日生活中，为照顾自己的衣、食、住、行，保持个人卫生整洁和进行独立的社区活动所必须反复进行的、最基本的、具有共性的一系列活动。这些活动虽然十分基本，但对维持每天的正常生活必不可少，缺少这些正常的日常生活活动能力，除了给患者的日常生活带来很多不便，甚至还会损害患者的自尊心和自信心，严重影响患者的生存质量。

（二）日常生活活动能力的分类

日常生活活动能力包括基本日常生活活动能力、工具性日常生活活动能力和高级日常生活活动能力三个层次。

1. 基本日常生活活动能力（basic activities of daily living，BADL）是指老年人基本的自身照顾能力，包括维持基本生活需要的自我照顾能力和最基本的自理能力，是老年人每天需从事的日常生活活动的能力。基本日常生活活动能力包括每天的更衣、进食、修饰、如厕、洗澡和大小便等自理活动和转移、行走、上下楼梯等身体活动。基本日常生活活动能力是反映老年生活质量最基本的指标之一，如果这一层次功能状态的能力下降，将影响老年人基本生活需要，从而影响老年人的生活质量。日常生活活动能力的评估不仅是评估老年人功能状态的指标，也是评估老年人是否需要补偿服务的指标。基本日常生活活动能力评定反映较粗放的运动功能，适用于较重的残疾，常用于住院患者。

2. 工具性日常生活活动能力（instrumental activities of daily living，IADL）是指人们在居家或社区中独立生活所需的比较高级的技能，如家庭清洁和整理、使用电器设备和电话、购物、旅游、付账单、烹饪、洗衣等，这些活动多需借助或大或小的工具。这一层次的功能改变提示老年人是否能独立生活并具备良好的日常生活活动能力。工具性日常生活活动能力评定反映较精细的功能，常用于区分残疾患者及老年人。工具性日常生活活动能力是在基本日常生活活动能力的基础上发展起来的体现人的社会属性的一系列活动，它的实现是以基本日常生活活动能力为基础的。

3. 高级日常生活活动能力（advanced activities of daily living，AADL）是指与生活质量相关的高水平活动，包括娱乐、社交、职业工作、社会活动等能力。高级日常生活能力是反映老年人智能能动性和社会角色功能的能力，是反映老年人整体健康状况的指标之一。如果这一层次功能状态的能力下降，将使老年人的健康完整性受到影响。一旦发现老年人有高级日常生活活动能力下降，则需进一步做基本生活能力和工具性日生活活动能力评估。

二、日常生活活动能力的影响因素

老年日常生活活动能力受年龄、性别、视力、情绪因素、婚姻状况、文化程度、经济状况、生活方式、心理状态、疾病因素、所处地域及家庭功能状况等多种因素影响，对老年人日常生活活动的评估，应结合生理、心理和社会健康全面进行。

三、日常生活活动能力受损的临床表现

日常生活活动能力受损的表现依据评估分值重点不一，主要体现为老年人不同方面的独立生活能力下降。

（一）基本日常生活活动能力受损表现

1. 体位转移能力减退或消失　老人体位转移能力减退或消失主要表现为床上体位及活动能力、坐起及坐位平衡能力、站立及站位平衡能力减退或消失等三个方面。

2. 个人卫生自理能力减退或消失　老人个人卫生自理能力减退或消失表现为更衣、个人卫生、进餐均需协助或依赖别人完成。

（二）工具性日常生活活动能力受损表现

老人工具性日常生活活动能力受损主要表现为老年人独立生活能力下降，包括独自购物、家庭清洁和整理，使用电话、做饭、洗衣和旅游等需借助工具或他人协助才能完成。

（三）高级日常生活活动能力受损表现

老人高级日常生活活动能力受损主要表现为老年人智能和社会角色功能下降，包括参加社交、娱乐活动、从事职业角色的能力减退等。

四、日常生活活动能力受损的后果

日常生活活动能力受损后，老年人的运动功能和日常生活活动能力受到限制，同时影响参与社会活动的机会，社会角色和社会地位的改变，常因不能继续发挥作用而惆怅；还会因脱离了原有的交际范围，而新的交往尚未建立或不善于建立而感到孤独。长时间下去，会引起老人的心理失衡，带来心理冲突和矛盾，老人会变得孤独、消极，甚至诱发抑郁等心理障碍发生。同时，由于日常生活活动能力受损的老人活动减少，容易导致压疮、跌倒、坠床及营养失调等并发症，给社会和家庭带来照护与经济负担。

五、日常生活活动能力评估的目的及意义

（一）日常生活活动能力评估的目的

日常生活活动能力评估的目的主要包括以下几个方面。

1. 根据评定结果拟定合适的治疗目标，制订适合老年人实际情况且有针对性的日常生活活动能力训练计划。

2. 在训练过程中进行动态评估，不断调整与修订训练方案。

3. 评价治疗效果，对预后做出初步判断。

4. 根据评定结果安排老年人返家或就业。

5. 对不同治疗方案进行治疗效果的比较。

（二）日常生活活动能力评估的意义

对老年人的日常生活活动能力进行评估，有利于确定老年人日常生活能否独立及独立的程度，分析不能独立的原因，并有助于判定预后、制订康复计划、评定康复效果，为制订护理级别提供依据。

六、日常生活活动能力评估的工具及使用方法

老年人日常生活活动能力评估常常借助多种评估工具或量表完成，目前所使用的工具或量表大都从国外引进。

（一）评估途径

老年人日常生活活动的评估主要是用量表评估，通过使用普遍认可并且有效的量表，获得可观察的指标和可测得的数据。在具体操作过程中可结合实际情况，选择直接观察法或间接评定法。

1. 直接观察法　是由评估者直接观察老年人完成各项活动的状况而实现对活动能力进行评估的一种方法，简称观察法。

直接观察法结果可靠，但为体弱者检查时需分次进行，所需时间较多，另外有些项目不方便直接观察，如排泄大小便和沐浴等。直接观察法通常由检查者通过直接观察老年人日常生活活动各项活动的实际完成情况来进行评估。评估地点可以在老年人实际生活环境中，也可以在日常生活活动评估训练室内。日常生活活动评估训练室的设计应尽量接近老年人实际生活环境，设置有卧室、浴室、厕所、厨房及家具、家用电器、餐具等。日常生活活动评估训练室内除了可进行日常生活活动评估外，还可以在其中对老年人进行日常生活活动训练。直接观察法能使评估者详细观察老年人每一项日常生活活动的完成细节，得到的结果较为可靠、准确，并且有利于评估者针对老年人的活动缺陷进行康复训练。评估应注意选择在合适的时间进行，例如在老年人早上起床时观察其穿衣、洗漱、修饰等活动，在进餐时间观察其进食能力等。这种方法所需评估时间较长，对于体弱的被检查者，为避免疲劳可通过多次安排完成检查。

2. 间接评估法　是通过向被评估者或其家属、朋友等了解情况，用来评估其功能状态的一种方法，也称自述法。这种方法实施简单，但准确性不如直接观察法。

临床上对间接评估法的实施一般通过询问的方式来收集资料和进行评估，有口头询问和问卷询问两种。除了面对面的形式外，也可以采取电话、书面等形式。尽量让老年人本人接受调查，如老年人不能回答问题（如体力虚弱、认知障碍等），可请其家属或护理人员回答。这种方法有利于评估一些不适宜直接观察的较私密的活动（如穿脱内

衣、大小便、洗澡等）。可以在较短时间内得到评估结果，评估较为简便。其准确性不如直接观察法，可与直接观察法结合使用。

（二）评估工具

目前普遍使用基本日常生活活动能力评估量表来对老人的生活能力进行评估，最常使用的是 Barthel 指数评定量表。Barthel 指数评定量表（BL）有 10 项和 15 项两个版本。本书选用的版本是 Wade and Collin 版本，包括 10 项内容，即进食、洗澡、修饰、穿衣、控制大便、控制小便、如厕、床椅转移、平地行走、上下楼梯。Barthel 指数评定量表已广泛用于临床日常生活能力评价。该量表的总分为 100 分，得分越高，独立性越好，依赖性越小。基本日常生活活动能力指数评定量表见表 4-1-1。

表 4-1-1 Barthel 指数评定量表

日常生活活动项目	自理	较小依赖	较大依赖	完全依赖
进食	10	5	0	0
洗澡	5	0	0	0
修饰（洗验、刷牙、梳头、刮脸）	5	0	0	0
穿衣（包括系鞋带）	10	5	0	0
控制大便	10	5（偶尔失控）	0	0
控制小便	10	5（偶尔失控）	0	0
如厕（包括擦拭、整理衣裤、冲洗）	10	5	0	0
床椅转移	15	10	0	0
平地行走	15	10	5（用轮椅）	0
上下楼梯	10	5	0	0

Barthel 指数评定量表由美国 Florence Mahoney 和 Dorothy Barthel 于 20 世纪 50 年代中期设计并用于临床，于 1965 年首次发表，是康复医疗机构应用最广、研究最多的基本日常生活活动能力评估方法，有很高的信度和效度。Barthel 指数评定量表不仅可应用于急性期的预后研究，也可用来评估老人治疗前后的功能状态，还可以用于预测治疗效果、住院时间和预后具体评估分值及判定标准。

1. 进食

① 10 分：能在合适的时间内独立进食各种正常食物，可使用必要的辅助器具，不包括取饭、做饭。

② 5 分：需要部分帮助（如夹菜、切割、搅拌食物等）或需要较长时间。

③ 0 分：较大或完全依赖他人。

2. 洗澡

① 5 分：无须指导能独立完成洗澡全过程（可为浴池、盆浴或淋浴）。

② 0 分：不能独立完成，需依赖他人。

3. 修饰

①5分：独立完成刷牙（包括固定假牙）、洗脸、梳头、剃须（如使用电动剃须刀者应会插插头）等。

②0分：不能独立完成，需依赖他人。

4. 穿衣

①10分：能独立穿脱全部衣服，包括系扣、开关拉链、穿脱鞋、系鞋带、穿脱支具等。

②5分：需要部分帮助，但在正常时间内至少能独自完成一半。

③0分：较大或完全依赖他人。

5. 控制大便

①10分：能控制，没有失禁，如需要能使用栓剂或灌肠剂。

②5分：偶尔失禁（每周少于1次），或需要在帮助下用栓剂或灌肠剂。

③0分：失禁或昏迷。

6. 控制小便

①10分：能控制，没有失禁，如需要使用器具，能无须帮助自行处理。

②5分：偶尔失禁（每24小时少于1次）。

③0分：失禁或昏迷。

7. 如厕

①10分：能独立进出厕所或使用便盆，无助手能解、穿衣裤和进行便后擦拭、冲洗或清洁便盆。

②5分：在保持平衡、解穿衣裤或处理卫生等方面需要帮助。

③0分：依赖他人。

8. 床椅转移

①15分：能独立完成床到轮椅、轮椅到床的转移全过程，包括从床上坐起，锁住车闸，移开脚踏板。

②10分：需较少帮助（1人帮助）或语言的指导、监督。

③5分：可以从床上坐起，但在进行转移时需较大帮助（2人帮助）。

④0分：不能坐起，完全依赖他人完成转移过程。

9. 平地行走

①15分：能独立平地行走45米，可以使用矫形器、假肢、拐杖、助行器，但不包括带轮的助行器。

②10分：在1人帮助（体力帮助或语言指导）下能平地行走45米。

③5分：如果不能走，能独立使用轮椅行进45米。

④0分：不能完成。

10. 上下楼梯

①10分：能独立完成，可以使用辅助器械。

②5分：活动中需要帮助或监护。

③0分：不能完成。

（三）Barthel 指数评定量表评分的结果判定

Barthel 指数评定量表评分的结果判定如下。

①满分（100 分）：表示老年人各项基本日常生活活动能力良好，不需依赖他人。

②75～95 分：评定为良，老年人虽有轻度功能缺陷，但日常生活基本能够自理。

③50～70 分：表示老年人有中度功能缺陷，日常生活需要一定帮助。

④25～45 分：表示老年人有严重功能缺陷，日常生活明显依赖他人。

⑤0～20 分：为完全残疾，日常生活需完全依赖他人（极严重功能缺陷）。

⑥＞40 分：老年人康复治疗效益最大。

七、日常生活活动能力评估结果及临床应用

（一）评估注意事项

评估过程中应综合考虑相关因素，如老年人的生活习惯、文化素质、工作性质，所处的社会和家庭环境，所承担的社会角色，以及老年人日常生活能力下降前的功能状况、评估时的心理状态和合作程度等，这些都可能对评估结果产生影响。评估中须注意加强对老年人的保护，避免发生意外，重复评估时应尽量在同一环境下进行。结果记录应按照时间顺序，记录每次评估的时间和详细结果。

（二）评估结果及临床应用

1. 日常生活活动能力评估结果的临床意义 评估结果为 0～20 分提示极严重功能缺陷，25～45 分提示严重功能缺陷，50～70 分提示中度功能缺陷，75～95 分则提示轻度功能缺陷，100 分提示日常生活活动能自理。

2. 临床护理干预措施

（1）**加强宣教指导** 鼓励并协助老人摄入充足的营养，保证老人身体基本需要。

（2）**心理指导** 鼓励老人树立战胜疾病的信心，及时肯定康复训练每一个点滴的进步，增强患者的信心，预防心理疾病的发生，增强老人活动的积极性。

（3）**康复训练** 针对不同老人不同的日常生活活动评估结果，主要康复训练及运动要点应有所侧重。

①对评估结果为轻度功能缺陷的老人，重点是给他们创造或提供良好的康复训练环境，以及必要的设施，指导老人做适当的有氧运动，如老年操、站立、散步、上下楼等活动，从而提高和改善老年人的自理能力。②对评估结果为中度功能缺陷的老人，主要是加强床下肢体功能的康复训练，同时配置合适的老年护理产品，鼓励或协助老人入浴、如厕、起居、穿衣、饮食等生活护理，将日常用品放于老人伸手可及之处，鼓励并协助老人提高自我照顾行为。此外，还要加强转移功能的训练，包括床与轮椅间的转移、站立、室内外的步行、上下楼等训练。③对严重功能缺陷的老人，主要是指导、协助患

者床上及轮椅上肢体功能的康复训练，如良好的体位、翻身移动训练、按摩和被动运动患肢。同时为老人配置合适的老年护理产品，提高老年人的自理能力，协助老人入浴、如厕、起居、穿衣、饮食等生活护理，日常用品放于老人伸手可及处。④对功能严重缺陷的老人，重点是给予床上肢体功能的康复训练。

3. 日常生活活动能力下降的预防

（1）加强宣教，鼓励老年人选择健康的生活方式　疾病是使老年人自理能力下降的主要因素，而不良的生活方式，例如高盐、高脂肪饮食、吸烟、酗酒、精神过度紧张及缺乏体育锻炼等，是诱发高血压、冠心病、慢性肺部疾病等的危险因素。鼓励并协助老人采取健康的生活方式，摄入充足的营养，保证身体基本需要，是防止疾病加重、提高生活质量的重要举措。

（2）增强自立意识，坚持自我照顾　增强老年人的自立意识，避免过度照顾，鼓励协助患者坚持自我照顾的行为。

（3）适度的有氧运动　适度的有氧运动如太极拳、健身操、散步、骑车等，会使全身或局部的运动及感觉功能恢复，增强关节的活动度，提升老年人的身体素质，从而提高老年人的自理能力。

（4）心理及社交指导　给予心理及社交指导，有助于改善老人进入社会和处理情感的能力，包括独立性、积极性、自制力、自尊心、自信心、集体活动的适应性，并调动老人的情绪及积极性，增强战胜疾病的信心。

第二节　老年精神心理评估

一、老年抑郁症

（一）老年抑郁症概述

抑郁是一种负性、不愉快的情绪体验，以情感低落、哭泣、悲伤、失望、活动能力减退，以及思维认知功能的迟缓为主要特征。抑郁症是一种以持久（至少 2 周）的情绪低落或抑郁心境为主要临床表现的精神障碍，又称情感障碍。老年抑郁症泛指存在于老年期（≥ 60 岁）这一特定人群的抑郁相关症候群，是由各种原因引起的一种心理障碍，包括原发性抑郁和继发性抑郁。原发性抑郁（含青年或成年期发病，老年期复发）是以持久的抑郁心境为主要临床特征，主要表现为情绪低落、焦虑、迟滞和躯体不适等，且不能归于躯体疾病和器质性病变；继发性抑郁（老年期）具有缓解和复发的倾向，缓解期间精神活动保持良好，一般不残留人格缺损，也无精神衰退指征，部分病例预后不良，可发展为难治性抑郁症，在临床上常见为轻度抑郁，但危害性不容忽视，如不及时诊治，会造成老人的生活质量下降、增加心身疾病的患病风险和死亡风险等严重的后果。

老年抑郁症是老年人最常见的精神疾病之一，65 岁以上发病率为 9.7% ～ 10%，老年门诊为 15% ～ 36%，脑卒中后发病率为 30% ～ 62%，血管性痴呆为 40% ～ 50%，癌症可达 24%。澳大利亚社区统计为 10% ～ 20%，1% ～ 4% 为严重抑郁症，急诊和一般医院 25%，护理院 17% ～ 35%。

（二）老年抑郁症的诱发因素

多种因素可以导致老年抑郁症的发生，主要包括病理生理因素、社会心理因素、遗传背景与人格因素等。

1. 病理生理因素　老年人易患多种躯体疾病，导致体内发生相应的病理生理变化，同时老人使用的药物治疗及患病所产生的心理影响，可能成为老年抑郁症的发病原因。常见疾病如高血压、冠心病、糖尿病及癌症等，都可能继发抑郁症，还有许多患慢性病的老人，由于长期服用某些药物，也易引起抑郁症。

2. 社会心理因素　抑郁症的出现与老年期的各种丧失有较大的关系，这些丧失包括工作的丧失、收入的减少、亲友的离世、人际交往的缺乏等。

（1）角色转变　老年人退休后由于角色转变而在心理上常常出现不适应，如职业生涯的结束、生活节奏放慢、经济收入减少等，巨大的心理落差会使有些老人产生失落感，进而导致情绪低落。

（2）交际障碍　老年人退休后交往圈子变窄，人际互动减少，缺乏情感支持，也是导致老年抑郁的常见病因。

（3）亲友离世　亲友离世也是导致老年人抑郁症的重要原因，特别是配偶的去世往往对老年人造成较大的精神创伤，容易诱发抑郁症。

3. 遗传背景与人格因素　现在研究普遍认为，老年抑郁症是在一定遗传背景下，由外部刺激诱发神经环路改变或导致失调引起，但最终机制并未完全清楚。抑郁症患者家庭成员的患病率远远高于一般人群，其子女的发病率也高，说明此病与遗传因素也有一定关系。

老年抑郁症的发生与个人的人格因素也很有关系。一般来说，素来性格比较开朗、直爽、热情的人患病率较低，而性格过于内向或平时过于好强的人易患抑郁症。

（三）老年抑郁症的临床表现

老年抑郁症早期主要表现为神经衰弱；后期则主要因抑郁心境而表现出情感低落、思维迟缓、意志消沉等症状。

1. 抑郁心境　情绪低落、兴趣缺乏、乐趣丧失是抑郁发作的核心症状，重度抑郁障碍的老年人，其心境抑郁状态突出地表现为晨重夜轻。

2. 思维迟缓和妄想症状　老年抑郁症主要表现为主动言语减少，语速减慢，反应迟钝，部分患者可出现妄想症状，大约有 15% 的患者抑郁比较严重，可以出现妄想或幻觉。激越性抑郁症最常见于老年人，表现为焦虑恐惧，终日担心自己和家庭将遭遇不幸，即将大祸临头，常常搓手顿足，坐卧不安，惶惶不可终日，严重者还表现为夜晚失眠。

3. 抑郁性木僵　老年抑郁症患者常表现为行为阻滞，通常以随意运动缺乏和缓慢为特点，主要表现为肢体活动减少，面部表情减少，思维迟缓，内容贫乏，言语阻滞等。

4. 躯体症状　老年抑郁症患者大多数以躯体症状作为主要表现形式。常见的躯体症状有睡眠障碍、食欲下降、胃肠道不适、心血管症状等。隐匿性抑郁症常见于老年人，躯体症状较突出，查不出相应的阳性体征，服用抗抑郁药可缓解、消失。

5. 自杀观念和行为　自杀是抑郁症最危险的发展趋势。抑郁症老人由于情绪低落、悲观厌世，严重时很容易产生自杀念头。

（四）老年抑郁症的后果

对老年期抑郁患者，目前尚缺乏权威的关于精神、心理方面的研究，加之表现不典型或碍于面子等观念，老年期抑郁症患者很少主动就医，极容易被忽视，多数老人被发现时已经是中晚期。

老年抑郁症常伴发较多躯体症状，如严重失眠、便秘，食欲大减甚至完全不思饮食，有的还出现腹胀、血压升高、心率加快等症状。患有心血管疾病的老人一旦合并抑郁症，会导致原有心血管疾病治疗效果减弱，表现不典型和导致心律失常的加重，使老人生活质量下降，医疗费用支出大幅增加。同时，患有抑郁症的老人自杀倾向较普通老人明显增加，会给家属及社会带来较大压力。

（五）老年抑郁症评估的目的及意义

老年抑郁症通常表现不典型，与躯体疾病容易相混淆。借助量表可对老年抑郁症进行筛查、评估和监测、治疗。从而有助于早期发现老年期抑郁症，及早进行干预和积极治疗，降低风险，提高老人的生活质量。也可以为亚健康人群提供疾病预警，预防或减少老年抑郁症的发生，提高其生命质量。

（六）老年抑郁症评估工具及使用方法

抑郁评估量表可作为患者心理和行为的评估工具，分为他评量表和自评量表。他评量表一般由医护工作者完成，自评量表由老年人完成。他评量表中最为常用、最经典的是汉密尔顿抑郁评估量表（HAMD 或 HDRS），适用于了解老年人的生理症状，一般由医生进行评估。

1. 老年抑郁评估量表（GDS）　Brink 等人在 1982 年创制老年抑郁评估量表（GDS），作为老年人专用的抑郁筛查表。由于老年人躯体主诉多，所以许多老人其躯体主诉在这个年龄阶段属于正常范围，却被误诊为抑郁症，设计老年抑郁评估量表是为了更敏感地检查老年抑郁患者所特有的躯体症状。另外，其"是"与"否"的定式回答较其他分级量表也更容易掌握。其早期老年抑郁评估量表（GDS-30）30 个条目代表了老年抑郁评估的核心，后为了简化及方便使用，陆续出现了 15 个条目的老年抑郁评估量表（GDS-15）和 5 个条目的老年抑郁评估量表（GDS-5）。评估方法是使用以下表格，让老年人选择最切合他最近 1 周来感受的答案，在每题后答"是"或"否"。

（1）老年抑郁评估量表（GDS-30）

1）老年抑郁评估量表（GDS-30）的内容见表4-2-1。

表4-2-1 老年抑郁评估量表（GDS-30）

姓名（　　　）性别（　　　）出生日期（　　　）职业（　　　）文化程度（　　　）

序号	选择最切合您最近1周来感受的答案	是	否
1	你对生活基本上满意吗?		
2	你是否已经放弃了许多活动和兴趣?		
3	你是否觉得生活空虚?		
4	你是否常感到厌倦?		
5	你觉得未来有希望吗?		
6	你是否因为脑子里有一些想法摆脱不掉而烦恼?		
7	你是否大部分时间精力充沛?		
8	你是否害怕会有不幸的事落到你头上?		
9	你是否大部分时间感到幸福?		
10	你是否常感到孤立无援?		
11	你是否大部分时间精力充沛?		
12	你是否希望待在家里而不愿意去做些新鲜事?		
13	你是否常常担心将来?		
14	你是否觉得记忆力比以前差?		
15	你是否觉得现在生活很惬意?		
16	你是否常感到心情沉重、郁闷?		
17	你是否觉得像现在这样生活毫无意义?		
18	你是否常为过去的事忧愁?		
19	你觉得生活很令人兴奋吗?		
20	你开始一件新的工作困难吗?		
21	你觉得生活充满活力吗?		
22	你是否觉得你的处境毫无希望?		
23	你是否觉得大多数人比你强得多?		
24	你是否常为些小事伤心?		
25	你是否常觉得想哭?		
26	你集中精力困难吗?		
27	你早晨起来很快乐吗?		
28	你希望避开聚会吗?		
29	你做决定很容易吗?		
30	你的头脑像往常一样清晰吗?		

2）老年抑郁评估量表（GDS-30）的结果评定　①30个条目中的10条（1、5、7、9、15、19、21、27、29、30）用反序计分（回答"否"表示抑郁存在），20条（2、3、4、6、8、10、11、12、13、14、16、17、18、20、22、23、24、25、26、28）用正序计分（回答"是"表示抑存在）。②每项表示抑郁的回答得1分。Brink建议按不同的研究目的（要求灵敏度还是特异性），用9～14分作为存在抑郁的界限分。③一般来说，在最高分30分中得0～9分可视为正常范围，即无抑郁症；10～20分显示轻度抑郁，而21～30分为中重度抑郁。

（2）老年抑郁评估量表（GDS-15）

1）老年抑郁评估量表（GDS-15）的内容　见表4-2-2。

表4-2-2　老年抑郁评估量表（GDS-15）

姓名（　　　）性别（　　　）出生日期（　　　）职业（　　　）文化程度（　　　）

序号	选择最切合您最近1周来感受的答案	是	否
1	您对生活基本上满意吗？		
2	您是否常感到厌烦？		
3	您是否常常感到无论做什么都没有用？		
4	您是否比较喜欢在家里而较不喜欢外出及不喜欢做新的事情？		
5	您是否感到您现在生活得没有价值？		
6	您是否减少很多活动和嗜好？		
7	您是否觉得您的生活很空虚？		
8	您是否大部分时间精神都很好？		
9	您是否害怕将有不幸的事情发生在您身上？		
10	您是否大部分时间都感到快乐？		
11	您是否觉得您比大多数人有较多记忆的问题？		
12	您是否觉得"现在还能活着"是很好的事情？		
13	您是否觉得精力充沛？		
14	您是否觉得您现在的情况是没有希望？		
15	您是否觉得大部分人都比您幸福？		

2）老年抑郁评估量表（GDS-15）的结果评定　①15个条目中的5条（1、8、10、12、13）用反序计分（回答"否"表示抑郁存在），10条（2、3、4、5、6、7、9、11、14、15）用正序计（回答"是"表示抑郁存在）。②每项表示抑郁的回答得1分，Brink建议按不同的研究目的（要求灵敏度还是特异性），用5～9分作为存在抑郁的界限分。③一般地讲，在最高分15分中得1～4分可视为正常范围，即无抑郁症；5～9分为可能患有抑郁症，≥10分为抑郁症。再结合临床表现及进一步检测汉密尔顿抑郁评估量表指导分度。另一简便判定方法：1～5条得分≥2分为异常，可进一步检测。

（3）老年抑郁评估量表（GDS-5）

1）老年抑郁评估量表（GDS-5）的内容　见表4-2-3。

表4-2-3 老年抑郁评估量表（GDS-5）

姓名（　　　）性别（　　）出生日期（　　　　）职业（　　　）文化程度（　　　）

序号	选择最切合您最近1周来感受的答案	是	否
1	您对生活基本上满意吗？		
2	您是否常感到厌烦？		
3	您是否常常感到无论做什么都没有用？		
4	您是否比较喜欢在家里而较不喜欢外出及不喜欢做新的事情？		
5	您是否感到您现在生活得没有价值？		

2）老年抑郁评估量表（GDS-5）的结果评定　结果评定：≤1分，正常；≥2分，抑郁情形。

（七）老年抑郁症评估结果及临床应用

1. 老年抑郁症评估结果　以老年抑郁评估量表（GDS-30）评估结果为例，主要分为正常状态、轻度抑郁、中重度抑郁三种情形。

（1）**正常状态**　对评定结果正常的老人主要是随访，定期评估。

（2）**轻度抑郁**　对评定结果为轻度抑郁的老人要结合临床表现进行不同的处置，多数轻度抑郁老人以头痛、失眠、食欲减退为主要表现。需要进一步用汉密尔顿抑郁评估量表指导评估。

（3）**中重度抑郁**　中度表现为情绪低落、心境恶劣、缺乏兴趣和精力减退、精神运动性阻滞、明显的焦虑和激越、记忆力下降。如老人有悲观厌世、绝望、幻觉妄想、食欲不振、功能减退，并伴有严重的自杀企图，甚至自杀行为，属于重度抑郁，此时应积极专科治疗。中重度抑郁都应进一步用汉密尔顿抑郁评估量表指导评估。中度抑郁每半年重新评估一次，重度抑郁每季度评估一次。

2. 老年抑郁症的干预措施

（1）**积极心理干预**　对抑郁老人要建立家属、工作人员、老人之间的信息交流，注意了解老人的社会心理状况并给予适当干预，如安慰、鼓励、劝解、疏导。对老人家属，要鼓励子女与父母同住，引导子女对父母既要在生活上多照顾，又要在精神上多关心，提倡精神赡养。

（2）**高度的安全意识**　对抑郁老人，要密切观察病情变化，有自杀动机和行为的老人，应深入了解老人的心理状况，耐心倾听、诱导老人诉说心中的矛盾，说出自杀的意图，以宣泄情绪，防患于未然，对暴露出轻生念头的要有的放矢地调节，同时对家属强调安全，避免老人独处，挪走或藏好危险物品（如刀、剪、绳索、腰带、长鞋带、玻璃制品、药品）；对于拒绝进食的老人，可适当静脉补充液体，以保证能量供给；保护和给予老人关爱，消除老人悲观厌世情绪，唤起老人对生活的信心和勇气，珍惜生命。

（3）**关注老人药物应用状况**　老年人常常多病共存，使用多种药物，对抑郁老人要注意药物的合理应用；对使用抗抑郁药物的老人，要注意观察药效和不良反应。

（4）加强与社会互动 对老年人群，尤其是退休后不再工作的有抑郁倾向的老人，要鼓励老人不脱离社会，培养兴趣爱好。同时，要引导老年人面对现实，合理安排生活，多与社会保持密切联系，坚持学习，积极参加力所能及的身体锻炼和劳动（如老年舞蹈团、老年大学、旅游团、下棋等）。

二、老年谵妄

（一）老年谵妄概述

谵妄（delirium）是由多种器质性原因引起的急性、暂时性脑功能紊乱。美国《精神疾病诊断与统计手册（第四版）》（Diagnostic and Statistical Manual of Mental Disorders- Ⅳ，DSM- Ⅳ）定义为：谵妄是急性发作的意识混乱，伴注意力不集中，思维混乱、不连贯，以及感知功能异常。以定向力障碍、幻觉、焦虑、言语散乱、烦躁不安及妄想为主要临床表现，有日轻夜重的波动特点，常被称之为"日落现象"，是需要临床紧急处理的一种综合征。有资料显示，在综合医院中，有20%～36%的老年人发生过谵妄而在精神科医院，有40%～60%的住院老年人曾经发生过谵妄，老年患者中，谵妄是一种十分常见的症状，但是大部分的谵妄并没有被我们识别出来。其最常发病的临床科室，除精神科外，还有ICU、手术性科室和内科病房。据统计，入住医院的老年谵妄病例中有18%发生死亡。

（二）老年谵妄的病因及危险因素

涉及全身各系统疾病的因素都可能导致谵妄，谵妄是能够体现老年患者病情复杂的一种老年综合征。躯体疾病、精神因素、医疗因素和心理社会因素是谵妄常见的四大类病，其中最常见的危险因素是老年人存在认知功能障碍。

1. 躯体疾病 躯体疾病是谵妄发作的必要条件，而几乎所有的躯体疾病都可能引起谵妄。在老年人中，常见的原因有：

（1）颅内病变和神经精神疾病 颅内出血或梗死、肿瘤、脑血管瘤、颅内感染、颅脑外伤、正常压力脑积水、癫痫、帕金森病等。

（2）全身性疾病 感染、缺氧、水和电解质紊乱、酸碱失衡、心脏疾病、肺部疾病、肝脏疾病、内分泌疾病、代谢疾病、尿潴留、便秘等都可能与谵妄有关。此外，维生素 B_1 和维生素 B_{12} 缺乏、骨折（尤其是髋骨和长骨骨折）也可以诱发谵妄。

（3）感官受损 一定量的感觉刺激对于保持机体的定向及对环境刺激的反应是必要的，如果环境信息的数量及质量削弱，亦会引起谵妄。听力、视力的下降，房间光线不足，也可能诱发谵妄。

2. 精神因素 睡眠剥夺和认知障碍（如痴呆）与谵妄关系密切。对ICU谵妄老人的研究发现，情绪紧张、焦虑也是谵妄的危险因素。此外，丧偶寡居、环境的改变（如搬家、住院）、家庭破裂，也是使老年人成为谵妄易患人群的因素。

3. 医疗因素

（1）手术　随着人口老龄化，老年手术患者数量不断增加，手术相关性谵妄是一种特殊类型的谵妄，关于这方面的研究较多。

1）术前危险因素　术前的各种躯体疾病，尤其高血压和糖尿病是术后谵妄的危险因素，既往有精神、心理病史和 ASA（美国麻醉师协会）评级不佳者，以及术前长期使用苯二氮䓬类药物，可增加术后意识障碍的发病率。

2）术中危险因素　常见术中危险因素有以下几类：①麻醉方式；②手术类型；③手术时间。

3）术后危险因素　常见术后危险因素有以下几方面：①疼痛；②低氧血症；③其他因素：如术后并发症术后尿潴留等。术后尿潴留的发病率在 1% ～ 50%，尿潴留以及排尿障碍、便秘也易诱发谵妄。

（2）药物因素　与多病共存相应的，很多老年人存在多药共用的情况。这样也使得老年人出现药物不良反应的可能性增加，包括谵妄。可能诱发谵妄的药物和物质有以下几类：①苯二氮䓬类药物；②巴比妥类药物；③酒精；④抗抑郁剂；⑤抗胆碱能药物；⑥阿片类药物；⑦抗精神类药物如氯氮平；⑧抗惊厥药物；⑨治疗帕金森病的药物；⑩其他药物，如 H_2 受体阻滞剂、其他水合氯醛、利尿剂、激素等。

4. 社会心理因素　社会心理因素的应激也会导致谵妄出现，在老年人当了中更为多见。比如亲人伤亡，移到新的家庭环境，或者是遇到了自然灾害等。谵妄有很多的病因和诱发因素，但很难分清哪一个原因直接导致了老年人出现谵妄，而更多的是综合性的因素。有资料显示，出现谵妄的原因平均一个患者有 10 ～ 14 种，所以有时会看到老人的各项指标都处于正常，但都是正常下限。另外有一些应激因素，会导致老人出现谵妄。所以，谵妄的病因更多的是一个综合的因素。

一项研究对 60 岁及以上 ICU 患者的谵妄因素进行了调查。多因素分析发现，认知功能障碍、苯二氮䓬类药物的使用、视力障碍、血肌酐升高，以及血 pH 值降低，都与谵妄的发生有关。

（三）老年谵妄的临床表现

老年谵妄起病急（数分钟之内突然出现意识障碍）、症状反复波动、大多病程短暂发病率高（15% ～ 70%）。依据临床心理动力学表现，谵妄可以分为四种类型，见表4-2-4。

表 4-2-4　谵妄的临床表现类型

临床类型	所占比例	临床表现
亢进型	25%	过度警觉或兴奋、易激惹
抑制型	25%	警觉度下降或嗜睡
混合型	35%	亢进与抑制交替
正常型	15%	心理动力学正常

老年谵妄主要表现为：

1. 程度不同的意识障碍和注意力受损　谵妄的基本症状之一是意识改变。谵妄的意识混乱常表现为激越、兴奋、冲动、伤人、毁物、自伤等有攻击性意识状态过度增强的表现，也可表现为嗜睡、淡漠、浅昏迷等意识状态降低的表现。另一个基本症状是老年人出现思维混乱、对话不切题。注意力不集中是谵妄的核心症状，与老年人沟通时需要多次重复同一问题。

2. 全面的认知损害　谵妄发生时伴有认知功能的下降，主要包括：①错觉或幻觉（多为幻视）。②思维不连贯或抽象思维和理解力受损，可有妄想。③即刻记忆和近记忆受损，远记忆相对完整。④时间定向障碍，严重时也有地点和人物定向障碍。以上损害中至少有 3 项。

3. 精神运动性障碍　谵妄发生时常常伴有精神运动性障碍，主要表现为：①不可预测地从活动减少迅速转到活动过多。②反应时间延长。③语速增快或减慢。④惊跳反应增强。以上损害中至少有 1 项。

4. 情感障碍　谵妄发生时常常伴有抑郁、焦虑、易激惹、恐惧、欣快、淡漠、困惑等情感障碍。

5. 睡眠 – 觉醒周期紊乱　部分谵妄患者有睡眠 – 觉醒周期改变，表现为昼轻夜重、意识障碍、白天昏睡、夜间兴奋等。

（四）老年谵妄的后果

谵妄是老年人群常见且严重的问题。临床医护人员对谵妄的认知率和诊断率低，尤其轻度谵妄病例漏诊率在 65% ～ 80%。谵妄会延长老人住院时间，增加再入院率和死亡率。国外一项报告显示，谵妄组的老人入住护理院是对照组的 3 倍，认知障碍发病率是对照组的 7 倍，还明显增加死亡率。谵妄还会给社会及家人带来巨大的经济负担。2011 年美国统计数据显示，谵妄所导致的住院费用每年超过 1640 亿美元。

（五）老年谵妄评估的目的及意义

谵妄作为一种复杂的急性脑功能异常，诊断标准比较复杂。老年谵妄评估的目的是明确老人是否存在谵妄、确定可能病因，以及排除危及生命的情况，依据评估结果，针对谵妄的病因、诱因、症状及时处置，有利于积极救治老人，挽救生命，避免伤害，降低并发症。

（六）老年谵妄的评估工具及使用方法

为了快速识别谵妄，提高谵妄诊断的及时性和准确性，在临床工作中，常常使用一些量表进行筛查及评估，以协助明确是否存在谵妄，或者评价谵妄严重程度和疗效，常用评估量表有 MMSE、SPMSC、CDT、Mini Cog、国际通用的谵妄评定方法（the confusion assessment method，CAM）和谵妄评定方法中文修订版（CAM Chinese Version，CAM-CR）、谵妄分级评定量表（DRS-R-98）等。

1. 认知功能的评估 常用认知功能评估量表有 MMSE、CDT、Mini Cog 等。

2. 谵妄评定方法（CAM） 谵妄评定方法（CAM）是目前使用最广泛最有效的筛查工具，调查量表前，必须对患者进行认知功能和注意力评估。CAM 快速筛查量表包括 4 点，见表 4-2-5。

表 4-2-5 CAM 快速筛查量表

特征 1：精神状态的急性改变
老人的精神状态是否较基础水平发生急性变化？
特征 2：注意力不集中
老人的注意力是否不易集中？例如易转移注意力或很难与他进行交流
特征 3：思维混乱
老人的思维是否混乱或不连贯（对话不切题、意思不明确、语无伦次或突然转移话题）？
这种异常在一天中是否有波动？
特征 4：意识状态的改变
老人的神智是否正常？分为清晰、过分警觉、睡（易叫醒）、睡（不易叫醒）、昏迷（不能叫醒）
这种异常在一天中是否有波动？

以上 4 条标准是筛查是否存在谵妄的量表。诊断要求必须满足特征 1 和特征 2 这两条，并且至少满足特征 3 和特征 4 其中的 1 条或 2 条。

对注意力的检测，可采用表 4-2-6。

表 4-2-6 常用的注意力测试方法

数字广度——顺背或倒背数字，正背 5 个或倒背 4 个为正常
正数及倒数星期一到星期日，1 月到 12 月
听到某个字母举手
给老人看图片，要求老人记忆并且回忆
100 减 7

3. 谵妄评定方法中文修订版（CAM Chinese Version，CAM-CR） 谵妄评定方法中文修订版（CAM-CR）是根据我国临床实际特点和情况，在 CAM 基础上，设立详细的评分定义，建立等级评定方法，设置有详细定量评分标准的 CAM。

第三节 老年认知功能的评估

一、认知功能概述

认知功能是属于大脑皮质的高级活动。认知（cognition）是对事物认识和知晓的过程，即知识的获得、组织和应用过程，它是一个体现功能和行为的智力过程，是人类适应周围环境的才智。老年认知功能主要反映老年人对周围环境的认识和对自身所处状况的识别能力，对老年人晚年是否能独立生活以及生活质量起着重要的作用。达到一定年龄阶段的老年人，均会不同程度伴有认知功能的障碍。认知包括感知、学习、注意、记忆、思考等过程。广义上认为认知可以包括与脑功能有关的任何过程。如果其中某一个认知域发生障碍，就称为该认知域的障碍；如果为多个认知领域发生障碍，则称为认知功能障碍。轻度认知功能障碍（mild Cognitive Impairment，MCI）特指有轻度记忆障碍为主的进行性认知功能下降，但未达到痴呆的诊断标准。痴呆（dementia）是一种以认知功能受损为核心症状的获得性智能损害综合征。认知损害可涉及记忆、学习、定向、理解、判断、计算、语言、视空间等，其智能损害的程度足以干扰日常生活能力或社会职业功能。痴呆按病因分为阿尔茨海默病（Alzheimer's disease，AD）、血管性痴呆（vascular dementia，VaD）、额颞叶痴呆（front temporal dementia，FTD）、路易体痴呆（dementia with lewybodies，DLB）和其他类型痴呆等，其中阿尔茨海默病最为常见，约占所有痴呆类型的 60%。

二、影响认知功能的因素

认知功能障碍不可逆转的危险因素包括年龄与遗传，而其他损伤脑组织、造成老人认知功能障碍的因素，如颅脑损伤、脑卒中、脑发育迟缓、原发情感障碍、药物及酒精中毒、艾滋病等是继发的、可预防的。这些因素可以造成老人视觉、听觉、触觉及自身躯体方面障碍，进而导致对外界环境的感知和适应困难，使其发生生活和社会适应的障碍。适度的休闲娱乐、有氧锻炼、力量训练，以及高血脂、高血压和血糖的良好控制，有利于认知功能障碍的预防。

三、认知功能障碍的临床表现

认知功能障碍主要分为轻度认知功能障碍与痴呆两种情况，其临床表现如下。

（一）轻度认知功能障碍的临床表现

轻度认知功能障碍（Mild Cognitive，MCI）是认知功能处于正常与痴呆间的一种过渡状态。轻度认知功能障碍在 65 岁以上老年人群中占 10% ~ 20%，超过一半的轻度认知功能障碍老年人在 5 年内会进展为痴呆，只有少部分轻度认知功能障碍老年人认知功能可保持稳定，甚至恢复正常轻度认知功能障碍的认知损害可以是记忆力损害，也可以是记忆力以外的损害，如执行功能、注意力、语言能力等。根据是否存在记忆力下降，可将轻度认知功能障碍分为遗忘型（amnestic MCI，aMCI）和非遗忘型（non-amnestic MCI，naMCI）；根据损害区域可分为单区域型和多区域型。

（二）痴呆的临床表现

痴呆是认知功能障碍的严重阶段，与轻度认知功能障碍的区别是已经对个体的社会功能、日常生活造成明显影响。按病情进展分为轻度痴呆、中度痴呆、重度痴呆。

1. 轻度痴呆 多数轻度痴呆老人的主要症状是逐渐出现的记忆力下降和认知功能减

退。常见的主要表现为认知速度减慢、反应时间延长、短时记忆容量减少，如不能学习新东西，不能记忆新信息，才吃过饭不记得吃过些什么，刚看过的电视、读过的报纸不记得内容。多数老人还有情绪问题，可以表现为焦虑甚至抑郁，他们发现自己记忆力下降，担心被人瞧不起，故意隐藏掩饰，造成误会，明知道是记错了，却不承认。此阶段的特点是老人工作和社交能力下降，但是能独立生活和做出一定程度的合理判断。

2. 中度痴呆　老年人的记忆力进一步下降，其思维能力、语言能力和定向力方面的认知发生异常。此阶段可表现为吃过饭记不得，熟悉的地方迷路，部分老人出现幻觉或妄想。如看见不存在的人或物品，坚信家里人藏起他的存折或家人被陌生人替代了。多数老人的日常生活能力下降，伴有体重减轻，日常生活常需要有人协助。

3. 重度痴呆　此阶段老人生活完全依赖他人，说一句完整的话语都很困难，甚至完全失语。生活完全不能自理，肢体僵硬，拖着脚走路甚至完全失去行走能力。大小便基本失禁。长期卧床可能导致压疮、肺部感染、皮肤感染、尿路感染等。

四、认知功能障碍的后果

老年人一旦发生认知功能障碍，给老年人、社会及家庭都会造成不良影响，主要表现为：

1. 造成老年人记忆力减退、注意力不集中、思维不灵活、生活质量下降，严重者可以加重各种疾病的进程。

2. 因认知功能障碍而导致的医疗费用增加。

3. 给家属或亲人造成沉重的精神负担。

五、认知功能评估的目的及意义

通过评估了解老年人认知功能是否存在异常，以及异常的类型、程度、性质和范围，为制订康复计划、判定康复疗效提供重要依据；在康复过程中，能够及时认清由于认知功能障碍可能对肢体功能训练产生的不利影响，并将其降到最低程度；通过评估，可以对疾病早期筛查、诊断、分期、预后起到一定的指导作用。

六、认知功能的评估工具及使用方法

近年来的，很多国外学者创造和评价了用于门诊和一线医务工作人员筛查老年认知的各种量表，其中有代表性和应用较广的量表有简易智能评估量表（MMSE）、画钟试验（CDT）、简明认知评估量表（Mini Cog）等。

（一）简易智能评估量表

1. 简易智能评估量表（MMSE）　简易智能评估量表（MMSE）诞生于1975年，是最古老和应用最广泛的痴呆筛查工具之一，也是评价其他量表时最常用的参照。简易智能评估量表见表4-3-1。

表 4-3-1 简易智能评估量表（MMSE）

项目	问题	评分	
时间定向（5分）	今天星期几	1	0
	现在是几月	1	0
	现在是什么季节	1	0
	今年是哪一年	1	0
地点定向（5分）	省（市）	1	0
	县（区）	1	0
	乡（镇、街道）	1	0
	这是什么地方	1	0
	第几层楼	1	0
记忆力（3分）	皮球	1	0
	国旗	1	0
	树木	1	0
注意和计算力（5分）	100−7	1	0
	93	1	0
	86	1	0
	79	1	0
	72	1	0
回忆能力（3分）	皮球	1	0
	国旗	1	0
	树木	1	0
物体命名（2分）	铅笔	1	0
	手表	1	0
语言复述（1分）	复述：瑞雪兆丰年	1	0
阅读能力（1分）	闭上您的眼睛（按卡片上的指令执行动作）	1	0
三步命令（3分）	用右手拿纸	1	0
	将纸对折	1	0
	放在左侧大腿上	1	0
书写能力（1分）	写一句完整的句子	1	0
结构能力（1分）	按样做图	1	0
附图样			

2. MMSE 评定说明

（1）定向力（10分） 首先询问日期，之后再针对性地询问其他部分，如"您能告诉我现在是什么季节"，每答对一题得 1 分，日期和星期差一天可计正常。请依次提问，"你能告诉我你住在什么省市吗"（区县、街道的什么地方，第几层楼），每答对一题得 1 分。

（2）记忆力（3分） 即刻记忆也称最初或一级记忆，告诉被测试者，您将问几个问题来检查其记忆力，然后清楚缓慢地说出3个相互无关的东西的名称（如皮球、国旗、树木，大约1秒钟说一个），说完所有的3个名称之后，要求被测试者重复它们。被测试者的得分取决于他们首次重复的答案（答对1个得1分，最多得3分），如果他们没能完全记住，你可以重复，但重复的次数不能超过5次，如果5次后他们仍未记住所有的3个名称，那么对于回忆能力的检查就没有意义了（请跳过"回忆能力"部分检查）。

（3）注意力和计算力（5分） 要求患者从100开始减7，之后再减7，一减5次（即93、86、79、72、65），每答对1个得1分，如果前次错了，但在错误得数基础上减7，正确者仍给相应得分。

（4）回忆能力（3分） 如果前次被测试者完全记住了3个名称，现在就让他们再重复一遍，每正确重复1个得1分，最高3分。

（5）语言能力（9分） ①命名能力（0～2分）：拿出手表卡片给测试者看，要求他们说出这是什么，之后拿出铅笔问他们同样的问题。②复述能力（0～1分）：要求被测试者注意你说的话并重复一次，注意只允许重复一次，这句话是"瑞雪兆丰年"，只有正确咬字清楚的才记1分。③三步命令（0～3分）：给被测试者一张白纸，要求患者把纸用右手拿起来，双手把它对折起来，然后放在左腿上，要求对方按你的命令去做，注意不要重复或示范。只有他们按正确顺序做的动作才算正确，每个正确动作计1分。④阅读能力（0～1分）：拿出一张"闭上您的眼睛"卡片给被测试者看，要求被测试者读它并按要求去做，只有他们确实闭上眼睛才能得分。⑤书写能力（0～1分）：给被测试者一张白纸，让他们自发地写出一句完整的句子，句子必须有主语、动词，并有意义，注意不能给予任何提示，语法和标点的错误可以忽略。⑥结构能力（0～1分）：在一张白纸上画有交叉的两个五边形，要求被测试者照样准确地画出来，评分标准：五边形需画出5个清楚的角和5个边。同时，两个五边形交叉处形成菱形，线条的抖动和图形的旋转可以忽略。

3. MMSE 的评分标准与结果判定 MMSE 的评分采用0、1两级评分，答对一题记1分，答错及拒绝回答记0分，满分30分。结果判定如下：

（1）认知功能障碍：最高得分为30分，分数在27～30分为正常，分数＜27分为认知功能障碍。

（2）痴呆划分标准：文盲17分，小学程度≤20分，中学程度（包括中专）≤22分，中学文化以上程度（包括大专）≤24分。

4. MMSE 量表的缺点

（1）文化教育程度的影响 MMSE项目内容容易受到受试者受教育程度影响，对文化程度较高的老人有可能出现假阴性，即忽视了轻度认知损害（如 Strain 报道，MMSE 识别轻度认知失调的敏感性仅为0.52），而对低教育及语言沟通障碍者有可能出现假阳性。

（2）MMSE 内容不全 ①MMSE项目内容强调语言功能，非言语项目偏少，对右半球功能和额叶功能障碍不够敏感。②记忆检查缺乏再认项目，命名项目过于简单。③注意（心算）、记忆、结构模仿等项目得分并不足以反映相应的认知领域表现，不能有效地绘制个体认知廓图。

（3）敏感度不高　MMSE 不能用于痴呆的鉴别诊断，作为认知功能减退的随访工具亦不够敏感（如 Clark 对 82 例 AD 老年人随访 4 年，16% 的老年人 MMSE 得分没有显著下降）。故深入研究认知损害往往采用多个更特异的测验工具搭配使用。MMSE 对皮质性功能紊乱比对皮质下功能紊乱更敏感。

（二）画钟试验（CDT）

CDT 可以鉴别轻度痴呆和正常老人。CDT 虽有多种评定方法，但以 "0～4 分法"（0～4 Point method）简单、敏感和易行，其痴呆确诊率可达 75%。

1. 方法　要求患者画一钟表盘面，并把表示时间的数字写在正确的位置，待患者画一圆并填完数字后，再让患者画上分时针，把时间指到 11 点 10 分或 8 点 20 分。

2. 记分　①画一封闭的圆得 1 分。②表盘的 12 个数字正确得 1 分。③将数字安置在表盘的正确位置得 1 分。④将指针安置在正确的位置得 1 分。

3. 结果判定　分为认知功能正常；3～0 分为轻、中和重度的认知功能障碍；其严重程度和 MMSE 计分一致性好，如 CDT 0 分 =MMSE 3～5 分，CDT 1 分 =MMSE 14 分，CDT 2 分 =MMSE 9～20 分，CDT 3 分 =MMSE 23～24 分。

CDT 徒手画钟表是一复杂的行为活动，除了空间构造技巧外，尚需很多知识功能参与，涉及记忆、注意、抽象思维、设计、布局安排、运用、数字、计算、时间和空间定向概念、运作的顺序等多种认知功能。操作更简单、省时，也更易被患者所接受。而 MMSE 中测验年、月、日和简单计算的粗浅内容，常为学识和社会地位较高的老年人感到受侮辱而拒绝回答和合作。

（三）简明认知评估量表（Mini Cog）

由画钟试验和三个回忆条目组合而成，用于弥补 CDT 在筛查认知障碍时敏感性和预测稳定性的不足，用于区分痴呆和非痴呆人群。见表 4-3-2。

表 4-3-2　简明认知评估量表（Mini Cog）

序号和评估内容	评估标准和得分
1. 请受试者仔细听和记住 3 个不相关的词，然后重复 2. 请受试者在一张空白纸上画出钟的外形，标好时钟数，给受试者一个时间让其在时钟上标出来 3. 请受试者说出先前所给的 3 个词	画钟试验正确：能正确标明时钟数字位置和顺序 正确显示所给定的时间 能记住每个词给 1 分
评估建议： 0 分：3 个词一个也记不住，定为痴呆 1～2 分：能记住 3 个词中的 1～2 个，画钟试验正确，认知功能正常；画钟试验不正确，认知功能受损 3 分：能记住 3 个词，不定为痴呆	

七、认知功能评估结果及临床应用

根据老人评估结果综合判定老人认知功能的状况和病因，予以相应的干预措施。对于轻度认知功能障碍者重点进行健康指导；对于中度认知功能障碍老人重点进行行为干预，对于重度认知功能障碍或晚期痴呆老人或伴有行为异常老人重点是加强照护，防治并发症，必要时多学科团队共同会诊处理。

（一）认知功能评估的结果

简易智能评估量表（MMSE）：结合文化程度，并以得分高低进行认知障碍程度分度。

1. 轻度认知功能障碍 依据不同文化程度，轻度认知功能障碍 MMSE 分值为 18～26分。

2. 痴呆 不同文化程度矫正 MMSE 评分痴呆分度见表4-3-3。

①轻度痴呆：MMSE 评分见表4-3-3，画钟试验（CDT）3分。②中度痴呆：MMSE 评分见表4-3-3，画钟试验（CDT）2～3分。③重度痴呆：MMSE 评分见表4-3-3，画钟试验（CDT）0～1分。

表 4-3-3 不同文化程度 MMSE 评分痴呆分度

文化程度	轻度痴呆	中度痴呆	重度痴呆
文盲	14～17分	5～13分	文盲≤4分
小学文化	16～20分	8～15分	≤7分
中学文化	20～22分	11～19分	≤10分
中学以上	20～24分	11～19分	≤10分

（二）认知功能障碍的干预措施

1. 轻度认知功能障碍老人 对轻度认知功能障碍的老人，给他们制订好作息时间，定期规律地参加康复训练、娱乐活动、健康教育，让老人养成良好的生活习惯，加上药物治疗，可以减慢大脑衰老的进程。伴有原发疾病的老人，要积极治疗原发疾病。

2. 痴呆老人的护理

（1）轻度痴呆老人的护理 对于轻度痴呆的老人，制订好作息时间，除了适当予以生活照顾外，重点着力于增进其智能和改善其记忆力。如老人经常忘记家庭住址的话，可以写字条贴在墙上，让他时常读读。一些日常生活用品放在固定的地方，反复让他们去认识，适当地参加一些娱乐活动等。

（2）中度痴呆的老人护理 对于中度痴呆的老人，同样制订好作息时间，定时规律地饮食和排泄，同时照顾好个人卫生，对于夜间不睡觉的老人，白天集中管理，可以做手操、看电视、听音乐，分散其注意力，同时配合药物治疗。

（3）重度痴呆或晚期老人护理　对晚期或重度痴呆的老人，其生活起居护理更为重要，老人可能卧床不起，应定期翻身拍背，防止压疮发生；对言语困难或含糊的老人，需通过眼神或手势交流；对进食慢或费力的，要慢慢喂食，尽量避免呛咳或噎食，实在无法进食的，最好通过鼻饲管注食。

3. 认知障碍伴行为异常老人护理　对行为异常的老人给予特殊照顾，在取得患者充分的信任和依赖后，采取针对性功能训练和疾病晚期的照护，此期老人注意并发症的预防和控制。

4. 加强智能康复训练

（1）理解力、注意力、判断力训练　老年人智力损害后恢复很慢，重点是促进其多用脑、勤用脑，刺激大脑的思维活动，可采用缅怀治疗及多重刺激疗法，如图片记忆训练、各种物质分类训练、数字训练、计算训练等。另外，要有计划、有组织地安排他们玩麻将、打扑克、下象棋，这样既能稳定患者的情绪，使患者的理解力、判断力得到启迪，又能分散注意力，避免整天沉迷于幻觉妄想的病态中，使其住院生活过得丰富而充实。

（2）记忆力训练　强化记忆力锻炼，增加信息的刺激量，老人通过对往日的追忆，激发大脑的残存功能，以此来减慢认知功能障碍的发展速度，甚至在一定程度上能使认知功能障碍的症状逐渐减轻，如可根据老人的日常表现，通过其亲属了解老人过去的喜好、熟悉的事物等展开沟通，以帮助老人引发对过去生活的回忆。

第四节　老年营养的评估

一、老年营养概述

随着人口老龄化进程的推进，老年人已成为备受社会关注的群体。良好的营养状况有助于改善老年人的健康状况，预防慢性疾病，增强免疫力，降低疾病并发症发病率和死亡率，延缓老龄化进程，提高生活质量。

伴随临床营养学科的发展，住院老人的营养筛查与评估已纳入大多数医院入院常规筛查项目，而在老年人群的营养筛查与评估中，不同机构的老年人都存在不同程度的营养不良风险。据国内外研究报道：社区及居家老年人营养不良发病率为15%，老年住院患者营养不良发病率为62%，养老院营养不良发病率为85%。关于营养不良的说法很多，其中国际共识指南委员会对营养不良做出的定义是：营养不良是指营养物质摄入不足、过量或比例异常，与机体的营养需求不协调，从而对机体细胞、形态、组成与功能造成不良影响的一种综合征。

二、影响老年人营养不良的因素

老年人营养状况除受增龄的生理因素影响外，还受到疾病、药物等多种因素影响。

（一）老年人的生理退行性改变

随着年龄的增长，老年人通常会出现腿脚不利，行动迟缓，视力模糊，牙齿松动，咀嚼功能减弱，吞咽功能困难等，使得食物选择和摄入受到影响；伴随老年人胃肠蠕动能力减弱、胃酸分泌减少、胃肠道菌群失调等，均可影响营养物质的吸收和利用。因此，老年人群成了营养不良的高危人群之一。

（二）老年人对营养需求的改变

随着正常衰老过程中的食欲减退，以及食物摄入方面的生理性减少，老年人的能量消耗量也相应降低，对碳水化合物的耐受能力下降，蛋白质摄入减少，尤其是优质蛋白质的摄入受限，对脂肪的摄入比例增加，长此以往，会导致营养素摄入比例不合理及蛋白质－能量营养不良。另外，随着年龄增长，老年人渴觉功能减退，主动喝水的意识缺乏，容易引起机体脱水。

（三）疾病及药物的影响

急性或慢性病的演变过程通常是影响老年人营养不良的常见因素。据调查，平均每个多病共存的老年人每日需服用 3 种或更多药物，这些药物常常影响食欲、味觉和嗅觉及营养吸收、代谢和分泌，从而影响机体营养状况，导致营养不良。

（四）社会心理的改变

随着身体功能的下降，大多数老年人对社会的贡献减少，固定收入降低，社会交际面狭窄，性格逐渐孤僻、固执，认知功能减退等，在饮食保健方面易受广告宣传和时尚保健食物的影响，导致老年人在营养物质的选择上存在主观片面的认识，存在较大的营养不良风险。

三、老年营养不良的临床表现

老年营养不良最主要的临床表现是老年营养不足、营养过剩或营养失衡。

（一）营养不足

营养不足主要是由于老年人咀嚼功能差，消化、吸收功能减退及进食量少等原因导致能量蛋白质及其他营养素的摄入不足所致。研究证明，蛋白质－能量营养不良（PEM）及微量元素（多种维生素和矿物质）缺乏在老年人群中尤其多见，其中蛋白质－能量营养不良（PEM）是最常见的营养不良表现形式。常有 3 种典型症状。

1. 消瘦型　由长期能量供给不足引起。表现为：消瘦，皮下脂肪消失，皮肤无弹性，头发干燥易脱落，体弱乏力，萎靡不振等。临床上多见于肿瘤、神经性厌食、食欲减退、结核、慢性肠炎等。

2. 浮肿型　由长期蛋白质供给不足引起。表现为：周身水肿，眼睑和身体低垂部水肿，皮肤干燥萎缩，角化脱屑或有色素沉着，头发脆弱易断和脱落，指甲脆弱有横沟，无食欲，肝大，常有腹泻和水样便等。临床上多见于食管癌、肝癌、严重神经性厌食、重度感染、肠营养吸收不良症、肾病综合征、饥饿等。

3. 混合型　由长期的蛋白质、能量均供给不足引起。主要表现为以上两类营养不良相兼的共同特征，并可伴有其他营养素缺乏的表现。临床上多见于慢性营养不良的老人被急性的事件激化及老年人多病共存的一系列疾病，因此，混合型营养不良是老年人最常见的营养不良表现形式。

（二）营养过剩

营养过剩一般是长期摄入过多的能量和脂肪所致，一般表现为超重和肥胖。营养过剩多疾病有关，如高血压、冠心病、2 型糖尿病、中风、胆囊疾病、睡眠呼吸综合征及某些肿瘤。

营养过剩也可能是过度摄入脂溶性维生素和一些矿物质，导致机体功能改变或受损，维生素 A 过量摄入会引起肝脏损害。

（三）营养失衡

营养失衡是介于营养不足和营养过剩两者之间，营养失衡主要是由各种营养素摄入比例不均衡所致，其表现多伴随疾病出现。临床上较为多见，如不均衡的肥胖、2 型糖尿病、痛风等。

另外，水液代谢失衡也是老年人营养缺乏比较重要的临床表现。老年人脱水引起的水液代谢失衡比水分过多引起的水肿在临床上更多见。脱水被认为是营养不良的一种形式，多由于液体摄入不足造成，在老年人中最为常见，有潜在的高风险。

四、老年营养不良的后果

由于老年人营养不良的发病率高，并常与各种慢性疾病并存，影响预后，增加医疗成本，最终造成不可逆的严重后果。

（一）老年营养不良对患者本人的影响

研究发现，老年营养不良的严重程度与机体结构和精神生理功能损害相对应。老年人如果长期存在严重的营养不良，会影响骨骼肌、心肌、呼吸肌、胃肠道、体温调节，以及其他器官功能，导致肌肉萎缩、跌倒、骨折、压疮、心衰、腹泻、免疫功能下降，乃至死亡等。另外，老年人长期的特定微量营养素缺乏会导致焦虑和抑郁。

（二）老年营养不良对患者家庭的影响

据报道，家中有营养不良老人的家庭，其用于改善营养状况的花费比一般家庭高出一倍甚至更多。伴随长期的营养不良及危险因素的增加，使家庭照料的时间和精力都会相应增加，家人的心理负担也将会随之加大。

（三）老年营养不良对社会的影响

由于我国对老年营养问题的关注起步晚，发展缓慢，以及临床营养学科的不太完善，临床医生及临床营养师对老年营养问题的知晓率，对营养筛查、营养评估及营养计划的制订等都显得经验不足，导致老年营养不良的老人住院时间延长，医疗费用增加，生活质量下降，死亡率增加。

五、老年营养评估的目的及意义

随着老年人生理功能的退行性改变，老年人营养不良的发病率偏高，对患者本人、家庭及社会造成了沉重负担，因此，及早地对老年人群进行营养筛查与评估显得尤为重要。运用老年人营养筛查和评估方法，及时发现老年人有无营养不良风险、营养不良的危险程度，为医护人员对老年人营养不良的医疗及营养干预提供依据，根据营养风险进行定时监测，做好营养宣教，对存在营养不良的老年人进行科学有效的营养干预，从而提高老年人的生活质量，降低老年营养不良的发病率。

六、老年营养评估工具及使用方法

在我国标准化临床营养工作流程中提到，患者入院进行营养筛查与评估是临床营养诊疗、营养干预的首要前提。营养评估的关键就是如何正确地使用各种营养评估方法及各类营养评估量表。

（一）常用的营养评估方法

在营养筛查量表和评估量表提出并运用以前，我国主要通过人体测量、生化及实验室检查、临床检查，以及膳食调查等多项方法来判定人体的营养状况，确定营养不良的类型及程度，估计营养不良所致后果的危险性，监测营养支持的疗效。

1. 临床检查 运用临床检查来评估老年人的营养状况是多方面的，通常通过病史采集和体格检查来发现老年人是否存在营养不良。其中病史采集包含疾病史、用药史、精神史及生理功能评估等；体格检查则通过判断老年人体内脂肪、肌肉萎缩程度、皮肤弹性情况及有无水肿等营养不良的特征性表现，来判别营养不良的程度。

2. 人体测量 人体测量是一种较容易获得，能反映老年人营养状况的方法。通过无创性操作来了解机体的脂肪、肌肉储备情况，从而更好地判断营养不良、监测营养治疗及提示临床预后。人体测量的指标包括身高、体重、BMI 值（体重指数）、皮褶厚度、各种围度及人体成分测量等。值得注意的是，由于老年人机体组成发生改变，这些指标在老年人营养状况评估中存在一定的局限性。

（1）身高的测量方法

1）直接测量法 测定时患者赤足，足底与地板平行，足跟靠紧，足尖外展 60°，背伸直，上臂自然下垂。测量者将标示与颅顶点接触，读数记录，以 cm 为单位。

2）间接测量法　当老年人存在驼背、肌肉萎缩或其他疾病因素而影响身高的测量时，可采用膝高测量：屈膝 90°，测量从髌骨中点（pc）至地面的垂距，用下述公式计算出身高，国内推荐公式如下。

男性身高（cm）=62.59+［0.01× 年龄（岁）］+［2.09× 膝高（cm）］

女性身高（cm）=69.28+［0.02× 年龄（岁）］+［1.50× 膝高（cm）］

（2）体重的称量方法　测量前应用标准砝码检验和校对电子体重计的准确度和灵敏度。被测者清晨空腹，排空大小便，穿单衣裤立于体重秤中心，读数记录，以千克为单位，如需称量长期卧床不起的老年人时，可采取卧床患者专用秤、轮椅体重秤、主观估量等方法进行称量。

（3）体重指数　体重指数（Body mass index，BMI）被公认为是反映蛋白质 - 能量营养不良以及肥胖的可靠指标。其计算公式为：BMI=［体重（kg）］/［身高（m）］^{2}。世界卫生组织（WHO）和我国的 BMI 评定标准见表 4-4-1。

表 4-4-1　体重指数（BMI）的评定标准

WHO（世界卫生组织）标准		中国标准	
等级	BMI 值	等级	BMI 值
肥胖Ⅲ级	> 40	肥胖	≥ 28.0
肥胖Ⅱ级	30 ~ 40	超重	24.0 ~ 27.9
肥胖Ⅰ级（超重）	25 ~ 29.9	正常值	18.5 ≤ BMI ≤ 23.9
正常值	18.5 ≤ BMI ≤ 25	体重过低	< 18.4
蛋白质 - 热能营养不良Ⅰ级	17.0 ~ 18.4		
蛋白质 - 热能营养不良Ⅱ级	16.0 ~ 16.9		
蛋白质 - 热能营养不良Ⅲ级	< 16.0		

由于老年人脊柱生理性弯曲无法测量出准确的身高，因此在老年人群中使用 BMI 值的敏感度不佳。

（4）各种围度测量法　测量法包括三头肌皮褶厚度（triceps skinfold thickness，TSF）测量、上臂围（mid-upperarm，MAC）测量、腰围（waist circumference，WC）、臀（hip circumference，HC）和小腿围（calf circumference，CC）测量等。其中，在卧床老年人中，测量上臂围（MAC）和小腿围（CC）被认为能有效评估老年人营养状况。

3. 生化及实验室检查　生化及实验室检查是通过测定血浆蛋白、氮平衡、肌酐身高指效及免疫功能评定等来评估老年人是否存在营养不良风险，其中血清白蛋白、前白蛋白、淋巴细胞总数、转铁白和维生素 A 结合蛋白是已被公认为营养评定的实验室指标。其中血清白蛋白能有效反映疾病的严重程度和预测手术的风险，但由于半衰期较长，一般 2 ~ 3 周，因此反映营养状态的敏感性差。由于前白蛋白半衰期约为 2 天，在蛋白质的急性改变方面较白蛋白更为敏感，目前已成为评价营养状况和监测营养支持效果的一个重要参考指标。

4.膳食调查 膳食调查方法是通过称重法、24 小时回顾法、食物频率问卷法和记账法等来了解老年人的饮食结构,几种方法各有特点,食物频率问卷法可以反映群体及个体的食物摄入情况,比较适用于研究膳食与健康的关系;而要评估个体和群体的食物和营养素的摄入量,则 24 小时回顾法和记账法为好,如果条件允许可以采用称重法。

(二)老年营养不良评估量表

常用的营养量表一般分为两种类型,即营养筛查量表和营养评估量表。其中营养筛查量表的用途是对患者营养状况的初筛,进而根据筛查结果,确定是否需要进行营评估营养干预。营养评估量表的用途是对患者营养状况的全面评估,结合患者病情记录、人体测量、生化及实验室指标、膳食调查来评估患者是否存在营养不良或营养不良风险,再根据营养评估结果为临床医生和营养医师确定是否提供营养支持的依据。

结合老年人的特殊情况,常用的老年营养筛查与评估量表有微型营养评价量表(Mini Nutritional Assessment,MNA)及简易微型营养评价量表(MNA short from,MNA-SF)、主动营养筛查量表(Nutrition sreening initiqtive NSI)、营养风险筛查量表(Nutritional Risk Sreening 2002,NRS2002)、主观全面营养评定量表(Subjective Global Assessment,SGA)等。

1.微型营养评价量表(Mini Nutritional Assessment,MNA) 是 1994 年代初由瑞士的 Guigoz Y 提出的,包括营养筛查和营养评估两部分,分别由人体测量、整体评定、膳食问卷和主观评定 18 项问题构成,共 30 分。营养筛查部分设有 6 项问题,共 14 分,当筛查分数 ≤ 11 分时,需继续完成营养评估部分,营养评估部分共有 12 项问题,共 16 分,当评估部分分数加上筛查部分分数后,总分 < 17 分为营养不良;17 ~ 23.5 分为存在营养不良风险。2003 年它被欧洲肠外肠内营养学会(ESPEN)推荐进行老年人的营养评估。

由于 MNA 内容较多,实际操作费时。为节省时间,美国 UCLA 的 Rubenstein 等人将在 MNA 的基础上设计了(MNA short form,MNA-SF),筛选了 6 条最重要的项目进行评价,于 2001 年报告了这一研究结果的可行性,但由于老年人的特殊性,在运用 MNA 评估时,老年人的身高和体重的测量有时难以完成,从而使 BMI 数据无法获取。鉴于此,国际 MNA 小组的 Kaiser 等人又对于美国 UCLA 设计的 MNA-SF 进行了改进,在 MNA-SF 的 6 条项目上增加了可选择的条目:小腿围(calf circumference,CC),形成了新版的 MNA-SF,于 2009 年报告出这一修订结果,使不能站立或不能称得体重的老年人更便于使用。新版的 MNA-SF 其表格见表 4-4-2。

表 4-4-2 简易微型营养评价量表（MNA-SF）

A	过去 3 个月有没有因为食欲不振、消化不良、咀嚼或吞咽困难而减少食量？ 0= 食量严重减少 1= 食量部分减少 2= 食量没有减少	●在过去 3 个月，您吃得比正常少吗？ √如果"不是"，计 2 分 ●如果"是"，继续询问是因为食欲不振、消化不良、无法咀嚼或吞咽困难吗？ ●如果"是"，继续询问：你比以前吃得只少一点还是远远少于以前？ √如果"只少一点"，计 1 分 √如果"远远少于"，计 0 分
B	过去 3 个月体重下降的情况 0= 体重下降大于 3kg 1= 不知道 2= 体重下降 1～3kg 3= 体重没有下降	●您有没有在过去 3 个月努力地减肥？ ●您的裤腰变得宽松了吗？ ●您认为你已经失去了多少重量？ ●多于或少于 3kg？ 虽然超重的老年人减肥可能是适当的，但体重降低也可能是由于营养不良 当删除体重降低的问题时，MNA 会失去其敏感性，因此，即使是因为超重必须减肥的老年人，也必须询问此问题
C	活动能力 0= 需长期卧床或坐轮椅 1= 可以下床或离开轮椅，但不能外出 2= 可以外出	●如何描述您的活动能力？ ●是否需要别人的协助才能从床或椅子离开，或坐在轮椅上？ √如果"需要"，计 0 分 ●是否能够离开床或椅子，但不能离家外出？ √如果"是"，计 1 分 ●是否能够离家外出？ √如果"能"，计 2 分
D	过去 3 个月内有没有受到心理创伤或患急性疾病？ 0= 有 2= 没有	●您最近觉得压力大吗？ ●您最近得了严重的疾病吗？
E	精神心理问题 0= 严重痴呆或抑郁 1= 轻度痴呆 2= 没有精神心理问题	●您有过长期或严重悲伤的情绪吗？ 老年人的护理人员、护士或医疗记录可以提供有关患者精神心理问题状况的信息
F1	体重指数 BMI（kg/m²） 0=BMI 低于 19 1= BMI 为 19～21 2= BMI 为 21～23 3= BMI ≥ 31cm	●在计算 BMI 之前，先记录身高和体重 ●可使用 MNA 工具中的 BMI 计算表查询 ●如特殊情况，不能取得 BMI，可以 F2 替代
F2	小腿围 CC（cm） 0=CC 低于 31cm 3=CC ≥ 31cm	●针对卧床昏迷的患者 ●卷起裤腿，露出左侧小腿 ●仰卧位，左膝弯曲 90° ●测量最宽的部位 ●记录值需要精确到 0.1cm 重复测量 3 次，取平均值，误差应在 0.5cm 内

结果判定：12～14 分，营养正常；8～11 分，有营养不良风险；0～7 分，营养不良

由于 MNA 营养评估量表项目详细，概括面广，更适用于做科学研究，而 MNA-SF

快速、简单、易操作，比较适合临床使用，尤其适合老年患者人群的营养评估。研究证明，微型营养评价量表还可用于预测健康结局、社会功能、病死率、就诊次数和住院费等。

2. 主动营养筛查量表（Nutrition sreening initiative，NSI） 是 20 世纪 90 年代美国膳食协会编制的，目标是提高老年人健康的营养成本 - 效益，促进老年人常规营养筛查。NSI 主要关注的是有明确营养风险的老年人并改善他们的营养状况，用于提高老年人对自身营养状况的认识并促使常规营养筛查。NSI 见表 4-4-3。

表 4-4-3　主动营养筛查量表（NSI）

阅读下面的内容，如果你或你熟悉的人存在下述问题，在"是"栏的分值上画圈，对每个"是"的答案积分，然后相加得出你的营养分数。

问题	分值
○我有一种或一种以上的疾病，使我的摄食种类和（或）数量发生改变	2
○我每天吃饭少于两餐	3
○我几乎不吃蔬菜、水果和奶制品	2
○我几乎每天喝 3 次或 3 次以上啤酒、烈酒和红酒	2
○我有牙齿或口腔问题导致我进食困难	2
○我不是总有足够的钱买我需要的食物	4
○我许多时候一个人吃饭（没有陪伴）	1
○我每天要吃 3 种或以上的处方或非处方药物	1
○近 6 个月我少或增加 10 磅（1 磅 =453.6g）体重，而这并不是我想要的	2
○从身体上来说，我不能总是自己购物、煮饭或自己吃饭	2

总分

你的营养评分，如果是：

0～2 分　好！6 个月后重新核对你的营养评分

3～5 分　你有中等程度的营养风险。看看做什么改善您的饮食习惯和生活方式。可寻求老年支持办公室、老年营养项目、老年活动中心或健康部门提供帮助，3 个月后重新核对您的营养评分

6 分及以上　你存在高度的营养风险，请在看医生、营养师或其他专业的健康及社会服务人时带上这份量表，与他们讨论你存在的问题，并寻求帮助，以改善你的营养健康

NSI 内容简短、容易记分，可准确识别社区老年人是否存在营养不良的危险状况，但它不是一个临床诊断工具，不能代替对营养状况的综合评估。

3. 营养风险筛查量表（Nutritional Risk Sreening 2002，NRS2002） 是欧洲肠外肠内营养学会（ESPEN）提出并推荐使用的营养筛查工具，包括四个方面的评估内容，即人体测量、近期体重变化、膳食摄入情况和疾病的严重程度。NRS2002 评分由三个部分构成，包括营养状况评分、疾病严重程度评分和年龄调整评分，三部分评分之和为总评分（若 70 岁以上加 1 分）。总评分为 0～7 分，若 NRS2002 的评分 ≥ 3 分，可确定患者存在营养不良风险。NRS2002 量表突出的优点在于能预测营养不良的风险，并能

前瞻性地动态判断老年人营养状态变化，便于及时反馈老年人的营养状况，并为调整营养支持方案提供证据。因此，NRS2002量表常被护理人员用于筛查社区和疗养院老年人营养危险状态的专业工具。不过，在对大规模老年人群（包括体形改变的老年人、卧床老年人等）运用该量表时，BMI的获得方法（即如何准确获得老年人的身高和体重）需要根据实际情况调整。

4. 主观全面评定量表（Subjective Global Assessment，SGA） 是Detsky在1987年首先提出的，是一种主观的评估方法。最初SGA是用于评估住院患者术后营养状况，但后来也用于评估老年人的营养状况，它不需生化分析，医务人员通过询问患者病史和简单的体检而综合评估患者的营养状况。该量表无具体的评分标准，只是综合所评估内容的指标，将营养状况分成营养良好、轻中度营养不良和重度营养不良。见表4-4-4。

表4-4-4　主观全面评定量表（SGA）

指标	A级	B级	C级
1. 近2周体重改变	无/升高	减少 < 5%	减少 > 5%
2. 饮食改变	无	减少	
3. 胃肠道症状（持续2周）	无/食欲不减	轻微恶心、呕吐	严重恶心、呕吐
4. 活动能力改变	无/减退	能下床走动	卧床
5. 应激反应	无/低度	中度	高度
6. 肌肉消耗	无	轻度	重度
7. 肱三头肌皮褶厚度	正常	轻度减少	重度减少
8. 踝部水肿	无	轻度	重度

SGA在很大程度上依赖评估者对有关指标的主观判断，如在体重减轻、肌肉萎缩、饮食方式等项目中主观因素占主导地位，而无客观评估指标和标准，由此降低了它的特性和准确性。

总之，以上常用的老年人营养不良评估方法及评估量表能有效地筛查和评估出将要发生营养不良，或已经处于营养不良危险状况的老年人，是辅助临床人员对老年人营养评估的有效工具，能有效地帮助医护人员和各医疗机构建立相应的营养支持治疗方案和干预方法。但由于老年人群的特殊性，如何更科学、更合理、更人性化地对老年人进行定期营养筛查与评估，还有待持续探索和研究。

七、老年营养评估结果及临床应用

当医务人员或营养师们在对医院或社区老年人进行营养筛查和评估后，对不同的评估结果进行汇总，即可将评估结果分为三类：营养状况正常、存在营养不良风险、营养不良（轻度营养不良、中度营养不良、重度营养不良），然后根据不同的结果，进行不同的营养干预。

1. 营养宣教 结合老年人的营养评估结果，进行相应的营养知识宣传和营养专题讲座。采取一对一的形式进行营养咨询，如各类疾病的饮食指导，膳食的食谱指导及健康计划书的编制等；也可以是专题讲座，针对不同人群进行相应的营养讲授。

2. 营养支持 营养支持是营养干预中最有效的一种形式，它需要临床营养师对老年人的全面了解，进行细致的营养评估，结合老年人生理或病理特点，给予相适应的营养干预方案。老年营养支持需要遵循"先评估后应用""肠内营养优先""肠内营养联合肠外营养""发挥药理营养素的治疗作用"，以及"严密监测，预防并发症"五个原则。

第五节　跌倒评估

一、跌倒的概述

跌倒（fall）是指人体突发的、不自主的、非故意的体位改变，倒在地上或者更低的平面上。国际疾病分类（ICD-10）把跌倒分为：①从一个平面至另一个（更低）平面的跌落。②同一个平面的跌倒。老年人的跌倒问题常常不仅是一种突发事件，还可能是一种疾病或健康问题的并发症。跌倒原因众多而复杂，主要分为内在危险因素和外在危险因素两个方面。内在因素体现跌倒的易感性，主要包括个体不良的生理因素，患者潜在的病理、生理过程或疾病过程等；外在因素体现跌倒的机会，主要包括各种客观的和潜在的环境危害等。

二、跌倒的危险因素

跌倒内在危险因素主要包括年龄、肌无力、平衡功能障碍、步态异常、视觉功能障碍、认知功能障碍和药物治疗等方面。外在危险因素可归结为：①自然环境。雨雪天气、坡道、道路障碍、光线不足、行走、运动与转移、如厕、地面环境等。②家居环境。如床高度与护栏、不良的卫浴设施（缺乏安全性）、危险楼梯护栏、老年人监护与家庭、照护不当等。③辅助应用要素。一些跌倒高危人群和患者缺乏必要的保护带、拐杖或支具使用不当、眼镜使用不当，穿着不良（鞋底滑、跟高）等。④其他。日常生活能力受限、缺乏良好的健康教育和社会支持、紧急制动（刹车等）、酒精中毒等。

三、跌倒评估的目的及意义

老年人由于自理能力和疾病限制，发生跌倒的危险性明显增加。通过评估，可提高对跌倒危险人群的判断，从而进一步有针对性地处理与预防，降低跌倒发生率，提高老年人生活质量。

四、跌倒评估的内容及方法

（一）内容

1. 既往病史评估 是评估老年人跌倒风险的重要组成部分，应详细评估老年人的跌倒史（有无跌倒史，跌倒发生的时间、地点和环境状况，跌倒时的症状，跌倒损伤情况，以及其他后果，有无害怕跌倒的心理），疾病史（尤其关注帕金森病、痴呆、脑卒中、冠心病、视力障碍和严重的骨关节病等疾病），服用药物史（老年人的用药情况，尤其关注与跌倒有关的药物服用）。

2. 综合评估 考虑引起老年人跌倒的危险因素，较为全面地评估老年人的跌倒风险，但此类量表多注重对于老年人跌倒内在因素的评估。

3. 躯体功能评估 随着年龄的增长，老年人的各项生理功能都有所减退。其中维持肌肉骨骼运动系统功能减退造成的步态协调性下降、平衡能力降低，以及老年人在视觉、听觉、前庭功能、本体感觉方面的下降，都增加了跌倒的风险。

（1）日常生活活动能力评估

（2）计时起立行走试验

（3）平衡与步态功能评估

4. 老年跌倒的精神心理评估 痴呆或精神病患者尤其容易发生跌倒，因此老年跌倒的综合评估应注重老年精神心理状况的评估，尤其是老年认知功能，可使用以下量表。

（1）简易智能评估量表（MMSE）

（2）画钟试验（CDT）

（3）蒙特利尔认知评估（MOCA）

（4）抑郁或焦虑评估（HAMI）

5. 老年跌倒的社会评估 经济水平低下、缺乏有效的社会支持和生活质量差的老年人也容易发生跌倒。因此，也应注意老年社会评估。

6. 老年跌倒的居家环境评估 不良的环境因素也是老年人跌倒的常见原因。

（二）方法

1. Morse 跌倒危险因素评估量表（MFS） 该量表包括对近 3 个月有无跌倒史、超过一个医学诊断、接受药物治疗、使用助行器具、步态和认知状态等 6 个条目的评分，量表总分 125 分，得分越高，表明受试老年人发生跌倒的风险越高。跌倒风险评定标准：< 25 分为低度风险，25 ～ 45 分为中度风险，> 45 分为高度风险。评估过程简单，完成该量表耗时 2 ～ 3 分钟，应用广泛，见表 4-5-1。

表 4-5-1 Morse 跌倒危险因素评估量表

序号	项目	得分及评分标准
1	近 3 个月内有无跌倒	无 =0，有 =15
2	患者有两个或两个以上诊断	无 =0，有 =15
3	使用行走辅助用具	无 / 卧床休息 / 护士辅助 =0，拐杖 / 手杖 / 助行器 =15，依扶家具行走 =30
4	静脉输液	无 =0，有 =20
5	步态	正常 / 卧床不能移动 =0，虚弱乏力 =10，功能障碍 / 残疾 =20
6	认知状态	量力而行 =0，高估自己的能力 / 忘记自己受限制 =15
总分		

Morse 跌倒危险因素评估量表说明：①患者在近 3 个月内有跌倒（晕厥）的历史或是视觉障碍评分为 15 分，如果没有为 0 分。②患者有两个或两个以上医学诊断评分为 15 分，只有一个诊断为 0 分。③患者使用拐杖（手杖或助行器）则评分为 15 分；如果患者行走不需要任何物品辅助而步态自然，或使用轮椅，或患者卧床休息不能起床活动，或由护士协助活动而不需辅助物评分为 0 分。④静脉输液。患者正在进行静脉输液（留有静脉置管）或是使用药物治疗（麻醉药、抗组胺药、抗高血压药、镇静催眠药、抗癫痫抗痉挛药、轻泻药、利尿药、降糖药）均评分为 20 分，没有为 0 分。⑤患者步态。正常步态或卧床休息评分为 0 分，患者自然挺胸，肢体协调。患者年龄超过 65 岁或存在直立性低血压，评分为 10 分。乏力，患者可自行站立，但迈步时感觉下肢乏力或无力，需要辅助物品支撑，评分为 10 分。功能障碍 / 残疾步态：评分为 20 分，患者主要表现为从椅子上站立困难，站立后低头，眼睛看地板，患者平衡差，下肢颤抖，当护士协助患者行走时发现患者关节强直，小步态或患者不抬腿拖着脚走。⑥认知状况。患者表现为意识障碍、躁动不安、沟通障碍、睡眠障碍或是患者非常自信，对护士的评估提醒漠视均为 15 分，正常为 0 分。

2. 老年人跌倒风险评估工具（Fall Risk Assessment Tool，FRAT） 该量表包括对运动、跌倒史、精神不稳定状态、自控能力、感觉障碍、睡眠状况、用药史和相关病史等 8 个方面共计 35 个条目的评估，每个条目得为 0 ~ 3 分，总分 53 分。分数越高，表示跌倒的风险越大。结果评定标准：1 ~ 2 分为低危，3 ~ 9 分为中危，10 分及以上为高危。完成该量表耗时 10 ~ 15 分钟。见表 4-5-2。

表 4-5-2　老年人跌倒风险评估工具

运动	权重	得分	睡眠状况	权重	得分
步态异常 / 假肢	3		多醒	1	
行走需要辅助设施	3		失眠	1	
行走需要旁人帮助	3		夜游症	1	
跌倒史			用药史		
有跌倒史	2		新药	1	
因跌倒住院	3		心血管药物	1	
精神不稳定状态			降压药	1	
谵妄	3		镇静、催眠药	1	
痴呆	3		戒断治疗	1	
兴奋 / 行为异常	2		糖尿病用药	1	
意识恍惚	3		抗癫痫药	1	
自控能力			麻醉药	1	
大便 / 小便失禁	1		其他	1	
频率增加	1		相关病史		
保留导尿	1		神经科疾病	1	

续表

运动	权重	得分	睡眠状况	权重	得分
感觉障碍			骨质疏松症	1	
视觉受损	1		骨折史	1	
听觉受损	1		低血压	1	
感觉性失语	1		药物/乙醇戒断	1	
其他情况	1		缺氧症	1	
			年龄 80 岁及以上	3	

3. 日常生活活动能力（ADL）评估量表（Barthel 指数） 　该量表包含了大便的控制、小便的控制、修饰（指洗脸、刷牙、刮脸、梳头等）、如厕、进食、床椅转移（指从床到椅子然后回来）、步行、穿着、上下楼梯、洗澡等 10 个条目，从完全依赖到完全自理，分别计 0 分、5 分、10 分、15 分，部分条目完全自理计 5 分或 10 分，满分 100分。得分越高，表明受试老年人的独立性越好，依赖性越小。日常生活活动能力缺陷程度的评定：100 分为完全自理，75 ～ 95 分为轻度功能缺陷，50 ～ 70 分为中度功能缺陷，25 ～ 45 分为严重功能缺陷；0 ～ 20 分为极严重功能缺陷。见表 4-5-3。

表 4-5-3　Barthel 指数评定量表

项目	评分标准	得分
大便	0 分：失禁；或无失禁，但有昏迷 5 分：偶尔失禁（每周≤ 1 次），或需要在帮助下使用灌肠剂或栓剂，或需要器具帮助 10 分：能控制 如果需要，能使用灌肠剂或栓剂	
小便	0 分：失禁；或需他人导尿；或无失禁，但有昏迷 5 分：偶尔失禁（每 24 小时≤ 1 次，每周＞ 1 次），或需要器具帮助 10 分：能控制 如果需要，能使用集尿器或其他用具，并清洗。如不用帮助，自行导尿，并清洗导尿管，视为能控制	
修饰	0 分：依赖或需要帮助 5 分：自理，在提供器具的情况下，可独立完成洗脸、刷牙、梳头、剃须（如需要电则应会用插头）	
如厕	0 分：依赖 5 分：需部分帮助，指在穿脱衣裤，使用卫生纸擦净会阴，保持平衡或便后清洁时需要帮助 10 分：指能独立进出厕所，使用厕所或便盆，并能穿脱衣裤（使用卫生纸擦净会阴）和冲洗排泄物，或倒掉并清洗便盆	
进食	0 分：依赖 5 分：需要部分帮助，指能吃任何正常食物，但在切割（搅拌食物）或夹菜（盛饭）时需要帮助，或较长时间才能完成 10 分：自理，指能使用任何必要的装置，在适当的时间内独立地完成包括夹菜（盛饭）在内的进食过程	

续表

项目	评分标准	得分
转移	0分：依赖：不能坐起，需要两人以上帮助，或用提升机 5分：需大量帮助，能坐，需要两个人或一个强壮且动作娴熟的人帮助 10分：需少量帮助，为保完全，需一人搀扶或言语指导（监督） 15分：自理，指能独立的床上转移到椅子上并返回。独立地从轮椅到床，再从床回到轮椅，包括从床上坐起，刹住轮椅，抬起脚踏板	
步行	0分：依赖，不能步行 5分：需大量帮助，如果不能行走，能使用轮椅行走45米，并能向各方向移动以及进出厕所 10分：需少量帮助，指一个人帮助下行走45米以上，帮助可以使体力或言语指导、监督。如坐轮椅，必须是不用帮助，能使用轮椅行走45米以上，并能拐弯。任何帮助都应由未经特殊训练者指导 15分：自理，指能在家中或病房周围水平路面上独自行走45米以上，可以用辅助装置，但不包括带轮的助行器	
穿着	0分：依赖 5分：需要帮助，指在适当的时间内至少做完一半的工作 10分：自理，指在无人指导的情况下能独立穿脱合适自己身体的各类衣裤，包括穿鞋、系鞋带、扣或解纽扣、开关拉链、穿脱矫形器和各类护具等	
上楼梯	0分：依赖，不能上下楼 5分：需要帮助，在体力帮助或言语指导、监督下上下一层楼 10分：自理（包括使用辅助器），指能独立地上下一层楼，可以使用扶手或用手杖、腋杖等辅助用具	
洗澡（池浴、盆浴或淋浴）	0分：依赖或需要帮助 5分：自理，指不用指导和他人帮助能安全进出池浴，并能完成洗澡全过程	

4. 计时起立 – 行走测试（Times up and go test）　主要用于评估老年人的移动能力和平衡能力。受试者着舒适的鞋子，坐在有扶手的靠背椅上，身体紧靠椅背，双手放在扶手上。当测试者发出"开始"的指令后，受试者从靠背椅上站起，待身体站稳后，按照尽可能快的走路形态向前走3米，然后转身迅速走回到椅子前，再转身坐下，靠到椅背上。测试者记录被测试者背部离开椅背到再次坐下（靠到椅背）所用的时间，以秒为单位。被测试者在测试前可以练习1～2次，以熟悉整个测试过程。结果评定：①＜10秒。表明步行自如（评级为正常）。② 10～19秒。表明有独立活动的能力（评级为轻度异常）。③ 20～29秒。表明需要帮助（评级为中度异常）。④≥ 30秒。表明行动不便（评级为重度异常）。

5. Berg 平衡量表（Berg Balance Scale，BBS）　被视为平衡功能评估的金标准。该量表要求受试者做出包括由坐到站、独立站立、独立坐下、由站到坐、床椅转移、双足并拢站立、闭眼站立、上臂前伸、弯腰拾物、转身向后看、转身1周、双足前后站立、双足交替踏台阶、单腿站立等14个项目，每个项目根据受试者的完成情况评定为0～4分，满分为56分。得分越低表明平衡功能越差，跌倒的可能性也越大。见表4-5-4。

表 4-5-4 Berg 平衡量表

检查序号	检查内容	得分
1	无支持坐位（独立坐 2 分钟；监护；30s；10s；没有支撑）	
2	从坐位站起（独立；手帮；手帮几次努力；较少帮助；较大或中度）	
3	无支持站立（独立站 2 分钟；监护；30s；几次努力 30s；不能站 30s）	
4	无支持闭目站立（10s；监护；3s；不能站立 3s，睁眼平衡；帮助）	
5	双脚并拢站立（独并 1 分钟；监护；独并＜ 30s；帮并 15s；帮并＜ 15s）	
6	双足前后站立（正前方 30s；前方，迈步 30s；帮助迈步 15s；不能）	
7	站立位上肢前伸（＞ 25cm；＞ 12cm；＞ 5cm；监护；不能）	
8	站立位从地上拾物（完成；监护；2 ～ 5cm；不能试图监护；不能）	
9	转身向后看（两侧；一侧；侧方；监护；不能）	
10	转身 1 周（各 4s；4s；＞ 4s；监护或言语提示；帮助）	
11	双足交替踏台阶（20s；＞ 20s；监护 4 个；较少帮助 2 个＞ 2；不能）	
12	单足站立（10s；5 ～ 10s；3 ～ 5s；努力＜ 3s；不能）	
13	由站立到坐（稍微手帮；手帮控制重心；抵椅子；不能控制重心）	
14	床 - 椅转移（稍帮；必须手帮；监护或提示；需要一个人帮；两个人）	
总分		

6. Tinetti 步态和平衡测试量表（Tinetti Balance and Gait Analysis） 包括平衡和步态测试两部分，其中平衡测试包括坐位平衡、起身、试图起身、立即站起、站立平衡、轻推、闭眼 - 轻推、转身 360° 和坐下共计 9 个条目，满分 16 分，步态测试包括起步、抬脚高度、步长、步态连续性、步态对称性、走路路径、躯干稳定和步宽共计 7 个条目，满分 12 分，Tinetti 量表满分 28 分。测试得分越低，表明跌倒的风险越高。结果评定标准：＜ 19 分为跌倒高风险，19 ～ 24 分为存在跌倒风险。完成量表的测试需 5 ～ 10 分钟。

Tinetti 量表（Tinetti Balance and Gait Analysis）

（1）平衡测试

患者坐在没有扶手的硬椅子上

1）坐位平衡

①斜靠或从椅子上滑下

②稳定

2）起身

①没有帮助就无法完成

②用胳膊帮助才能完成

③不用胳膊就能完成

3）试图起身

①没有帮助就无法完成

②需要尝试 1 次以上才能完成

③1 次尝试就能完成

4）立即站起来时平衡功能（站起的头 5 秒）

①不稳（摇晃，移动脚步，明显躯干摆动）

②稳定，但是需要助行器或手杖，或抓住其他物体支撑

③稳定，不需要助行器或手杖，或抓住其他物体支撑

5）坐下时平衡

①不

②稳定，但是两脚距离较宽（足跟中点间距离大于 4 英寸，1 英寸 =2.54cm），或使用手杖、助行器，或其他支撑

③稳定，两脚距离较窄，且不需要支撑

6）轻推（患者双脚尽可能靠拢站立，用手轻推 3 次）

①开始就会摔倒

②摇晃并要抓东西，但是只抓自己

③稳定

7）闭眼（同"轻推"姿势）

①不稳

②稳定

8）转身 360°

①不连续的步骤

②不稳定（手臂及身体摇晃）

③稳定

9）坐下

①不安全

②用胳膊或动作不连贯

③安全且动作连贯

备注：根据后退的危险性，如果从后方拉患者可能更安全

（2）步态测试

以舒适速度，使用辅具 _____，走 3 米，需 _____ 秒

测试项目

1）起步

①有迟疑，或须尝试多次方能启动

②正常启动

2）抬脚高度

a. 左脚跨步

①脚拖地，或抬高大于 1 ～ 2 英寸

②脚完全离地，但不超过 1 ～ 2 英寸

b. 右脚跨步

①脚拖地，或抬高大于 1 ～ 2 英寸

②脚完全离地，但不超过 1 ～ 2 英寸

3）步长

a. 左脚跨步

①跨步的脚未超过站立的对侧脚

②有超过站立的对侧脚

b. 右脚跨步

①跨步的脚未超过站立的对侧脚

②有超过站立的对侧脚

4）步态对称性

①两脚步长不等

②两脚步长相等

5）步伐连续性

①步伐与步伐之间不连续或中断

②步伐连续

6）走路路径（行走大约 3 米）

①明显偏移到某一边

②轻微 / 中度偏移或使用步行辅具

③走直线，且不需辅具

7）躯干稳定

①身体有明显摇晃或需使用步行辅具

②身体不晃，但需屈膝或有背痛，或张开双臂以维持平衡

③身体不晃，无屈膝，不需张开双臂或使用辅具

8）步宽（脚跟距离）

①脚跟分开（步宽大）

②走路时两脚跟几乎靠在一起

Tinetti 量表（Tinetti Balance and Gait Analysis） 包括平衡和步态测试两部分，满分 28 分。其中平衡测试有 9 个项目，满分 16 分，步态测试共有 8 个项目，满分 12 分。Tinetti 量表测试一般要 15 分钟，如果得分少于 24 分，表示有平衡功能障碍；如果少于 15 分，表示有跌倒的危险性。

第六节 老年疼痛评估

一、疼痛概述

疼痛是患者的主观感受，是临床上最常见的症状之一，是一组复杂的病理、生理改变的临床表现。疼痛可以是局部的，也可以是全身性疾病的反映。

（一）疼痛的流行病学

据不完全统计，目前世界上疼痛的发病率为 35% ～ 45%，老年人疼痛的发病较高，为 75% ～ 90%。在对慢性疼痛的调查中发现：35% 的美国人患有慢性疼痛，超过 5000 万的美国人由于慢性疼痛变为部分或严重的功能障碍，每年有 5000 万人无法正常工作，每年由于慢性疼痛导致的生产总值损失为 650 亿美元，医疗花费为 750 亿美元。在中国六大城市的慢性疼痛调查中发现：成人慢性疼痛的发病率为 40%，就诊率为 35%；老年人慢性疼痛的发病率为 65% ～ 80%，就诊率为 85%。近年来，用于止痛的医疗费用在逐年上升；因丧失工作、家庭、尊严而造成抑郁、焦虑、自杀、永久性残废的群体在扩大；癌痛患者的生活质量在降低。因此，疼痛不仅是一个世界范畴的医学问题，也是目前我国主要的健康问题之一。

（二）疼痛的定义

1979 年国际疼痛学会（IASP）对疼痛的定义是：疼痛是一种令人不快的感觉和情绪的感受，伴随着现有的或潜在的组织损伤。1980 年，国际疼痛研究会对疼痛所下的定义是："疼痛是一种与组织损伤或潜在损伤相关的不愉快的主观感觉和情感体验。"是机体对有害刺激的一种保护性防御反应。

二、疼痛的危险因素

引起疼痛的危险因素有物理因素、化学因素、机械损伤、生物活性物质刺激等，同时还与年龄、性别、心理、疲劳等因素有关。

（一）物理因素

温度刺激是引起疼痛的常见物理因素，过高或过低的温度，接触体表后均会损伤组织，使受伤的组织释放组胺等致痛物质，刺激神经末梢，导致疼痛，如高温引起的灼伤或低温导致的冻伤。

（二）化学因素

强酸、强碱、毒素等化学性刺激，不仅直接刺激游离的神经末梢，造成疼痛，同时受损的组织释放组胺、5- 羟色胺、缓激肽等致痛物质，再次作用于痛觉感受器，使疼痛加剧。

（三）机械损伤

刀割、针刺、碰撞、挤压、手术、身体组织受牵拉、肌肉受压等，均可使局部组织受损，刺激痛觉神经末梢引起疼痛。大部分物理性损伤引起的组织缺血、缺氧、瘀血，都可促使组织释放致痛物质，从而加剧疼痛，并使疼痛的时间延长。

（四）生物活性物质刺激

组织细胞发炎或损伤时释放入细胞外液中的钾离子、5-羟色胺、乙酰胆碱、缓激肽、组胺等生物活性物质刺激会引起疼痛。

（五）其他影响疼痛的因素

1. 年龄 大脑随年龄增长而不断衰退，老年人的疼痛阈限更低，疼痛问题也就更多。

2. 性别 研究显示，女性比男性对于疼痛更为敏感，这可能是因为与性别相关的基因特征和激素变化会触发疼痛知觉系统。

3. 心理 男性通常不愿随便表露出疼痛感。

4. 疲劳 身体因为缺乏睡眠而倍感压力时，疼痛感通常会更加强烈。

三、老年疼痛的临床表现及特点

疼痛是老年人中最为常见的症状之一，疼痛的临床表现可以是局部的，也可以是全身性疾病的反映，是一种身心不舒适的感觉。不同的患者对痛的反应是各式各样的，常见的疼痛反应有生理的，如面色苍白、出汗、肌肉紧张、血压升高、呼吸心跳加快、恶心呕吐、休克等；行为如烦躁不安、皱眉、咬唇、身体蜷曲、呻吟、哭闹、击打等；情绪如紧张、恐惧、焦虑等。这些反应表明痛觉的存在，老年人常常因多病共存，任何一种疾病都可以解释老年人的症状，容易被忽略；老年人反应不敏感，不能诉说疼痛主观感觉和引起疼痛的原因，容易贻误病情，增加老人痛苦；因有些疾病的隐匿性而延误诊治，如不典型的心绞痛等；老年患者的疼痛多由不可治愈的疾病引起，如癌症晚期。

四、老年疼痛的后果

疼痛具有保护性和防御性的功能，能警告机体正在遭受某种伤害性刺激，提醒机体摆脱伤害，长期疼痛会影响老年人的活动能力和情绪，导致自理能力下降和社会交往减少，易产生孤独感和抑郁情绪，甚至有自杀的风险；长期疼痛还会造成食欲减退和营养缺乏，机体抵抗能力下降而引起各种并发症；长期疼痛还会造成老人认知和感觉功能减退，生活自理能力受损，活动障碍，有受伤的风险；有的老人认为疼痛是老年人必须忍受的，不愿主动告诉别人，特别是认知功能受损的老人，其主诉疼痛往往也不被重视，造成老人被疼痛折磨而未得到及时治疗；长期疼痛使老人生活质量下降，照护难度增加，医疗费用增加，给家庭和社会带来负担。

五、老年疼痛评估的目的及意义

由于老年人的一些并发性疾病和多种健康问题，使疼痛评估和治疗更加困难，对所有老年人的例行检查和仔细评估尤为重要。疼痛评估是疼痛治疗的第一步，准确及时的疼痛评估可以给临床治疗提供必要的指导和帮助，是疼痛治疗必不可少的一步。通过对疼痛的评估，能够定位疼痛的程度和性质，采取恰当的干预措施，制订康复目标；疼痛评估贯穿治疗全过程，在治疗的各个阶段，通过对疼痛的评估，可以了解治疗后疼痛缓解程度和变化特点，为及时调整治疗方案提供科学数据。

六、老年疼痛的评估工具及使用方法

（一）老年疼痛评估的要点

老年疼痛评估的要点包括：①了解老人的基本信息。性别、年龄、职业、精神状况及社会心理因素、诊断及疗过程、既往止痛效果。②了解疼痛的诱发因素、疼痛的部位、疼痛的性质、疼痛的时间、疼痛的程度及伴随症状。③了解疼痛的表达方式、与疼痛相关的因素，以及疼痛对老人的影响等。

（二）选择适合老年人疼痛程度评估量表

疼痛是人的主观感觉，每个人对疼痛的表述方法不尽相同，为了使评估者和被评估者对疼痛的程度有比较一致的理解，可以采用评估工具对疼痛的程度进行评估。常用的评估工具有视觉模拟评估法、数字疼痛评定量表、词语描述量表和主诉疼痛的程度分级法等。

1. 视觉模拟评估法（VAS） 用于疼痛的评估，在我国临床使用较为广泛，基本方法是在纸上面画一条10cm的横线，横线的一端为0，表示无痛；另一端为10，表示剧痛；中部分表示不同程度的疼痛。让患者在线上最能反映自己疼痛程度之处画一交叉线，由评者根据患者画叉的位置测算其疼痛程度。判定方法：

0cm：0分，无痛，无任何疼痛感觉；

1～3cm：1～3分，轻度疼痛，不影响工作、生活。

4～6cm：4～6分，中度疼痛，影响工作，不影响生活。

7～10cm：7～10分，重度疼痛，疼痛剧烈，影响工作及生活。

此方法简单且易行，相对比较客观而且敏感。见表4-6-1。

表 4-6-1 视觉模拟评估法

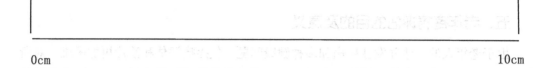

0cm   10cm

2. 数字疼痛评定量表（NRS） 将疼痛程度用 0 ～ 10 个数字依次表示，0 表示无疼痛，10 表示最剧烈的疼痛。交由患者自己选择一个最能代表目前疼痛程度的数字，或由医护人员询问老年人："你的疼痛有多严重？"由医务人员根据老年人对疼痛的描述，选择相应的数字，按照疼痛对应的数字将疼痛分为轻度疼痛（1 ～ 3）、中度疼痛（4 ～ 6）、重度疼痛（7 ～ 10）。见表 4-6-2。

表 4-6-2 数字疼痛评定量表

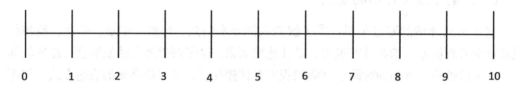

3. 词语描述量表（VDS） 用"无痛、轻度痛、中度痛、重度痛、极度痛"等一系列词语来代表不同强度的疼痛，患者在这些词语中选出最能代表其疼痛强度的词。该方法的词语易于理解，可随时口头表达，沟通方便，满足者的心理需求，但不适合语言表达障碍的患者。

4. 主诉疼痛的程度分级法（VRS 法） 让老人根据自身感受说出，即语言描述评分法，这种方法患者容易理解，但不够精确。具体方法是将疼痛划分为 4 级：①无痛；②轻微疼痛；③中度疼痛；④剧烈疼痛。

0 级：无疼痛。

Ⅰ级（轻度）：有疼痛但可忍受，生活正常，睡眠无干扰。

Ⅱ级（中度）：疼痛明显，不能忍受，要求服用镇痛药物，睡眠受干扰。

Ⅲ级（重度）：疼痛剧烈，不能忍受，需用镇痛药物，睡眠受严重干扰，可伴自主神经紊乱或被动体位。

5. 认知受损老人的疼痛评估 由于老人认知功能受损，不能主观描述疼痛，可以采用以下方式了解认知功能受损老人的疼痛状况。

（1）面部表情：皱眉、前额起皱纹、面部扭曲、快速眨眼。

（2）用词语表达或发声：呻吟、大声呼喊、呼吸粗快。

（3）身体表达：紧张、活动受限、坐立不安、辗转反侧。

（4）行为异常：攻击性行为、拒绝进食、骂人、嗜睡、常规活动突然停止等。

（5）精神状态：突然流泪、意识模糊加重、痛苦表情等。

6. 晚期老年痴呆症疼痛评估表（PADE） 该量表由美国心理学者 Villanuera 等于 2003 年制订。PADE 是根据面部表情、日常活动、照顾者的评价 3 方面发展起来的，包括 24 个项目，分为 3 个部分：①身体的（面部表情、呼吸形态、姿势）。②全面的（照顾者对疼痛的分级）。③功能的（日常生活、穿衣、吃饭、行动）。第 1 和第 2 部分分值越高，代表老年人的痛苦越严重；第 3 部分的分值越高，代表患者的日常生活能力越差，独立性差，食欲差，因为该量表对痴呆老人进行测试，其信度和效度还需完善，第 2 部分由护士代理的疼痛评估也需要完善。

七、疼痛评估结果及管理

医疗机构认证联合委员会（JCAHO）规定：自 2001 年 1 月 1 日起，疼痛被确认为继体温、脉搏、呼吸和血压之后的"人类第五生命体征"，在医院门诊和病房要严格记载。为更好地执行疼痛管理要求，需做好疼痛的评估及管理工作。

（一）疼痛管理

1. 疼痛的评估管理 在疼痛筛查和评估中，若发现首次主诉疼痛，或疼痛评分为 3 分的老人，护士应及报告医生，由医生决定处理措施。

2. 疼痛方案的制订 临床医生在疼痛评估后，应筛选出需进行疼痛治疗的老年人，制订可行的疼痛治疗方案，并记录在门急诊病历或住院病程中。

疼痛治疗方案包括：治疗目标、治疗方案、治疗药物名称、剂量、给药时间、可能发生的不良反应及处理、持续的疼痛评估指标、评估时间（频率）等。

制订疼痛治疗方案依据的原则是：有效消除疼痛，最大程度减少药物不良反应，把疼痛及治疗带来的心理负担降到最低，全面提高患者的生活质量。

3. 疼痛治疗的管理 对于进行疼痛治疗的老年人，临床医生应根据疼痛治疗方案，按时进行持续的疼痛评估和记录，每天至少评估 1 次，并根据疼痛评估结果，及时调整疼痛治疗方案。

4. 疼痛的健康教育 医生应对老年人及家属进行疼痛管理知识介绍，教育过程记录在病史中。

5. 疼痛患者出院后管理 医护人员应为慢性疼痛老年人制订出院后疼痛管理方案，并在病程记录及出院记录中做好记录。

（二）疼痛评估分值与评估频次

评分频次以上一次疼痛评分为准，0 分，暂不评；1～3 分（轻度），每日评估 1 次；4～6 分（中度），每日评估 2 次；7～10 分（重度），每日评估 3 次；暴发性疼痛，立即评估；使用镇痛泵，每日至少评估 1 次。

（三）用药后评估

静脉注射止痛药后，15 分钟后评估一次；皮下、肌内注射止痛药后，30 分钟后评估一次；口服止痛药后，60分钟后评估一次；特殊使用止痛药，按照说明书评估。

第七节 社会支持评估

一、老年社会支持的概述

老年社会支持，一般是指来自家庭、亲友和社会其他方面（团体、社区等）对老年人精神和物质上的慰藉、关怀、尊重和帮助。

二、老年社会支持的目的及意义

良好的社会支持有利于身心健康，而劣性的社会支持则损害身心健康。社会支持一方面对应激状态下的个体提供保护，即对应激起缓冲作用；另一方面，对维持一般的良好情绪体验具有重要意义。

三、老年社会支持的内容和方法

（一）内容

社会支持从性质上可以分为两类，一类为客观的、可见的或实际的支持，包括物质上的直接援助和社会网络、团体关系的存在和参与，后者还指稳定的婚姻关系（如家庭、婚姻、朋友、同事等）或不稳定的社会关系，如非正式团体、暂时性的社会交际等，这类支持独立于个体的感受之外，是客观存在的现实。另一类是主观的、体验到的情感上的支持，即个体在社会中受尊重、被支持、被理解的情感体验和满意度，与个体的主观感受密切相关。

（二）方法

评估老年人社会支持可采用社会支持评定量表（SSRS）。该量表用于测量个体社会关系，有三个维度，共10个条目：客观支持（个体所接受到的实际支持）、主观支持（个体所能体验到的或情感上的支持）和对支持的利用度（反映个体对各种社会支持的主动利用，包括倾诉方式、求助方式和参加活动的情况）。3个分量表，总得分和各分量表得分越高，说明社会支持程度越好。该量表经长期使用，设计基本合理、有效、简便、条目易于理解无歧义，具有较好的信度和效度，各条目的一致性为0.89094，适合我国人群使用。具体见表4-7-1。

表 4-7-1 社会支持评定量表（SSRS）

序号	评估项目	评估选项	评分标准	得分
1	您有多少关系密切、可以得到支持和帮助的朋友（只选一项）：	一个也没有 1～2个 3～5个 6个或6个以上	1 2 3 4	
2	近一年来，您（只选一项）：	远离家人，且独居一室 住处经常变动，多数时间和陌生人住在一起 和同学、同事或朋友住在一起 和家人住在一起	1 2 3 4	
3	您和邻居（只选一项）：	相互之间从不关心，只是点头之交 遇到困难可能稍微关心 有些邻居很关心您 大多数邻居都很关心您	1 2 3 4	
4	您和同事（只选一项）：	相互之间从不关心，只是点头之交 遇到困难可能稍微关心 有些同事很关心您 大多数同事都很关心您	1 2 3 4	
5	从家庭成员得到的支持和照顾（在合适的框内划"√"）：	A.夫妻（恋人） B.父母 C.儿女 D.兄弟姐妹 E.其他成员（如嫂子）	每项从无/极少/一般/全力支持，分别计1～4分	
6	过去，在您遇到急难情况时，曾经得到的经济支持和解决实际问题的帮助来源有：	无任何来源 下列来源（可选多项）—— A.配偶（恋人）；B.其他家人；C.朋友 D.亲戚；E.同事；F.工作单位；G.党团工会等官方或半官方组织；H.宗教、社会团体等非官方组织；I.其他（请列出）	0 有几个来源就计几分	
7	过去，在您遇到急难情况时，曾经得到的安慰和关心的来源有：	无任何来源 下列来源（可选多项）—— A.配偶（恋人）；B.其他家人；C.朋友；D.亲戚；E.同事；F.工作单位；G.党团工会等官方或半官方组织；H.宗教、社会团体等非官方组织；I.其他（请列出）	0 有几个来源就计几分	
8	您遇到烦恼时的倾诉方式（只选一项）：	从不向任何人诉说 只向关系非常密切的1～2个人诉说 如果朋友主动询问，您会说出来 主动诉说自己的烦恼，以获得支持和理解	1 2 3 4	

序号	评估项目	评估选项	评分标准	得分
9	您遇到烦恼时的求助方式（只选一项）：	只靠自己，不接受别人帮助	1	
		很少请求别人帮助	2	
		有时请求别人帮助	3	
		有困难时经常向家人、亲友、组织求援	4	
10	对于团体（如党组织、宗教组织、工会、学生会等）组织活动，您（只选一项）：	从不参加	1	
		偶尔参加	2	
		经常参加	3	
		主动参加并积极活动	4	
总分				

评价：客观支持：2、6、7条评分之和。

主观支持：1、3、4、5条评分之和。

对支持的利用度：第8、9、10条评分之和。

一般认为：① 10～20分，获得的社会支持较少。② 20～30分，具有一般的社会支持度。③ 30～40分，具有满意的社会支持度

第八节　居家环境评估

一、老年居家环境评估的目的及意义

随着社会老龄化的发展及小家庭的日益增多，独居老年人的数量也日益增多。老年人的健康状况与生活环境有着密切关系，当老年人没有能力调节和适应环境变化时，就会导致疾病的发生。

减少影响老年人生活环境的不良物理因素和社会因素，补偿老年人机体缺损的功能，帮助老年人选择一个良好的独立生活环境，使老年人有一个安全、舒适、方便的居家环境。

二、老年居家环境评估的内容和方法

（一）内容

评估居家环境中是否有妨碍与不安全因素，如地面是否平坦，有无台阶等障碍，有无管线或杂物放置，厨房设备是否安全，煤气炉旁有无易燃易爆物品，浴室是否有防护措施，电源是否妥当等，具体见表4-8-1。

表 4-8-1 居家环境安全评估要素

部位	评估内容	评估要素
一般居室	光线	光线是否充足？通风是否良好？
	温度	是否适宜？
	地面	是否平整、干燥、无障碍物？是否防滑？
	地毯	是否平整、不滑动？
	家具	放置是否稳固、固定有序，有无阻碍通道？拐角是否圆滑？
	床	高度是否在老人膝盖下、与其小腿长基本相等？
	电线	安置如何？是否方便？是否远离火源、热源？
	取暖设备	设置是否妥善？
	电话、应急灯	应急灯或铃是否正常？紧急电话号码是否易见、易取？
厨房	地板	有无防滑措施？
	燃气	"开""关"的按钮标志是否醒目？
浴室	浴室门	门锁是否内外均可打开？
	地板	有无防滑措施？
	便器	高低是否合适？有无设扶手？
	浴盆	高度是否合适？盆底是否垫防滑标识？
楼梯	光线	光线是否充足？
	台阶	是否平整无破损？高度是否合适？台阶之间色彩差异是否明显？
	扶手	有无扶手？

（二）方法

评估老年人居家环境可采用居家环境安全评估量表。该量表仅用于居家环境评估；其 Cronbach's α 系数为 0.871，具有良好的信效度，形式包括四类居住区的 48 个家庭安全项目，分别为整体生活环境（19 个项目）、浴室（13 个项目）、卧室（8 个项目）、厨房（8 个项目）。每个项目采用 4 级评分法：0 分代表没有，1 分代表不好，2 分代表普通，3 分代表良好，正向评分得分越高，说明居家环境越安全，反之则表明居家环境越需要改进。具体见表 4-8-2。

表 4-8-2　居家环境安全评估量表

一、整体	分数				备注
	0	1	2	3	0：没有；1：不好； 2：普通；3：良好
1. 照光够明亮，方便老人看清屋内物品及家具、通道等位置					1：白天需要开灯光才够明亮，但通常不开灯 2：白天需要开灯光才够明亮，但通常不开灯 3：白天不需要开灯，照光就够明亮
2. 屋内的电灯开关都有明显的特殊设计（例如：有开关外环显示橙色或黄色贴条）					1：无明显特殊设计 3：有明显特殊设计
3. 光线强度不会让老人感到眩晕或看不清物品位置					1：光线较弱，看不清物品 2：光线较强，使人感到眩晕 3：光线强度适中，使人眼睛舒适且能看清楚物品
4. 若有小地毯，小地毯内有牢固的防滑底垫					1：无牢固的防滑底垫 3：有牢固的防滑底垫
5. 若有小地毯，固定地毯边缘					1：无固定地毯边缘 3：有固定地毯边缘
6. 地板铺设不反光且防滑的材质					1：铺设反光且不防滑的材质 2：铺设不反光或防滑的材质 3：铺设不反光且防滑的材质
7. 走道装设有护手或安全绳，可协助老人行动					1：未设有护手或安全绳 3：设有护手或安全绳
8. 交通重线保持 80 ～ 90cm（大约为胸口至手指指尖之距离）					1：80cm 以下 2：等于 80cm 3：80 ～ 90cm 注：此交通重线为房屋大门进出口
9. 家具（椅子、茶几等）足够坚固，倚靠它协助行动时可以提供支持					1：不够坚固且不能提供支持 3：足够坚固且能提供支持
10. 家具（椅子、茶几等）边缘或转角处光滑无直角突出（圆弧形），不易绊倒人					1：尖锐直角，易绊倒人 3：圆弧形，不易绊倒人
11. 家中老人常使用的椅子高度（质地较硬）可使其容易起身及坐下，并配有护手以协助移动					1：椅子高度不适合老人起身坐下且无护手 3：椅子高度适合老人起身坐下并配有护手
12. 老人所需使用之设备（如轮椅、拐杖、半拐杖、助行器等）都放在固定位置，方便使用					1：未放在固定位置 3：放在固定位置

13. 以上这些设备（如轮椅、拐杖、半拐杖、助行器等）都能被老人在所有场所安全使用	
14. 运用对比的素色（非花色、波浪或斜纹）区分门内、楼梯及高度的变化（黄色和白色不易分辨，应避免）	1：未做对比区分 3：有对比区分
15. 无高度与地面落差太大的门槛	1：落差超过 10cm 以上 2：落差在 10cm 以内 3：无落差（0cm）
16. 固定延长线与电线	1：无固定且易绊倒人 3：固定且不易绊倒人
17. 门距够宽，可让老人容易进出	1：宽度在 90cm 以下 2：宽度为 90 ～ 100cm 3：宽度在 100cm 以上
18. 门把采用 T 形把手	1：不采用 T 形把手 3：采用 T 形把手
19. 走廊宽度在 150cm 以上，并维持畅通（方便轮椅在走道上有回转空间）	1：宽度在 150cm 以下 2：宽度等于 150cm 3：宽度在 150cm 以上

二、浴室	分数				备注
浴室与厕所分开；厕所设置在外面；到浴室的通道能无障碍行动	0	1	2	3	0：不有；1：不好； 2：普通；3：良好
1. 门槛与地面落差不大，不会让人绊倒					1：门槛超过 20cm 以上 2：门槛为 15 ～ 20cm 3：门槛为 10 ～ 15cm
2. 地板经常保持干燥					1：经常潮湿 2：偶尔潮湿 3：地板干燥
3. 浴室地板铺设防滑排水垫					1：未铺设防滑排水垫 3：有铺设防滑排水垫
4. 浴缸或淋浴间有防滑条或防滑垫					1：无防滑条或防滑垫 3：有防滑条或防滑垫
5. 浴缸高度低于膝盖					1：高度＞膝盖 2：高度＝膝盖 3：高度＜膝盖
6. 浴缸旁有防滑椅以坐着休息					1：无防滑椅 2：有其他东西可以坐着休息 3：有防滑椅
7. 浴缸旁设有抓握的固定扶手可用，且扶手高度 80 ～ 85cm，与墙壁间隔 5 ～ 6cm					1：未设有护手 2：设有护手，但高度不适当 3：护手高度为 80 ～ 85cm，与墙壁间隔 5 ～ 6cm

8.马桶旁设有抓握的固定扶手可用，且扶手高度42～45cm					1：未设有扶手且高度不适当 2：设有扶手或高度不适当 3：高度42～45cm
9.洗手台旁设有抓握的固定扶手可使用					1：未设有扶手 3：设有扶手可使用
10.使用坐式马桶且高度适当，可方便老人起身及坐下					1：非坐式马桶 2：坐式马桶但高度不适当 3：高度适当约80cm
11.加装夜间照明装置，例如感应式或触控式小灯					1：未装有夜间小灯 3：装有夜间小灯

三、卧室	分数				备注
	0	1	2	3	0：没有；1：不好； 2：普通；3：良好
1.夜灯或床侧灯光足够提供夜晚行动					1：没有留夜灯 2：留有夜灯但光度不足够 3：光度足够
2.从床到浴室的通道能无障碍行动（尤其是晚上）；卧室放有尿桶					1：通道有障碍且影响行走 2：通道有障碍不影响行走 3：通道无障碍
3.床的高度合适（膝盖高度，45～50cm）上下床能安全移动					1：膝盖高度低于45cm以下或高于50cm 2：膝盖高度45～50cm
4.床垫边缘能防止下跌，床垫的质地较硬（以提供良好的坐式支持）					1：两者均未符合 2：能防止下跌或床垫较硬 3：能防止下跌且床垫较硬
5.地板不滑且平整无突出，不会被绊倒					1：两者均未符合 2：地板不滑或平整无突出 3：地板不滑且平整无突出
6.老人能从橱框架上拿取物品，而不需踮脚尖或椅子					1：需要椅子 2：需要踮脚尖 3：不需踮脚尖或椅子
7.家具及墙壁有特殊防护设计（如铺设软布、转角处有装上保护装置）					1：无特殊防护设计 3：有特殊防护设计
8.床边放置手电筒与电话（手机）					1：尚未放置手电筒或电话 2：放置手电筒或电话 3：放置手电筒与电话

四、厨房	分数				备注
	0	1	2	3	0：没有；1：不好； 2：普通；3：良好
1.老人能够拿到储藏室的东西，不需踮脚尖或椅子					1：需要椅子 2：需要踮脚尖 3：不需踮脚尖或椅子

续表

2.地板保持干燥不油腻	1：潮湿且油腻 2：潮湿或油腻 3：干燥不油腻
3.有布制的防滑垫在地上，以吸收溅出的水分及油类	1：无布制的防滑垫 2：其他材质防滑垫 3：布制的防滑垫
4.厨房设计符合人体工学，灶台的高度不超过79cm	1：高度超过79cm 3：高度不超过79cm
5.如果要拿较高的东西，踏脚凳的高度适当	1：高度超过25cm 2：高度20～25cm 3：高度15～20cm
6.踏脚凳的踏板无损坏且能防滑	1：踏板已损坏 2：踏板无防滑 3：踏板无损坏且能防滑
7.踏脚凳的脚架够坚固而无磨损	1：脚架已损坏 2：脚架不够坚固 3：脚架够坚固且无磨损
8.照明充足，尤其是在夜间留有一盏小灯	1：照明不足且未留小灯 2：照明不足或未留小灯 3：照明充足且留有小灯

【思考题】

1.简述日常生活能力评估表的使用方法。
2.简述老年营养不良的临床表现。
3.简述老年跌倒的危险因素。
4.简述老年疼痛的管理。

第二篇　老年基础照护

第五章　安全照护 ▷▷▷▷

【学习要点】

1. 了解适老环境的环境评估内容及意义。

2. 掌握适老环境专项评估内容。

3. 能识别并消除不利于老年人健康的环境因素。

4. 能正确说出床单位的构成。

5. 能熟练完成备用床、暂空床及麻醉床的操作。

6. 能为卧床老年人更换床单，并安全进行体位转换。

第一节　适老环境

　　人体的功能在成人期达到高峰后开始下降，老年人可能出现视力下降、身体平衡性降低、心肺功能减退等问题，已经无法适应室内昏暗的灯光、成堆杂物的居室，以及无电梯的高层居所。但老年人对自己熟悉的环境有一种认同感和归属感，不愿意离开自己生活多年的家。因此，给老年人的家进行适老化改造，可减少由于老化带来的生活不便，以提高老年人的生活自理能力，尽量延长在自己家中居住的时间，促进生活幸福感的提升。当老年人拥有他们需要的社会支持和健康服务时，相应的每个家庭就不会有过多的紧张和压力，也能在一定程度上促进社会稳定和经济发展。2007 年 WHO 制订了《全球老年友好城市建设指南》，2014 年 7 月我国住房和城乡建设部、民政部、财政部、中国残疾人联合会和全国老龄工作委员会办公室联合发布了《关于加强老年人家庭及居住区公共设施无障碍改造工作的通知》，2016 年全国老龄办发布了《关于推进老年宜居环境建设的指导意见》，各省市也分别出台文件推进相关工作的规范开展。相关文件都强调了对老年人居住环境进行适老化改造的重要性和必要性。

根据范围的大小，适宜老年人的居住环境分为居家环境、社区环境和城市环境。

一、适宜老年人居住的居家环境

（一）适应老化现象的居家环境改造要求

1. 体型变小　老年人身高下降、四肢活动范围缩小，特别是肩关节活动度下降，上肢抬举的高度下降。这样可能使得原本合适的灶台和储物橱柜变得过高，需要用梯子才能取放物品。加上老年人肌力下降，灵活度降低，特别在高空取物时容易发生跌倒、扭伤等事件。改造时要降低灶台高度，重新考虑收纳空间的大小和位置，配备相对安全平稳的梯凳。

2. 身体变虚弱　高龄老年人身体容易虚弱，常常出现四肢肌力下降，步伐减小。因此，尽可能使用灵敏省力的物品，例如更换轻便的炒菜锅，采用电动可升降的橱柜，尽可能将老年人安排在低楼层或者是安置电梯。室内空间尽可能宽敞，从室内到室外可供行走的空间分布得当，尽可能便利。由于老年人的手指力量不足，不便抓握和旋转球形门锁，故建议改为拨杆式门把手，虚弱老人淋浴时可用洗澡椅。

3. 感觉功能下降　老年人的感觉功能大多按照视觉、听觉、嗅觉和触觉的顺序下降。老年人视力退化，老花眼产生，视野变得狭窄；由于感光细胞数量的减少，老年人需要 2 ～ 3 倍的照明度才能感受到和年轻人一样的亮度。同时眼睛的明、暗适应能力降低，适应调整所需的时间比年轻人更长。由于眼球老化，视网膜黄斑对某些颜色产生色弱（滤掉紫、蓝和绿色），而对于黄色、橙色、红色则比较敏感，且较多伴随着白内障、青光眼和老年性黄斑退行变性等。当眼睛对颜色及亮度的识别能力开始衰退时，就会影响日常生活。对于视力的降低，应避免使用色彩对比强烈的格子、条纹、波浪线等图案的地板，以防止老年人出现眩晕，对地板的高低水平判断出现偏差。应避免强光和直射日光等对眼睛的刺激，在过道、卫生间和厨房等容易跌倒的区域，应特别安排"局部照明"，在床边放置容易伸手摸到的台灯。推荐老年人使用老人电话，按钮大、来电显示的数字大、音量高，还可以存储常用电话进行一键拨号。

为听力下降的老年人安置大音量的门铃，看电视时可佩戴无线耳机，以便老年人能听得更清楚，同时减少外界环境带来的干扰。老年人嗅觉减退，要特别注意安装天然气的泄漏报警装置，选用安全型灶具，使用燃气灶时应安装熄火自动关闭燃气的装置，或者将天然气、燃气灶更换为电磁炉。

4. 睡眠及排泄的变化　老年人的睡眠时间变短、易醒，夜间排泄次数增加。可以考虑在卧室中设置卫生间，配备床头灯、床旁电话和小夜灯，保证室内通风和适宜的温湿度等。

5. 认知能力下降，喜欢怀旧　老年人适应新环境和学习新事物的能力下降。因此，家具的摆放位置不要经常变动，日用品固定摆放在方便取放的位置，使老年人熟悉生活空间。选购电器时应优先考虑智能化程度高且操作简便的设备。针对老年人怀旧的特点，可以专门布置一个怀旧空间。

（二）老年人居室设计的总体要求

老年人居室设计需要落实无障碍设计理念，创造条件鼓励老年人生活自理、自由活动，维护老年人的尊严。

1. 宽敞明亮，有足够的空间，行动不用绕行，轮椅可自如活动。例如，可供轮椅通行的有效门宽度在 80cm 以上，户外走廊宽度则需要在 85cm 以上，如果轮椅需旋转 90°，则宽度需要在 90cm 以上。所有的通道都不堆放杂物（如报纸、书籍、衣服和鞋子）。开阔的视线使任何可能的危险都能及时被发现，例如，老年人坐在客厅的沙发上即可看见大门口，注意到入户门是否关好，进门的人是谁，有无危险发生。

2. 无安全隐患，尽可能保证老年人在居室内，不因为居室设施而受到伤害。可采取的措施有：①地板使用防滑材料，避免使用小地毯，如必须使用，则须用双面胶把地毯粘住，在浴缸周围和淋浴处使用防滑垫，不使用有轮子的家具。②地面平整，门槛、台阶要低，尽可能消除地面高度差。③屋内整洁，尽量避免东西随处摆放，电线要收好或固定在角落，不要将杂物放在经常行走的通道上等。④家具的棱角避免突出、尖锐。⑤楼梯有扶手，不应采用扇形台阶，台阶上可安装小灯或荧光条，以起到提示作用。⑥如家中养宠物，将宠物系上铃铛，以防宠物绊倒老年人。

3. 便利舒适，屋内设施方便使用，应做到以下几点：①色彩平和，舒适幽雅。墙壁或窗帘可使用较明亮的颜色，如米黄及橘色，噪声昼夜不应超过 50 分贝。②门窗易开关、拉手高度合适、床及椅子高矮合适、软硬适中，椅子有靠背和扶手；卫生间最好使用坐厕而不使用蹲厕。浴室需安装扶手，可采用木质、不锈钢、塑胶等材质的扶手，以保证手感舒适，有防滑区，一般采用水平或垂直方向安置，便于助力。③入户门内应设更衣换鞋空间并设置座凳，以便老年人坐位穿脱鞋子。

4. 便于应急处置，居室设计需要考虑当发生意外时，如何做到最快速施救、转运，以抓住黄金抢救时机。老年人的卧室和卫生间不宜采用内开门，因为当老年人突发疾病或意外倒地时，身体可能堵住门口，故最好采用无轨推拉门或者外开门。卫生间内设置紧急求助装置。

5. 在居室设计和改造时，尊重老年人的习惯和喜好，在保证安全、便利、舒适的前提下，提倡个性化设计。

（三）不同自理程度老年人的家居环境特殊要求

随着年龄的增长和疾病的发展，老年人的自理能力呈下降趋势。为适应不同自理程度老年人的要求，家居环境也需要做相应的改造。

1. 自理期老年人能完成基础性日常生活活动和工具性日常生活活动，针对这类老年人的家庭，可以适当调整各种设施的高度，将平滑的地板改为防滑地板。随着年龄的增长，可逐步增加扶手和提高居家设备的便利性。

2. 半自理期老年人无法完成工具性日常生活活动，但基础性的日常生活活动可以通过器具或者人工协助完成。他们的居家环境要全面进行适老化改造，重点是在浴室的淋浴处、浴缸、马桶、水盆处增加扶手，调整水盆、马桶等的高度，以方便老年人安全地使用。

3. 照护期老年人的基础性日常生活活动都需要依靠他人帮助完成。此时，可以更换床铺为可升降床，增加床栏和床旁扶手，增加呼叫设施。

二、适宜老年人居住的社区及城市环境

户外环境和公共建筑物在老年人发挥自主能动性和改善生活质量方面起到很大的作用，影响老年人居家养老的能力。《全球老年友好城市建设指南》中指出，老年友好城市的室外空间和建筑物应按如下标准来设置。

1. 环境市容整洁，设立强制执行条例，限制噪音的级别及公共场所难闻或有害气体的释放。

2. 有安全的、维护良好的绿化带，提供随处可见的小亭子、卫生间和供人们休息的座椅。走道上没有障碍物，路面平整，附近有公共厕所且易于到达。

3. 在室外尤其是公园、车站、公共场所，隔一定距离就应放置供老年人休息的座椅，座椅应保持完好并经常检查以确保安全。

4. 人行道要经常保养，路面平整、防滑、足够宽，有延续到马路上的低斜坡，以方便轮椅的通行。人行道上没有障碍物（如小商贩、车辆、树、动物排泄物、积雪等），行人具有优先使用权。

5. 马路有充足的、防滑的、规则排列的人行横道线，以确保行人过马路时的安全；有合理的物理结构规划，如交通岛、天桥、地下隧道，来帮助行人穿过拥挤的马路；十字路口处的信号灯应有充足的时间来保证老年人从容通过，应同时具有视觉信号和听觉信号。

6. 严格遵守交通规则，机动车司机要为行人让路，有单独的自行车车道。

7. 在所有开放场地，公共安全是要优先确保的问题。可以通过减少自然灾害的危险，建立良好的街道照明系统，加强警察巡逻，强制执行相关法律，为社区和居民主动提供帮助等方式来确保公共安全。

8. 服务所提供的服务应尽量集中于靠近老年人居住的地方，以方便老年人随时得到服务（如楼宇的第一层）。有专门针对老年人安排的客户服务，如单独的队列或者服务柜台。

9. 建筑物应方便出入，并具备下列设施：电梯、坡道和随处可见的指示牌，有扶手的楼梯、不高不陡的座椅、防滑地板，配备座椅舒适的休息区和数量足够的卫生间。

10. 公共卫生间干净、维护良好，方便各种行动能力的老年人到达，有明显的指示牌并方便老年人找寻。

第二节　舒适与不舒适

一、舒适与不舒适

（一）概述

1. 舒适　舒适是指个体身心处于轻松自在、满意、无焦虑、无疼痛的健康、安宁状态时的一种自我感觉，体现在四个方面：身体上的舒适感觉；精神需求获得满足；适宜的病房环境产生的舒适感；人际关系和谐统一而带来的舒适感觉。如果某一方面出现问题，个体即会感到不舒适。最高水平的舒适表现为情绪稳定、心情舒畅、精力充沛、感到安全和完全放松，身心需要均能得到满足。

2. 不舒适　不舒适是指个体身心不健全或有缺陷、周围环境有不良刺激等而产生的一种自我感觉。通常表现为烦躁不安、紧张、精神不振、消极失望、失眠、疼痛、乏力。其中，疼痛是最严重的表现形式。

舒适与不舒适之间呈动态变化，没有明显分界线。每个人对舒适与不舒适的感觉存在差异，如文化背景、个人经历等。因此，护理员应经常评估老年人舒适程度，满足其舒适需求。

（二）不舒适的原因

1. 身体因素

（1）个人卫生　因疾病导致日常活动受限，而导致老年人卫生状况不佳，如口臭、汗臭、皮肤不洁等，均可引起老年人不适。

（2）姿势或体位不当　因肌肉过度紧张或牵拉、局部组织长期受压等原因而导致身体疲劳、麻木、疼痛等，均可引起不适。

（3）保护具或矫形器械使用不当　如约束带或石膏、绷带过紧，使局部皮肤受压，引起不适。

（4）疾病影响　疾病所致的疼痛、恶心、呕吐、咳嗽、饥饿及发热等造成身体不适。

2. 心理社会因素

（1）焦虑或恐惧　担心疾病带来的后果，害怕死亡，过分担忧疾病对家庭的影响等，均会给老年人带来心理压力，进而出现烦躁、紧张、失眠等心理不适。

（2）生活习惯　住院后老年人的起居、饮食等发生变化而产生适应不良。

（3）自尊受损　被护理员疏忽、冷落，亲人的照顾与关心不够，或操作时身体暴露过多、缺少遮挡等，均可使老年人感觉不被尊重，自尊心受挫。

3. 环境因素

（1）社会环境　新入院老年人对医院和病室环境，以及医疗护理人员感到陌生或不适应，缺乏安全感而产生紧张情绪。

（2）物理环境　包括周围环境中的温湿度、光线、声音等诸多情况。如病室内温度过高或过低、噪音过强、病室内探视者过多、同室老年人的呻吟和痛苦表情、被褥不整洁、床垫软硬不当等，都会使老年人感到不适。

（三）不舒适老年人的护理原则

不舒适常会导致老年人产生焦虑而影响健康。护理员要认真观察，结合老年人情况，及时采取相应的护理措施解除不适，以满足老年人的需求。

1.预防为主，促进舒适　护理员应从身心两方面对老年人进行全面评估，做到预防在先，促进老年人舒适，如保持病室环境整洁、加强生活护理等。同时，还要有良好的服务态度和沟通能力，做好老年人心理护理。

2.加强观察，去除诱因　护理员要细心观察老年人的面部表情、手势、姿势及活动能力、饮食、睡眠等，及时发现不舒适，找出导致不舒适的因素。对重症及语言沟通有问题的老年人应更加谨慎。

3.采取措施，消除或减轻不适　针对不同原因采取积极有效的措施，如长期卧床老年人应及时给予翻身，预防压疮；腹部手术老年人给予半坐卧位，缓解切口疼痛等。

4.相互信任，提供心理支持　相互信任的关系是心理支持的基础，护理员应认真倾听老年人宣泄内心的苦闷、压抑，与家属沟通，共同做好老年人的心理护理。

二、常用卧位

卧位是指老年人休息、治疗、检查时所采取的卧床姿势。正确的卧位不仅可增进老年人舒适，还可减轻症状，预防并发症。护理员应熟练掌握卧位的基本要求，协助或指导老年人采取舒适、安全的卧位。

（一）评估和观察要点

1.评估老年人病情、意识状态、自理能力、合作程度。

2.了解诊断、治疗和护理要求，选择体位。

3.评估自主活动能力、卧位习惯。

（二）舒适卧位的基本要求

1.卧床时体重平均分布于身体的多个部位，关节维持正常的舒适位置。

2.经常变换体位，至少每2小时变换一次。

3.在无禁忌证的情况下，老年人身体各部位每天均应活动，改变卧位时应进行全面关节运动练习。

4.自觉无不适感觉，无并发症发生。

5.根据需要适当地遮盖老年人的身体，促进其身心舒适。

（三）常用卧位

1.仰卧位也称作平卧位。基本姿势为老年人仰卧，头下垫枕，两臂放于身体两侧。根据病情或检查、治疗的需要可分为以下几种。

（1）去枕仰卧位　适用范围：昏迷或全身麻醉未清醒的老年人。采用去枕仰卧位，头偏向一侧，可防止呕吐物误入气管而引起窒息等并发症，也可预防头痛。

操作要点：去枕仰卧，头偏向一侧，两臂放于身体两侧，两腿伸直，自然放置。将枕横立于床头（图 5-2-1）。

昏迷老年人注意观察神志变化，谵妄、全麻尚未清醒老年人，应预防发生坠床，必要时使用约束带，并按约束带使用原则护理。做好呕吐老年人的护理，防止窒息，保持舒适。

（2）中凹卧位　适用范围：休克老年人。抬高头胸部，改善缺氧症状；抬高下肢，有利于静脉血回流。

操作要点：抬高头胸部 10°～ 20°，抬高下肢 20°～ 30°。保持呼吸道畅通，按休克老年人观察要点护理（图 5-2-2）。

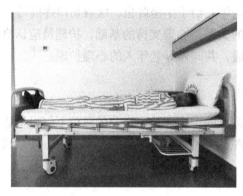
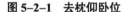
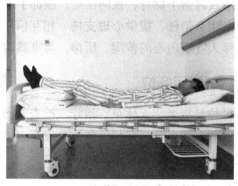

图 5-2-1　去枕仰卧位　　　　　　　　图 5-2-2　中凹卧位

（3）屈膝仰卧位　适用范围：腹部检查或接受导尿等。

操作要点：老年人仰卧，头下垫枕，两臂放于身体两侧，两膝屈起，并稍向外分开。检查或操作时注意保暖及保护老年人隐私，保证老年人安全，必要时加床档（图 5-2-3）。

2.侧卧位　适用范围：灌肠、肛门检查等。预防压疮。侧卧位与平卧位交替，便于护理局部受压部位，可避免局部组织长期受压。

操作要点：老年人侧卧，两臂屈肘，一手放在枕旁，一手放在胸前，下腿伸直，上腿弯曲。必要时两膝之间、胸腹部、后背部放置软枕，使老年人感到舒适与安全（图 5-2-4）。

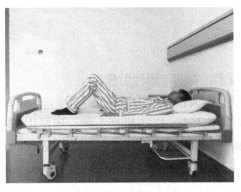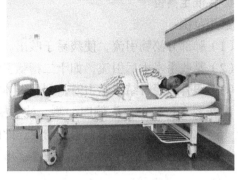

图 5-2-3　屈膝仰卧位　　　　　　　　图 5-2-4　侧卧位

3. 半坐卧位

适用范围：

（1）某些面部及颈部手术后老年人，可减少局部出血。

（2）心肺疾病引起呼吸困难的老年人。采取半坐卧位，可使回心血量减少，从而减轻心脏负担；同时可使胸腔容量扩大，减轻内脏对心肺的压力，肺活量增加，改善呼吸困难的症状。

（3）腹腔、盆腔手术后或有炎症的老年人。采取半坐卧位，可使腹部渗出物流入盆腔，有利于感染局限，减少毒素吸收。此外，腹部手术后老年人，采取半坐卧位，可减轻切口处的张力，缓解疼痛，促进舒适，并有利于切口愈合。

（4）疾病恢复期体质虚弱的老年人。采取半坐卧位，使老年人逐渐适应体位改变，有利于向站立位过渡。

操作要点：老年人仰卧，先摇起床头支架，与床成 30°～ 50°，使上半身抬高；再摇起膝下支架，以防老年人下滑。必要时，足底垫软枕。放平时，先摇平膝下支架，再摇平床头支架（图 5-2-5）。

4. 端坐位　适用范围：为减轻呼吸困难而被迫采取的体位。适用于哮喘发作、心力衰竭的老年人。

操作要点：扶老年人坐起，身体稍向前倾，床上放一跨床小桌，桌上放软枕，老年人可伏桌休息。用床头支架或靠背架将床头抬高 70°～ 80°，使老年人同时能向后倚靠；膝下支架抬高 15 ～ 20°。防止坠床，必要时加床档，做好背部保暖，以保证老年人安全（图 5-2-6）。

5. 俯卧位

适用范围：

（1）胃肠胀气导致腹痛时。采取俯卧位，使腹腔容积增大，可缓解胃肠胀气所致的腹痛。

（2）脊柱手术后或腰、背、臀部有伤口，不能平卧或侧卧的老年人。

操作要点：俯卧，两臂屈肘，放于头部两侧，两腿伸直，胸下、髋部及踝部各放一软枕，头偏向一侧。气管切开、颈部伤、呼吸困难者，不宜采取此体位（图 5-2-7）。

6. 头低足高位

适用范围:

(1) 肺部分泌物引流,使痰易于咳出。

(2) 某些手术术后引流,如十二指肠引流术,有利于胆汁引流。

(3) 跟骨或胫骨结节牵引时,利用人体重力作为反牵引力,防止下滑。

操作要点:仰卧,头偏向一侧,枕头横立于床头,以防碰伤头部,床尾用支托物垫高 15～30cm,观察老年人耐受情况,此卧位的老年人易感到不适,不宜过长时间使用,颅内高压老年人禁用此体位(图 5-2-8)。

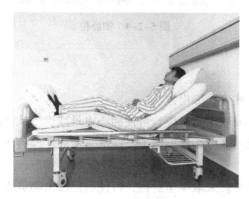

图 5-2-5 半坐卧位

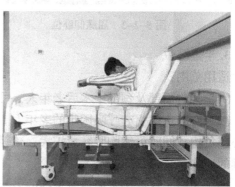

图 5-2-6 端坐位

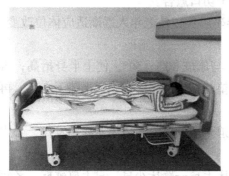

图 5-2-7 俯卧位

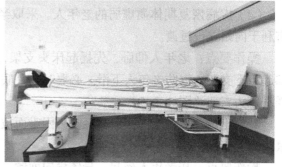

图 5-2-8 头低足高位

7. 头高足低位

适用范围:

(1) 颈椎骨折的老年人做颅骨牵引时做反牵引力。

(2) 颅脑手术后的老年人,降低颅内压,防止脑水肿。

操作要点:老年人仰卧,床头用支托物垫高 15～30cm,或根据病情而定,软枕横立床尾,以防足部触及床尾栏杆。如为电动床,可调节整个床面向床尾倾斜(图 5-2-9)。

8. 膝胸卧位
适用范围:肛门、直肠、乙状结肠镜检查或治疗。

操作要点:老年人跪卧,两小腿平放于床上,稍分开,大腿和床面垂直,胸及膝部贴床面,腹部悬空,臀部抬起,头转向一侧,两臂屈肘放于头部两侧,应注意保暖和遮盖（图 5-2-10）。

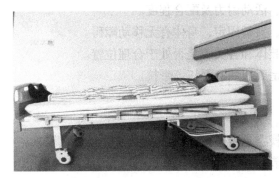 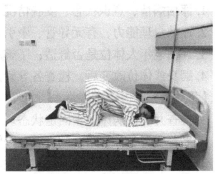

图 5-2-9　头高足低位　　　　　　　图 5-2-10　膝胸卧位

三、变换卧位法

（一）协助老年人移向床头

【目的】协助滑向床尾而不能自行移动的老年人移向床头，使之恢复舒适的体位。

【适应证】疾病恢复期老年人。

【操作方法】操作方法见图 5-2-11。

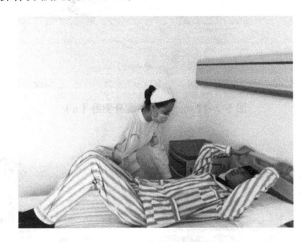

图 5-2-11　一人协助移向床头法

（二）协助老年人翻身侧卧

【目的】

1. 协助不能起床的老年人更换卧位，使老年人感觉舒适。

2. 满足检查、治疗与护理的需要，如背部皮肤护理、更换床单，或整理床单位等。

3. 预防压疮、坠积性肺炎等并发症。

【适应证】轻症或疾病恢复期老年人。

【评估和观察要点】

1.评估病情、意识状态、皮肤情况、活动耐力及配合程度。

2.评估自理能力，有无导管、牵引、夹板固定，身体有无移动障碍。

3.评估老年人体位是否舒适；了解肢体和各关节是否处于合理位置。

4.翻身或体位改变后，检查各导管是否扭曲、受压、牵拉。

【操作要点】

1.检查并确认病床处于固定状态。

2.妥善安置各种管路，翻身后检查管路是否通畅，根据需要为老年人叩背。

3.检查并安置老年人肢体，使各关节处于合理位置。

4.轴线翻身时，保持整个脊椎平直，翻身角度不可超过60°，有颈椎损伤时，勿扭曲或旋转老年人的头部，保护颈部。

5.记录翻身时间。

【操作方法】操作方法见图5-2-12至图5-2-14。

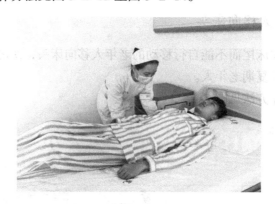

图 5-2-12　一人协助翻身侧卧（a）

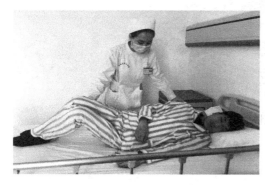

图 5-2-13　一人协助翻身侧卧（b）

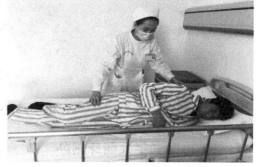

图 5-2-14　一人协助翻身侧卧（c）

【注意事项】

1.注意各种体位转换间的老年人安全，保护管路。

2.注意体位转换后老年人的舒适度；观察病情、生命体征的变化，记录体位维持时间。

3. 协助老年人体位转换时，将老年人身体稍抬起，切忌拖、拉、推等动作，以免擦伤皮肤。两人协助翻身时，须注意动作要协调、轻稳，注意节力。

4. 被动体位老年人翻身后，应使用辅助用具支撑体位保持稳定，确保肢体和关节处于功能位。

5. 注意观察病情及各种体位受压处的皮肤情况，并酌情确定翻身间隔时间，做好预防压疮的护理。

6. 颅脑手术后，不可剧烈翻转头部，避免导致老年人突然死亡，应取健侧卧位或平卧位。

7. 颈椎或颅骨牵引老年人，翻身时不可放松牵引，并使头、颈、躯干保持在同一水平位翻动；翻身后注意牵引方向、位置，以及牵引力是否正确。

8. 石膏固定和伤口较大老年人翻身后应使用软垫支撑，应注意翻身后患处位置及局部肢体的血运情况，防止受压。

9. 对有各种导管或输液装置者，应先将导管安置妥当，翻身后仔细检查，保持导管通畅。

10. 手术老年人翻身前，应先检查敷料，如已脱落或被分泌物浸湿，应通知医生先换药，再翻身，翻身后避免伤口受压。

四、床单位整理

床单位是指床及周边设备的总称。对于老年人，大多数活动都在床单位内进行。因此，床单位的整洁、舒适和安全是老年人住院最基本的保证。

（一）床单位构成

床单位的基本构成包括床、床上用品（床垫、床褥、床单、床笠、枕芯、棉胎或毛毯、被套、枕套等，需要时加隔尿垫巾）、床旁桌、椅，墙壁上有呼叫装置、照明灯、供氧和负压吸引管道等辅助设施（图 5-2-15）。

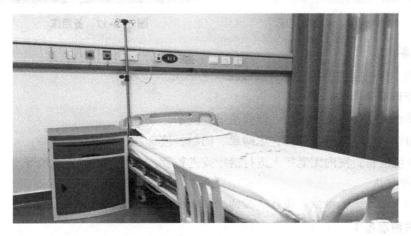

图 5-2-15　床单位构成

1. 床 床是睡眠和休息最基本的用具，以实用、耐用、舒适、安全为原则。床的高度应便于老年人上下床及活动，一般以从床褥上面至地面 50cm 为宜。卧床老年人的床略高一些较为合适，便于进行护理操作。床边均应有可活动的护栏，目前使用的多是可调节高度及体位的多功能摇床（图 5-2-16），便于老年人床上或离床活动。

2. 床上用品 床上用品皆应使用质量优良、舒适的产品。床垫及床褥的规格应与床的规格相当。床垫宜坚硬，以免受力凹陷。床褥、床单等布类用物应选用棉质产品。

3. 床旁桌、椅 床旁桌放于床头一侧，用于摆放日常所需的物品，便于老年人取用。椅子一般置于床尾一侧或便于使用的地方。椅子要稳定、牢固。

4. 辅助设施 墙壁照明灯、呼叫装置、供氧及负压吸引管道装置应定期检查，确保完好。

（二）床单位整理

床单位应按时清理，床上用物定期更换，保持清洁，使人舒适。床单位整理一般包括铺床法和更换床单。

1. 铺床法 常用的铺床法有备用床（图 5-2-17）、暂空床（图 5-2-18）、麻醉床（图 5-2-19）。

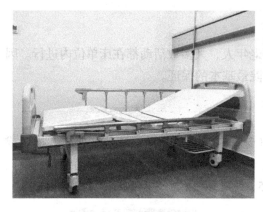 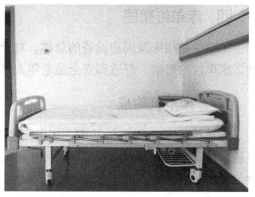

图 5-2-16　多功能摇床　　　　　　图 5-2-17　备用床

（1）备用床

【目的】保持室内整洁，准备接收新入老年人。

【操作前准备】

1）操作者准备：衣帽整洁，修剪指甲，洗手，戴口罩。

2）用物准备：床垫、床褥、床褥罩、棉胎、被套、枕头、枕套。

3）环境准备：室内无老年人进行治疗或进餐者，未进行清洁、通风等。

（2）暂空床

【目的】保持室内整洁，供新入院或暂时离床老年人使用。

【操作前准备】

1）确认老年人是否离开并解释。

2）护理员准备：衣帽整洁，修剪指甲，洗手，戴口罩。

3）用物准备：同备用床用物，必要时备一次性垫单。

4）环境准备：室内未进行治疗或进餐者，未进行清洁、通风等。

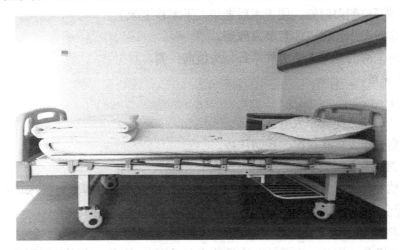

图 5-2-18 暂空床

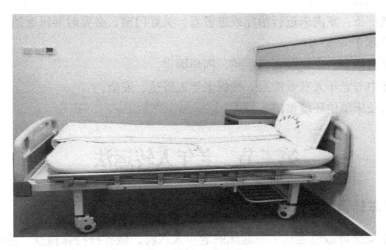

图 5-2-19 麻醉床

（3）麻醉床

【目的】

1）便于接收和护理麻醉术后的老年人，使老年人安全、舒适。

2）避免床上用物被污染，便于更换。

【操作前准备】

1）评估：老年人的病情、手术和麻醉方式。

2）护理员准备：衣帽整洁，修剪指甲，洗手，戴口罩。

3）用物准备：除备用床用物外，另备一次性垫巾数条；急救用品和设备（护理人员准备）。

4）环境准备：室内未进行治疗或进餐者，未进行清洁、通风等。

【注意事项】

1）根据老年人的麻醉方式和手术部位，按需要铺好一次性垫巾。

2）盖被开口朝向门侧，便于术后老年人平车移至床上。

3）操作时动作轻稳，注意节力原则。

4）麻醉未醒的老年人应去枕平卧，头偏向一侧。

2. 更换床单

【目的】

1）保持清洁，使老年人舒适。

2）观察老年人皮肤状况，预防压疮。

【操作前准备】

1）评估和解释：老年人的病情、活动能力及配合程度。解释更换床单的目的、方法，取得配合。

2）护理员准备：衣帽整洁，修剪指甲，洗手，戴口罩。

3）用物准备；床单、中单（一次性垫巾）、被套、枕套、床刷及床刷套，按更换顺序放于护理车上。

4）环境准备：室内未进行治疗或进餐者。关好门窗，必要时屏风遮挡。

【注意事项】

1）棉胎与被套、床垫及床褥平整，四角固定。

2）操作中与老年人有效沟通，确保老年人舒适、安全。

3）室内及床单位环境整洁、舒适。

第三节　老年人转运法

一、平车转运法

【目的】安全舒适地运送不能起床的老年人入院，做各种特殊检查、治疗、手术或转运。

【注意事项】

1. 避免导管脱落、受压或液体逆流，保证老年人的持续性治疗不受影响。

2. 根据老年人病情及体重，确定搬运方法。

3. 推行中，平车小轮端在前，转弯灵活；速度不可过快；上下坡时，老年人头部应位于高处，减轻老年人不适，并嘱老年人抓紧扶手，保证老年人舒适、安全。

4. 协助老年人离开平车回床时，应先移动下肢，再移动上肢。

5. 缩短搬运距离，护理员双脚前后分开，扩大支撑面；略屈膝，降低重心，便于转身。

6. 多人搬运时，应保持平稳移动，动作协调一致，护理员应随时观察老年人的病情变化，减少意外伤害。

7. 四人搬运法适用于颈椎、腰椎骨折和病情较重的老年人。

8. 搬运骨折老年人，平车上应放置木板，固定好骨折部位。

9. 帆布兜或中单能承受老年人的体重。

10. 昏迷老年人，应将头偏向一侧。

二、轮椅转运法

【目的】

1. 安全舒适地运送病情较轻，不能行走，但能坐起的老年人入院、出院、检查、治疗或室外活动。

2. 帮助老年人下床活动，促进血液循环。

【注意事项】

1. 防止轮椅滑动。

2. 寒冷季节确保老年人保暖、舒适。

3. 推行中注意老年人病情变化。

4. 过门槛时，跷起前轮，避免过大震动。

5. 下坡时，嘱老年人抓紧扶手，保证老年人安全。

第四节　安全与照护

对于老年人而言，安全尤为重要。护理员应将为老年人提供一个避免伤害的医疗护理安全环境作为重要职责之一，满足老年人的安全需要。

一、影响安全的因素

（一）感觉功能

良好的感觉功能是帮助人们了解周围环境，识别和判断自身行动安全性的必要条件。如任何的视觉和听觉障碍，均会影响个体辨别周围环境中存在的或潜在的危险因素而易受到伤害。

（二）年龄

年龄会影响个体对周围环境的感知和理解能力，因而也影响个体采取相应的自我保护行为。如老年人各种器官功能逐渐衰退，容易受到伤害。

（三）目前的健康状况

健康状况不佳，容易使人发生意外和受到伤害。如疾病可致身体虚弱、行动受限而发生跌伤，严重时影响人的意识，使之失去自我保护能力而更易受伤。

（四）对环境的熟悉程度

熟悉的环境能使人较好地与他人进行交流，从而获得各种信息与帮助，增加安全感；反之，陌生的环境易使人产生害怕、恐惧等心理反应，因而缺乏安全感。

二、安全防护措施

常见的不安全因素及防范措施如下。

（一）机械性损伤

跌倒和坠床是最常见的机械性损伤。

1. 防范措施

（1）昏迷、意识不清、躁动不安及老年人易发生跌倒、坠床等意外，根据意外风险评估表先进行评估（表5-4-1），根据老年人情况使用床档，或其他保护具加以保护。

（2）年老虚弱、偏瘫或长期卧床老年人初次下床时应给予协助，可用辅助器具或扶助行走，以保持老年人身体的平衡稳定。

（3）老年人常用物品应放于容易获取处，以防取放物品时失去平衡而跌倒。

（4）为防止行走时跌倒，地面应保持整洁、干燥，移开暂时不需要的器械，减少障碍物。通道和楼梯等进出口处应避免堆放杂物，防止发生撞伤、跌倒。

（5）室内的走廊、浴室、厕所应设置扶手，供老年人步态不稳时扶持。

（6）浴室和厕所应设置呼叫系统，以利老年人需要时寻求援助。

表 5-4-1　意外风险评估表

项目	0分	1分
年龄	＜65岁	≥65岁
精神	正常	躁动、焦虑及重度抑郁
症状	无	有头痛、头晕及直立性低血压
意识	清醒	对人、时间、方位等辨识不清
视力	清晰	减退、模糊或失明
行动能力	步态平稳	步态不稳、行动无力或用辅助行器
跌倒病史	无	有跌倒史
排泄情况	自理	尿频、尿失禁、腹泻、不能自主下床
药物使用	无特殊用药	使用镇静、安眠、止痛麻醉、降血压、降血糖、利尿剂、抗组胺、散瞳剂等
其他		

注：总分≥3分提示为高危人群。

（二）温度性损伤

常见有热水袋、热水瓶所致的烫伤；冰袋、制冷袋等所致的冻伤。

1. 防范措施

（1）护理员在应用冷热疗法时，应严格按操作规程进行，注意听取老年人的主诉并观察局部皮肤的变化，如有不适及时处理。

（2）对于易燃易爆品应强化管理，并加强防火教育，制订防火措施，护理员应熟练掌握各类灭火器的使用方法。

（3）护理员对老年人自带的电器设备，如收音机、电动剃须刀等，使用前应进行安全检查，并对老年人进行安全用电知识教育。

（三）生物性损伤

生物性损伤包括微生物及昆虫对人体的伤害。护理员应严格执行消毒隔离制度，加强和完善周围环境卫生。昆虫叮咬不仅严重影响老年人的休息，还可致过敏性损伤，甚至传播疾病，故应采取措施予以消灭，并加强防范。

（四）压力性损伤

护理员需随时对环境中威胁老年人安全的因素保持警觉，并及时给予妥善处理。

三、老年人安全防护措施

（一）保护具的使用

1. 床挡主要用于预防老年人坠床。常见的有多功能床挡、半自动床挡及围栏式床挡（图5-4-1）。

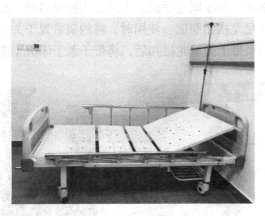

图5-4-1　床挡

2. 约束带主要用于保护躁动的老年人，限制身体或者约束肢体活动，防止老年人自伤坠床。根据部位的不同，约束带可分为肩部约束带、手肘约束带或肘部保护器、约束手套、约束衣及膝部约束带等。

（1）宽绷带　常用于固定手腕及足部。使用时，先用棉垫包裹手腕部或足部，再用宽绷带打成双套结，套在棉垫外。稍拉紧，确保肢体不脱出，松紧以不影响血液循环为宜，然后将绷带系于床沿（图 5-4-2）。

（2）肩部约束带　用于固定肩部，限制老年人坐起。肩部约束带用宽布制成，宽 8cm，长 120cm，一端制成袖筒。使用时，将袖筒套于老年人两侧肩部，腋窝衬棉垫。两袖筒上的绷带在胸前打结固定，将两条较宽的长带系于床头，必要时亦可将枕横立于床头，将大单斜折成长条，进行肩部约束（图 5-4-3）。

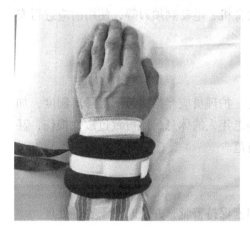

图 5-4-2　宽绷带

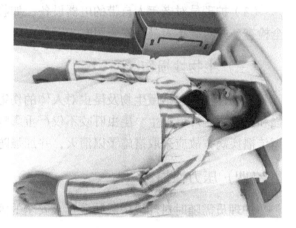

图 5-4-3　肩部约束带

（3）膝部约束带　用于固定膝部，限制老年人下肢活动。膝部约束带用宽布制成，宽 10cm，长 250cm，宽带中部相距 15cm 分别钉两条双头带。使用时，两膝之间衬棉垫，将约束带横放于两膝上，宽带下的两头带各固定于一侧膝关节，然后将宽带两端系于床沿。亦可用大单进行膝部固定（图 5-4-4）。

（4）尼龙搭扣约束带　用于固定手腕、上肢、脚脖及膝部。操作简便、安全，便于清洗。约束带由宽布和尼龙搭扣制成。使用时，将约束带置于关节处，被约束部位衬棉垫，松紧适宜，对合约束带上的尼龙搭扣后，将带子系于床沿（图 5-4-5）。

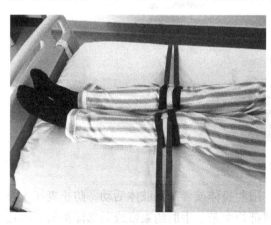

图 5-4-4　膝部约束带

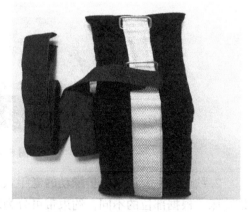

图 5-4-5　尼龙搭扣约束带

3. 支被架　主要用于瘫痪或极度衰弱的老年人，防止盖被压迫肢体而造成不舒适或足下垂等并发症，也可用于烧烫伤老年人采用暴露疗法需保暖时。使用时，将支被架罩于防止受压的部位，盖好盖被。

【注意事项】

1. 使用保护具时，应保持肢体及各关节处于功能位，协助经常更换体位，保证老年人的安全、舒适。

2. 使用约束带时，首先应取得老年人及家属的知情同意。使用时，其下须垫衬垫，固定松紧适宜，并定时松解，每 2 小时放松约束带一次。注意观察受约束位置的血液循环情况，每 15 分钟观察一次，发现异常及时处理。

3. 记录使用保护具的原因、时间、观察结果及解除约束的时间。

4. 向老年人及家属介绍拐杖或手杖的选用原则、使用方法、注意事项及相关知识，防止意外或不良反应的发生。

（二）辅助器

辅助器是为老年人提供保持身体平衡与身体支持物的器材，是维护老年人安全的护理措施之一。

1. 拐杖是提供给短期或长期残障者离床时使用的一种支持性辅助用具。拐杖的长度包括腋垫和杖底橡胶垫，使用者身高减去 40cm 为其合适长度。

2. 手杖是一种手握式的辅助用具，常用于不能完全负重的残障者或老年人。手杖长度选择的原则：肘部在负重时能稍微弯曲；手柄适于抓握，弯曲部与髋部同高，使用时感觉舒适。

【注意事项】

1. 使用者意识清楚，身体状态良好、稳定。

2. 选择适合自身的辅助器，不合适的辅助器与错误的使用姿势，可导致腋下受压，造成神经损伤、腋下和手掌挫伤及跌倒，还会引起背部肌肉劳损和酸痛。

3. 使用者的手臂、肩部或背部应无伤痛，活动不受限制，以免影响手臂的支撑力。

4. 使用辅助器时，患者的鞋要合脚、防滑，衣服要宽松合身。

5. 调整腋杖和手杖后，将全部螺钉拧紧，橡皮底垫紧贴腋杖与手杖底端，并应经常检查确定橡皮底垫的凹槽能否产生足够的吸力和摩擦力。

6. 选择较大的练习场地，避免拥挤和注意力分散。同时应保持地面干燥，无可移动的障碍物。必要时备一把椅子，供老年人疲劳时休息。

附相关技术操作标准，见表 5-4-2 ～表 5-4-10。

表 5-4-2 老年人居室环境评估

操作步骤	操作内容
1. 自身准备	洗手、着装、仪表符合要求
2. 户门评估	门口地垫边角卷起或者容易打滑；鞋柜旁有无供换鞋使用的小座椅
3. 走廊评估	走廊地板是否防滑及有无杂物

操作步骤	操作内容
4. 客厅评估	沙发是否太软，有无松动不稳固的家具；经常走动的地方有无放置家具；走动时是否必须从电线（电灯线、电话线）上走过
5. 卧室评估	与卫生间相隔距离；躺在床上伸手能否够着电灯开关或电话；卧室有无安装小夜灯；床是否太软，起身下床或坐下时感觉吃力
6. 厨房评估	地板经常有无油渍；烧饭有无被油烟困扰；做饭时需要的调味品是否方便使用；操作台是否耐热，边缘是否光滑
7. 卫生间评估	门能否从内部锁上；马桶旁有无扶手提供支持；淋浴处地砖是否防滑，地面有无防滑垫；洗澡时洗漱用品是否伸手可及
8. 阳台评估	站在阳台上晾衣服时是否需要将身体探出阳台；阳台是否封闭，雨天地面是否容易被淋湿

表 5-4-3　协助老年人移向床头

操作步骤	操作内容
1. 自身准备	衣帽整洁，修剪指甲，洗手，戴口罩
2. 环境准备	温湿度适宜，酌情关闭门窗
3. 物品准备	手消毒液
4. 老年人准备	了解操作目的及配合要点
5. 核对评估	核对老年人信息，评估年龄、病情、体重、治疗情况、心理状态及合作程度
6. 安置物品	固定床轮，松开盖被（必要时盖被折叠至床尾或一侧） 各种导管及输液装置安置妥当，避免导管脱落，必要时将盖被折叠至床尾或一侧 视老年人病情放平床头支架或靠背架，将软枕横立于床头，避免移动老年人时撞伤
7. 移动老年人	①一人协助老年人移向床头法：老年人仰卧屈膝，双手握住床头栏杆，也可搭在护理员肩部或抓住床沿；护理员一手托在老年人肩部，另一手托住臀部，同时让老年人两臂用力，脚蹬床面，托住老年人重心，顺势移向床头，减少老年人与床之间的摩擦力，避免组织受损 ②二人协助老年人移向床头法：老年人仰卧屈膝；若老年人体重较大，护理员分别站在床的两侧，交叉托住老年人颈肩部和臀部，或一人托住颈、肩及腰部，另一人托住臀部及腘窝部，两人同时抬起老年人移向床头，不可拖拉，以免皮肤擦伤，老年人的头部应给予支持
8. 观察	观察情况，询问老年人感觉
9. 整理用物	放回枕头，视病情需要摇起床头或支起靠背架，安置老年人舒适体位 整理床单位及其他用物 洗手

表 5-4-4　协助老年人翻身侧卧

操作步骤	操作内容
1. 自身准备	衣帽整洁，修剪指甲，洗手，戴口罩
2. 环境准备	温湿度适宜，酌情关闭门窗
3. 物品准备	手消毒液
4. 老年人准备	了解操作目的及配合要点

操作步骤	操作内容
5. 核对评估	核对老年人信息，评估年龄、病情、体重、心理状态及合作程度
6. 安置物品	将各种导管及输液装置等安置妥当，以免翻身引起导管连接处脱落或扭曲受压，必要时将盖被折叠至床尾或一侧
7. 移动老年人	老年人仰卧，两手放于腹部，将老年人肩部、臀部移向护理员侧床沿，护理员两腿分开，保持平衡 一人协助法： 移上身（上身重心位于肩背部）：护理员将老年人近侧肩部稍托起，一手伸入肩部，并用手臂扶托颈部；另一手移至对侧肩背部，用合力抬起老年人上身移至近侧 再将老年人臀部、双下肢移近并屈膝，使老年人尽量靠近护理员，护理员一手托肩，一手扶膝，轻轻将老年人转向对侧，背向护理员
8. 观察	观察情况，询问老年人感觉
9. 整理用物	整理床单位，安置老年人舒适体位 整理其他用物 洗手 记录翻身时间和皮肤情况

表 5-4-5 备用床

操作步骤	操作内容
1. 放置用物	将铺床用物按使用顺序叠好，放于护理车上（棉胎纵折三折，再S型横折三折，床褥三折叠）
2. 移桌椅	移开床旁桌，椅子放于床尾
3. 检查床垫	检查床垫无塌陷，必要时翻转或更换床垫
4. 铺床褥	将床褥放于床垫中间，分别向床头、床尾拉开铺平
5. 铺床褥罩	将床褥罩横、纵中线对齐床横、纵中线，放于床褥上，铺开床褥罩 提起床褥罩近侧一角，拉向床头角褥垫下，套好固定 移至床尾，套好床尾角 同法套好对侧两角，铺平床褥罩
6. 套盖被	①铺被套： 将被套横、纵中线与床横、纵中线对齐，放于床面上 向床头侧展开被套，距床头15cm，再向床尾展开被套并拉平 散开两侧被套至床沿下，将被套尾部开口处的上层打开至1/3处 ②套被套： 将棉胎放于被套开口处，拉棉胎上缘中部至被套被头中部 塞好一侧棉胎角，展开同侧棉胎，同法塞好另一侧 站在床尾处，拉平被套、棉胎底边，系好开口处系带
7. 折被筒	将盖被两侧向内折成被筒状，平齐床沿 将盖被尾端向内反折，与床尾平齐
8. 套枕套	将枕套套于枕芯外，系好系带或拉好拉链 横放于床头，开口端背门
9. 整理	移回床旁桌、椅 收拾好用物，洗手

表 5-4-6　暂空床

操作步骤	操作内容
1～5	同备用床1～5
6.铺垫巾	根据需要，铺一次性垫巾，两侧塞于床垫下
7～8	同备用床6～7
9.折盖被	将盖被头端向内折，扇形三折于床尾，与床尾平齐（必要时铺一次性垫单）
10～11	同备用床8～9

表 5-4-7　麻醉床

操作步骤	操作内容
1～8	同暂空床1～8
9.折盖被	将盖被扇形三折叠于背门一侧，齐床沿，开口朝向门
10.套枕套	套好枕套，枕头横立于床头，开口背门
11	同备用床9

表 5-4-8　更换床单

操作步骤	操作内容
1.放置用物	携用物至床尾
2.移桌椅	移开床旁桌，椅子放于床尾
3.松近侧污单	拉上对侧床档，松开床尾盖被，将枕头移向对侧 协助老年人翻身侧卧，背向护理员 从床头至床尾，将各层床单从床垫下拉出
4.近侧撤单	①铺橡胶单者 将中单上卷塞于老年人身下，清扫橡胶单并搭于老年人身上 将床单上卷塞于老年人身下，从床头至床尾清扫床褥 ②铺一次性垫巾者 将一次性垫巾及床单一起上卷塞于老年人身下，清扫床褥
5.近侧铺单	清洁床单中线与床中线对齐 近侧床单展开，对侧床单内折塞于老年人身下，铺好近侧床单 ①铺橡胶单者 放下橡胶单，中线对齐，铺清洁中单 近侧中单展开，对侧部分内折塞于老年人身下 近侧橡胶单及中单一并塞于床垫下 ②铺一次性垫巾者 按中单铺法将一次性垫巾直接铺于床单上
6.松对侧污单	协助老年人平卧，将枕头移向近侧 协助老年人侧卧，面向护理员，拉上近侧床档 至对侧放下床档，从床头至床尾，将污染的中单（或一次性垫巾）、床单依次从 床垫下拉出，橡胶单搭于老年人身上，污单放于车下污衣袋内，清扫床褥

操作步骤	操作内容
7. 对侧铺单	将清洁的床单拉出，从床头至床尾将其铺好 将橡胶单和中单（一次性垫巾）拉出、铺平，一并塞入床垫下
8. 摆体位	协助老年人平卧，枕头置于床中间，将老年人移向床中间
9. 套被套	同备用床铺被套，将被套平铺于盖被上 自污被套内取出棉胎，装入清洁被套内，撤去污被套 将棉胎展平，系好被套开口处系带 折被筒，将床尾盖被塞于床垫下
10. 套枕套	撤去污枕套，更换干净枕套
11. 整理	取老年人舒适体位，移回床旁桌椅 根据老年人情况，酌情开门窗通风 处理用物，洗手

表 5-4-9 平车转运法

操作步骤	操作内容
1. 自身准备	衣帽整洁，修剪指甲，洗手，戴口罩
2. 环境准备	温度适宜，酌情关闭门窗
3. 物品准备	平车，毛毯
4. 老年人准备	了解操作目的及配合要点
5. 核对评估	核对老年人信息，评估年龄、病情、体重、心理状态及合作程度
6. 安置平车	推平车至老年人床旁，大轮端靠近床尾，使平车与床成钝角（四人搬运时，平车与床平行且紧邻，大轮端靠近床头），将车制动
7. 搬运老年人	①一人搬运法： 体重较轻者，护理员一臂自老年人近侧腋下伸至对侧肩部，另一臂伸入老年人臀下 老年人双臂过护理员肩部，双手交叉于护理员颈后；护理员抱起老年人 ②二人搬运法： 不能活动且体重较重者，护理员甲、乙二人站在老年人同侧床旁，协助老年人将上肢交叉于胸前，护理员甲一手伸至老年人头、颈、肩下方，另一手伸至老年人腰部下；护理员乙一手伸至老年人臀部下方，另一只手伸至老年人膝部下方，两人同时抬起老年人至近侧床沿，再同时抬起老年人稳步向平车处移动 ③三人搬运法： 不能活动且体重超重者，护理员甲、乙、丙三人站在老年人同侧床旁，协助老年人将上肢交叉于胸前；护理员甲双手托住老年人头、颈、肩及胸部，护理员乙双手托住老年人背、腰、臀部，护理员丙双手托住老年人膝部及双足；三人同时抬起老年人至近侧床沿，再同时抬起老年人稳步向平车处移动 ④四人搬运法： 病情特重或昏迷者，护理员甲、乙分别站于床头和床尾；护理员丙、丁分别站于病床和平车的一侧；将帆布兜或中单放于老年人腰、臀部下方，护理员甲抬起老年人的头、颈、肩，护理员乙抬起老年人的双足，护理员丙、丁分别抓住帆布兜或中单四角，四人同时抬起老年人向平车处移动
8. 运送	将老年人平稳放于平车中央，老年人头部枕于大轮端，平稳运送
9. 观察	观察情况，询问老年人感觉

操作步骤	操作内容
10. 整理用物	整理床单位，安置老年人舒适体位 整理其他用物

表 5-4-10 轮椅转运法

操作内容	操作步骤
1. 自身准备	衣帽整洁，修剪指甲，洗手，戴口罩
2. 环境准备	温度适宜，酌情关闭门窗
3. 物品准备	轮椅（各部件性能良好），毛毯（根据季节酌情准备），别针，软枕（根据老年人需要）
4. 老年人准备	了解轮椅运送的目的、方法及注意事项
5. 核对评估	核对老年人，评估年龄、病情、体重、心理状态及合作程度
6. 检查	检查轮椅性能，将轮椅推至老年人床旁
7. 安置轮椅	放置轮椅，使椅背与床尾平齐，椅面朝向床头，扳制动闸将轮椅制动，翻起脚踏板 将毛毯平铺在轮椅上，毛毯上端高过老年人颈部 15cm 左右
8. 安置老年人	扶老年人坐起，协助老年人穿衣、裤、袜子 嘱老年人以手掌撑在床面上，撤掉盖被，两脚垂于床沿，维持坐姿 协助老年人穿好鞋子
9. 上轮椅	嘱老年人将双手置于护理员肩上，护理员双手环抱老年人腰部，协助老年人下床，护理员协助老年人转身，嘱老年人用手扶住轮椅把手，坐于轮椅中 翻下脚踏板，协助老年人将脚置于脚踏板上 将毛毯上端围在老年人颈部，用别针固定；将毛毯两侧围裹老年人双臂，用别针固定；再用毛毯余下部分围裹老年人上身、下肢和双脚 整理床单位，铺暂空床 观察老年人，确定无不适后，放松制动闸
10. 轮椅运送	推老年人至目的地，观察老年人有无不适，保证老年人舒适、安全
11. 下轮椅	将轮椅推至床尾，使椅背与床尾平齐，老年人面向床头 扳制动闸，将轮椅制动，翻起脚踏板 解除老年人身上固定毛毯，用别针协助老年人站起、转身、坐于床沿 协助老年人脱鞋及保暖外衣
12. 整理用物	整理床单位，安置老年人舒适体位 推轮椅至原处放置，便于其他人使用

【思考与练习题】

1. 请问躁动老人常见的意外伤害有哪些，如何避免其发生？

2. 轮椅运送老人时需要注意哪些问题？

3. 护理老年人过程中，如何避免职业损伤？

第六章 生活照护 ▷▷▷▷

【学习要点】

1. 能根据医嘱协助基本饮食与治疗饮食进食。

2. 熟悉不同饮食的特点。

3. 能掌握饮食护理基本流程。

4. 学会不同老年人的进餐方法。

5. 学会鼻饲管灌注不同食物、水及药物的方法。

第一节　饮食概述

【案例导入】

患者张某，男，77岁，因咳嗽、咳痰20余日，近两日出现恶心而就诊，入院诊断为肺炎，患者既往高血压病史50余年，患脑梗死后遗症，吞咽困难，现给予鼻饲饮食。对于鼻饲饮食者，应给予评估胃管是否通畅，护理员衣帽整洁、洗手、戴口罩，每次鼻饲前应证实胃管是否通畅，并用少量温开水冲洗，鼻饲注食完毕再次用少量温开水冲洗管道，鼻饲液温度在38～40℃，每次注食量不超过200mL。

饮食与营养是维持机体正常生理功能、生长发育和新陈代谢等生命活动的基本条件。护理员须具备一定的饮食与营养知识，以便能正确评估老年人的营养状况和需要，指导老年人合理饮食，并且能采取有效的护理技术，来满足老年人的饮食和营养需要。

一、老年人对饮食的营养需要

护理员应掌握饮食与营养的相关知识，正确评估老年人的营养需要、饮食习惯等，制订科学合理的饮食治疗计划，以促进老年人尽快康复。

1. 促进生长发育　营养素是维持生命活动的重要物质基础，对人体的发育起着决定性作用。某些营养素的缺乏可影响老年人的身心生长发育。例如，婴幼儿期生长速度快，代谢旺盛，需要高能量、高蛋白、高维生素、高矿物质饮食。

2. 构成机体组织　蛋白质是构成机体的重要成分；糖类参与构成神经组织；脂类参与构成细胞膜；维生素参与合成酶和辅酶；钙、磷是构成骨骼的主要成分。

3. 提供能量　碳水化合物、蛋白质、脂肪在体内氧化，可提供能量，供给机体进行各种生命活动。

4. 调节机体功能　神经系统、内分泌系统及各种酶类共同调节人体活动，这些调节系统是由各种营养素构成的。另外，适量的蛋白质及矿物质中的各种离子对维持机体内环境的稳定，也具有重要的调节作用。

二、饮食、营养与健康、疾病的关系

人体患病时常有不同程度的代谢变化和营养不良，而老年人的营养状况可对其治疗效果和转归产生影响。因此，合理的饮食与营养是治疗疾病、促进康复的重要措施。

1. 补充额外损失和消耗的营养素　机体处于疾病应激状态时，会出现营养素或能量的消耗增加，以及某些特定营养素的额外损失，及时、合理地调整营养素摄入量，可增强机体的抗病能力，针对性的饮食治疗可有效改善这一状态，促进疾病痊愈和创伤组织修复、愈合。例如，大面积烧伤的老年人，能量消耗增加，蛋白质、水分大量丢失，因此，给予高能量、高蛋白饮食并保证足够水分的摄入，可有效改善机体的营养状态，促进伤口愈合。

2. 辅助诊断和治疗疾病　临床上，可通过调整饮食辅助疾病诊断，如试验饮食。为了配合治疗，可控制老年人饮食中某些营养素的摄入量，以减轻脏器负荷、控制疾病的发展。例如，糖尿病老年人必须控制糖类的摄入量；心力衰竭老年人应限制水与钠的摄入量。通过选择符合饮食治疗原则的食品、恰当的烹调方法或提供特殊饮食，如要素饮食、肠外营养等，可有效地供给足够的、科学的营养，为其他治疗（如手术、化疗等）和疾病康复创造有利条件。

三、基本饮食

平衡膳食、合理营养是健康饮食的核心。平衡膳食是指膳食中所含的营养素种类齐全、数量充足、比例恰当，所供给的营养素与机体的需要保持平衡。为提供基本、准确的膳食信息，指导人们合理营养，保持健康，中国营养学会正式发布了《中国居民膳食指南（2016）》。其中的平衡膳食宝塔直观地告诉人们食物分类的概念和每日各类食物的合理摄入量。

医院饮食可以分为基本饮食、治疗饮食及试验饮食，分别适用于不同病情的需要。

（一）基本饮食

基本饮食是指对营养素种类和摄入量不进行任何限制，包括普通饮食、软质饮食、半流质饮食及流质饮食四种，是医院中一切膳食的基本形式和基础。

（二）治疗饮食

治疗饮食是在基本饮食的基础上，适当调节总热量和营养素，以达到治疗或辅助治疗的目的，从而促进老年人康复。

（三）试验饮食

试验饮食是指在特定的时间内，通过对饮食内容的调整，来协助诊断疾病和确保实验室检查结果正确性的一种饮食。

四、鼻饲饮食

鼻饲是将导管经鼻腔插入胃内，从管内灌注流质食物、水和药物的方法。

（一）鼻饲液配制

1. 鼻饲液种类　鼻饲液在营养素组成及营养密度方面有很大不同，包括标准蛋白质配方、水解蛋白质配方、特殊疾病配方等。标准蛋白质配方适用于消化和吸收功能未改变者；水解蛋白质配方适用于消化与吸收功能较弱者。几乎所有的管饲饮食营养液配方都不含乳糖。

2. 鼻饲液的组成　可用于鼻饲的流质食物有牛奶、豆浆、鸡蛋、藕粉、米粉、豆粉、浓肉汤、鸡汤、奶粉、麦乳精、橘汁、西红柿汁、新鲜果汁、菜汁等。配制各种鼻饲饮食应根据家庭经济状况及老年人实际需要，适当增减食物的种类。混合奶配方含鲜牛奶 800mL，鸡蛋 4 枚，白糖 100g，香油 15g，食盐 5g，奶粉 25g，果汁 100mL，加水至 1000mL 混合而成。其中蛋白质 50g，碳水化合物 180g，脂肪 69g，每 100mL 供给机体热量 6485kJ。

3. 鼻饲液配制方法　先将规定数量的鸡蛋、白糖、香油、果汁混合，以竹筷挑打数分钟，直到均匀为止。然后把牛奶煮沸，稍晾凉一会即冲入鸡蛋、白糖、香油、果汁的混合物中，边冲边搅，勿使鸡蛋结块，加入食盐，滤去粗渣，待温度适宜时即可鼻饲。无鲜牛奶时亦可用奶粉 50g 稀释或汤作为流质，煮沸后冲调鸡蛋、白糖、香油等的混合食物。在配制过程中要防止污染，凡需加用酸性果汁、菜汁等，可单独分容器装盛，以防蛋白质遇酸形成颗粒堵塞胃管。给老年人鼻饲时，亦应与含酸果汁、菜汁分别在不同时间给予。

因消化不良引起腹泻者，可调换以上食谱，酌情选择下列配方：果汁 400mL，牛奶 400mL，熟鸡蛋黄 120g，白糖 100mL，食盐 5g，藕粉 20g，维生素 B_1 100mL，配制成 1000mL。100mL 可供给热量 5565kJ。

注意：给混合奶直接加温时，不可在火炉上直接加热，应带瓶放在热水中，否则会形成凝块，堵塞鼻饲管，影响鼻饲。

（二）适应证与禁忌证

1.适应证

（1）不能经口进食者，如昏迷、口腔疾患、口腔手术后、有吞咽和咀嚼困难的老年人；不能张口的老年人。

（2）早产儿及病情危重的老年人。

（3）拒绝进食的老年人。

2.禁忌证

（1）食管、胃底静脉曲张老年人。

（2）食管癌和食管梗阻老年人。

（三）用法

1.接注食器于胃管末端，先回抽，见有胃内容物抽出，再注入少量温开水。温开水可湿润管腔，防止食物黏附于管壁。

2.遵医嘱缓慢注入鼻饲液或药物，一次鼻饲量不超过200mL，时间间隔不少于2小时。药物应研碎、溶解后注入。

3.每次用注食器抽吸鼻饲液时，应返折胃管末端，灌注前应排尽注食器内空气，防止导管内容物反流或空气进入造成腹胀。

4.鼻饲毕，应再次注入少量温开水，冲净胃管，避免食物积存于管腔中干结变质，造成胃肠炎或堵塞管腔。

（四）注意事项

1.每次鼻饲前应确定胃管在胃内。

2.了解有无胃潴留及导管堵塞。

3.用鼻导管吸氧的老年人，应标识清楚，勿将胃管与吸氧管混淆。

4.避免注食速度过快，鼻饲液过热或过冷。

5.新鲜果汁与奶液应分别注入，避免产生凝块。

五、特殊饮食护理

（一）常见问题及处理

1.不能自理的老年人　应根据老年人的进食习惯，如进食的次序与方法等耐心喂食，每次喂食的量及速度可按老年人的情况和要求而定，不要催促老年人，以便于其咀嚼和吞咽。进食温度要适宜，防止烫伤。饭和菜、固体和液体食物应轮流喂食。进流质饮食者，可用吸管吸吮。

2.双目失明或眼睛被遮盖老年人　除遵循上述喂食要求外，还应告知喂食内容以增加进食的兴趣，促进消化液的分泌。如老年人要求自行进食，可按时钟平面图放置食物，并告知方向、食品名称，有利于老年人取用食物。例如，饭放在 6 点的位置，汤放在 12 点的位置，菜放在 9 点、3 点的位置等，并帮助老年人确认。

3. 禁食或限制水量 应告知老年人及家属原因，取得配合。

4. 需要增加饮水量 应向老年人解释大量饮水的目的和重要性。督促老年人在白天饮入一天总水量的 3/4，以免夜间饮水过多，排尿次数增多影响睡眠。可少量多次饮水，也可改变液体种类，以保证液体的摄入。

5. 限制饮水老年人 应向老年人及家属说明限水的目的及饮水量，取得合作。若老年人口干，可用湿棉签湿润口唇或滴水湿润口腔黏膜。口渴严重时，若病情允许，可采用含冰块、酸梅等方法，刺激唾液而止渴。

6. 吞咽困难者 面对吞咽困难者，护理员应嘱咐患者，特别是儿童和老年人，进食要细嚼慢咽，不可边进食边说话或走动。

(二) 特殊问题处理

1. 恶心 若老年人在进食中出现恶心，可鼓励老年人做深呼吸，并暂时停止进食。

2. 呕吐 若老年人发生呕吐，应及时处理。将老年人头偏向一侧，防止呕吐物进入气管内；给老年人提供盛装呕吐物的容器；尽快清除呕吐物并及时更换被污染的被服等；开窗通风，除去室内不良气味；帮助老年人漱口或给予口腔护理；询问老年人是否愿意继续进食，如不愿进食者，可帮助其保存好剩下的食物；观察呕吐物的性质、颜色、量和气味等，并做好记录。

3. 呛咳 告诉老年人在进食时应细嚼慢咽，进食过程中不要说话，以免发生呛咳。如发生呛咳，可轻拍老年人背部；若出现严重呛咳、呼吸困难、面色青紫、表情惊惧、双手乱抓或抽搐，提示噎食，护理员须争分夺秒清除口腔内积存食物；意识清楚的老年人，鼓励其用力咳出或吐出食物，或置老年人侧卧位，头低 45°，拍击其胸背部，协助吐出食物。若老年人出现窒息状态，应立即采取膈下腹部冲击法急救。

4. 膈下腹部冲击急救法 意识清醒的老年人可取立位、坐位，护理员站在老年人背后，双臂环抱老年人腰部，一手握拳，使拇指掌关节突出点顶住老年人腹部正中线脐上部位，另一只手的手掌压在拳头上，连续快速向内上方推压冲击 6 ~ 10 次。若无效可几秒钟后重复一次。若老年人意识不清，可置老年人侧卧位，护理员骑跨于老年人髋部或跪于老年人背侧，以同样手法操作。

同时，应通知医生，做好其他相应急救准备。

附：技能操作标准

具体见表 6-1-1 和表 6-1-2。

表 6-1-1 治疗饮食

饮食种类	适用范围	饮食原则与用法
高热量饮食	用于热能消耗较大的老年人,如甲状腺功能亢进症、结核、大面积烧伤、肝炎、胆道疾患、体重不足老年人及产妇等	基本饮食基础上加餐两次,可进食牛奶、豆浆、鸡蛋、藕粉、蛋糕、巧克力及甜食等。总热量约为 3000kcal/d
高蛋白饮食	用于高代谢性疾病,如烧伤、结核、恶性肿瘤、贫血、甲状腺功能亢进症、大手术后等老年人;低蛋白血症老年人;孕妇、乳母等	基本饮食基础上增加富含蛋白质的食物,尤其是优质蛋白。供给量为 1.5～2.0g/(d.kg),总量不超过 120g/d,总热量为 2500～3000kcal/d
低蛋白饮食	用于限制蛋白摄入老年人,如急性肾炎、尿毒症、肝性脑病等老年人	应多补充蔬菜和含糖高的食物,以维持正常热量。成人饮食中蛋白质含量不超过 40g/d,视病情可减至 20～30g/d。肾功能不全者应摄入优质动物性蛋白,忌用豆制品;若肾功能严重衰竭,甚至需摄入无蛋白饮食并静脉补充氨基酸;肝性脑病者应以植物性蛋白为主
低脂肪饮食	用于肝胆胰疾患,高脂血症、动脉硬化、冠心病、肥胖及腹泻等老年人	饮食清淡少油,禁用肥肉、蛋黄、动物脑等;高脂血症及动脉硬化老年人不必限制植物油(椰子油除外);脂肪含量少于 50g/d,肝胆胰病老年人少于 40g/d,尤其应限制动物脂肪的摄入
低胆固醇饮食	用于高胆固醇血症、高脂血症、动脉硬化、高血压、冠心病等老年人	胆固醇摄入量少于 300mg/d,禁用或少用含胆固醇高的食物,如动物内脏、脑、鱼籽、蛋黄、肥肉、动物油
低盐饮食	用于冠心病、急慢性肾炎、肝硬化腹水、重度高血压但水肿较轻老年人	每日食盐量＜2g,不包括食物内自然存在的氯化钠。禁用腌制食品,如咸菜、皮蛋、香肠、咸肉、虾米等
无盐低钠饮食	同低盐饮食,但一般用于水肿较重老年人	无盐饮食,除食物内自然含钠量外,不放食盐烹调,饮食中含钠量＜0.7g/d 低钠饮食,需控制摄入食品中自然存在的含钠量,一般小于＜0.5g/d, 二者均进食腌制食品、含钠食物和药物,如油条、挂面、汽水、碳酸氢钠药物等
高纤维素饮食	用于便秘、肥胖、高脂血症、糖尿病等老年人	饮食中应多含食物纤维,如韭菜、芹菜、卷心菜、粗粮、豆类、竹笋等
少渣饮食	用于伤寒、痢疾、腹泻、肠炎、食管胃底静脉曲张、咽喉部及消化道手术的老年人	饮食中应少含食物纤维,不用强刺激调味品及坚硬、带碎骨的食物;肠道疾患少用油脂

表 6-1-2 鼻饲饮食用法

操作步骤	操作内容
1. 护理员准备	衣帽整洁,修剪指甲,洗手,戴口罩
2. 环境准备	环境清洁,无异味
3. 老年人准备	告知老年人鼻饲饮食的目的与方法
4. 核对	备齐用物携至患者床旁,核对患者床号、姓名、腕带并解释

续表

操作步骤	操作内容
5. 体位	摆体位取半坐位或坐位, 无法坐起者摇高床头
6. 确认	确认留管插入胃内的方法有: ①在胃管末端连接注射器抽吸能抽出胃液。②置听诊器于老年人胃部, 快速经胃管向胃内注入 10mL 空气, 听到气过水声。③将胃管末端置于盛水的治疗碗中, 无气泡逸出
7. 灌注食物	连接注射器于胃管末端, 抽吸见有胃液抽出; 再注入少量温开水; 缓慢注入鼻饲液或药液; 鼻饲完毕后, 再次注入少量温开水
8. 处理胃管末端	将胃管末端反折, 用纱布包好, 用橡皮筋扎紧或夹子夹紧, 用别针固定于大单、枕旁或老年人衣领处
9. 操作后处理	协助患者清洁鼻孔、口腔; 整理床单位; 嘱老年人维持原卧位 20～30 分钟; 洗净鼻饲用的注食器, 放于治疗盘内, 用纱布盖好备用; 洗手; 记录

【思考与练习题】

1. 医院饮食的种类有哪些?

2. 各类医院饮食的适用范围及饮食原则是什么?

3. 当你遇到一位不愿意遵从治疗饮食并且有不良饮食习惯的老年人, 你将如何处理?

第二节　清洁照护

【学习要点】

1. 正确说出常用的口腔护理溶液及其作用。

2. 能运用所学知识规范进行口腔、头发、皮肤、会阴部的清洁护理及晨晚间护理。

3. 能说出压疮概念、发生原因、高危人群、临床表现、预防措施和护理要点。

4. 能创造良好的睡眠环境。

5. 能运用所学知识进行各种清洁卫生的健康教育。

【案例导入】

郭老先生, 男性, 70 岁, 因脑出血卧床 2 个月, 不能自行翻身, 近日骶尾部皮肤呈紫红色, 中心有一 0.5cm×0.6cm 水疱, 该老年人皮肤出现了什么并发症? 原因是什么?

良好的睡眠环境和清洁的身体不仅使人感觉舒适，也是预防和减少疾病发生的重要保证。尤其是对于老年人而言，机体的卫生状况是促进疾病恢复的重要因素之一。

一、口腔护理

正常人因口腔的温度、湿度，以及食物残渣，常使口腔内存在一定量的微生物。当健康状况良好时，机体具有一定的抵抗力，且通过饮水、漱口、刷牙等活动，对细菌可起到一定的清除作用。人体在患病时或老年人，机体抵抗力下降，因进食、饮水、刷牙等次数减少，对口腔内细菌清除能力减弱，使口腔内细菌大量繁殖，易引起口腔内局部炎症、溃疡、口臭及其他并发症。

（一）口腔评估

1.口腔卫生及清洁状况：口腔卫生状况的评估包括口唇颜色，口腔黏膜及牙龈有无溃疡或出血，牙龈有无萎缩，牙齿有无松动，有无龋齿、义齿，唾液分泌及口腔气味等；口腔清洁状况的评估，包括日常刷牙、漱口，或义齿清洁的方法、次数和清洁程度等。

2.老年人的自理能力。

3.老年人对口腔卫生保健知识的了解程度。

4.口腔特殊问题。

（二）口腔卫生指导

1.口腔清洁用具的选择

（1）应选用头较小且表面光滑、刷柄扁平而直，毛质地柔软且疏密适宜的牙刷，且保持清洁干燥，间隔3个月更换一次。

（2）应选用无腐蚀性的牙膏，含氟牙膏具有抑菌和保护牙齿的作用；药物牙膏可抑制细菌生长，具有预防龋齿、治疗牙周病或牙齿过敏的作用。

（3）使用牙线：若刷牙不能彻底清除牙齿周围及缝隙的牙菌斑和碎屑，可使用牙线清除。取牙线棒一根，以拉锯式将牙线放入牙齿的缝隙中，沿一侧牙面前后移动牙线以清洁牙齿侧面，用力弹出，直至清洁为止。然后漱口以清除口腔内的食物碎屑。牙线使用过程中，手法要轻柔，切忌将牙线用力下压，以免损伤牙龈。

2.刷牙方法 刷牙于晨起和睡前进行，同时建议每餐后也进行刷牙。刷牙时间以3分钟为宜。具体方法：牙刷毛面与牙齿呈45°，刷毛贴附在牙齿周围的齿龈沟上，顺牙间隙刷向牙冠方。刷上牙时，从上向下刷；刷下牙时，从下向上刷，内外、咬合面都刷到。

（三）义齿的清洁护理

佩戴义齿可促进食物咀嚼，便于交谈及维持个人形象，但容易存积食物残渣，形成牙菌斑及牙结石，或腐蚀邻近牙齿，故应加强对义齿的清洁。夜间休息时，将义齿取下，使牙龈得到充分休息。

1. 协助老年人取义齿的方法　护理员戴好手套，嘱老年人张口，轻轻拉动义齿基托，将义齿取下。上牙轻轻向外下方拉动，下牙轻轻向外上方拉动。上下均为义齿，先摘取上方，再摘取下方。

2. 义齿的护理方法　协助老年人取下义齿，刷上涂牙膏清洁义齿；睡前将义齿浸在清水或义齿清洁剂中。晨起戴义齿前，温水冲洗义齿，再戴上。进食后取下义齿，冲洗义齿，漱口后再戴上。

【注意事项】

1. 为老年人摘、戴义齿时，动作要轻柔，以免损伤牙龈。

2. 意识不清及烦躁的老年人，应取下义齿。

3. 义齿不可浸泡在热水或酒精中，以免变色、变形及老化。

4. 佩戴义齿的老年人不宜咀嚼过硬或过黏的食物，不要用力咬合，以防卡环变形或义齿折断。

二、头发护理

头发护理是个体日常卫生清洁的一项重要内容。有效的头发护理可维持良好的外观，维护个人形象，保持良好心态及增强自信；而且梳理和清洁头发，可清除头皮屑和灰尘，保持头发清洁，减少感染机会。同时，梳头可按摩头皮，促进头部血液循环，增加上皮细胞营养，促进头发生长。对于身体衰弱、病情较重及生活不能自理的老年人，护理员应协助或给予床上梳头或洗头。

（一）床上梳头

【目的】

1. 去除头皮屑和污秽，保持头发整洁、美观，增加舒适感。

2. 按摩头皮，促进血液循环，增加头发的营养，促进头发生长和代谢。

3. 维护老年人自尊，树立个人形象和自信心。

（二）床上洗发

【目的】

1. 保持头发清洁，促进老年人舒适，减少感染。

2. 按摩头皮，增进头部血液循环。

【注意事项】

1. 洗发过程中，注意观察并询问老年人有无不适，如有异常，立即停止操作。

2. 洗发动作轻快，减轻老年人的不适和疲劳。

3. 注意室温、水温变化，及时擦干头发，防止老年人着凉。

4. 注意保护眼睛、耳朵，防止液体进入；衣服和床褥如有潮湿，应及时更换。

5.如老年人有伤口或各种管道，注意保护。如有意外发生，应及时通知医护人员。

6.应用洗头车洗头时，按使用说明书或指导手册操作。

三、皮肤清洁

皮肤是身体最大的器官，完整的皮肤具有保护机体、调节体温、感觉、吸收、分泌及排泄功能。皮肤的新陈代谢迅速，代谢产物与细菌和尘埃结合形成污垢，黏附于皮肤表面。如不及时清除，可刺激皮肤，引起皮肤瘙痒；降低皮肤抵抗力，易造成各种感染。

（一）皮肤清洁护理

沐浴是保持老年人皮肤清洁的主要方法，常用的方法包括淋浴、盆浴及床上擦浴。

【目的】

1.去除皮肤污垢，保持皮肤清洁，促进身心舒适与健康。

2.促进皮肤血液循环，增强皮肤排泄能力，预防感染和压疮等并发症的发生。

3.缓解肌肉紧张，增强对外界刺激的敏感性。

4.促进老年人身体放松，增加老年人活动机会。

【注意事项】

1.为一侧肢体活动障碍老年人脱衣时，应先脱健侧再脱患侧；穿衣时，则先穿患侧后穿健侧。

2.浴室地面应放置防滑垫，以防滑倒。老年人单独洗浴时，浴室不要锁门。护理员应随时询问和观察老年人的反应，如有不适，应立即结束操作，并告知医护人员。

3.洗浴时间不可过长，浴盆浸泡时间不应超过 20 分钟，水温不可过高，以免发生头晕等不适。

4.洗浴应在老年人进食 1 小时之后进行，以免影响消化功能。

5.擦洗脸部时，嘱老年人闭眼，勿使浴液进入眼中，清水洗净。

（二）床上擦浴

床上擦浴适用于长期卧床、制动或活动受限（如使用石膏、牵引）、身体衰弱而无法自行沐浴的老年人。

【注意事项】

1.擦浴动作敏捷、轻柔，减少翻身次数，尽量在 15 ～ 30 分钟完成擦浴。

2.擦浴过程中注意保暖，随时更换温水，及时为老年人盖好浴毯，以防着凉。

3.注意观察老年人病情及皮肤情况，如出现寒战、面色苍白等不适，应立即停止擦浴，进行保暖，并通知医护人员。

4.擦浴过程中，注意老年人伤口的保护，避免管路打折或弯曲。

5.擦浴过程中注意保护老年人隐私，尽可能减少暴露。

四、手部、足部清洁

手部、足部清洁护理是根据老年人的日常生活习惯，满足其日常清洁和舒适的需要，于晨起和就寝前给予的护理措施，满足老年人身心需要，促进舒适，从而提高其生活质量和幸福感。

（一）手部清洁

保持手卫生是有效预防控制病原体传播，从而降低医院感染发病率的最基本、最简单且行之有效的手段。可以保持手部的清洁，保持手指关节的灵活，使手部皮肤有弹性。

（二）足部清洁

保持足部的清洁，加强新陈代谢，促进血液循环。

五、会阴部清洁

会阴部清洁适用于卧床不能自理、泌尿生殖系统感染、会阴分泌物过多、大小便失禁、留置导尿、会阴术后等老年人。

【目的】

1.协助老年人清洁会阴部，去除会阴部异味，预防或减少感染的发生。

2.防止皮肤破损，促进伤口愈合。

3.增进舒适，以指导老年人清洁为原则。

【评估】

1.评估老年人的病情、意识状态、自理能力及配合程度，向老年人解释会阴部护理的目的、方法、注意事项及配合要点。

2.评估老年人

（1）会阴部有无异味、瘙痒、分泌物的量及性质。

（2）会阴部皮肤有无破损、炎症、肿胀、触痛等。

（3）尿液有无异常，排尿时有无灼热感、疼痛不适等症状。

（4）有无大小便失禁、留置导尿等，泌尿生殖系统或直肠手术、妇产科手术等情况。

3.评估老年人外阴部皮肤黏膜情况及卫生情况。

4.评估室内温度及遮蔽程度。

【健康指导】

1.告知老年人操作的目的及配合、注意事项。

2.教导老年人应经常检查会阴部卫生情况，及时做好清洁卫生，预防感染。

3.指导老年人掌握会阴部的清洁方法。

【注意事项】

1.进行会阴部擦洗时，每擦洗一处，均需更换棉球。

2. 在操作时，应符合人体力学原则，保持良好的身体姿势，注意节时省力。

3. 凡有留置导尿管者，应注意尿管是否通畅或脱落，擦拭时由尿道口处向远端依次用消毒棉球擦洗。

4. 如老年人会阴部或直肠有手术，应坚持无菌技术操作原则进行擦洗，防止交叉感染。

（1）清洁伤口：以伤口为中心，由内向外擦洗伤口周围皮肤。

（2）污染伤口：以伤口为中心，由外向内擦洗伤口周围皮肤。

5. 如需会阴冲洗，则应准备冲洗壶和便盆，水温适宜，冲洗时注意用无菌干纱布堵住阴道口，以免污水进入阴道，导致逆行感染。

6. 女性老年人月经期宜采用会阴冲洗。

六、压疮护理

压疮是指身体局部组织长期受压，血液循环障碍，局部组织持续缺血、缺氧，营养缺乏，致使皮肤失去正常功能而引起的组织破损和坏死。

（一）压疮的原因

局部组织长期受压是压疮最主要的原因，皮肤潮湿、排泄物刺激以及营养不良机体活动和（或）障碍、医疗器械使用不当等也是发生压疮的常见原因。

（二）压疮的分期及临床表现（2007NPUAP 压疮分期）

可疑深部组织损伤：由于压力或剪力造成皮下软组织损伤引起的局部皮肤颜色改变（如变紫、变红），但皮肤完整。

Ⅰ期：皮肤完整、发红，与周围皮肤界限清楚，压之不褪色，常局限于骨凸处。

Ⅱ期：部分表皮缺损，皮肤表浅溃疡，基底红，无结痂，也可为完整或破溃的血泡。

Ⅲ期：全层皮肤缺失，但肌肉、肌腱和骨骼尚未暴露，可有结痂、皮下隧道。

Ⅳ期：全层皮肤缺失伴有肌肉、肌腱和骨骼的暴露，常有结痂和皮下隧道。

不能分期：全层皮肤缺失但溃疡基底部覆有腐痂和（或）痂皮。

（三）压疮的预防与护理

1. 压疮的易患部位　压疮好发于长期受压且缺乏脂肪保护或肌层较薄的骨隆突处。根据卧位及受压点常见以下好发部位。

（1）仰卧位：枕骨粗隆、肩胛部、肘部、脊椎体隆突处、骶尾部及足跟处。

（2）侧卧位：耳郭、肩峰、肘部、肋骨、髋部、膝关节内外侧及内外踝处。

（3）俯卧位：面颊部、耳郭、肩部、女性乳房、男性生殖器、髂嵴、膝部和足尖处等。

（4）坐位：好发于坐骨结节处。

2.高危人群 神经系统疾患如昏迷、瘫痪者；老年人；肥胖老年人；身体瘦弱者；水肿老年人；大小便失禁者；使用矫形器械老年人；其他，如发热、活动不便者等。

3.预防措施 压疮预防的关键在于加强护理，消除危险因素。护理员应做到以下几方面。

（1）"五勤、两加强" 五勤为：①勤翻身。避免局部组织长期受压。对于长期卧床的老年人，一般每2小时翻身1次，必要时每30分钟翻身一次。长期坐轮椅者每1小时应更换姿势一次，或至少每15分钟改变重力支撑点，以缓解坐骨结节处压力。②勤按摩。长期卧床者，应每日给予受压部位适当按摩，以促进血液循环。第一，背部按摩方法：清洁老年人皮肤后，护理员两手掌涂按摩油，用手掌大小鱼际以环形方式按摩。从骶尾部开始，沿脊柱两侧向上按摩至肩部、颈部，再由肩部向下按摩至骶尾部，力度适中。如此有节律地按摩3～5分钟。第二，其他受压处：护理员手掌涂按摩油后，紧贴老年人皮肤按摩受压处，按向心方向按摩，由轻到重。③勤换洗。经常沐浴，保持皮肤清洁，避免使用肥皂或含乙醇的清洁用品；及时更换干净衣物，减少不良污物刺激。④勤整理。保持床褥及衣裤清洁、干燥，无皱褶。⑤勤检查。经常检查老年人皮肤状况，及早发现，防患未然。两加强为：①加强责任心。压疮不仅给老年人带来痛苦、加重病情，严重时还会危及生命。因此，护理员应加强责任意识，尤其重视高危人群的皮肤护理，预防和减少压疮发生。②加强营养。合理膳食是改变老年人营养状况、促进创面愈合的重要措施。在病情允许的情况下，给予老年人高蛋白、高维生素、富含矿物质的饮食，增强机体抵抗力和组织修复能力。此外，水肿老年人应限制水和盐的摄入，脱水老年人应及时补水和电解质。

（2）保护骨隆突处和支撑身体空隙处 可采用表面支撑物垫于身体空隙处或局部骨隆突处，降低骨隆突处皮肤所承受的压力。常用有软枕、凝胶垫、泡沫类或水胶体类等减压敷料。

（3）应用减压床垫 根据老年人的具体情况，选用合适的减压床垫，如气垫床、水床等全身减压设备，以分散压力，预防压疮发生。

（4）鼓励老年人活动 在病情许可的情况下，协助老年人进行肢体功能锻炼，鼓励老年人尽早离床活动，预防压疮发生。

4.压疮的护理 在配合局部或全身的治疗外，压疮的护理尤为重要。

（1）瘀血红润期 此期皮肤完整性未被破坏，护理的重点是防止局部继续受压，增加翻身次数，保持患部干燥，避免摩擦、潮湿等刺激。此时皮肤表面抵抗力降低，禁止患部按摩，防止皮肤破损。

（2）炎性浸润期 此期应注意保护皮肤，预防感染。除继续上述措施外，应注意对出现水疱的皮肤进行护理。未破的小水疱防止破裂，使其自行吸收；大水疱需在无菌操作下用无菌注射器抽出疱内液体，不必剪去表皮，局部消毒后用无菌敷料覆盖，护理员应随时观察敷料及皮肤状况；若水疱破溃并露出创面，应协助医护人员消毒创面及周围皮肤。配合医护人员选择合适的伤口敷料填塞，促进创面愈合。

（3）浅度溃疡期及坏死溃疡期 此期一般多需药物或手术治疗。应配合医护人员加强局部及全身护理，如术后体位减压、密切观察术区血供和引流情况、鸡蛋内膜敷患处、氧疗等。加强营养，促进肉芽组织生长，预防和控制感染。

附：技能操作标准

具体见表 6-2-1 ～表 6-2-9。

表 6-2-1　协助老年人漱口

操作步骤	操作内容
1. 自身准备	服装整洁，洗净双手
2. 环境准备	室内环境清洁，温、湿度适宜
3. 物品准备	水杯（内盛清水 2/3 满）、吸管、弯盘或小碗、毛巾，必要时备润唇油
4. 沟通	向老年人或家属解释，取得配合
5. 摆放体位	协助老年人取舒适恰当的体位（侧卧位、抬高头胸部或半坐卧位），面向护理员，将干毛巾铺在老年人颔下及胸前，弯盘或小碗置于口角旁
6. 协助漱口	水杯置于老年人口角旁，协助老年人用吸水管吸水 嘱其闭紧双唇，指导其鼓动颊部，使漱口水在牙缝内外来回流动冲刷 倾吐漱口水至弯盘或小碗中，反复多次直至口腔清洁 用毛巾擦干口角水痕，必要时涂搽润唇油
7. 整理用物	整理床单位；清理用物，放回原处；洗手

表 6-2-2　协助老年人刷牙

操作步骤	操作内容
1. 自身准备	服装整洁，洗净双手
2. 环境准备	室内环境清洁，温、湿度适宜
3. 物品准备	牙刷、牙膏、漱口杯、毛巾、脸盆，必要时备润唇油
4. 沟通	向老年人或家属解释，取得配合
5. 摆放体位	协助老年人取坐位，将干毛巾铺在其胸前，放稳脸盆
6. 指导刷牙	漱口，湿润口腔 牙刷上挤好牙膏指导刷牙，时间不少于 3 分钟 刷牙完毕，再漱口，擦净口角水痕
7. 整理用物	撤去用物，根据老年人情况取合适体位，必要时涂搽润唇油 整理床单位及用物，洗手

表 6-2-3　特殊口腔护理溶液选择

名称	浓度	作用及适用范围
生理盐水	0.9%	清洁口腔，预防感染
复方硼酸溶液		轻度抑菌、除臭
过氧化氢溶液	1% ～ 3%	防腐、防臭，适用于口腔感染、有溃烂、坏死组织者

续表

名称	浓度	作用及适用范围
碳酸氢钠溶液	1%～4%	碱性溶液，适用于真菌感染
氯己定溶液	0.02%	清洁口腔，广谱抗菌
呋喃西林溶液	0.02%	清洁口腔，广谱抗菌
醋酸溶液	0.1%	适用于铜绿假单胞菌感染
硼酸溶液	2%～3%	酸性防腐溶液，有抑制细菌的作用
甲硝唑溶液	0.08%	适用于厌氧菌感染

表 6-2-4　口腔护理操作步骤

操作步骤	操作内容
1. 自身准备	服装整洁，洗净双手
2. 环境准备	室内环境清洁，温、湿度适宜
3. 物品准备	漱口杯（内盛温水）、棉签（镊子、棉球）、毛巾、污物碗，根据情况备漱口液及润唇油
4. 沟通评估	向老年人或家属解释，取得配合 评估老年人的病情、意识、配合程度及口腔情况
5. 摆放体位	协助老年人侧卧或仰卧，头偏向护理员 治疗巾铺在其颌下及胸前，污物碗置于枕边
6. 擦拭口腔	取一根棉签（或镊子夹棉球），蘸适量漱口液，湿润口唇 嘱老年人牙齿咬合，擦拭牙齿外侧面（由内而外纵向擦拭至门齿） 嘱老年人张口，分别擦拭牙齿内侧面、咬合面及两侧颊部 最后依次擦拭上颚、舌面、舌下 嘱其再次张口，清点棉球数量，检查口腔是否擦拭干净
7. 润唇	口唇涂润唇膏（必要时涂药膏）
8. 整理用物	撤去用物；根据老年人需要，保持合适体位；整理床单位
9. 记录	洗手，记录其口腔状况

表 6-2-5　床上梳头

操作步骤	操作内容
1. 自身准备	服装整洁，洗净双手
2. 环境准备	室温 26～28℃
3. 物品准备	梳子、毛巾，必要时备发夹、温水
4. 沟通评估	向老年人解释，取得配合 老年人的自理能力、合作程度、头发及头皮情况
5. 摆放体位	根据老年人情况，取坐位或卧位

操作步骤	操作内容
6. 梳头方法	坐位梳头法： 毛巾围于老年人肩上，头发散开，护理员左手压住老年人发根，右手梳理头发至整齐 梳理靠近发梢的一段，梳理通顺后，再从发根梳理至发梢 梳理完毕，毛巾卷起撤去 卧位梳头法： 一手托起老年人头部，一手将毛巾铺在枕巾上 协助老年人将头偏向一侧，梳理方法同前 一侧梳理完毕后，将老年人头转向另一侧，用同样方法进行梳理，直至整齐 一手托起老年人头部，一手将毛巾卷起撤去
7. 整理用物	清理毛巾上的头屑及脱落的头发 整理床单位 倾倒污水，清洗毛巾，晾干备用，洗手

表 6-2-6　床上洗头

操作步骤	操作内容
1. 自身准备	服装整洁，洗净双手
2. 环境准备	关闭门窗，室温 26 ~ 28℃
3. 物品准备	毛巾、浴巾、橡胶单（垫单）、洗发液、梳子、脸盆、热水壶（盛装 40 ~ 45℃温水）。必要时备吹风机
4. 沟通评估	向老年人解释，取得配合 老年人的自理能力、合作程度、头发及头皮情况
5. 围巾铺单	将老年人衣领松开内折，毛巾围于颈下 橡胶单或一次性垫单及浴巾铺于头部下方
6. 摆放体位	洗头车洗头法： 老年人取仰卧位，上半身倾斜向床边 头部枕于洗头车的头托上，接水盘置于老年人头下 自制叩杯式洗头： 老年人取仰卧位，枕垫于老年人肩下 老年人头部和肩部下方铺橡胶单，将盆放于头部下方 取茶杯一只倒叩盆中，折好的方巾一块垫在杯口防滑，另一块垫在杯底，保持头部舒适 洗头盆洗头： 老年人取仰卧位，托住老年人颈部枕于盆颈部凹陷处，头部置于充气盆中
7. 保护眼耳	用纱布、棉球或耳塞等保护老年人双眼及耳部，嘱其闭眼
8. 洗发	一手持水壶缓慢倾倒，另一手揉搓头发至全部淋湿 涂擦洗发液，双手指腹揉搓头发、按摩头皮（力量适中，揉搓方向由发际向头顶部） 揉搓完毕，一手持水壶缓慢倾倒温水，另一手揉搓头发至洗发液冲洗干净
9. 擦干	取老年人颈肩部毛巾，擦干面部水痕 用毛巾包裹头部，撤去洗头器 擦干头发（必要时用吹风机吹干头发），垫好枕头 将头发梳理整齐
10. 整理用物	整理床单位 倾倒污水，整理用物，清洗毛巾，晾干备用

表 6-2-7 协助老年人淋浴或盆浴

操作步骤	操作内容
1. 自身准备	更换短袖上衣、短裤；洗净双手，修剪指甲
2. 环境准备	调节浴室温度至 24～26℃。关闭门窗，适当开启排风设施，地面放置防滑垫。如盆浴，浴盆中放水至 1/3～1/2，水温约 40℃，浴盆内放置防滑垫
3. 物品准备	沐浴（浴盆）设施、洗澡椅、毛巾两条、浴巾 1 条、浴皂、洗发液、润肤油、清洁衣裤、梳子。必要时备吹风机
4. 沟通评估	向老年人解释，取得配合 老年人自理能力、合作程度、皮肤情况及洗浴习惯
5. 洗浴	搀扶（或用轮椅运送）老年人，穿防滑拖鞋进入浴室 调节水温，先开冷水开关，再开热水开关，调节水温至 40℃左右为宜 协助老年人脱去衣裤，扶其在洗澡椅上坐稳（或进入浴盆坐稳） 嘱其双手握住椅扶手或盆沿 （1）清洗脸　顺序：眼睛、额头、鼻、脸颊、耳、颈部 （2）清洗身　淋湿老年人身体（如在浴盆内，浸泡身体后，放掉浴盆中的水） 由上至下涂抹浴皂，轻揉肌肤至出现丰富泡沫 最后冲净全身浴液 （3）洗　嘱老年人身体靠紧椅背，头稍后仰，闭眼 淋湿老年人头发，取适量洗发液，均匀涂于头部 双手指腹揉搓头发，按摩头皮（力量适中，揉搓方向由发际向头顶部） 最后冲净洗发液
6. 浴后照料	毛巾擦干老年人面部及头发，浴巾包裹身体，协助其出浴盆 擦干身体，坐在座椅上，涂抹润肤油 协助老年人更换清洁衣裤，搀扶（或轮椅运送）老年人回床休息 为老年人倒一杯温水，补充沐浴消耗的水分 必要时修剪指甲，开窗通风
7. 整理用物	用物洗净，放回原处，擦干浴室地面（或浴盆）

表 6-2-8 床上擦浴

操作步骤	操作内容
1. 自身准备	服装整洁，洗净双手，修剪指甲
2. 环境准备	环境整洁，室温调至 24～26℃，关闭门窗，必要时屏风遮挡
3. 物品准备	脸盆 3 个（身体、会阴部、足），毛巾 3 条（身体、会阴部、足） 方毛巾 1 条，浴巾 2 条，浴毯 1 条，浴皂、橡胶单 1 块，清洁衣裤，暖瓶内装热水，水温计，污水桶，橡胶手套
4. 沟通评估	向老年人解释，取得配合，询问是否需要排便 老年人的身体状况、合作程度及皮肤卫生状况
5. 盖浴毯	取舒适体位，浴毯遮盖老年人身体，移开盖被
6. 备水	倒温水于脸盆中约 2/3 满，水温 42～46℃，同浴皂放于床旁桌上

操作步骤	操作内容
7. 擦浴顺序	（1）面部和颈部　浴巾铺于老年人枕上，毛巾叠成套状包于护理员手中 将包好的毛巾浸湿 擦洗顺序：眼睛（由内眦向外眦）、前额、面颊、鼻部、耳前后、 下颌、颈部。如用浴皂，则擦净浴皂后，再用清水擦净 （2）上肢和手　为老年人脱去上衣，盖好浴毯 先擦近侧手臂，将浴巾半铺半盖于老年人近侧手臂上 擦拭方法：毛巾弄湿后涂上浴皂，打开浴巾进行擦拭，再用清水毛巾擦净浴皂，并用浴巾擦干 擦拭顺序：手掌、手臂内侧至腋窝、手背、手臂外侧至肩部 同法擦洗对侧 条件允许下，可进行温水泡手 （3）胸、腹部　浴巾盖于老年人胸腹部，浴毯向下折至会阴部 擦拭方法：一手掀起浴巾一边，另一手包裹毛巾擦洗，擦洗方法同上 擦拭顺序：由上向下擦拭老年人胸部及两侧，顺时针螺旋形擦拭腹部及两侧腰部 （4）背、臀部　协助老年人翻身侧卧，背向护理员，浴巾纵向铺于老年人身下 浴毯盖于肩部和腿部。暴露老年人背臀部 擦拭方法同上 擦拭顺序：后颈部、背部、臀部 （5）下肢　协助老年人取平卧，暴露近侧下肢并呈屈膝状，浴巾半铺半盖 擦拭方法同上 擦拭顺序：踝部、小腿、膝部、大腿至根部 同法擦拭对侧 （6）足　老年人双足暴露，足下铺橡胶单 脚盆内倒温水至半满，放在橡胶单上 协助老年人浸泡双足，揉搓直至洗净，用专用毛巾擦干足部后放入盖被内 （7）会阴　暴露会阴，洗净并擦干会阴部（见会阴部护理）
8. 浴后照料	为老年人涂抹润肤油，穿上干净衣裤，盖好盖被 为老年人倒一杯温水，以补充水分 必要时修剪指（趾）甲，酌情开窗通风
9. 整理用物	清洗用物、归位，擦干地面水渍

表 6-2-9　会阴部清洁

操作步骤	操作内容
1. 自身准备	同皮肤护理
2. 环境准备	同皮肤护理
3. 物品准备	治疗车上层 治疗盘内备：毛巾、浴巾、清洁棉球、无菌溶液、大量杯、镊子、橡胶单、中单、一次性手套、浴毯、卫生纸 治疗盘外备：橡胶单、中单、水壶（内盛 50 ～ 52℃的温水）、便盆、手消毒液，必要时备屏风 治疗车下层：备生活垃圾桶、医用垃圾桶，必要时带消毒便盆 1 个
4. 沟通评估	向老年人解释，以取得配合，询问是否需要排便 老年人的身体状况、合作程度及卫生情况

续表

操作步骤	操作内容
5.体位	协助老年人取仰卧位，将盖被折于会阴部以下，将浴毯盖于老年人胸部
6.备水铺巾	盆内放温水，连同卫生纸放于床旁桌，毛巾放于盆内 臀部垫一次性垫单
7.戴手套	戴好一次性手套
8.擦洗会阴部	女性老年人会阴部护理 体位：协助老年人取仰卧位，将盖被向下返，折暴露老年人下肢，褪去近侧裤腿盖于对侧腿上，屈膝，两腿分开（便于会阴部护理），用浴巾盖于近侧腿上，注意保暖，将弯盘放于会阴垫上 擦洗大腿上部：将浴毯的下半部返折，暴露老年人的会阴部，右手持无菌镊子夹取消毒棉球擦洗，并擦干两侧大腿上部 擦洗阴唇部位：擦洗阴阜→用左手轻轻合上阴唇部位，右手擦洗阴唇外的黏膜部分，从会阴部向直肠方向擦洗（从前向后） 擦洗尿道口和阴道部位：左手分开阴唇，暴露尿道口和阴道口。右手持无菌镊子夹取消毒棉球，从会阴部向直肠方向轻轻擦洗尿道口→会阴体→肛门，应及时更换棉球（一次一个），根据老年人情况增加擦洗次数，直至擦净（撤去弯盘放于治疗车的下层） 男性老年人会阴部护理 擦洗大腿上部：将浴毯的上半部返折，暴露阴茎部位，清洗并擦干两侧大腿的上部 擦洗阴茎头部：轻轻提起阴茎，将浴巾铺于下方，由尿道口向外环形擦洗阴茎头部（擦洗的方向从污染最小的部位至污染最大的部位，防止细菌向尿道口传播）。更换棉球，反复擦洗，直至擦净阴茎头部 擦洗阴茎体部：沿阴茎体由上向下擦洗，应特别注意阴茎下面的皮肤 擦洗阴囊部：小心托起阴囊，擦洗阴囊下面的皮肤褶皱处（轻柔擦拭，阴囊部位受压容易引起老年人疼痛；皮肤褶皱处容易有分泌物蓄积）
9.更换尿垫	撤去便盆及垫单，更换一次性尿垫
10.检查	用毛巾擦干会阴部并检查会阴部皮肤状况 根据情况涂软膏
11.整理记录	摘下一次性手套，协助老年人取舒适体位，盖好盖被 整理用物，擦干地面水渍 洗手、记录

【案例解析】

答：老年人皮肤出现了二期压疮，原因是老年人长期卧床，造成受压部位出现压疮。

【思考与练习题】

1.老年人，女，高位截瘫老年人，为其做口腔护理时，取下的活动性义齿应放入（   ）

A.冷水中　　　　　　B.热水中　　　　　　C.30%乙醇

D.75%乙醇　　　　　E.朵贝尔溶液中

2.为卧床老年人进行床上洗头时，水温应调至（   ）

A. 22 ～ 26℃   B. 28 ～ 32℃   C. 40 ～ 45℃

D. 50 ～ 60℃   E. 60 ～ 70℃

3. 擦拭过程中，老年人出现寒战、面色苍白、脉速，护理员应（   ）

A. 请家属协助擦浴   B. 加快操作速度，尽快完成擦浴

C. 嘱老年人深呼吸   D. 立即停止擦浴

E. 给予镇静药

4. 发生压疮的最主要原因是（   ）

A. 局部组织长期受压   B. 机体营养不良

C. 局部皮肤潮湿或受排泄物刺激   D. 急性应激因素

E. 体温升高

第三节 排泄照护

【学习要点】

1. 学会对尿液、大便的性质、量、形状、颜色、气味的观察方法。

2. 能对排尿异常、排便异常进行护理，能采集老年人的二便常规标本。

3. 掌握集尿袋和粪袋的更换方法。

4. 掌握不同灌肠法的目的及注意事项。

5. 能协助老年人正常如厕、更换纸尿裤和尿垫。

6. 运用所学知识，对排尿和排便异常的老年人进行健康教育。

排泄是机体将新陈代谢所产生的废物排出体外的过程，是人的基本需要，也是维持生命的基本条件之一。护理员应根据老年人身体状况，指导及协助其采取适宜的排泄体位、方法，促进老年人舒适。

一、排尿的评估

（一）尿量和次数

成人每天排尿 3 ～ 5 次，夜间 0 ～ 1 次，每次尿量 200 ～ 400mL，24 小时尿量 1000 ～ 2000mL，平均 1500mL 左右。

（二）颜色

正常新鲜尿液呈淡黄色或深黄色。尿色可受某些食物或药物的影响，如进食大量胡萝卜、橘子或服用维生素 B，尿液的颜色呈深黄色。在病理情况时，尿色可有以下

变化。

1.血尿 血尿颜色的深浅，与尿液中所含红细胞量多少有关，尿液中含红细胞量多时呈洗肉水色。见于急性肾小球肾炎、输尿管结石、泌尿系统肿瘤、结核及感染。

2.血红蛋白尿 大量红细胞在血管内破坏，形成血红蛋白尿，呈红葡萄酒色或酱油色。见于血型不合的输血、恶性疟疾和阵发性睡眠性血红蛋白尿。

3.胆红素尿 尿液呈深黄色或黄褐色，振荡尿液后泡沫亦呈黄色。见于阻塞性黄疸和肝细胞性黄疸。

4.乳糜尿 尿液中含有淋巴液，尿液呈乳白色，见于丝虫病。

（三）透明度

新鲜尿液透明，放置后可出现微量絮状沉淀物。新鲜尿液发生浑浊主要是尿液含有大量尿盐时，尿液冷却后，可发生尿液浑浊，但加热、加酸或加碱后，尿盐溶解，尿液澄清。当泌尿系统感染时，排出的新鲜尿液即呈白色絮状浑浊，此种尿液在加热、加酸或加碱后，其浑浊度不变。

（四）气味

正常尿液呈酸味。尿液久置后，因尿素分解产生氨，故有氨臭味。若新鲜尿液有氨臭味，应考虑是否有泌尿系感染。糖尿病酮症酸中毒时，尿液呈烂苹果味。

二、异常排尿及护理

（一）异常排尿

1.多尿 24小时尿量经常超过2500mL者为多尿。常见于大量饮水、妊娠、糖尿病及尿崩症等老年人。

2.少尿和无尿 24小时尿量少于400mL或每小时尿量少于17mL为少尿；24小时尿量少于100mL或12小时内无尿者为无尿或尿闭。少尿多见于心脏、肾脏、肝衰竭和休克老年人；无尿多见于严重休克和急性肾衰竭老年人。

3.尿潴留 尿液大量存留在膀胱内而不能自主排出称尿潴留。当尿潴留时，膀胱高度膨胀，可至脐部。老年人自述下腹胀痛、排尿困难。

4.尿失禁 排尿失去意识控制或不受意识控制称为尿失禁，分三类。

（1）**真性尿失禁** 膀胱内稍有一些尿，便会不自主地排出，排尿后，膀胱处于空虚状态。常见于昏迷、截瘫、手术或分娩造成膀胱括约肌损伤或神经损伤者。

（2）**充溢性尿失禁（假性尿失禁）** 指膀胱内贮存部分尿液，当膀胱充盈达到一定压力时，即可不自主地溢出少量尿液。

（3）**压力性尿失禁** 指当咳嗽、打喷嚏或运动时腹压升高，不自主地有少量尿液排出，多见于中年女性。

5.膀胱刺激征 主要表现为尿频、尿急、尿痛。单位时间内排尿次数增多为尿频；

不能控制需立即排尿称尿急；排尿时膀胱区及尿道疼痛称尿痛。常伴有血尿。

（二）异常排尿的护理

1. 评估观察要点

（1）评估老年人病情、意识、自理能力、合作程度，了解老年人治疗及用药情况。

（2）了解老年人饮水习惯、饮水量，评估排尿次数、量、伴随症状，观察尿液的性状、颜色、透明度等。

（3）评估膀胱充盈度、有无腹痛腹胀及会阴部皮肤情况；了解老年人有无尿管、尿路造口等。

（4）了解尿常规、血电解质检验结果等。

2. 尿量异常的护理

（1）记录 24 小时出入液量和尿比重，监测酸碱平衡和电解质变化，监测体重变化。

（2）根据尿量异常的情况，监测相关并发症的发生，有无脱水、休克、水肿、心力衰竭、高血钾或低血钾、高血钠或低血钠等表现。

3. 尿失禁的护理

（1）注意保持皮肤清洁干燥，床上铺橡胶单和中单，也可使用尿垫或一次性纸尿裤，经常用温水清洗会阴部皮肤，勤换衣裤床单、尿垫。根据皮肤情况，定时按摩受压部位，防止压疮发生。

（2）外部引流：必要时应用接尿装置引流尿液。女性可用女式尿壶紧贴外阴部接取尿液，男性可用尿壶接尿，也可用阴茎套连接集尿袋，接取尿液，但此法不宜长时间使用，每天要定时取下阴茎套和尿壶，清洗会阴部和阴茎，暴露于空气中，并评估有无红肿、破损。

（3）重建正常的排尿功能

1）如病情允许，指导老年人每日白天饮水摄入液体 2000～3000mL。因多饮水可以促进排尿反射，可以预防泌尿系感染。入睡前 3 小时限制饮水，减少夜间尿量，以免影响老年人休息。

2）观察排尿反应，定时使用便器，建立规则的排尿习惯，刚开始每 1～2 小时使用一次，以后间隔时间可以逐渐延长，以促进排尿功能的恢复。使用便器时，用手按压膀胱，协助排尿，注意用力要适度。

3）指导患者进行骨盆底部肌肉的锻炼，以增强控制排尿的能力。具体方法是患者取立、坐或卧位，试做排尿（排便）动作，先慢慢收紧盆底肌肉，再缓缓放松，每次 10 秒左右，连续 10 次，每日进行数次，以不觉疲乏为宜。

（4）对长期尿失禁的老年人，可行导尿术留置导尿，避免尿液浸渍皮肤，发生皮肤破溃。根据老年人的情况，定时夹闭和引流尿液，锻炼膀胱壁肌肉张力，重建膀胱储存尿液的功能。

（5）无论什么原因引起的尿失禁，都会给老年人造成很大的心理压力，如精神苦闷、忧郁、丧失自尊等。他们期望得到他人的理解和帮助，同时尿失禁也给老年人的生活带来许多不便。护理员应尊重和理解老年人，给予安慰、开导和鼓励，使其树立恢复健康的信心，积极配合治疗和护理。

4. 尿潴留的护理

（1）提供隐蔽的排尿环境：关闭门窗，屏风遮挡，请无关人员回避。适当调整治疗和护理时间，使老年人安心排尿。

（2）调整体位和姿势：酌情协助卧床老年人取适当体位，如扶卧床老年人坐起或抬高上身，尽可能使老年人以习惯姿势排尿。对需绝对卧床休息或某些手术老年人，应事先有计划地训练床上排尿，以免因不适应排尿姿势的改变而导致尿潴留。

（3）诱导排尿：利用条件反射如听流水声或用温水冲洗会阴，亦可采用针刺中极、曲骨、三阴交穴或艾灸关元、中极穴等方法，刺激排尿。

（4）热敷和按摩：热敷、按摩可放松肌肉，促进排尿。若老年人病情允许，可用手按压膀胱协助排尿，即用手掌自老年人膀胱底部向尿道方向推移按压，直至耻骨联合。按压时，用力均匀，逐渐加力，一次按压到底。若未排尿，可重复操作，直至排尿为止。切记不可强力按压，以防膀胱破裂。

（5）心理护理：与老年人加强沟通，建立良好的护患关系，及时发现老年人的心理变化，安慰老年人，消除焦虑和紧张情绪，排尿时应给予老年人足够的时间放松自己，以减轻其心理压力。

（6）健康教育：帮助老年人和家属了解维持正常排尿的重要性，取得主动合作。指导老年人养成定时排尿的习惯，学会正确的自我放松方法。对需手术老年人，可术前训练老年人床上排尿，以避免术后因不适应卧床排尿的姿势而导致尿潴留。

（7）留置导尿管时，定时开放，定期更换。

三、排便照护

（一）排便的评估

正常情况下，人的排便活动受意识控制，自然，无痛苦，无障碍。

1. 次数及量 因人而异，成人1～3次/天；排便量的多少与膳食种类、数量、摄入液体量、大便次数及消化器官的功能有关，成人每天排便量100～300g。

2. 形状及硬度 成形，类似直肠的直径，软便。肠道部分梗阻或直肠狭窄粪便常呈扁条形或带状；便秘呈栗子样；腹泻呈稀便或水样便。

3. 颜色 成人粪便呈黄褐色或棕黄色。白陶土色见于胆道梗阻；黑色摄入动物血或铁制剂；柏油样便见于上消化道出血；暗红色血便见于下消化道出血；粪便表面粘有鲜红色见于痔疮出血或肛裂；果酱样便见于肠套叠、阿米巴痢疾；白色"米泔水"样便见于霍乱；暗绿色多为食用大量绿叶蔬菜。

4. 内容物 粪便中混入或粪便表面附有血液、脓液，或肉眼可见的黏液，粪便中检出寄生虫均为异常。

5. 气味 粪便气味因膳食种类而异。恶臭见于严重腹泻；酸臭味见于消化吸收不良；腐臭味见于下消化道出血或恶性肿瘤；腥臭味见于上消化道出血。

（二）异常排便及护理

1. 异常排便

（1）便秘 指正常的排便形态改变，排便次数减少，排出过于干硬的粪便，且排便不畅、困难。便秘在某些情况下，可能给老年人带来危险，如冠心病老年人用力排便时可能诱发心绞痛和心肌梗死。

常见原因：排便习惯不良，常抑制便意；饮食结构不合理，如低纤维、高动物脂肪饮食；饮水量不足；滥用缓泻剂、栓剂、灌肠，导致正常排泄反射消失；某些药物不合理的使用；某些器质性和功能性疾病，如甲状腺功能减退、低血钙和低血钾等，神经系统功能障碍导致神经冲动传导受阻；各类直肠、肛门手术；情绪消沉。

（2）腹泻 指正常的排便形态改变，频繁排出稀薄、不成形的粪便至水样便，是消化道消化、吸收和分泌功能紊乱的表现。暂时性的腹泻是一种保护性反应，但持续严重的腹泻可造成体内大量水分和消化液丧失，严重腹泻可导致营养不良。

常见原因：肠道感染或疾患；饮食不洁或食物过敏；泻剂使用过量。

（3）排便失禁 指不受意识的控制而不自主地排便。

常见原因：生理方面多见于神经肌肉系统的病变或损伤，如瘫痪、消化道疾患；心理方面多见于情绪失调、精神障碍等。

（4）粪便嵌塞 指粪便持久滞留堆积在直肠内，坚硬不能排出。常见于难以缓解的慢性便秘者。

常见原因：便秘未能及时解除，粪便滞留在直肠内，水分被持续吸收，最终粪块变得坚硬，不能自行排出。

（5）肠胀气 指肠道内有过量气体积聚，不能排出。老年人可出现腹部胀满、膨隆、痉挛性疼痛、呃逆等症状。

常见原因：摄入过多的产气性食物、吞入大量空气、肠蠕动减少、肠道梗阻。

（6）排便改道外置于腹部表面，在腹壁建立暂时性或永久性的人工肠造口，以排泄粪便，也称人造肛门。根据不同的造口手术，有的老年人能控制造口的粪便，有的则不能。对排便改道的老年人，要重点评估造口处粪便流出的频率、粪便的性状、造口处有无红肿和炎症、使用器具的类型和控制造口功能的方式等。

2. 评估和观察要点

（1）评估老年人病情，有无高血压、冠心病、肠道病变等。

（2）了解老年人排便习惯、次数、量，粪便的颜色、性状，有无排便费力、便意不尽等。

（3）了解老年人饮食习惯、治疗和检查、用药情况。

3. 排便异常的护理

（1）便秘老年人的护理

1）健康教育 帮助老年人及家属认识到维持正常排便习惯及获得有关排便知识的

重要性，帮助老年人重建正常的排便习惯。

2）提供适当的排便环境　当老年人有便意时，应为老年人提供私密的环境和充足的时间。如拉上床帘或屏风遮挡，避开查房、治疗护理和进餐时间，以消除紧张情绪，利于排便。

3）选择适当的排便姿势　蹲姿可有助于腹肌收缩，增加腹内压，促进排便。大多数人使用厕所便器时，身体向前倾斜。若老年人较矮，应在便器前放置脚凳，老年人踩着以增加髋部屈曲。若老年人使用床上便器解便，病情允许时，可取坐位或抬高床头，以借重力的作用增加腹内压，促进排便。

4）腹部环形按摩　由右向左环行按摩，可促使肠内容物向下移动，促进排便。

5）重建正常排便习惯　指导老年人选择适合自身的排便时间，每天固定在此时排便，不随意使用缓泻药及灌肠等方法。

6）使用简易通便剂　常用的有开塞露和甘油栓等，但不可随意使用，避免造成排便紊乱。

7）合理安排膳食　多摄取可促进排便的食物和饮料。如多食用蔬菜、水果、粗粮等高纤维食物；餐前喝开水、柠檬汁等热饮，促进肠蠕动；病情允许的情况下多饮水，每日不少于2000mL；适当食用油脂类食物。

8）鼓励老年人适当运动　病情允许情况下适当运动，如散步、做操、打太极拳等；卧床老年人可进行床上运动。此外，指导老年人进行增强腹肌和盆底肌的运动，促进排便。

（2）腹泻老年人护理

1）去除原因　如肠道感染者，应遵医嘱给予抗生素治疗。

2）卧床休息　减少肠蠕动，注意腹部保暖。对不能自理的患者，应及时给予便盆，消除焦虑不安的情绪，使之达到身心充分休息的目的。注意腹部保暖。

3）膳食调理　鼓励患者饮水，少量多次，可酌情给予淡盐水，饮食以清淡的流质或半流质食物为宜，避免油腻、辛辣、高纤维食物。严重腹泻时可暂禁食。

4）防治水和电解质紊乱　按医嘱给予止泻剂、口服补盐液或静脉输液。

5）维持皮肤完整性　特别是婴幼儿、老年人、身体衰弱者，每次便后用软纸轻擦肛门，温水清洗，并在肛门周围涂油膏，以保护局部皮肤。

6）密切观察病情　记录排便的性质、次数、量等，注意有无脱水指征，必要时留取标本送检。病情危重者，注意生命体征变化。如疑为传染病则按肠道隔离原则护理。

7）心理支持　因粪便异味及衣裤、床单、被套、便盆均会给患者带来不适，因此要协助患者更换衣裤、床单、被套和清洗沐浴，使患者感到舒适。便盆清洗干净后，置于易取处，以方便患者取用。

8）健康教育　向患者讲解有关腹泻的知识，指导患者注意饮食卫生和家居卫生，养成良好的卫生习惯。

（3）排便失禁老年人的护理

1）心理护理：排便失禁的老年人心情紧张而窘迫，常感到自卑和忧郁，期望得到理解和帮助。护理员应尊重和理解患者，给予心理安慰与支持，帮助其树立信心，配合治疗和护理。

2）保护皮肤：床上铺橡胶（或塑料）单和中单或一次性尿布，每次便后用温水洗净肛门周围及臀部皮肤，保持皮肤清洁干燥，必要时肛门周围涂擦软膏以保护皮肤，避免破损感染。注意观察骶尾部皮肤变化，定时按摩受压部位，预防压疮的发生。

3）帮助老年人重建控制排便的能力：了解老年人排便时间，掌握排便规律，定时给予便盆，促使老年人按时自己排便；与医生协调定时应用导泻栓剂或灌肠，以刺激定时排便；教会老年人进行肛门括约肌及盆底部肌肉收缩锻炼。指导老年人取立、坐或卧位，试做排便动作，先慢慢收缩肌肉，然后再慢慢放松，每次 10 秒左右，连续 10 次，每次锻炼 20～30 分钟，每日数次，以患者感觉不疲乏为宜。

4）如无禁忌，保证患者每天摄入足量的液体。

5）保持床褥、衣服清洁，室内空气清新，及时更换污湿的衣裤被单，定时开窗通风，除去不良气味。

（4）粪便嵌塞老年人的护理

1）润肠早期可使用栓剂、口服缓泻剂来润肠通便。

2）灌肠必要时先行油类保留灌肠，2～3 小时后再做清洁灌肠。

3）人工取便通常在清洁灌肠无效后按医嘱执行。具体方法为：术者戴上手套，将涂润滑剂的示指慢慢插入老年人直肠内，触到硬物时注意大小、硬度，然后机械地破碎粪块，一块一块地取出。操作时应注意动作轻柔，避免损伤直肠黏膜。用人工取便易刺激迷走神经，故冠心病、脊椎受损者须慎重使用。操作中如老年人出现心悸、头昏时，须立刻停止。

（5）肠胀气老年人护理

1）指导老年人养成细嚼慢咽的良好饮食习惯。

2）去除引起肠胀气的原因，如勿食产气食物和饮料，积极治疗肠道疾患。

3）鼓励老年人适当活动，卧床老年人可做床上活动或变换体位。病情允许时，可协助老年人下床活动。活动可刺激肠蠕动，排出积气。

4）轻微胀气时，可行腹部热敷或腹部按摩、针刺疗法。严重胀气时，行肛管排气。

（6）排便改道老年人护理

1）造口及皮肤护理　每次更换结肠袋时，应洗净排泄物，并指导老年人用清水或中性肥皂清洗造口周围皮肤，保持造口处引流彻底、周围皮肤清洁和干燥。

2）适时更换造口袋　回肠造口往往不能控制排便，会不时有液态粪便流出，造口袋必须经常排空、冲洗和更换。一次性的造口袋一般可使用 7 天，但有流出物漏至皮肤时，应立即更换。

3）心理护理　肠造口可造成老年人严重的形象改变，粪便的渗出和难以控制的排便，以及难闻的气味，都可使老年人自尊心下降。因此，护理员应注重给老年人情感支持。

4）健康教育　指导老年人选择和使用型号合适的造口袋。合适有效的造口袋能保护局部皮肤，储存粪便，避免臭味，使老年人感觉舒适而不显眼。给予饮食指导，帮助老年人保持适当的饮食习惯和在规定的时间进食，从而控制排便的适当时间。

（四）注意事项

1. 冠心病、高血压等老年人，避免用力排便，必要时使用缓泻药。
2. 大便失禁、腹泻老年人，应注意观察肛周皮肤情况。
3. 腹泻者注意观察有无脱水、电解质紊乱的表现。

四、与排便相关的护理技术

（一）口服溶液清洁肠道法

1. 电解质等渗溶液清洁肠道法　电解质等渗清肠口服液口服后几乎不吸收，不分解，有效增加肠道体液成分，从而软化粪便，刺激肠蠕动，加速排便，达到清洗肠道的目的。适用于直肠、结肠检查和手术前肠道准备。常用溶液有复方聚乙二醇电解质散等。复方聚乙二醇电解质散主要成分为聚乙二醇4000、氯化钠、氯化钾、无水硫酸钠、碳酸氢钠。

（1）配制方法（每100mL）　取药品1盒（内含A、B、C各1小包），将盒内各包药粉一并倒入带有刻度的杯（瓶）中，加温开水至1000mL，搅拌使完全溶解。

（2）服用方法　①大肠手术前：患者手术前日午餐后禁食（可以饮水），午餐3小时后开始给药。②大肠内镜检查前：检查当日给药，当日早餐禁食（可以饮水），预定检查时间4小时前给药；检查前日给药，前日晚餐后禁食（可以饮水），晚餐后1小时给药，患者前日的早餐、午餐应食残渣少的食物，晚餐进流质饮食。

（3）用量　用量为3000～4000mL，首次服用600～1000mL，每隔10～15分钟服用1次，每次250mL，直至服完或排出水样清便。

（4）观察　口服清洁肠道溶液后，护士应观察患者的一般情况。①排便次数、粪便性质。先为软便，后为水样便，待排出液为清水样时，即说明已达到清洁肠道的目的。②服药后症状。服药后约1小时，肠道蠕动加快，部分患者会出现恶心、腹胀，若症状严重，可加大间隔时间或暂停给药，直至症状消失后再恢复用药，如出现腹痛、休克、过敏样症状等副作用，应停止服药，立即接受治疗。③排便后感觉。无腹痛，无直肠下坠感。如口服溶液清洁肠道效果差，应在术前晚、术日晨清洁灌肠。

2. 高渗溶液清洁肠道法　高渗溶液进入肠道后，在肠道内形成高渗环境，使肠道内水分大量增加，从而软化粪便，刺激肠蠕动，加速排便，达到清洁肠道的目的。适用于直肠、结肠检查和手术前肠道准备。常用溶液有甘露醇、硫酸镁。

（二）简易通便法

通过简便经济而有效的措施，帮助患者解除便秘，适用于体弱、老年人和久病卧床便秘者。常用方法有开塞露法和甘油栓法。

1. 开塞露法　开塞露是用甘油或山梨醇制成，装在塑料容器内，使用时将封口端剪去，先挤出少许液体润滑开口处。患者取左侧卧位，放松肛门外活约肌，护理员将开塞露的前端轻轻插入肛门后，将药液全部挤入直肠内，嘱患者保留 5 ～ 10 分钟后排便。

2. 甘油栓法 甘油栓是用甘油和明胶制成的栓剂。操作时，护士戴手套，一手捏住甘油栓底部，轻轻插入肛门至直肠内，抵住肛门处轻轻按摩，嘱患者保留 5 ～ 10 分钟后排便。

（1）核对医嘱及老年人准备环境和物品。

（2）老年人取左侧卧位，臀部靠近床沿，屈膝，臀部垫高。

（3）打开甘油灌肠剂，挤出少许液体润滑管口，将灌肠剂管缓缓插入肛门 7 ～ 10cm。

（4）固定灌肠剂，轻轻挤压，观察液体流入及老年人耐受情况。

（5）灌毕，反折灌肠剂管口同时拔出，擦净肛门。

（6）嘱老年人尽量 10 分钟后排便。

（7）安置老年人，整理用物，记录排便情况。

（三）大便常规标本采集

粪便标本的检验结果有助于评估老年人的消化系统功能，协助诊断、治疗疾病。根据不同的检验目的，粪便标本的采集方法各有不同，且与化验结果关系密切。常规标本用于检查粪便的性状、颜色、各种细胞等，护理员应学会正确留取及运送粪便标本。

1. 目的 正确采集，提高检查的准确性，协助诊断。

2. 适用范围 需通过粪便检查协助诊断的老年人。

附：技能操作标准

具体见表 6-3-1 ～表 6-3-7。

表 6-3-1 协助老年人如厕

操作步骤	操作内容
1. 自身准备	服装整洁，洗净并温暖双手。必要时戴口罩
2. 环境准备	环境整洁，温湿度适宜。关闭门窗，必要时遮挡屏风
3. 物品准备	卫生间有坐便器及扶手设施、卫生纸，必要时床旁备坐便椅
4. 沟通	询问老年人是否需要排便，根据老年人自理程度，采取轮椅推行或搀扶
5. 协助如厕	护理员使用轮椅推行或搀扶老年人进入卫生间，协助其转身面对护理员，双手扶住坐便器旁的扶手；护理员一手搂抱老年人腋下（或腰部），另一手协助老年人（或老年人自己）脱下裤子 双手环抱老年人腋下，协助老年人缓慢坐于坐便器上；老年人便后自己擦净肛门或身体前倾由护理员协助用手纸擦净肛门 老年人自己借助卫生间扶手支撑身体（或护理员协助）起身，老年人自己（或护理员协助）穿好裤子；按压坐便器开关冲水 能采取坐位但行走不便的老年人，护理员可协助其在床旁使用坐便椅排便
6. 整理	护理员使用轮椅推行或搀扶老年人回房间休息，卫生间开窗通风或开启抽风设备清除异味，之后将其关闭。协助老年人使用坐便椅，排便后，倾倒污物，清洗消毒便盆，晾干备用

表 6-3-2 尿标准的留取

操作步骤	操作内容
1. 自身准备	护理员衣着干净整齐，洗净双手
2. 环境准备	护理员应创造温暖、安静的环境，光线充足，如暴露肛周等隐私部位时，需为老年人遮挡屏风
3. 物品准备	护理员需准备广口集尿瓶、防腐剂、有盖培养试管、无菌纱布、酒精灯、一次性手套、口罩
4. 尿液采集	嘱老年人将晨起第一次尿留于标本容器内，除测定尿比重需留尿 100mL 外，其余检验留尿 30mL；对不能自理的老年人应协助其留尿；留取标本后贴上检验单标签

表 6-3-3 尿袋更换法

操作步骤	操作内容
1. 自身准备	服装整洁，洗净并温暖双手。必要时戴口罩
2. 环境准备	环境整洁，温湿度适宜。关闭门窗，必要时遮挡屏风
3. 物品准备	尿壶（男、女）、一次性护理垫、卫生纸。必要时备温水、水盆、毛巾
4. 沟通	询问老年人是否有尿意，提醒定时排尿
5. 放置尿壶	护理员协助女性老年人取仰卧位，掀开下身盖被折向远侧，协助其脱下裤子至膝部 叮嘱老年人配合，屈膝，抬高臀部，同时一手托起老年人的臀部，另一手将一次性护理垫垫于老年人臀下 叮嘱老年人屈膝，双腿呈八字分开，护理员手持尿壶，将开口边缘贴紧阴部，盖好盖被 协助男性老年人面向护理员取侧卧位，双膝并拢，将阴茎插入尿壶接尿口，用手握住尿壶把手固定，盖好被子
6. 整理	老年人排尿后，护理员撤去尿壶 用卫生纸擦干老年人会阴部，必要时，护理员为老年人清洗或擦试会阴部 撤去一次性护理垫，协助老年人穿好裤子，整理床单位，必要时协助老年人洗手 开窗通风，观察、倾倒尿液，冲洗尿壶，晾干备用

表 6-3-4 纸尿裤更换法

操作步骤	操作内容
1. 自身准备	服装整洁，洗净并温暖双手。必要时戴口罩
2. 环境准备	环境整洁，温湿度适宜。关闭门窗，必要时遮挡屏风
3. 物品准备	纸尿裤、卫生纸、屏风、水盆、温热毛巾
4. 沟通	查看并向老年人解释需要更换纸尿裤，以取得合作
5. 更换纸尿裤	护理员将水盆、毛巾放在床旁座椅上 掀开老年人下身盖被，协助取平卧位，解开纸尿裤粘扣，将前片从两腿间后撤 双手分别扶住老年人的肩部、髋部，翻转身体呈侧卧位，将污染纸尿裤内面对折于臀下，取温湿毛巾擦拭会阴部，观察会阴部及臀部皮肤情况 双手将清洁纸尿裤前后对折的两片（紧贴皮肤面朝内）平铺于老年人臀下，向下展开上片 协助老年人翻转身体至平卧位，从一侧撤去污染纸尿裤放入污物桶，并拉平身下清洁纸尿裤，从两腿间向上兜起纸尿裤前片，整理纸尿裤大腿内侧边缘至服帖，将前片两翼向两侧拉紧，后片粘扣粘贴于纸尿裤前片粘贴区，盖好盖被
6. 整理	护理员整理床单位，开窗通风；清洗毛巾，刷洗水盆

表 6-3-5　尿垫更换法

操作步骤	操作内容
1. 自身准备	服装整洁，洗净并温暖双手。必要时戴口罩
2. 环境准备	环境整洁，温湿度适宜。关闭门窗，必要时遮挡屏风
3. 物品准备	一次性尿垫（尿布）、屏风、水盆、温热毛巾
4. 沟通	查看并向老年人解释需要更换一次性尿垫（尿布），以取得合作
5. 更换尿垫	护理员将水盆、毛巾放在床旁座椅上 掀开老年人下身盖被，双手分别扶住老年人的肩部、髋部，翻转其身体呈侧卧位，将身下污染的一次性尿垫（尿布）向侧卧方向折叠，取温湿毛巾擦拭会阴部，观察老年人会阴部及臀部皮肤情况 将清洁的一次性尿垫（尿布）一半平铺，一半卷折，翻转老年人身体呈平卧位，撤去污染的一次性尿垫（尿布），放入专用污物桶 整理拉平清洁一次性尿垫（尿布）；盖好盖被
6. 整理	护理员整理老年人床单位，开窗通风。清洗毛巾，刷洗水盆，尿布需要集中清洗，消毒晾干备用

表 6-3-6　大便常规标本采集

操作步骤	操作内容
1. 自身准备	护理员衣着干净整齐，洗净双手
2. 环境准备	护理员应创造温暖、安静的环境，光线充足，如暴露肛周等隐私部位时，需为老年人遮挡屏风
3. 物品准备	护理员需准备清洁容器、无菌棉签、检便匙、清洁便盆、生理盐水、一次性手套、口罩
4. 粪便采集	嘱老年人排便于清洁便器内，用检便匙取粪便中央部分或黏液脓血部分 5g，水样便取 15～30mL 放入标本容器

表 6-3-7　协助卧床老年人使用便盆

操作步骤	操作内容
1. 自身准备	服装整洁，洗净并温暖双手。必要时戴口罩
2. 环境准备	环境整洁，温湿度适宜。关闭门窗，必要时遮挡屏风
3. 物品准备	便盆、一次性护理垫、卫生纸、屏风。必要时备温水、水盆、毛巾
4. 沟通	询问老年人是否有便意，提醒定时排便
5. 放置便盆	仰卧位放置便盆法： 护理员协助老年人取仰卧位，掀开下身盖被折向远侧，协助其脱下裤子至膝部 叮嘱老年人配合屈膝，抬高臀部，同时一手托起老年人的臀部，另一手将一次性护理垫垫于老年人臀下 再次要求老年人配合屈膝，抬高臀部，同时一手托起老年人的臀部，另一手将便盆放置于老年人的臀下（便盆窄口朝向足部） 为防止老年人排尿溅湿盖被，可在会阴上部覆盖一张一次性护理垫，盖好盖被 侧卧位放置便盆法： 护理员将老年人裤子脱至膝部，双手扶住老年人的肩部及髋部，翻转身体 使老年人面向自己，呈侧卧位，掀开下身盖被，折向自己一侧，暴露臀部，将一次性护理垫垫于老年人腰部及臀下 再将便盆扣于老年人臀部（便盆窄口朝向足部），协助老年人恢复平卧位 在会阴上部覆盖一张一次性护理垫，盖好盖被

续表

操作步骤	操作内容
6. 撤去便盆	老年人排便后，护理员一手扶稳便盆一侧，另一手协助老年人侧卧，取出便盆放于地上；取卫生纸为老年人擦净肛门；必要时用温水清洗肛门及会阴部并擦干；撤去一次性护理垫
7. 整理	协助老年人卧位舒适，穿好裤子，整理床单位，必要时协助老年人洗手；开窗通风；观察、倾倒粪便；冲洗消毒便盆，晾干备用

【思考与练习题】

1. 多尿是指 24 小时尿量超过（　　　）

A. 2000mL　　　　B. 1800mL　　　C. 1600mL　　　D. 2500mL

2. 当患膀胱炎时，老年人排出的新鲜尿液有（　　　）

A. 硫化氢味　　　B. 烂苹果味　　　C. 氨臭味　　　D. 粪臭味

第四节　起居护理

【学习要点】

1. 能运用正确的方法收集患者的睡眠资料。

2. 能采取适当的护理措施协助患者休息。

3. 能采取有效的护理措施促进患者的睡眠。

4. 能正确协助老年人更换衣服。

休息与活动是人类生存和发展的基本需要之一，适当的休息与活动对健康人来说，可以消除疲劳，促进身心健康；对患者来说，是减轻病痛、促进康复的基本条件。护理人员应掌握协助患者休息与睡眠的意义、条件及方法，并在实际工作中根据患者的具体情况，发现并解决患者在休息与睡眠方面存在的问题，满足患者的需要，促进疾病康复。

一、休息和睡眠护理

休息（rest）是指通过改变当前的活动方式，使身心放松，处于一种没有紧张和焦虑的松弛状态。休息包括身体和心理两方面的放松，通过休息，可以减轻疲劳和缓解精神紧张。

（一）休息的意义

根据马斯洛的需求层次理论，休息是人类的基本需要之一，充足的休息是维持机体身心健康的必要条件；对患者来说，充足的休息是促进疾病康复的重要措施。休息对维护健康具有重要的意义，具体表现为：①休息可以减轻或消除疲劳，缓解精神紧张和压力。②休息可以维持机体生理调节的规律性。③休息可以促进机体正常的生长发育。④休息可以减少能量的消耗。⑤休息可以促进蛋白质的合成及组织修复。休息的方式因人而异，取决于个体的年龄、健康状况、工作性质和生活方式等因素。无论采取何种方式，只要达到缓解疲劳、减轻压力、促进身心舒适和精力恢复的目的，就是有效的休息。

（二）休息的条件

1. 身体方面　身体舒适是保证有效休息的重要条件，各组织器官功能良好，功能正常；皮肤完整，无破损；关节肌肉活动正常；身体各部位清洁、无异味、无疼痛、无感觉异常，卧位舒适才能得到真正的休息。任何一方面出现异常或不适，都会直接影响休息的方式和质量。

2. 心理方面　个体的心理和情绪状态同样会影响休息的质量。个体患病时通常会伴有情绪、行为及日常生活形态方面的变化，难以适应疾病给自身及家庭带来的各种问题，患者会出现害怕、焦虑、烦躁不安、抑郁、沮丧、依赖等情绪变化和精神压力，这些都会直接影响患者的休息和睡眠形态。

3. 环境方面　医院的物理环境是影响患者休息的重要因素，环境性质可以决定患者的心理状态。环境中的空间、温度、湿度、光线、色彩、空气、声音等，对患者的休息、疾病康复均有不同程度的影响。

4. 睡眠方面　睡眠的次数和质量是影响休息的重要因素，无论患者属于原发性睡眠障碍或住院后的继发性睡眠障碍，都可以引起睡眠次数的不足或质量的下降，影响患者的休息和疾病的康复。

（三）协助患者休息的措施

1. 增加身体的舒适　身体舒适对促进休息非常重要，在休息之前应当把患者身体方面的不适降至最低程度。因此，及时评估并减轻身体的不适，包括疼痛、恶心、呕吐、咳嗽、饥饿、口渴、姿势与体位、个人卫生等方面，是保证患者休息的基础。在协助患者休息时，护理员应帮助患者调整姿势和体位，减轻或消除各种原因造成的不适，协助患者得到有效的休息。对重症患者、老年人、儿童等存在沟通障碍时，护理人员应细心观察，及时发现并消除影响患者休息的因素。

2. 促进心理的放松　心情愉快、精神放松是保证休息质量的关键，护理员可以从引起患者紧张的因素入手，调动患者家庭和社会支持系统，如家人、朋友、同事等，帮助患者排解心中的郁闷和压抑，指导患者以积极的心态正确面对疾病，也可以帮助患者在病友中建立新的支持网络，及时调节不良情绪，保持健康的心理状态。建立良好的护患关系，根据患者的年龄、性别、文化程度、个人爱好、性格特征、健康需求的不同，尊重、保护患者的权益，尤其是老年人、妇女和儿童患者，更要重视他们对亲情的需要。只有真诚地理解、同情、关心、支持和帮助每一个患者，才能真正解决患者的心理问题。

3. 保证环境的和谐 医疗环境的安排、布置、工作程序都要以患者为中心，充分考虑患者的舒适与方便，以协助患者得到良好的休息。应保持环境的安全、安静、整洁和舒适，为患者提供舒适的病床、合理的空间、适宜的光线、必要的遮挡，并保持适当的温度和湿度，以及空气的清新流动。护理人员需做到走路轻、说话轻、关门轻、操作轻。需要绝对卧床的患者，护理人员应及时协助患者进食及排泄，保持患者适当的体位，为患者提供舒适的休息条件。

4. 保证足够的睡眠 护理员在协助患者休息的过程中，要全面评估影响患者睡眠的因素及患者个人的睡眠习惯，综合制订促进睡眠的措施，保证患者睡眠的时间和质量，以达到有效的休息。

（四）老年人情绪调节

【评估和观察要点】

1. 评估老年人面部表情、体态姿势、言语表情等变化，判断情绪特点。

2. 通过语言表达方式，评估老年人的情绪状况。

3. 通过测量和观察心率、血压、神经系统、内分泌系统的变化，以及食欲、睡眠状况等，观察老年人的情绪反应。

【操作要点】

1. 焦虑情绪的调节

（1）应用陪伴技巧及非语言行为，传达对老年人的关怀（如默默不语、触摸安抚、任其哭泣或诉说）。

（2）鼓励老年人用语言来表达感受、感觉。

（3）提供能使老年人转移注意力的活动，以降低紧张程度。

（4）协助老年人对即将发生的事件做出符合现实的描述。

（5）提供有关疾病诊断、治疗及预后的实际信息。

（6）指导使用放松方法减轻焦虑。

（7）帮助老年人获得有力的社会支持，适时鼓励家属陪伴老年人。

（8）遵医嘱适当地给予药物以减轻焦虑。

2. 抑郁情绪的调节

（1）帮助老年人制订能够获得快乐或树立信心的短期活动计划。

（2）鼓励老年人放弃悲观和自我责备的想法。

（3）向老年人保证，在其痛苦时护理员会随时给予支持。

（4）帮助老年人寻求社会支持。

（5）在老年人能耐受的情况下，鼓励老年人多与他人交往。

（6）病情严重的老年人考虑使用药物调节。

（7）评估有无自杀的可能，需要时进行严密的看护。

3. 恐惧情绪的调节

（1）对可能产生恐惧的原因进行评估。

（2）采取有效措施减少或消除引起恐惧的有关因素。

（3）去除有威胁性的刺激，避免突然和可能引起疼痛的刺激。

（4）鼓励老年人表达自己的感觉。

（5）对可能发生的情境进行预测，环境有变化时，尽可能提前通知老年人。

（6）向老年人解释治疗、检查的程序，包括在过程中可能体验到的各种感受。

（7）要求家属或其他亲人陪伴老年人。

（8）陪伴老年人直到恐惧消失，倾听老年人述说或保持安静。

（9）介绍一些能增加舒适和松弛的方法（读书、听音乐、呼吸练习等）。

4. 愤怒情绪的调节

（1）与老年人建立良好的信任关系。

（2）根据老年人认知和生理功能，来确定表达愤怒的适当行为。

（3）鼓励老年人当感到压力增加时，寻求护理员或其他可信赖人员的帮助。

（4）协助老年人识别愤怒的来源。

（5）鼓励老年人采取协作的态度解决问题。

（6）预测到可能发生的攻击行为，并在发生前给予干预。

（7）教会老年人能够让自己冷静下来的方法（如暂停活动、深呼吸）。

（8）支持老年人使用控制愤怒的策略和适当表达愤怒。

（9）当老年人用不适当的方式表达愤怒时，必要时用外部控制方法。

（10）适时给予药物。

5. 情绪疏导

（1）鼓励老年人表达自己的情绪。

（2）告知老年人调节情绪的重要性。

（3）帮助老年人寻找调节情绪的途径。

6. 呼吸放松训练

（1）请老年人躺在床上，短暂休息。

（2）请老年人将注意力集中在自己的呼吸上。

（3）恰当使用放松指导语。

7. 音乐放松

（1）鼓励老年人选择喜欢的音乐。

（2）帮助老年人选择适宜的音乐活动方式，如听录音、看录像等。

（3）询问老年人表达音乐欣赏后的情绪和想法。

【注意事项】

1.降低环境中的不良因素。

2.尊重老年人，维护老年人的尊严。

3.帮助老年人认识焦虑、抑郁、恐惧和愤怒的情绪。

4. 确认老年人情绪反应对老年人产生的影响。

5. 鼓励老年人倾诉以缓解情绪反应。

6. 使用表达支持或同情的语言。

（五）睡眠

睡眠（sleep）是一种周期发生的知觉的特殊状态，由不同时相组成，对周围环境可相对地不做出反应。睡眠是休息的一种重要形式，任何人都需要睡眠，通过睡眠可以使人的精力和体力得到恢复，可以保持良好的觉醒状态，这样才能精力充沛地从事劳动或其他活动。睡眠对于维持人类的健康，尤其是促进疾病的康复，具有十分重要的意义。

1. 睡眠的需要 对睡眠的需要因人而异。睡眠量受年龄、个体健康状况、职业等因素的影响。新生儿24小时中大多处于睡眠状态，1周以后为16～20小时；婴儿为14～15小时；幼儿为12～14小时；学龄儿童为10～12小时；青少年为8～9小时；成人一般为7～8小时；50岁以上平均7小时。疲劳、怀孕、术后或患病状态时，个体的睡眠需要量会明显增加；体力劳动者比脑力劳动者需要的睡眠时间长；劳动强度大、工作时间长的人需要的睡眠时间也长；肥胖者对睡眠的需要多于瘦者。老年人睡眠的特点是早睡、早醒且中途觉醒较多，与年龄增长睡眠深度逐渐降低有关。总之，随着年龄的增长，总的睡眠时间减少，睡眠过程中醒来的次数增多。

2. 影响睡眠的因素及护理

（1）影响睡眠的因素

1）年龄因素 通常睡眠时间与年龄成反比，即随着年龄的增长，个体的睡眠时间逐渐减少。

2）生理因素 睡眠是一种周期性现象，一般发生在昼夜性节律的最低期，与人的生物钟保持一致。昼夜性节律（circadian rhythm）是指人体根据内在的生物性规律，在24小时内规律地运行它的活动，相当于一个人的生物时钟，每天24小时内规律地运转，反映出人体在生理与心理方面的起伏变化。如激素分泌的变化、体温的变化、代谢的变化等，并随个体疾病和情绪的不同而改变。如果人的睡眠不能与昼夜节律协同一致，长时间频繁地夜间工作或航空时差，会造成生物节律失调，产生疲劳与不适。适度的疲劳有助于入睡，但是过度疲劳反而会使入睡困难，通常需要3～5天才能恢复。内分泌的变化会影响睡眠，女性在月经期会通过增加睡眠来缓解疲劳，补充体力。绝经女性由于内分泌的变化会引起睡眠紊乱，补充激素可以改善睡眠质量。

3）病理因素 几乎所有的疾病都会影响原有的睡眠形态。患病的人需要更多的睡眠时间，然而，因躯体疾病造成的不适、疼痛、心悸、呼吸困难、瘙痒、恶心、发热、尿频等症状，均会影响正常的睡眠。伴有失眠的疾病有高血压、冠心病、哮喘、睡眠呼吸暂停综合征、消化性溃疡、甲状腺功能亢进症、关节炎、癌症及过度肥胖等。

4）环境因素 环境的改变直接影响人的睡眠状况，大多数人在陌生的环境下难以入睡。患者睡眠时的体位、持续静脉输液治疗、身体的各种插管，以及所处环境中的光线、声音、温度、湿度、空气质量等，均会直接影响患者的睡眠质量。

5）药物因素　药物影响睡眠过程的作用机制非常复杂，某些神经系统用药、抗高血压药、抗组胺药、平喘药、镇痛药、镇静药、激素等，均对睡眠有一定的影响。如应用β受体阻断药可以出现失眠、睡眠中断及噩梦等不良反应；利尿剂的应用会导致夜尿增多而影响睡眠；安眠药能够加速睡眠，但只能在短时间内（1周）增加睡眠量，长期使用会产生白天嗜睡、疲乏、精神错乱等不良反应。长期不适当地使用安眠药，可产生药物依赖或出现戒断反应，加重原有的睡眠障碍。

6）情绪因素　任何强烈的情绪变化及不良的心理反应，如焦虑、紧张、喜悦、愤怒、悲哀、恐惧、抑郁等，均可能影响正常睡眠。患者由于生病及住院产生的情绪及心理变化，如对疾病的担忧、经济压力、角色转变等，都可能造成睡眠障碍。

7）食物因素　一些食物及饮料的摄入也会影响睡眠状况。如肉类、乳制品和豆类能促进入睡，缩短入睡时间，是天然的催眠剂。少量饮酒能促进放松和睡眠，酒精可加速入睡时间，但大量饮酒会抑制脑干维持睡眠的功能，干扰睡眠结构，使睡眠变浅。浓茶、咖啡及可乐中含有咖啡因，饮用后使人兴奋难以入睡，即使入睡也容易中途醒来，且总睡眠时间缩短，对睡眠不好的人应限制摄入，尤其在睡前4～5小时应避免饮用。

8）个人习惯　睡前的一些习惯，如洗热水澡、喝牛奶、阅读报纸、听音乐等，均有助于睡眠。任何影响睡眠的不健康睡前习惯，如处于饥饿、进食过度、饮水过多等状态都会影响睡眠质量。另外，睡前任何种类的身心强烈刺激，如看恐怖电影或听恐怖故事、严厉的责备、剧烈的活动、过度的兴奋、悲伤、恐惧等，也会影响睡眠。

9）生活方式　长期处于紧张忙碌的工作状态，生活无规律，缺乏适当的运动和休息，或者长期处于单调乏味的生活环境中，缺少必要的刺激，都会影响睡眠的质量。

（2）促进睡眠的护理措施

1）满足患者身体舒适的需要　人只有在舒适和放松的前提下，才能保持正常的睡眠，因此，护理人员应积极采取措施，从根本上消除影响患者身体舒适和睡眠的因素。在睡前帮助患者完成个人卫生护理，避免衣服对患者身体的刺激和束缚，避免床褥对患者舒适的影响，选择合适的卧位，放松关节和肌肉，保证呼吸的通畅，控制疼痛及减轻各种躯体症状等。

2）减轻患者的心理压力　轻松愉快的心情有助于睡眠，相反，焦虑、不安、恐惧、忧愁等情绪会影响睡眠，护理员要善于观察并掌握观察的方法和技巧，及时发现和了解患者的心理变化，与患者共同讨论影响睡眠的原因，解决患者的睡眠问题。当患者感到焦虑、不安或失望时，不要强迫其入睡，这样会加重原有的失眠。

3）创造良好的睡眠环境　控制病区的温度、湿度、空气、光线及声音，减少外界环境对患者感官的不良刺激。病室内保持适宜的温度，一般冬季为18～22℃，夏季为25℃左右。湿度保持在50%～60%。夜间应拉上病房的窗帘，尽量熄灯或使用地灯，避免光线直接照射患者眼部而影响睡眠。保证空气的清新和流动，及时清理病室中的血、尿、便、呕吐物、排泄物等，避免异味对患者睡眠的影响。

4）建立良好的睡眠习惯　鼓励患者建立良好的生活方式和睡眠习惯，帮助患者消除影响睡眠的自身因素。良好的睡眠习惯包括：①根据人体生物节律性调整作息时间，合理安排日间活动，白天应适当锻炼，避免在非睡眠时间卧床，晚间固定就寝时间，保证人体需要的睡眠时间，不要熬夜。②睡前可以进食少量易消化的食物或热饮料，防止饥饿影响睡眠，但应避免饮用咖啡、浓茶、可乐，以及含酒精的刺激性饮料，或摄入大量不易消化的食物。③睡前可以根据个人爱好，选择短时间的阅读、听音乐或做放松操等方式促进睡眠，视听内容要轻松、柔和，避免身心受到强烈刺激而影响睡眠。

5）做好晚间护理　为促进患者舒适入睡，就寝前应做好晚间护理。包括协助患者洗漱、排便、更衣、整理床单位等，帮助患者采取舒适的卧位，注意检查身体各部位引流管、伤口、牵引、敷料等引起患者不舒适的情况，并及时给予处理。对主诉疼痛的患者，应根据医嘱给予止痛药物。对住院患者尽可能保持其平常的睡前习惯，减少病室环境与治疗活动对患者睡眠的干扰。

二、更衣

老年人着装不仅要美观、保暖，更要舒适、健康。有些老年人由于年老体弱，自理能力下降，需要护理人员协助穿脱衣裤，掌握快捷适宜的穿脱方法，可避免老年人受凉，同时减轻照料工作强度。

（一）老年人选择服装应具备的特点

老年人选择穿着合适的服装，不仅感觉舒适，而且会对健康大有益处。老年人穿着服装应具有实用、舒适、整洁、美观四个特点。

1. 实用　衣着有保暖防寒的作用。老年人对外界环境的适应能力较差，许多老年人与一般人相比，更显出冬季畏寒、夏季怕热。因此，老年人在穿着上首先要考虑冬装求保暖，夏装能消暑。

2. 舒适　老年人穿着应力求宽松舒适，柔软轻便，利于活动。在面料选择上，纯棉制品四季适宜。在夏季，真丝、棉麻服装凉爽透气，也是不错的选择。

3. 整洁　衣着整洁不仅使老年人显得神采奕奕，也有利于身体健康。内衣及夏季衣服更应常洗常换。

4. 美观　根据老年人自身文化素养、品味，选择适宜的素雅、沉稳的老年人服装。款式上应简洁明快，方便穿着。

（二）老年人适宜穿着的鞋袜

1. 适宜老年人穿着的袜子　应选择袜口不过紧的棉质袜子。袜口过紧会导致血液回流不好，出现肿胀不适。袜子应勤换洗，有利于足部保健。

2. 老年人适宜的鞋　老年人应选择具有排汗、减震、安全、柔软、轻巧、舒适等特点的鞋，并且大小要合适。

（1）日常行走可选择有适当垫高后跟的布底鞋。

（2）运动时最好选择鞋底硬度适中、有点后跟、前部翘一点的运动鞋，少穿拖鞋。

（3）居室内穿着的拖鞋，应选择长度和高度刚刚能将足部塞满的整块鞋面的鞋，后跟在 2～3cm 为宜。

附：协助更衣技术操作标准

具体见表 6-4-1。

表 6-4-1　协助更衣技术操作标准

操作步骤	操作内容
1. 选择更衣方法	根据老年人病情，采取不同的更衣方法，病情稳定可采取半坐卧位或坐位更换；手术或卧床可采取轴线翻身法更换
2. 更换上衣	脱衣方法：无肢体活动障碍时，先近侧，后远侧；一侧肢体活动障碍时，先健侧，后患侧 穿衣方法：无肢体活动障碍时，先远侧，后近侧；一侧肢体活动障碍时，先患侧，后健侧 更衣过程中，注意保护伤口和各种管路，注意保暖
3. 更换裤子	方法同更换上衣
4. 整理用物	整理床单位，协助老年人取舒适体位 清理用物，洗手，做好记录

【思考题】

1. 怎样为老年人布置适宜的睡眠环境？
2. 如何观察记录老年人的异常睡眠情况？
3. 如何为老年人正确更衣？

第七章 医疗照护 ▷▷▷▷

【学习要点】

1. 护理员能熟练掌握各种常用药物知识及给药方法。

2. 能正确运用各项照护技术，做好老年人的病情观察与护理。

3. 了解药物基本知识，不同药物保管方法，能正确识别不同给药法后，常见不良反应及护理。

4. 能正确说出病情观察的方法和内容，正确实施吸氧、雾化吸入等技术。

5. 能正确说出体温、脉搏、呼吸、血压的正常范围，异常情况的判断及护理要点。

6. 能正确规范测量和记录体温、脉搏、呼吸、血压及出入液量。

第一节 给药方法

【案例导入】

老年人刘某，因近日感冒咳嗽，从药店购买了止咳糖浆，因感觉该药有气味，遂每次服用该药后，都要饮一些白开水。用药3天后，刘某咳嗽症状没有明显好转。该案例主要原因是止咳糖浆服用方法有问题，并不是所有药物都适合用药后饮水，如本案中的止咳糖浆，其服用后会在咽喉部形成一层保护膜，能更好地发挥治疗作用，而用药后立即饮水，会冲淡或破坏这层保护膜，从而无法发挥药物的治疗效果。

一、给药的基本知识

药物的作用是预防、诊断和治疗疾病。给药即药物治疗，是最常用的一种治疗手段，其目的包括治疗疾病、减轻症状、预防疾病、协助诊断，以及维持正常的生理功能。护理员在用药监护中扮演着重要角色。为了合理、安全、有效地给药，护理员需要了解有关药物的基本知识，掌握协助老年人服药的方法和技能，注意老年人的个体差异，具有观察用药后反应和正确保管药物的能力，保证正确服药，达到最佳治疗效果。同时，要确保老年人用药安全。

（一）药物种类

常用药物种类依据给药的不同途径，可分为以下 4 种。

1. 内服药　包括片剂、丸剂、散剂、胶囊、溶液、酊剂和合剂等。

2. 注射药　包括水溶液、混悬液、油剂、结晶和粉剂等。

3. 外用药　包括软膏、搽剂、酊剂、洗剂、滴剂、粉剂、栓剂、涂膜剂等。

4. 新型制剂　粘贴敷片、胰岛素泵等。

（二）药品保管方法

1. 药品标识醒目，分类保管。

2. 各类药品必须分开放置，按药物说明书的贮藏条件保存。

（1）易氧化和遇光变质的药物，应用深色瓶盛装或放在黑纸遮光的纸盒内，置于阴凉处。如维生素 C、氨茶碱、盐酸肾上腺素、可的松。

（2）遇热易破坏的生物制品、抗生素等药物，应低温保存。

（3）要求冷藏的药物应放在 2～10℃ 的冰箱内。

（4）易挥发、潮解、风化的药物均应装瓶密封保存，如阿司匹林、含碘片、糖衣片、各种维生素及胶囊等。

（5）各类中药应放于阴凉处保存，芳香药物应密闭保存。

3. 尽量原包装保存，瓶装药服后拧紧瓶盖，以免药物潮解、氧化、变质。

4. 高危药品必须单独存放，有醒目标识。

5. 定期查对药品有效期，按有效期的先后顺序放置，过期药及时处理。例如"有效期至 2014-10-31"，即该药可以使用至 2014 年 10 月 31 日；"失效期 2012 年 10 月"，即该药可以使用至 2012 年 9 月 30 日。

（三）常用药服药时间

1. 饭前口服药

（1）健胃制酸药　如复方氢氧化铝、钙铋镁、氢氧化铝、吗丁啉等。

（2）止泻收敛药　如活性炭、碱式碳酸铋、鞣酸蛋白等。

（3）贵重药品　十全大补丸、六味地黄丸等。

（4）胃肠解痉药　阿托品、颠茄、止吐止泻药等。

（5）利胆药　如硫酸镁、胆盐等。

（6）驱虫药　如哌嗪、甲咪唑等。

2. 饭后口服药

（1）特别是对胃有刺激性的药物，如阿司匹林、水杨酸钠、保泰松、吲哚美辛、奎宁、硫酸亚铁、三溴片、小檗碱等，必须在饭后服。

（2）因油类食物有助于药物的吸收，如灰黄霉素，亦应在饭后服。

（3）由于饮食而使机体利用度降低的药物，如呋喃妥因、普萘洛尔、苯妥英钠等。最好在饭前 1 小时或饭后 2 小时口服。

3. 睡前口服药

（1）泻药　如大黄、酚酞等，服后 8 ～ 12 小时见效，睡前服下，第二日上午排便较为理想。

（2）催眠药　如水合氯醛、苯巴比妥等，可在睡前提前服用。

二、口服给药法

口服给药是最常用、最方便、又比较安全的给药方法，药物经口服后被胃肠道吸收入血液循环，从而达到局部治疗和全身治疗的目的。

（一）常用口服药剂型

一种药物可以做成多种剂型，如蒲地蓝可制成蒲地蓝消炎片、蒲地蓝口服液等。剂型影响药物在体内的吸收和利用，对药物疗效的发挥起着重要作用。口服药物剂型有溶液、片剂、丸剂、胶囊剂、合剂、散剂等。

（二）口服给药评估和观察要点

1. 评估病情、意识状态、自理能力、合作程度、用药史、过敏史、不良反应史。
2. 评估有无口腔、食管疾病，吞咽困难等。
3. 了解药物的性质、服药方法、注意事项及药物之间的相互作用。
4. 了解用药效果及不良反应。

（三）口服药正确服用方法

1. 普通片剂　通常服用片剂最好采取坐位或站位，服药后站立或静坐 5 ～ 10 分钟。必须卧床老年人服药后应多喝温水，以保证药物进入胃部，避免造成食管损伤。

2. 口含片与舌下片　口含片使用时应含在口腔或颊部，让其溶解，不可咀嚼。服用舌下片的正确方法是将药片放在舌头下面，闭上嘴，尽可能在舌下长时间保留一些唾液，以帮助药片溶解。服用硝酸甘油片后，至少 5 分钟内不要饮水。

3. 肠溶剂和胶囊剂　肠溶剂和胶囊剂的共同特点是外层有包衣，服用时应注意不能将其破坏，通常应整粒吞服。

4. 分散片与泡腾片　分散片服用时，可加水分散后口服，也可将分散片含于口中吮服或吞服。泡腾片服用时，先将其溶于水后再口服，不可将其直接含服或吞服。

5. 散剂及颗粒剂　口服散剂通常的使用方法为用一杯温水溶解摇匀后服用，服药后 30 分钟内不可进食，以免影响服药效果。

6. 丸剂　丸剂的分类，包括蜜丸、水蜜丸、水丸、糊丸、蜡丸、浓缩丸、滴丸剂等。服用大蜜丸时应先洗净双手，将蜜丸掰成小块或嚼碎后用水吞服，不能整丸吞服。水丸可用开水送服，亦可用水溶化后服用。滴丸应以少量温开水送服或直接含于舌下。

7. 对牙齿有腐蚀作用的药物如酸类和铁剂，应用吸水管服用后漱口，以保护牙齿。

8. 抗生素及磺胺类药物应准时服药，以保证有效血药浓度。

9. 服用对呼吸道黏膜起安抚作用的药物，如止咳糖浆后，不宜立即饮水。

10. 某些磺胺类药物经肾脏排出，尿少时易析出结晶堵塞肾小管，服后要多饮水。

（四）口服给药操作要点

1. 小剂量液体药物，应精确量取，确保剂量准确。

2. 所有药物应一次取离药盘，不同老年人的药物不可同时取出。

3. 协助老年人服药，确认服下后方可离开，对不能自行服药的老年人应予喂药。

4. 鼻饲给药时，应将药物研碎，用水溶解后，由胃管注入。

【注意事项】

1. 遵照医嘱协助老年人服药，不得私自加、减药物或停药，不得改变用药时间。

2. 老年人对药品有疑问时，需要再次核对无误方能给药，并向老年人解释说明。

3. 观察服药后不良反应。用药后发现异常，应及时报告护理员。

4. 对于吞咽困难的老年人，护理员要咨询医护人员或根据药物的说明书，决定是否可将药物切割成小块或研碎服用。

5. 协助精神疾病老年人服药，需要求其张口，检查药物是否全部咽下。

6. 老年人不在病房或者因故暂不能服药者，暂不发药，做好交班。

三、雾化吸入法

雾化吸入法是应用雾化装置将药液分散成细小的雾滴，以气雾状喷出，使其悬浮在气体中，经鼻或口由呼吸道吸入的方法，是消除炎症、稀释痰液、解除支气管痉挛、改善通气功能的重要手段之一。常用的雾化吸入法有超声波雾化吸入法、压缩雾化吸入法等。

（一）超声波雾化吸入法

超声波雾化器是应用超声波声能，药液变成细微的气雾，由呼吸道吸入，达到治疗目的，其特点是雾量大小可以调节，雾滴小而均匀（直径在 5um 以下），药液随着深而慢的吸气被吸入终末支气管及肺泡。又因雾化器电子部分能产热，对雾化液有加温作用，所吸入的气雾温暖、舒适。

1. 目的

（1）消炎、镇咳、祛痰。

（2）解除支气管痉挛，使气道通畅，改善通气功能。

（3）在胸部手术前后，预防呼吸道感染。

（4）配合人工呼吸做呼吸道湿化或间歇雾化吸入药物。

（5）应用抗癌药物治疗肺癌。

2.适应证和禁忌证

（1）适应证　气管内插管或气管切开术后；上呼吸道急性炎症；肺气肿、肺心病合并感染痰液黏稠不易咳出者；支气管哮喘急性发作等。

（2）禁忌证　支气管哮喘老年人不宜提倡用超声雾化，因颗粒过小，较多雾点进入肺泡，过饱和的雾液可引起支气管痉挛，而使哮喘症状加重。

3.常用药物及作用

（1）抗生素　如卡那霉素、庆大霉素等。

（2）解痉药物　如氨茶碱、沙丁胺醇等。

（3）稀化痰液帮助祛痰　如a-糜蛋白酶、乙酰半胱氨酸等。

（4）减轻水肿　如地塞米松等。

4.操作要点

（1）协助取舒适体位。

（2）超声雾化吸入时，将药液倒入雾化罐内，检查无漏水后，将其放入水槽，预热机器。

（3）设定雾化时间、调节雾量。

（4）雾化后，协助老年人擦干面部，指导或协助老年人排痰。

【注意事项】

1.雾化吸入器的使用

（1）使用前，先检查机器各部件有无松动、脱落等异常情况。机器和雾化罐编号要一致。

（2）水槽底部的晶体换能器和雾化罐底部的透声膜薄而质脆，易破碎，应轻按，不能用力过猛。

（3）水槽和雾化罐切忌加温水或热水；水槽无水时，不可开机，以免损坏机器。

（4）特殊情况需连续使用，中间要间歇30分钟。

（5）每次使用完毕，将雾化罐和口含嘴浸泡于消毒溶液内60分钟。

（6）要避免雾化吸入治疗的呼吸道交叉感染，应做到：雾化器在使用前必须严格消毒，每天更换1次；不使用时，整个系统内不应有液体存留，以免细菌滋生；雾化治疗时应使用无菌溶液。

2.体位　治疗前先将痰液咳出，以免妨碍雾滴深入。雾化吸入时取坐位、半坐卧位或侧卧位，尽量避免仰卧位，必须仰卧位时需将床头抬高30°。治疗时老年人需进行慢而深的吸气，吸气末时要稍停片刻，这样会使滴雾吸入更深。

3.药量　雾化液每日现用现配。通常每次吸入10～20分钟，每日2～3次，一个疗程1～2周。吸入时必须从小剂量开始，待适应后再逐渐加大剂量，直到吸完全部药液为止。切不可一开始就用大剂量，因大量的冷雾气急剧进入气道会使气道，平滑肌痉挛，导致憋气、呼吸困难加重。

4.雾化量　必须适中，如果湿化过度，可致痰液增多，当神志不清或咳嗽反射减弱时，常因痰不能及时咳出而使病情恶化，甚至死亡。如果湿化不够，则很难达到治疗目的。

5. 观察　对喘憋、呼吸不畅和缺氧严重，以及肺炎合并心衰的老年人，须先改善上述症状，加大氧流量后再予以雾化吸入，且吸入时间宜短不宜长，每次5分钟左右，防止因此而加重缺氧状态。雾化吸入期间要注意观察病情变化。如果出现咳嗽、气促等症状，就应立即停止雾化吸入，加大氧流量，拍背，喝水，待症状缓解再考虑下一次雾化吸入治疗。同时检查雾化液温度、剂量及体位是否合适，进行必要的调整。治疗后1～2小时注意叩击老年人胸背，并鼓励老年人咳嗽。

6. 使用激素类药物　雾化后及时清洁口腔及面部。

7. 特殊老年人　对心肾功能不全及年老体弱者，要注意防止湿化或雾化量大造成肺水肿。另外，对年老体弱和自身免疫功能减退的老年人，用抗生素雾化吸入时，应重视诱发口腔真菌感染问题。在雾化吸入期间，应对口腔进行酸碱度测试，若pH偏酸可用2%碳酸氢钠漱口。

（二）压缩雾化吸入法

压缩雾化吸入法利用压缩空气，将药液变成直径3μm以下的细散气雾，使药液直接被吸入呼吸道。

1. 目的　①湿化气道；②控制呼吸道感染；③改善通气功能；④预防呼吸道感染。

2. 操作要点

（1）检查雾化器各部件，遵医嘱抽取药液，将药液注入雾化面罩内。

（2）将雾化面罩连接管与雾化器接头相连接，接通电源，打开电源开关。

（3）指导老年人手持雾化面罩，将面罩放于口鼻部，嘱其自由呼吸，直至药液吸完。

（4）治疗完毕，取下面罩，先关雾化器开关，再关电源。

【注意事项】

1. 定期检查压缩雾化器的性能。

2. 治疗过程中密切观察老年人的病情变化，出现不适应立即停止。如有痰液嘱老年人咳出，不可咽下。

3. 治疗结束后，注意观察老年人排痰情况，可给予拍背、机械排痰、吸痰等方法协助排痰。

四、局部给药

（一）鼻腔给药

1. 评估和观察要点

（1）评估老年人年龄、病情、意识状态、自理能力、合作程度、用药史、过敏史。

（2）评估鼻腔黏膜情况，有无破溃、出血。

（3）了解药物性质、用药方法及不良反应，观察有无头晕、头痛、鼻塞症状。

2. 操作要点

（1）**鼻腔滴药法** 清洁鼻腔，充分暴露鼻腔，老年人取垂头仰卧位，或肩下垫枕，或头伸出床沿下垂位，操作者手持滴鼻剂，在距老年人鼻孔约2cm处轻滴药液2～3滴，轻捏鼻翼。

（2）**鼻腔喷药法** 老年人取坐位，头稍前倾，操作者手持喷鼻剂，将喷嘴平行，稍伸入前鼻孔喷药。

3. 指导要点

（1）告知老年人操作方法、目的及配合要点。

（2）告知老年人鼻腔喷药时轻吸气。

（3）告知老年人滴药后保持原卧位3～5分钟。

【注意事项】

（1）鼻腔滴药前，嘱老年人清洗鼻腔内分泌物，操作前洗手，避免交叉感染。

（2）严格执行"三查八对"，检查药液有无沉淀变质，混悬剂在使用前充分摇匀。

（3）根据老年人年龄和不同老年人对药物的敏感性，适当减少药量，滴药后，嘱老年人保持适当体位，使药液充分被吸收。

（4）密切观察老年人滴药后反应，有严重不良反应者慎用。

（5）需要同时滴两种药物时，两药之间需要间隔5～10分钟，以确保药效。

（二）耳内给药

1. 评估和观察要点

（1）评估老年人年龄、病情、意识状态、自理能力、合作程度、过敏史。

（2）评估耳部情况，有无分泌物、耵聍。

（3）了解药物性质、用药方法及不良反应，观察有无恶心、眩晕、耳痛症状。

2. 操作要点

（1）老年人取坐位或仰卧位，头偏向健侧，患耳朝上，向外上轻拉耳郭，充分暴露耳道。

（2）用棉签轻拭外耳道内的分泌物。

（3）将药液滴入2～3滴，轻压耳屏。

3. 指导要点

（1）告知老年人耳内用药的方法、目的、注意事项及配合要点。

（2）告知老年人耳部滴药后，保持原卧位5～10分钟。

（3）滴入耵聍软化液前，要告知老年人滴入药液量比较多，滴药后可有耳塞、闷胀感。

【注意事项】

1. 耳部滴药前，清洗耳道内分泌物，操作前卫生手消毒，避免交叉感染。

2. 严格执行"三查八对"，检查药液有无沉淀变质。

3. 滴药时药液不宜过凉，应与体温相近，以免引起前庭反应。

4. 鼓膜穿孔者禁止进行耳内滴药。

5. 按解剖学特点，成人向后上方牵拉耳郭，使外耳道变直。

6. 滴药时药瓶口不可接触外耳道壁，以免污染药液、损伤皮肤。

（三）口腔给药

1. 评估和观察要点

（1）评估老年人病情、年龄、意识状态、过敏史、自理能力、合作程度、药物性质和剂型。

（2）评估口腔情况，如口腔黏膜有无溃疡、出血等。

（3）观察用药效果及不良反应。

2. 操作要点

（1）根据药物剂型选择合适的给药途径。

（2）协助老年人取舒适卧位，服药前使用温水或漱口液漱口。

（3）指导或协助老年人正确放入药物。

（4）观察老年人用药后的反应。

3. 指导要点

（1）告知老年人口腔给药的目的、方法、注意事项及配合要点。

（2）告知老年人如有异常反应或将药物误服等，及时通知医护人员。

（3）舌下用药让其自然溶解吸收，不可嚼碎吞下，否则会影响药效。

【注意事项】

1. 使用口腔溶解片期间，严密观察老年人用药反应（如硝酸甘油，舌下含服 2 ～ 5 分钟即可发挥作用）。

2. 不能配合口腔给药的老年人不宜使用。

3. 冠心病老年人舌下给药的体位是半卧位。

（四）皮肤给药

1. 评估和观察要点

（1）评估老年人的病情、自理能力、合作程度、局部皮肤情况、过敏史、用药史和不良反应史。

（2）了解老年人对用药计划的了解、认识程度，以及用药部位。

（3）评估环境温度及隐蔽程度。

2. 操作要点

（1）取合适体位，充分暴露用药部位。

（2）用药前用温水与中性肥皂或浴液清洁皮肤。

（3）选择合适的药物剂型，确定药量。

（4）涂抹药物时，将药物涂于皮肤表面，沿毛发方向揉擦；湿敷药物时，将湿敷垫与皮肤紧密接触；涂抹药量多时，可采用封包法，用保鲜膜将用药部位包裹两圈，胶布粘好。

3. 指导要点

（1）告知老年人皮肤给药的目的、方法、注意事项及配合要点。

（2）在了解老年人对用药顾虑的基础上，进行有针对性的解释，强调相应剂型用药的注意事项。

【注意事项】

1. 观察用药后局部皮肤反应情况，尤其注意对老年人的观察。

2. 了解老年人对局部用药处的主观感觉，并有针对性地做好解释工作。

3. 老年人皮肤有破损时，应注意无菌操作。

4. 动态地评价用药效果，并实施提高用药效果的措施。

5. 注意保暖和保护老年人隐私。

（五）眼内给药

1. 评估和观察要点

（1）评估老年人病情、年龄、意识状态、过敏史、自理能力、合作程度、药物性质。

（2）评估老年人眼睑、结膜、角膜有无异常，有无眼球穿孔伤。

（3）观察药物疗效及不良反应。

2. 操作要点

（1）协助老年人取坐位或仰卧位，头稍向后仰。

（2）操作者一手用棉签轻轻向下拉开老年人下眼睑，嘱其向上方注视，将药液（膏）滴入下穹隆部 1～2 滴，用干棉签擦拭流出的药液（膏）。

（3）嘱老年人勿按揉眼睛，轻轻闭眼 1～2 分钟。

3. 指导要点

（1）告知老年人用药的目的、方法及配合要点。

（2）告知老年人用药后要闭眼休息，勿用手揉眼睛，如有不适及时告知护理员。

（3）告知角膜溃疡、眼球穿孔伤及眼部手术后勿压迫眼球，也不可拉高上眼睑。

【注意事项】

1. 滴药前认真做好"三查八对"。

2. 滴药时不宜将药液直接滴在角膜上，瓶口与眼睑距离应在 2cm 以上，避免触及眼睑和睫毛，以免污染。

3. 对于溢出的药液应立即拭去，以免造成老年人不适或流入耳内、口腔内。

4. 使用易沉淀的眼药水，如妥布霉素地塞米松滴眼液，在使用前应充分摇匀。

5. 同时滴用多种药物时，两药间隔应在 5 分钟以上。使用眼药水的顺序依次为：①水溶性眼药水；②悬浊性眼药水；③油性眼药水。先滴眼药水，后涂眼药膏，先滴刺激性弱的药物，后滴刺激性强的药物；若双眼用药，应先滴健侧眼，后滴患侧眼。

6. 眼药要保持无菌，放置在阴凉、干燥、避光的地方保存。

7.病房集体滴眼药过程中，为每位老年人滴完眼药后，应洗手或进行卫生手消毒，预防交叉感染。告知老年人用药后要闭眼休息，勿用手揉眼睛，如有不适，及时告知护理员。

8.若为传染性眼病老年人滴药，需要进行药物隔离，用过的敷料应焚烧。

五、直肠给药

（一）评估和观察要点

1.评估老年人病情、年龄、意识状态、自理能力及合作程度等。

2.评估肛周皮肤黏膜情况，有无直肠给药禁忌证。

3.评估环境温度及隐蔽程度，注意保护隐私。

4.观察药物疗效及不良反应。

（二）操作要点

1.协助老年人取左侧卧位，膝部弯曲，暴露肛门。

2.不同药物采用不同的给药方法。

3.操作轻柔，药物注入要缓慢，避免黏膜损伤。

4.对于主诉腹胀有便意者，指导其继续吸气，并协助按摩肛门部。

（三）指导要点

1.告知老年人操作目的、方法及配合要点。

2.告知老年人操作中张口呼吸，尽量放松。

3.告知老年人药液保留的时间，用药后至少平卧15分钟。

4.告知老年人出现异常及时告知医护人员。

5.指导老年人自行用药的方法和注意事项。

（四）注意事项

1.直肠活动性出血或腹泻老年人不宜直肠给药。

2.确保药物放置在肛门括约肌以上。

3.操作过程中动作轻柔，避免损伤直肠黏膜。

4.注意保暖，保护老年人隐私。

5.置入药物后平卧15分钟，婴幼儿直肠给药，可轻抬臀部5～10分钟。

6.指导老年人放松及配合的方法，提高用药效果。

六、用药后的观察

药物治疗是临床常用治疗方案，及时、准确、全面地观察病情，可以为诊断、治疗、预防并发症，以及护理提供必要的临床依据。同时，也是保证老年人安全的重要措施。

（一）口服用药后的观察

1.胃肠道反应　如恶心、呕吐、腹痛、腹泻、便秘等。

2.泌尿系统反应　如出现血尿、排尿困难、肾功能下降。

3.神经系统反应　如发热、头痛、乏力、头晕、失眠、手颤。

4.循环系统反应　如出现心慌、头痛、面色苍白、眩晕等。

5.呼吸系统反应　如出现支气管哮喘等。

6.皮肤反应　如皮炎、荨麻疹等。

7.过敏性休克的症状

（1）呼吸道阻塞症状　胸闷、心悸、喉头堵塞感、呼吸困难等。

（2）微循环障碍症状　面色苍白、畏寒、冷汗、脉搏微细、血压下降等。

（3）中枢神经系统症状　烦躁不安、意识丧失、昏迷、抽搐、二便失禁等。

（4）其他症状　如皮疹、荨麻疹、咳嗽等。

（二）用药护理

注意看药物说明书，减少不良反应的发生，严重的不良反应应做如下处理。

1.立即停药，马上报告医生和家属。

2.协助老年人去枕平卧，头偏向一侧，防止呕吐时窒息，保持呼吸道通畅。

3.若发生心跳、呼吸骤停，立即进行心肺复苏抢救。有条件的马上给予吸氧。

4.加强病情观察和照顾，密切观察老年人呼吸、心跳、意识、尿量，做好病情变化的动态记录，注意保暖。

5.遵医嘱给药或送往医院。

第二节　常用照护技术

随着我国社会经济的发展，老龄人口日趋增长，同时，孤残、失能、空巢老人群体队伍也越来越庞大。老年人的长期照看和护理服务的内容，亦从早期的简单生活照顾发展为生活照顾、医疗及康复护理等全方位的护理服务。目前，我国养老护理员专业化水平较低，因此，加强对护理员的专业技能培训非常必要。

一、吸氧

吸氧，是通过口、鼻给予氧气吸入，纠正各种原因引起的缺氧状态，维持老年人生命活动的一种治疗方法。

（一）缺氧的临床表现

缺氧可通常表现为头晕、头痛、耳鸣、眼花、四肢软弱无力，甚至伴有恶心、呕吐、呼吸浅快而弱、心跳快而无力。当老年人出现呼吸困难、血压下降、青紫（全身皮肤、嘴唇、指甲等）、意识模糊、瞳孔散大、昏迷，甚至窒息或心跳停止，提示缺氧加重。

（二）吸氧的时机

出现上述缺氧临床表现时，护理员应立即给予吸氧。

（三）常用方法

1. 鼻导管吸氧法　将鼻塞或鼻架塞在鼻孔内进行给氧。

2. 鼻塞法　是将鼻塞放于一侧鼻孔内进行给氧。优点为刺激性小，且两侧可交替使用，老年人感觉舒适。

3. 面罩吸氧法　将面罩遮盖老年人口鼻，氧气自下端输入。氧流量要调整为 6L/min。每 4～8 小时更换一次。

（四）注意事项

1. 注意用氧安全，做好"四防"，即防火、防热、防油、防震。距明火至少 5 米，距暖气片至少 1 米，以防火灾，以防燃烧。氧气表及螺旋口勿上油。

2. 氧气须经过湿化瓶，以减轻对呼吸道黏膜的刺激。急性肺水肿老年人用 20%～30% 乙醇，减轻缺氧症状。

3. 中途改变流量时，先分离鼻氧管与湿化瓶连接处，调节好流量后再接上。

4. 避免长时间、高浓度吸氧，防止老年人出现胸骨后不适、疼痛、灼热感、呼吸困难、发绀、昏迷、呼吸抑制等吸氧副作用。

二、辅助排痰

（一）有效咳嗽

1. 作用　可排出呼吸道内的异物、分泌物，清洁、保护和维持呼吸道通畅。

2. 实施过程　具体步骤为：协助老年人取坐位或半坐位，屈膝；上身前倾，双手抱膝或用枕头支托老年人的胸、腹部（有伤口者，应将双手压在伤口的两侧）；深吸气后屏气 3 秒钟，老年人腹肌收缩，用力做爆破性咳嗽，将痰咳出。

3. 时间　一般不宜时间过长，可在晨起后、睡觉前或餐前 30 分钟进行。

（二）叩击

1. 范围：长期卧床、久病体弱、排痰无力者，可进行胸部叩击排痰，保持气道通畅。

2. 有肋骨骨折、病理性骨折史、咯血、低血压、肺水肿等老年人，禁叩击排痰。

3. 操作步骤

（1）叩击时间　饭后 2 小时至饭前 30 分钟内完成。

（2）摆体位　协助老年人取坐位或侧卧位。

（3）暴露部位　暴露胸廓部位，以单层薄布覆盖。

（4）叩击　护理员手背隆起，手掌中空，拇指靠近示指，呈背隆掌空状；以手腕力量自下而上、由外向内轻轻（以老年人不感到疼痛为宜）叩击胸壁，每侧叩击 1 ～ 3 分钟，每分钟 120 ～ 180 次。

（5）口腔清洁护理　叩击后，协助老年人休息，做好口腔清洁护理。

4. 叩击时注意事项

（1）每次叩击以 5 ～ 15 分钟为宜。

（2）叩击时应避开乳房、心脏、脊柱、肩胛骨、肋缘以下部位，以及衣服拉链、纽扣等部位。

（3）叩击时，老年人如有不适，应立即停止叩击。

三、血糖监测

（一）评估和观察要点

1. 评估老年人年龄、病情及治疗用药情况。

2. 评估血糖仪的种类和性能，检查试纸的批号及有效期。

3. 评估老年人末梢循环及皮肤情况、进食时间。

（二）操作要点

1. 清洁老年人采血部位，并协助其取舒适体位。

2. 用 75% 乙醇消毒针刺部位，待干。

3. 用采血笔按压采血部位，待末梢血自然流出，弃去第一滴血，用第二滴血进行测试。

4. 告知老年人血糖值并记录。

5. 异常结果应重复检测一次，通知医生采取不同的干预措施，必要时复查静脉生化血糖。

（三）指导要点

1. 告知老年人血糖监测的目的，以取得合作。

2. 指导末梢循环差的老年人将手下垂摆动。

3. 指导老年人掌握自我监测血糖的技术和注意事项。

（四）注意事项

1. 测血糖时应经常更换采血部位。

2. 血糖仪应按生产商使用要求，定期进行标准液校正。

3. 避免试纸受潮、污染。

四、胰岛素皮下注射

（一）概念

胰岛素皮下注射是指将小剂量药液注入皮下组织的方法。

（二）适应证

1. 1 型糖尿病。

2. 糖尿病伴急、慢性并发症，如酮症酸中毒、乳酸性酸中毒、急性感染的糖尿病老年人。

3. 心、脑、眼、肾、神经等并发症，消耗性疾病老年人。

4. 2 型糖尿病老年人经饮食、运动、口服降糖药物治疗，血糖不能满意控制者。

（三）胰岛素制剂类型

1. 按作用快慢和维持时间　分为超短效、短效、中效和长效。

2. 按胰岛素的来源　分为动物胰岛素（猪、牛）和人胰岛素两种。

（四）部位选择

适合皮下注射胰岛素部位是腹部、大腿外侧、手臂外侧和臀部，主要是因为这些部位没有较多神经分布。

（五）注意事项

1. 严格遵守无菌操作及查对制度。

2. 针头刺入角度不宜超过 45°，以免刺入肌层。

3. 注射胰岛素要使用酒精消毒皮肤。

4. 注射小于 1mL 的药液，必须使用 1mL 注射器，以保证注入药液剂量准确。

5. 确定老年人吃饭时间，一般饭前 30 分钟注射。

6. 未使用的胰岛素笔芯应储存于 2～8℃ 冰箱内，正在使用中的胰岛素笔芯，可在室温未超过 30℃ 的情况下放置。

7. 使用诺和灵胰岛素笔，注射后应留在皮下 6～10 秒以上，再将针头完全拔出，这样可确保正确剂量注入，以免药液未吸收。

8.拔出针头后，用棉球轻压局部，注意不要按摩、揉，防止皮下出血。

第三节 冷热疗法

【案例导入】

李某，女性，50岁。活动时不慎摔倒，踝关节扭伤，体格检查发现：踝关节局部疼痛、肿胀、活动受限，X线检查未见明显异常，作为护理员你应该怎么处理？

一、概述

冷疗法（cold therapy）和热疗法（heat therapy）是利用低于或高于人体温度的物质作用于体表皮肤，通过神经传导引起皮肤和内脏器官血管的收缩或舒张，从而改变机体各系统体液循环和新陈代谢，达到治疗目的的方法。

冷热疗法是常用的护理技术，且有较多的方式方法，根据应用的面积及方式，冷热疗法可分为局部冷热疗法和全身冷热疗法。如局部冷疗法包括冰袋、冰囊、冰帽、冰槽、冷湿敷法和化学制冷袋等；全身冷疗法包括温水擦浴、乙醇擦浴；局部热疗法包括热水袋、烤灯、热湿敷及热水坐浴等。

在照护中，应了解各种冷热疗法的特点，熟悉冷热疗法的目的、方法、禁忌，确保安全有效地使用冷热疗法。

二、冷疗法

（一）目的

1.减轻局部充血或出血 冷疗可使局部血管收缩，毛细血管通透性降低，减轻局部充血；同时冷疗可使血流减慢，血液的黏稠度增加，有利于血液凝固而控制出血。适用于局部软组织损伤的初期、扁桃体摘除术后、鼻出血等。

2.减轻疼痛 冷疗可抑制细胞的活动，减慢神经冲动的传导，降低神经末梢的敏感性而减轻疼痛；同时冷疗可使血管收缩，毛细血管的通透性降低，渗出减少，从而减轻由于组织肿胀压迫神经末梢所引起的疼痛。适用于急性损伤初期、牙痛、烫伤等。

3.控制炎症 冷疗可使局部血管收缩，血流减少，细胞的新陈代谢和细菌活力降低，从而限制炎症的扩散。适用于炎症早期。

4.降低体温 冷疗可直接与皮肤接触，通过传导与蒸发的物理作用，使体温降低。适用于高热、中暑。

（二）禁忌

1. 血液循环障碍　常见于大面积组织受损、全身微循环障碍、休克、周围血管病变、动脉硬化、糖尿病、神经病变、水肿等老年人，因循环不良，组织营养不足，若使用冷疗，进一步使血管收缩，加重血液循环障碍，导致局部组织缺血缺氧而变性坏死。

2. 慢性炎症或深部化脓病灶　因冷疗使局部血流减少，妨碍炎症的吸收。

3. 组织损伤、破裂或有开放性伤口处　因冷疗可降低血液循环，增加组织损伤，且影响伤口愈合，尤其是大范围组织损伤，应禁止用冷。

4. 对冷过敏　对冷过敏者，使用冷疗可出现红斑、荨麻疹、关节疼痛、肌肉痉挛等过敏症状。

5. 慎用冷疗法的情况　如昏迷、感觉异常、年老体弱、关节疼痛、冠心病等，应慎用冷疗法。

6. 冷疗的禁忌部位　①枕后、耳郭、阴囊处：用冷易引起冻伤。②心前区：用冷可导致反射性心率减慢、心房纤颤或心室纤颤及房室传导阻滞。③腹部：用冷易引起腹泻。④足底：用冷可导致反射性末梢血管收缩，影响散热，或引起一过性冠状动脉收缩。

（三）冰袋

使用冰袋具有降温、止血、镇痛、消炎的作用。

【操作前准备】

1. 评估老年人并解释

（1）评估　老年人的年龄、病情、意识、体温、治疗情况、局部皮肤状况、活动能力和合作程度。

（2）解释　向老年人及家属解释使用冰袋的目的、方法、注意事项及配合要点。

2. 老年人准备

（1）了解冰袋使用的目的、方法、注意事项及配合要点。

（2）体位舒适，愿意合作。

3. 护理员准备　衣帽整洁，修剪指甲，洗手，戴口罩。

4. 用物准备

（1）治疗盘内备　冰袋或冰囊、布套、毛巾。

（2）治疗盘外备　冰块、脸盆及冷水、勺、手消毒液。

5. 环境准备　室温适宜，酌情关闭门窗，避免对流风直吹老年人。

【注意事项】

1. 随时观察，检查冰袋有无漏水，是否夹紧。冰块融化后应及时更换，保持布袋干燥。

2. 观察用冷部位局部情况，皮肤色泽，防止冻伤。倾听老年人主诉，有异常立即停止用冷。

3. 如为了降温，冰袋使用后30分钟需测体温，当体温降至39℃以下，应取下冰袋，并在体温单上做好记录。

（四）冷湿敷

冷湿敷具有止血消炎、消肿止痛的作用。

【操作前准备】

1. 评估老年人并解释

（1）评估 老年人的年龄、病情、意识、体温、治疗情况、局部皮肤状况、活动能力、心理状态和合作程度。

（2）解释 向老年人及家属解释使用冷湿敷的目的、方法、注意事项及配合要点。

2. 老年人准备

（1）了解冷湿敷的目的、方法、注意事项及配合要点。

（2）体位舒适，愿意合作。

3. 护理员准备 衣帽整洁，修剪指甲，洗手，戴口罩。

4. 用物准备

（1）治疗盘内备 卵圆钳2把、敷布2块、凡士林、纱布、棉签、一次性治疗巾。

（2）治疗盘外备 盛放冰水的容器，手消毒液，医疗垃圾桶，治疗车。必要时备屏风、换药用物。

5. 环境准备 室温适宜，酌情关闭门窗，必要时屏风或床帘遮挡。

【注意事项】

1. 冷湿敷期间，询问老年人的感觉，观察局部皮肤颜色及老年人全身反应，发现异常情况立即停止使用。

2. 冷湿敷30分钟后测量体温，如体温降至37.5℃以下，停止冷湿敷。

3. 敷布必须浸透，拧至不滴水为宜。

（五）温水拭浴或乙醇擦浴

温水拭浴或乙醇擦浴可以为高热老年人降温。

【操作前准备】

1. 评估老年人并解释

（1）评估 老年人的年龄、病情、意识、体温、治疗情况、有无乙醇过敏史、皮肤状况、活动能力、合作程度及心理反应。

（2）解释 向老年人及家属解释温水擦浴或乙醇擦浴的目的、方法、注意事项及配合要点。

2. 老年人准备

（1）了解温水擦浴或乙醇擦浴的目的、方法、注意事项及配合要点。

（2）体位舒适，愿意合作，按需排尿。

3. 护理员准备 衣帽整洁，修剪指甲，洗手，戴口罩。

4. 用物准备

（1）治疗盘内备　大毛巾、小毛巾、热水袋及套、冰袋及套。

（2）治疗盘外备　脸盆内盛放 32～34℃温水，2/3 满或盛放 30℃，25%～35% 乙醇 200～300mL，手消毒液，治疗车。必要时备干净衣裤、屏风、便器。

5. 环境准备　调节室温，关闭门窗，必要时床帘或屏风遮挡。

【注意事项】

1. 擦浴中应注意观察老年人情况，如有寒战、面色苍白，或脉搏、呼吸异常时，应立即停止操作，并报告医护人员。

2. 擦至颈部、腋窝、肘部、腹股沟、腘窝等大血管丰富处，应稍用力擦拭，停留时间稍长些，以助散热。一般全部擦浴时间为 15～20 分钟。

3. 禁止擦枕后、心前区、腹部、足底。

4. 擦浴时，以拍拭方式进行，避免摩擦生热。

5. 头部放置冰袋，以帮助降温，并可防止头部充血而致头痛；足底放置热水袋，使老年人舒适，并减轻头部充血，利于散热。

6. 擦浴半小时后测量体温，并进行记录，如体温低于 39℃，应取下头部冰袋。

三、热疗法

（一）目的

1. 促进炎症的消散或局限　热疗使局部血管扩张，血液循环速度加快，促进组织中毒素、废物的排出；同时血量增多，白细胞数量增多，吞噬能力增强和新陈代谢增加，使机体局部或全身的抵抗力和修复力增强。因而炎症早期用热，可促进炎性渗出物吸收或消散；炎症后期用热，可促进白细胞释放蛋白溶解酶，使炎症局限。适用于睑腺炎、乳腺炎等。

2. 解除疼痛　热疗可降低痛觉神经兴奋性，可改善血液循环，加速致痛物质排出和炎性渗出物吸收，解除对神经末梢的刺激和压迫，因而可减轻疼痛。同时热疗可使肌肉放松，增加结缔组织伸展性，增加关节的活动范围，减轻肌肉痉挛、僵硬、关节强直所致的疼痛。适用于腰肌劳损、肾绞痛、胃肠痉挛、睑腺炎、乳腺炎等老年人。

3. 减轻深部组织充血　热疗使皮肤血管扩张，使平时大量呈闭锁状态的动静脉吻合支开放，皮肤血流量增多。由于全身循环血量的重新分布，可减轻深部组织的充血。

4. 保暖与舒适　热疗可使局部血管扩张，促进血液循环，将热带至全身，使体温升高，并使老年人感到舒适。适用于年老体弱、危重、末梢循环不良的老年人。

（二）禁忌

1. 未明确诊断的急性腹痛　热疗虽能减轻疼痛，但易掩盖病情真相，贻误诊断和治疗，有引发腹膜炎的危险。

2. 面部危险三角区的感染　因该处血管丰富，面部静脉无静脉瓣，且与颅内海绵窦相通，热疗可使血管扩张，血流增多，导致细菌和毒素进入血液循环，促进炎症扩散，易造成颅内感染和败血症。

3. 各种脏器出血、出血性疾病 热疗可使局部血管扩张，增加脏器的血流量和血管的通透性而加重出血。血液凝固障碍的老年人，用热会增加出血的倾向。

4. 软组织损伤或扭伤初期（48 小时内） 热疗可促进血液循环，加重皮下出血、肿胀、疼痛。

5. 其他

（1）心、肝、肾功能不全者 大面积热疗使皮肤血管扩张，减少对内脏器官的血液供应，加重病情。

（2）皮肤湿疹 热疗可加重皮肤受损，也使老年人增加痒感而不适。

（3）急性炎症 如牙龈炎、中耳炎、结膜炎，热疗可使局部温度升高，有利于细菌繁殖和分泌物增多，加重病情。

（4）金属移植物部位、人工关节 用热易造成烫伤。

（5）恶性病变部位 热疗可使正常与异常细胞加速新陈代谢而加重病情，同时又促进血液循环而使肿瘤扩散、转移。

（三）热水袋

使用热水袋可以保暖，促进炎症的消散或局限，解除疼痛，增加舒适感。

【操作前准备】

1. 评估老年人并解释

（1）评估 老年人的年龄、病情、体温、意识、治疗情况、局部皮肤状况、活动能力、合作程度、心理状态及合作程度。

（2）解释 向老年人及家属解释使用热水袋的目的、方法、注意事项及配合要点。

2. 老年人准备

（1）了解热水袋使用目的、方法、注意事项及配合要点。

（2）体位舒适，愿意合作。

3. 护理员准备 衣帽整洁，修剪指甲，洗手，戴口罩。

4. 用物准备

（1）治疗盘内备 热水袋及套、水温计、毛巾。

（2）治疗盘外备 盛水容器、热水，手消毒液。

5. 环境准备 调节室温，酌情关闭门窗，避免对流风直吹老年人。

【注意事项】

1. 经常检查热水袋有无破损，热水袋与塞子是否配套，以防漏水。

2. 炎症部位热敷，热水袋灌水 1/3 满，以免压力过大，引起疼痛。

3. 使用热水袋，应再包一块大毛巾或放于两层毛毯之间，以防烫伤。

4. 昏迷及感觉迟钝者，水温不宜过高，应低于 50℃。

5. 加强巡视，定期检查局部皮肤情况。

（四）红外线灯及烤灯

使用红外线灯及烤灯可以消炎镇痛，解痉，促进创面干燥结痂，保护肉芽组织生长。

【操作前准备】

1.评估老年人并解释

（1）评估　老年人年龄、病情、意识、治疗情况，局部皮肤状况，活动能力、心理状态及配合程度。

（2）解释　向老年人及家属解释使用烤灯的目的、方法、注意事项及配合要点。

2.老年人准备

（1）了解烤灯使用的目的、方法、注意事项及配合要点。

（2）体位舒适，愿意合作。

3.护理员准备　衣帽整洁，修剪指甲，洗手，戴口罩。

4.用物准备　红外线灯或鹅颈灯，手消毒液。必要时备有色眼镜、屏风。

5.环境准备　调节室温，酌情关闭门窗，必要时屏风遮挡。

【注意事项】

1.根据治疗部位选择不同功率灯泡：胸、腹、腰、背 500 ～ 1000W，手、足部 250W（鹅颈灯 40 ～ 60W）。

2.由于眼内含有较多的液体，对红外线吸收较强，一定程度的红外线直接照射，可引发白内障。因此前胸、面颈照射时，应戴有色眼镜或用纱布遮挡。

3.意识不清、局部感觉障碍、血液循环障碍、瘢痕者，治疗时应加大灯距，防止烫伤。

4.红外线多次治疗后，治疗部位皮肤可出现网状红斑、色素沉着。

5.使用时避免触摸灯泡，或用布覆盖烤灯，以免发生烫伤及火灾。

（五）热湿敷

热湿敷可以促进局部血液循环，消炎消肿，解痉止痛。

【操作前准备】

1.评估老年人并解释

（1）评估　老年人的年龄、病情、意识、治疗情况，局部皮肤状况，伤口情况，活动能力、心理状态及配合程度。

（2）解释　向老年人及家属解释热湿敷的目的、方法、注意事项及配合要点。

2.老年人准备

（1）了解热湿敷使用的目的、方法、注意事项及配合要点。

（2）体位舒适，愿意合作。

3.护理员准备　衣帽整洁，修剪指甲，洗手，戴口罩。

4. 用物准备

（1）治疗盘内备 卵圆钳2把、敷布2块、凡士林、纱布、棉签、一次性治疗巾、棉垫、水温计。

（2）治疗盘外备 热水瓶，脸盆内盛放热水，手消毒液，医疗垃圾桶，治疗车。必要时备大毛巾、热水袋、屏风、换药用物。

5. 环境准备 调节室温，酌情关闭门窗，必要时屏风或床帘遮挡。

【注意事项】

1. 水温控制在 50～60℃，水温过高容易烫伤，水温过低达不到治疗效果。

2. 热敷期间询问老年人的感觉，观察局部皮肤颜色及老年人全身反应，发现异常情况立即停止使用，防止烫伤。

3. 面部热敷者，敷后半小时方能外出，以防受凉。

（六）热水坐浴

热水坐浴具有消炎消肿、止痛、促进引流的作用。

【操作前准备】

1. 评估老年人并解释

（1）评估 老年人的年龄、病情、意识、治疗情况，局部皮肤和伤口状况、活动能力、心理状态及配合程度。

（2）解释 向老年人及家属解释热水坐浴的目的、方法、注意事项及配合要点。

2. 老年人准备

（1）了解热水坐浴的目的、方法、注意事项及配合要点。

（2）排尿、排便并清洗局部皮肤。

3. 护理员准备 衣帽整洁，修剪指甲，洗手，戴口罩。

4. 用物准备 坐浴椅、消毒坐浴盆、热水瓶、水温计、药液（遵医嘱配制）、毛巾、无菌纱布、手消毒液、医疗垃圾桶、治疗车。必要时备屏风和换药用物。

5. 环境准备 调节室温，关闭门窗，必要时用床帘或屏风遮挡。

【注意事项】

1. 坐浴前先排尿、排便，清洗局部皮肤后再坐浴。

2. 坐浴部位如果有伤口，因操作要求无菌，需在护理员指导下完成坐浴。

3. 女性老年人阴道出血和盆腔急性炎症不宜坐浴，以免引起或加重感染。

4. 坐浴过程中，注意观察面色、脉搏、呼吸，倾听老年人主诉，如有异常应停止坐浴，扶老年人上床休息。

（七）温水浸泡

温水浸泡可以消炎镇痛，清洁，消毒创口。

【操作前准备】

1.评估老年人并解释

（1）评估　老年人的年龄、病情、意识、治疗情况，局部皮肤、伤口状况，活动能力，心理状况及合作程度。

（2）解释　向老年人及家属解释温水浸泡的目的、方法、注意事项及配合要点。

2.老年人准备

（1）了解温水浸泡的目的、方法、注意事项及配合要点。

（2）坐姿舒适，愿意配合。

3.护理员准备　衣帽整洁，修剪指甲，洗手，戴口罩。

4.用物准备

（1）治疗盘内备　长镊子、纱布。

（2）治疗盘外备　热水瓶，药液（遵医嘱），浸泡盆（根据浸泡部位选择大小合适），手消毒液，医疗垃圾桶，治疗车。必要时备换药用物。

5.环境准备　调节室温，酌情关闭门窗。

【注意事项】

1.浸泡部位若有伤口，浸泡盆、药液及用物必须无菌；浸泡后应用无菌技术处理伤口。

2.浸泡过程中，注意观察局部皮肤，倾听老年人主诉，随时调节水温。

【案例解析】

1.即时适宜处理方法：局部冷敷 20 分钟。

2.48 小时后的处理方法：局部热敷 20 分钟。

第四节　病情观察

病情观察能力是护理员必备的能力之一，护理员通过细致、全面的观察，收集资料，及时发现老年人的异常病情变化，能为医生诊断及治疗提供重要依据，减轻老年人痛苦，延长老年人生命。

一、病情观察概述

病情观察，是指护理员在工作中运用眼、耳、鼻、手等感觉器官及辅助工具，如体温计、血压计等来获得老年人病情状况的过程。

（一）病情观察的意义

通过病情观察，护理员能及时了解老年人的疾病变化、用药反应、治疗效果，能判断老年人的疾病进展情况、是否好转，以便及时通知医护人员采取有效护理措施，减轻病痛，促进康复。

（二）病情观察的内容

护理员运用各种感觉器官（眼、耳、鼻、手等），主要观察老年人的皮肤黏膜、面容、体位、意识状态、瞳孔、生命体征、出入液量等，全面了解老年人的病情变化，为治疗和护理提供可靠的信息。

1. 皮肤黏膜观察 正常皮肤黏膜完整，颜色正常，无破损。患病后，可出现受压部位皮肤发红、青紫，大小不等水疱、破溃；口唇、面颊等部位发绀或皮肤苍白、湿冷；口唇、结膜或甲床均苍白；晨起眼睑、颜面水肿，下肢和全身水肿等异常情况。

2. 面容观察 健康的人表情自然、大方，神态安逸。患病后或情绪不佳时，老年人通常表现为面色苍白、表情痛苦、面容憔悴、目光暗淡、表情淡漠等。护理员应了解老年人不适与痛苦，及时与老年人、家属及医护人员沟通，解除老年人痛苦。

3. 体位观察 合适的体位可增进舒适、治疗疾病、减轻症状及预防并发症等。护理员可根据老年人自身的习惯、舒适度、疾病等，协助其采取相应体位。

（1）主动体位 手术前、恢复期及病情较轻的老年人，老年人身体活动自如，能根据自己的意愿和习惯随意改变体位，护理员做好安全防护即可。

（2）被动体位 昏迷、极度衰竭及瘫痪等老年人，自身无法变换体位，护理员需协助老年人躺卧在不同的体位，促进舒适，预防并发症。

（3）被迫体位 左心衰竭、支气管哮喘、休克，以及胸腹部、腰背部疾患等老年人，虽然意识清晰，也有改变卧位的能力，但为了减轻疾病所致的痛苦或因治疗需要而被迫躺卧于相应体位。护理员应在医护人员指导下，协助老年人维持合适体位，以缓解疾病症状，增进治疗效果。

4. 姿势与步态 姿势即指一个人的举止状态，依靠骨骼、肌肉的紧张度来保持，并受健康状态及精神状态的影响。健康成人躯干端正，肢体动作灵活自如。患病时可以出现特殊的姿势，如腹痛时老年人常捧腹而行；腰部扭伤身体的活动度受限，老年人保持特定的姿势等。步态是指一个人走动时所表现的姿态，年龄、是否受过训练等因素，会影响一个人的步态。常见的步态异常有蹒跚步态、醉酒步态、共济失调步态、慌张步态、剪刀步态、间歇性跛行和保护性跛行等。

5. 睡眠观察 通常成人为每天睡眠 7～8 小时，50 岁以上平均每天 7 小时。患病状态或术后时，个体的睡眠需要量会明显增加。护理员应观察老年人有无入睡困难、失眠、睡眠过度、睡眠呼吸暂停、易醒、梦游、梦魇、睡惊等现象。若老年人睡眠中呼吸反复停顿，每次停顿 > 10 秒，每小时停顿次数 > 20 次，护理员应及时向医护人员汇报，并协助老年人采取侧卧睡眠姿势，以保证呼吸道畅通。

6. 呕吐物观察 呕吐是将胃内或部分小肠内物质经口排出体外的反射动作，具有保护意义。老年人呕吐后，应注意观察呕吐发生的时间、次数、方式，以及呕吐物的量、性状、色、味和伴随症状。如幽门梗阻时呕吐常发生在夜间或凌晨，呕吐物为宿食，呈腐臭味；脑肿瘤、脑出血等颅内压升高时，呈喷射性呕吐伴剧烈头痛，但不伴有恶心；

消化系统疾病常为反射性呕吐；急性大出血时呈鲜红色；陈旧性出血或慢性出血呈咖啡色；有机磷农药中毒时常呈大蒜味。

7. 痰液观察　正常人一般无痰或有少许色清或透明痰液。呼吸道疾病者，痰液的量、颜色、性状、气味等发生改变。如咳白色或无色黏稠痰多见于支气管炎、支气管哮喘等；咳粉红色泡沫痰见于急性肺水肿老年人；咳铁锈色痰见于大叶性肺炎老年人；咳痰带血或咯血见于肺部肿瘤等。

8. 意识状态观察　正常人表现为意识清晰，反应敏捷、准确，语言流畅，思维合理，情感活动正常，对时间、地点、人物的判断力和定向力正常。异常情况下，老年人可有如下表现。

（1）嗜睡　老年人表现为持续睡眠状态，呼叫或推动肢体时可唤醒，醒后能简短而正确地交谈或做简单的动作，但反应迟钝，刺激消失后又入睡。

（2）意识模糊　老年人的理解力、判断力迟钝，记忆模糊，表现为思维和语言不连贯，对时间、地点和人物的定向力完全或部分发生障碍。

（3）昏睡　老年人处于熟睡状态，呼喊或推动肢体不能引起反应，指压眶上缘内侧、摇动身体等强刺激可被唤醒，醒后答非所问或答话含糊，刺激停止后即进入熟睡状态。

（4）昏迷　老年人则表现为各种刺激部分或全部消失，呼之不应，完全处于不动的姿势，仅对强疼痛刺激如压眶、压甲根等有反应，对声、光刺激无反应，可有大小便失禁或尿潴留，呼吸不规则，后期老年人肌肉松弛，眼球固定，瞳孔散大，濒临死亡，属于昏迷状态。

老年人的意识状态从嗜睡、意识模糊、昏睡、昏迷呈逐渐加重状态，护理员若发现意识障碍逐渐加重，应及时向医护人员及家属汇报，尽早采取有效措施。

9. 瞳孔观察　正常成人瞳孔直径为 $2 \sim 5mm$，类似于小米粒和绿豆大小，黑色透明，两侧等大同圆，双侧差异不超过 0.25mm。瞳孔的大小除了随光线的强弱变化外，还与年龄大小、屈光、生理状态等因素有关。一般来说，老年人瞳孔较小。护理员若发现瞳孔变大或缩小，瞳孔对光反应减弱或消失，颜色变白、变红或呈青绿色等异常情况，应及时通知医护人员。

10. 心理状态的观察　老年人的心理状态是一般心理状态和患病时特殊心理状态的整合，如一般心理状态中的注意力、情绪、认知、动机和意识状态，与患病的适应状态的统一。因此，应从老年人对健康的理解、对疾病的认识、处理和解决问题的能力、对疾病和住院的反应、价值观、信念等方面，来观察其语言和非语言行为、思维能力、认知能力、情绪状态、感知情况等是否处于正常状态，是否出现记忆力减退、思维混乱、反应迟钝等，语言、行为异常等情况，以及有无焦虑、恐惧、绝望、忧郁等情绪反应。

11. 特殊检查或药物治疗的观察

（1）特殊检查和治疗后的观察　在临床实际中，会对未明确诊断的老年人，进行一些常规和特殊专科检查，如冠状动脉造影、胆囊造影、胃镜、腹腔镜检查、腰椎穿刺、胸腔穿刺、腹腔穿刺和骨髓穿刺等。这些检查均会对老年人产生不同程度的创伤，护理员应重点了解其注意事项，观察生命体征，倾听老年人的主诉，防止并发症的发生，如冠状动脉造影后应根据采用的方法，对老年人的局部止血情况进行观察。由于治疗的需要，老年人可能应用引流，应注意观察引流液的性状、颜色、量等；观察引流管是否通畅、有无扭曲、受压、引流不畅的现象；引流袋（瓶）的位置等。锁骨下静脉穿刺后的老年人，应注意观察有无胸闷或呼吸困难；吸氧老年人观察缺氧症状有无改善等。

（2）特殊药物治疗老年人的观察　药物治疗是临床最常用的治疗方法，护理员应注意观察其疗效、副作用及毒性反应，如服用降压药的老年人应注意血压的变化。应用止痛药时，应注意老年人疼痛的规律和性质，用药后的效果；如果药物具有成瘾性，还应注意使用的间隔等。

12. 其他　对老年人除了以上的观察内容外，还应该注意观察老年人的睡眠情况，以及老年人的自理能力。了解老年人的自理能力，可以有助于护理员对老年人进行有针对性的护理，同时协助医护人员分析老年人疾病的状况。老年人的自理能力可以通过量表的测定来确定。

二、生命体征的观察

生命体征是体温、脉搏、呼吸及血压的总称，是护理员了解老年人病情及重要脏器功能活动的可靠指标，贯穿于老年人护理的全过程。一旦发现异常，及时报告医护人员给予处理。

（一）体温的测量与观察

1. 正常体温的范围　测温部位不同，体温的范围亦略有差异。腋温为 $36.0 \sim 37.0$℃；口温 $36.3 \sim 37.2$℃；肛温为 $36.5 \sim 37.7$℃。如果老年人体温超过正常范围上限，并伴有不适症状，即可判定老年人已经发热。

2. 影响体温的生理因素　正常人的体温始终保持在相对恒定的状态，但易受年龄、性别、昼夜变化等因素影响，如老年人体温略低于青、壮年；通常，清晨 $2 \sim 6$ 时体温最低，白天开始活动时体温逐渐上升，下午 $2 \sim 6$ 时体温最高，入夜后体温又逐渐下降，但 24 小时内体温波动范围不超过 1℃；药物、情绪激动、进食、活动、穿衣多、盖被厚、过分保暖、室温过高等，均可使体温暂时性升高达 37.5℃左右。因此，在测温时，应避免这些因素的干扰，保证测量结果客观、准确。

3. 发热原因及程度

（1）原因　由于发热激活物作用于机体，使体温调定点上移而引起调节性体温升高。常见的发热激活物有细菌、病毒、真菌等来自体外的感染，严重的心脏急性发作、大手术后、X 线或核辐射、异种蛋白摄入、类固醇分泌等来自体内的致热物质，以及白细胞介素 –1、肿瘤坏死因子等内生致热原。

（2）程度　体温在 $37.3 \sim 38$℃，属于低热；体温在 $38.1 \sim 39$℃，属于中度热；体温在 $39.1 \sim 41$℃，属于高热；体温超过 41℃，属于超高热。护理员要学会观察发热老年人是否伴有不适、烦躁、体力不足、脱水、皮疹、惊厥抽搐等，一旦伴有则立即通知医护人员。

4. 发热老年人的护理　护理发热老年人时，护理员应以降温、促进舒适、满足需求为主。

（1）降温　若体温超过 38.5℃时，即可采用冰袋、冰囊、冷敷、退热贴等局部物理降温法；体温超过 39.0℃，亦可进行温水拭浴或乙醇拭浴。同时，遵医嘱给予退热剂，如对乙酰氨基酚、布洛芬、氨基比林等。降温 30 分钟后复测体温，并做好记录和交班。

（2）病情观察　遵医嘱每隔 4 小时测量 1 次体温，待体温恢复正常 3 天后，改为每日测量 2 次。同时，密切观察老年人面色、脉搏、呼吸、血压、情绪反应，如有异常应及时与护理员联系，注意发热时伴随症状。

（3）补充能量、营养　给予易消化、清淡而营养丰富的流质或半流质，少食多餐；鼓励多饮水，每日 2000 ～ 3000mL；若医嘱给予静脉输液或鼻饲时，应保持各种管道通畅。

（4）口腔护理　发热时唾液分泌减少，口腔黏膜干燥，抵抗力下降，极易引起口腔的炎症和溃疡，护理员还应给予漱口或擦拭口腔等护理，保持口腔清洁，预防感染。

（5）皮肤护理　退热时，应保持皮肤清洁、干燥，护理员应随时擦干汗液，为老年人更换衣服和床单，防止受凉。

（6）适当休息　高热时摄入减少、新陈代谢快，老年人体质虚弱，护理员应创造温度适宜、安静舒适的环境，嘱老年人卧床休息，并协助其采取舒适体位。

（7）心理护理　长期卧床、恶性肿瘤、大手术后老年人尤其关注自身体温变化，担心持续高热或超高热可能威胁生命，容易产生焦虑、恐惧、轻生等不良情绪反应，护理员应尽早发现，及时上报，寻求专业指导和帮助，缓解其紧张情绪。

5. 体温计相关知识　老年人单独使用的体温计，用后应放入 70% ～ 75% 酒精溶液中浸泡 5 ～ 10 分钟；使用前取出，清水冲洗；擦干后，用腕部力量将水银甩到 35℃以下，即可使用。口表、腋表和肛表应分开消毒、分开放置。

6. 体温测量的注意事项

（1）测量前，检查体温计是否完好，水银柱是否在 35℃以下。

（2）测温前 20 ～ 30 分钟，应避免剧烈运动、进食、进冷热饮料、做冷热敷、洗澡、坐浴、灌肠等。严冬季节从室外进屋 15 分钟后再测量，以免影响体温的准确性。

（3）为精神异常、昏迷、脑瘫等老年人测量体温时，应守候在身旁，防止其将体温计打碎或出现其他意外情况。

（4）腋下出汗多，腋下有创伤、手术、炎症者，肩关节受伤或极度消瘦的老年人，不宜测腋温。

（5）精神异常、昏迷、不合作、口鼻手术或呼吸困难者，不宜测口温。进食或面颊部冷、热敷后，应间隔 30 分钟后再测口温。

（6）腹泻、直肠、肛门手术老年人禁忌测肛温；心肌梗死老年人不宜测肛温，以免刺激肛门引起心动过缓；坐浴或灌肠者须待 30 分钟后方可测肛温。

（7）发现体温与病情不相符时，需重新测量。

（8）如老年人不慎咬破体温计，应当立即清除口腔内玻璃碎片，再口服蛋清或者牛奶，延缓汞的吸收。若病情允许，摄入富含纤维食物以促进汞的排泄。

（二）脉搏的测量与观察

由于心脏的收缩和舒张，导致动脉管壁产生有节律的搏动，称为脉搏。

1. 正常脉搏 成人在安静时，脉率为 60 ～ 100 次 / 分钟。正常情况下，脉搏节律规则、均匀，强弱一致，脉率和心率是一致的。

2. 影响脉搏的生理因素 一般情况下，女性比男性稍快，随年龄的增长而逐渐减低，到老年时轻度增加。情绪激动、运动、进食、浓茶或咖啡，则脉率增快；禁食、镇静剂、洋地黄药物，则脉率减慢。

3. 异常脉搏 成人脉率超过 100 次 / 分钟或少于 60 次 / 分钟，脉率不规则，脉搏强弱不一致等，均属异常，应立即通知医护人员进行救治。

4. 异常脉搏的护理 护理员应协助老年人卧床休息，适当运动；情绪稳定；给予清淡易消化饮食；密切观察脉搏的频率、节律、强弱等。

5. 脉搏测量的注意事项

（1）勿用拇指诊脉。按压力量适中，以能测得脉搏为宜。

（2）异常脉搏测量 1 分钟。

（3）若脉率和心率不一致，须立刻通知医护人员。

（三）呼吸的观察与护理

机体在新陈代谢过程中，需要不断地从外界吸取氧气，把自身产生的二氧化碳排出体外，这种气体交换即为呼吸。

1. 正常呼吸 正常成人在安静时呼吸频率为 16 ～ 20 次 / 分钟，表现为胸壁运动均匀、有节律，呼吸无声且不费力，一吸一呼为一次呼吸。正常女性以胸式呼吸为主，正常男性以腹式呼吸为主。

2. 影响呼吸的生理因素 呼吸可随年龄、运动、情绪等因素影响而发生改变。如年龄越小，呼吸越快；老年人稍慢；劳动和情绪激动时呼吸增快；休息和睡眠时较慢；情绪激动则呼吸加快；血压升高，呼吸则减慢减弱；血压降低，呼吸则加快加强。

3. 异常呼吸

（1）频率异常 发热、缺氧时，呼吸频率超过 24 次 / 分钟；药物中毒或颅压增高时，呼吸频率低于 10 次 / 分钟。

（2）深度与节律异常 酸中毒时，可出现深而规则的大呼吸；临终前或濒死者，出现浅表而不规则或呼吸与呼吸暂停交替出现。

（3）声音异常 昏迷者，出现鼾声呼吸；喉头水肿、喉头异物时，吸气时似蝉鸣样音。

4. 异常呼吸的护理

（1）要加强观察，呼吸频率、节律、声音有无异常，有无咳嗽、咯血、发绀、呼吸困难等表现，一旦出现应及时通知医护人员，必要时给予氧气吸入。

（2）保持环境安静，室内空气流通。

（3）稳定老年人情绪，避免紧张焦虑。

（4）给予老年人营养丰富、易于咀嚼和吞咽的食物，避免过饱及产气食物。

（5）协助老年人戒烟限酒，教会呼吸训练方法。

5. 呼吸测量的注意事项

（1）测量呼吸前不必解释，以免老年人察觉而紧张，影响测量的准确性。

（2）危重老年人呼吸微弱，可用少许棉花置于鼻孔前，测量 1 分钟。

（四）血压的观察与护理

血管内流动的血液对于单位面积血管壁的侧压力，即为血压。

1. 正常血压　安静状态下，正常成人血压的正常范围为收缩压 90 ～ 139mmHg，舒张压 60 ～ 89mmHg。记录方法为收缩压 / 舒张压，通常测量血压以肱动脉为标准。

2. 异常血压　未使用降压药物的情况下，18 岁以上成年人收缩压 ≥ 140mmHg 和（或）舒张压 ≥ 90mmHg，即为高血压。收缩压 < 90mmHg 或舒张压 < 60mmHg，即为低血压，常见于大量失血、休克、急性心力衰竭。

3. 异常血压的护理

（1）良好环境　提供适宜的温度、湿度，通风良好，注意保暖。

（2）合理饮食　选择易消化、低脂、低盐、低胆固醇、高维生素、富含纤维素的食物。

（3）生活规律　坚持适量运动、充足睡眠、定时排便，控制烟酒、浓茶咖啡的摄入。

（4）调整情绪　保持心情舒畅，避免精神紧张、烦躁、焦虑等诱发因素发生。

（5）加强监测　观察有无并发症的发生；合理用药，监测药物治疗效果和不良反应。

4. 测量血压的注意事项

（1）测血压前，老年人应坐位或卧位安静休息 5 分钟，30 分钟内禁止吸烟、饮咖啡，排空膀胱。

（2）测量血压时，应做到"四定"，即定时间、定部位、定体位、定血压计，保证测量的准确性。

（3）读数时，眼睛视线保持与水银柱弯月面在同一水平。发现血压听不清或异常，应重测。

（4）袖带缠得太松或太紧，听诊器胸件置于袖带下，肱动脉高于或低于心脏水平，充气过猛过快，放气太慢太快，眼睛视线高于或低于水银柱弯月面等，都会影响测量结果。

三、出入量的观察和记录

当老年人出现呕吐、腹泻、发热、中暑、创伤、手术、感染、禁食、胃肠减压等现象时，体液失衡的危险就存在。因此，护理员要学会正确观察和记录老年人24小时液体出入量，及时向医护人员汇报，为医护人员制订治疗护理计划，了解治疗效果提供参考和指导。

（一）适用范围

通常情况下，照护休克、大出血、大面积烧伤、大手术后，以及肾病、冠心病、肝硬化伴腹水等急危重症老年人时，需要护理员认真、准确地观察和记录出入液量。

（二）观察内容

1. 每日摄入量 护理员应学会观察和测量每日摄入量。每日摄入量是指老年人的饮水量、输液量、输血量、食物中的含水量等。通常，可用量杯或使用测过容量的容器进行测量；也可用固定饮水器测量，固体食物应记录单位数目及所含水量，如馒头1个、饼干两块等。

2. 每日排出量 护理员还应学会观察和测量每排出量。每日排出量是指老年人的尿量、粪便量、呕吐液、引流液、出血量、创面渗液量等。可用量杯或使用测过容量的容器进行测量，液体以毫升为单位记录；对于不易收集的排出量，可依据定量液体浸润棉织物的情况进行估算。粪便除记录次数外，还可根据不同类型进行估算。

（三）记录方法及注意事项

1. 记录方法 护理员可将测量到的摄入量和排出量先记录在出入液量记录单上，并及时报告医护人员。常规用蓝（黑）笔填写眉栏，如床号、姓名、住院号，按照时间将摄入或排出的液体种类、量、性状等进行记录。一般情况下，晨7时至晚7时用蓝笔，晚7时至次晨7时用红笔。24小时出入液量是指晨7时至次晨7时的总出入液量。夜班护理员按规定时间总结24小时总出入液量，在最后一条记录下方画一红线，并进行标注。

2. 注意事项

（1）护理员应做到随时记录出入液量，避免补记，以免影响记录的完整性、准确性。

（2）在认真观察的基础上，保证记录真实有效，不得随意涂改。

（3）记录时要做到及时、准确，字迹清晰。

（4）记录过程中如有特殊变化，应及时告知医护人员，以便及早调整治疗护理方案。

【思考与练习题】

1.女性，68岁，头痛、咽痛伴发热2天。体检体温39.5℃，呼吸24次/分钟，脉搏96次/分钟，血压120/80mmHg，神志清楚，扁桃体化脓，颌下淋巴结肿大，心肺无明显异常。医生诊断为：急性上呼吸道感染。请问：

（1）可用哪些方法为此老年人进行物理降温？

（2）此老年人身体哪些部位不能应用冷疗法？

2.用热疗法的目的下列哪项是错误的（　　　）

A.促进炎症消散或局限　　　　　　B.减轻深部组织充血

C.增加深部组织充血　　　　　　　D.制止炎症扩散

3.炎症初期用冷的目的是（　　　）

A.解除疼痛　　　　　　　　　　　B.血管扩张

C.促进愈合　　　　　　　　　　　D.使炎症消散

E.注意调整水温，随时更换热水

5.软组织扭伤后用热疗法时间为（　　　）

A.6小时后　　　　　　　　　　　B.12小时后

C.24小时后　　　　　　　　　　　D.48小时后

附：技能操作标准

具体见表7-1-1～表7-4-1。

表7-1-1　口服给药法

操作步骤	操作内容
1.自身准备	护理员衣着干净、整齐，洗手，戴口罩
2.环境准备	护理员应创造温暖、安静的环境，光线充足
3.物品准备	药杯内盛装药物、温开水、服药单。根据需要准备量杯、汤匙、滴管等
4.老年人准备	协助老年人取舒适体位，告诉老年人服药的注意事项
5.核对	核对老年人姓名和服药单是否相符。核对药物名称、剂量、给药方法、时间与服药单是否相符
6.解释指导	告知老年人口服给药的方法、配合要点、服用特殊要求、注意事项
7.备药	先备固体药，再备水剂和油剂。①固体药：一手取药瓶，瓶签朝向自己，另一手用药匙取出所需药量，放入药杯。②液体药：摇匀药液，打开瓶盖，一手持量杯，拇指置于所需刻度，并使其刻度与视线平齐，另一手将药瓶有瓶签的一面朝上，倒药液至所需刻度处，将药液倒入药杯。油剂、按滴计算的药液或药量不足1mL时，在药杯内倒入少许温开水，用滴管取药，用湿纱布擦净瓶口，将药瓶放回原处，再次核对服药单，确保取药准确
8.服药	洗手，在规定时间内按医嘱给老年人服药。核对药物名称剂量、给药方法、时间与服药单是否相符。协助老年人服药，确认老年人将药物服下
9.讲解指导	协助老年人取舒适体位，解释服药的目的及注意事项。对危重老年人及不能自行服药老年人应喂药，鼻饲老年人须将药物碾碎，用水溶解后，从胃管注入，再用少量温开水冲净胃管

操作步骤	操作内容
10. 观察	根据服用药物的作用及不良反应，观察并询问老年人服后情况
11. 整理	协助老年人取舒适卧位，整理用物，洗手，记录，交代注意事项，呼叫器放在老年人手可触及位置

表 7–1–2　压缩雾化吸入法

操作步骤	操作内容
1. 自身准备	护理员衣着干净整齐，洗手，戴口罩
2. 环境准备	环境安静、安全、舒适，光线充足
3. 物品准备	压缩雾化吸入器一台、雾化面罩一个、弯盘、药液
4. 检查雾化器	检查雾化器各部件是否完好
5. 核对	携用物至老年人床旁，核对老年人姓名及药物名称、剂量
6. 讲解指导	告知雾化吸入法的目的、方法、注意事项和配合方法
7. 老年人准备	护理员协助老年人取坐位或半卧位
8. 连接	雾化器接口与雾化面罩连接，加入药液，打开开关
9. 开始雾化	指导老年人手持雾化器，将吸嘴放入口中，紧闭嘴唇深吸气，用鼻呼气，如此反复，直至药液吸完为止
10. 结束雾化	治疗毕，取下口含嘴与连接管，关闭雾化机
11. 整理	协助老年人清洁口腔，取舒适体位，整理床单位；清理用物，洗手，记录，交代注意事项，呼叫器放在老年人手可触及位置

表 7–1–3　皮肤给药

操作步骤	操作内容
1. 自身准备	护理员衣着干净整齐，洗手，戴口罩
2. 环境准备	环境干净、整洁，符合无菌技术操作原则
3. 物品准备	治疗盘、无菌治疗巾、无菌棉签、无菌生理盐水、无菌干缸、速干手消毒剂、弯盘、垫巾、必要时备湿敷垫、保鲜膜、胶布；按医嘱备药。核对医嘱和外用执行单，查对外用药的药名、浓度、剂量、有效期、性状、给药部位、方法、时间
4. 核对	携用物至老年人床旁，核对老年人信息
5. 老年人准备	协助老年人取舒适卧位，充分暴露给药部位，必要时关闭门窗，拉隔帘，保护老年人隐私
6. 评估	评估老年人皮肤情况，观察有无新发皮疹，铺垫巾
7. 给药方法	卫生手消毒，清洁局部皮肤，清除原有药液、血迹、体液、分泌物等。再次核对外用执行单，根据皮肤受损面积确定药量。用无菌棉签将药物涂于皮肤表面，沿毛发方向揉擦；湿敷药物时，将湿敷垫与皮肤紧密接触；涂抹药量稍多时，可采用封包法，用保鲜膜将药物包裹两圈，用胶布粘好
8. 整理	再次查对，整理用物及老年人床单位，协助老年人取舒适卧位，向老年人交代注意事项，将呼叫器放于老年人可触及位置

表 7-1-4　眼内给药

操作步骤	操作内容
1. 自身准备	护理员衣着干净整齐，洗手，戴口罩
2. 环境准备	环境整洁，符合无菌技术操作原则
3. 物品准备	治疗车、无菌棉签、速干手消毒剂、点眼单、眼药（膏）、无菌生理盐水。核对医嘱和点眼单，查对眼药水（膏）的名称、有效期、性状，老年人眼睛，给药方法、时间
4. 核对	携用物至老年人床旁，核对老年人信息
5. 老年人准备	协助老年人取坐位或仰卧位，头稍后仰，清除眼部分泌物。卫生手消毒，再次核对眼药水（膏）的名称及有效期，嘱老年人眼向上方注视，用左手持棉签向下拉开下眼睑
6. 给药方法	再次核对，右手持药瓶距球2cm以上，将药液（膏）滴（挤）入下穹隆部1～2滴，轻提上睑，嘱老年人轻闭眼1～2分钟，用棉签擦去溢出的眼药水（膏），若滴用毒性药物，应压迫泪囊区5分钟
7. 整理	协助老年人取舒适体位，整理床单位，洗手、记录，向老年人或其家属交代注意事项，将呼叫器放于老年人可触及位置

表 7-1-5　直肠给药

操作步骤	操作内容
1. 自身准备	护理员衣着干净整齐，洗手，戴口罩
2. 环境准备	环境整洁、舒适、安全、安静
3. 物品准备	一次性注射器、直肠管、直肠栓剂、石蜡油棉球、速干手消毒剂、指套或手套、剪刀、垫巾、纱布、卫生纸，按医嘱备药
4. 核对	携用物至老年人床旁，核对老年人信息
5. 老年人准备	协助老年人取侧卧位，膝部弯曲，褪裤至膝关节，暴露肛门，臀下铺垫巾，评估肛周皮肤情况
6. 给药方法	卫生手消毒，戴手套，核对。①直肠栓剂给药：将栓剂轻轻插入肛门，并用示指将栓剂沿直肠壁送入6～7cm。置入栓剂后，保持侧卧位15分钟，若栓剂滑脱出肛门，应重新插入。②开塞露：剪去开塞露顶端，挤出少许润滑开塞露前端，持开塞露球部缓慢插入肛门，至开塞露颈部，快速挤压开塞露球部。同时嘱老年人深吸气。挤尽后，一手持纱布按摩肛门处，一手快速拔出开塞露外壳（成人一般需30～40mL）。③直肠肛管给药：将药物抽入注射器内，连接肛管，肛管前端涂抹石蜡油，平缓轻柔插入肛门7～10cm，缓慢推入药物后反折灌肠管并拔出，擦净老年人肛周处皮肤
7. 观察指导	推入药物后，保持体位10～15分钟后再排便，注意观察药物有无溢出及用药后反应。对于主诉腹胀有便意者，应指导其继续吸气，并协助按摩肛门部
8. 整理	整理床单位，洗手、记录，向老年人或其家属交代注意事项，将呼叫器放于老年人可触及位置

表 7-2-1　血糖监测技术

操作步骤	操作内容
1. 自身准备	衣帽整洁，洗手，戴口罩
2. 环境评估	环境整洁、舒适，光线明亮

续表

操作步骤	操作内容
3. 物品准备	电子血糖仪、一次性采血针、血糖试纸、酒精棉签、无菌干棉签、弯盘、医嘱单、记录单、笔、手表、快速手消毒液
4. 核对	携用物至床旁，核对老年人信息
5. 讲解指导	老年人取舒适体位，向老年人解释测血糖的目的、方法，取得老年人的合作。确认是否空腹或餐后 2 小时。评估老年人意识、病情、体位及合作程度，了解老年人手指皮肤情况
6. 消毒	酒精消毒老年人指腹，下垂 15～20 秒，待干
7. 测量	打开血糖仪开关，取一条试纸插入血糖仪内。再次查对，手指两侧任一部位（避开指腹神经末梢丰富部位，减轻疼痛）将采血笔紧紧压住采血部位，按下释放按钮采血。不可挤压出血点局部，以防组织液析出。弃去第一滴血液，用第二滴血液进行测试。血糖仪显示滴血标志时，将血样滴于试纸的采血区，倒计时时开始，同时按压采血部位，至不出血为止
8. 按压	75% 乙醇消毒指尖，待干
9. 整理	读取血糖值，将试纸条、采血针取出，分别放入弯盘和利器盒内，关闭血糖仪。再次查对，将测得的血糖值告知老年人或家属，记录。协助老年人取舒适卧位，交代注意事项，呼叫器放在老年人手可触及位置

表 7-2-2 胰岛素皮下注射

操作步骤	操作内容
1. 自身准备	衣帽整洁，洗手，戴口罩
2. 环境评估	环境整洁、舒适，光线明亮，符合无菌技术操作原则
3. 物品准备	治疗盘、无菌棉签、专用针头、75% 乙醇、速干手消毒剂、注射卡、弯盘、胰岛素笔、胰岛素笔芯、利器盒
4. 物品核对	核对医嘱和注射卡，查对胰岛素笔芯外观有无异常，是否有足够量的胰岛素及有效期，核对胰岛素剂型是否正确，正确安装笔芯
5. 信息核对	携用物至床旁，核对老年人信息
6. 讲解指导	评估老年人身体状况，并告知老年人用药目的、方法及配合要点，询问老年人有无需求并协助解决，协助老年人取舒适卧位
7. 评估	评估、询问老年人是否进食，选择合适的注射部位（腹部、大腿外侧、上臂外侧、臀部），评估注射部位皮肤
8. 消毒	卫生手消毒，常规消毒注射部位皮肤，待干
9. 注射前准备	核对注射卡药名、剂型（若为预混胰岛素，注射前要正确混匀）；消毒笔芯前端橡皮膜，正确安装胰岛素针头，针尖垂直向上，手指轻弹笔芯架数次，调节注射键 2IU，按压注射键，排气，见一滴胰岛素溢出即可，若无药液溢出，重复以上动作
10. 注射	参照不同种类胰岛素笔使用说明，调节旋钮，调至所需注射剂量；垂直 90° 进针（极度消瘦老年人为避免肌内注射的风险，建议捏起皮肤注射，左手拇指、示指、中指捏起皮肤，右手持笔垂直注射，或者右手持笔减小进针角度注射）；推动按键，注射完毕，针头在皮下停留 10 秒以上，继续按住推键，直至针头完全拔出，按压注射部位，针头规范处理；评估胰岛素的余量，是否够次使用
11. 整理	再次核对，告知老年人进餐时间。整理用物，洗手，记录，使用中的胰岛素室温下保存。协助老年人取舒适卧位，交代注意事项，呼叫器放在老年人手可触及的地方

表 7-3-1 冰袋的应用

操作步骤	操作内容
1. 自身准备	衣帽整洁，修剪指甲，洗手，戴口罩
2. 环境准备	温度适宜，酌情关闭门窗，避免对流风
3. 物品准备	冰袋、布套、毛巾、冰块、帆布袋、脸盆、冷水、勺
4. 老年人准备	了解操作目的及配合要点，安置舒适体位
5. 核对评估	核对老年人，评估年龄、病情、体温、治疗情况、局部皮肤情况
6. 备冰袋	将冰块砸碎，放凉水盆中，去除棱角装袋，冰袋斜放于桌面上，用勺装冰块至 1/2～2/3 满。排气：缓慢放平冰袋，排除袋内气体，夹紧袋口。检查：倒提抖动，检查无漏水后擦干冰袋，套上布套
7. 放冰袋	将冰袋置于老年人身体所需部位。放置时间一般为 10～30 分钟。高热老年人者放于前额、头顶部和体表大血管流经处
8. 观察	用冷期间，观察冰袋情况及局部皮肤颜色，询问老年人感觉
9. 撤冰袋	30 分钟后，撤掉冰袋
10. 整理用物	整理床单位，安置老年人舒适体位。将冰袋倒空后倒挂、晾干，将冰袋吹气后旋紧塞子，放在阴凉干燥处备用；布套清洁后晾干，备用，整理其他用物
11. 记录	洗手，记录用冷时间、部位、反应及效果

表 7-3-2 冷湿敷

操作步骤	操作内容
1. 自身准备	衣帽整洁，修剪指甲，洗手，戴口罩
2. 环境准备	温度适宜，酌情关闭门窗，必要时遮挡屏风
3. 物品准备	长钳 2 把、敷布 2 块、凡士林、纱布、棉签、橡胶单、治疗巾、盛放冰水的容器
4. 老年人准备	了解操作目的及配合要点，安置舒适体位
5. 核对评估	核对老年人，评估年龄、病情、体温、治疗情况、局部皮肤情况、活动能力和合作程度
6. 冷湿敷	将敷布置于冰水中浸透，用敷料钳将敷布拧至不滴水，抖开，敷于患处。高热老年人敷于前额
7. 时间	每 3～5 分钟更换一次敷布，持续 15～20 分钟；高热老年人降温时，应冷湿敷 30 分钟后测量体温
8. 观察	观察局部皮肤变化，询问老年人感觉
9. 整理用物	冷湿敷完毕，用毛巾擦干冷湿部位，整理床单位，取舒适体位，整理其他用物
10. 记录	洗手，记录冷湿敷部位、时间、效果及反应

表 7-3-3 温水擦浴或乙醇擦浴

操作步骤	操作内容
1. 自身准备	衣帽整洁，修剪指甲，洗手，戴口罩
2. 环境准备	温度适宜，酌情关闭门窗，必要时遮挡屏风
3. 物品准备	大毛巾、小毛巾、热水袋及套、冰袋及套，脸盆内放 32～34℃ 温水，2/3 满，或盛放 30℃，25%～35% 乙醇 200～300mL。必要时备衣裤、屏风、便器

续表

操作步骤	操作内容
4. 老年人准备	了解操作目的及配合要点，安置舒适体位
5. 核对评估	核对老年人，评估年龄、病情、体温、治疗情况、局部皮肤情况，活动能力和合作程度
6. 脱衣	做好解释工作，松被尾，帮助老年人脱去上衣，协助排便
7. 放置位置	置两袋冰袋放于头部，热水袋放置于足底
8. 擦拭方法	暴露擦拭部位，垫上大毛巾，小毛巾浸湿，拧至半干，缠在手上呈手套式；以离心方向擦浴，擦浴毕，用大毛巾擦干皮肤
9. 擦拭顺序	双上肢：老年人仰卧位，擦拭顺序为颈外侧、上臂外侧、手背、手心、上臂内侧、腋窝、侧胸腰背部，老年人侧卧位，从颈下肩至臀部，擦拭完毕，穿好衣服。双下肢：老年人仰卧位，脱裤，擦拭顺序为外侧（髂骨、大腿外侧、小腿外侧至足背）、内侧（内踝小腿内侧、大腿内侧至腹股沟）、后侧（臀下、大腿后侧、腘窝、小腿后侧至足跟），后穿好裤子
10. 时间	每侧肢体各擦3分钟，全程20分钟以内
11. 观察	有无寒战、面色苍白、脉搏、呼吸异常，询问老年人感觉
12. 整理	用物穿好裤子，撤去大毛巾、热水袋，整理床单位，安置老年人舒适体位，整理其他用物
13. 记录	洗手，记录擦浴时间、效果及反应

表 7-3-4 热水袋

操作步骤	操作内容
1. 自身准备	衣帽整洁，修剪指甲，洗手，戴口罩
2. 环境准备	温度适宜，酌情关闭门窗，避免对流风直吹
3. 物品准备	热水袋、布套、毛巾、水温计、水罐、热水
4. 老年人准备	了解操作目的及配合要点，安置舒适体位
5. 核对评估	核对老年人信息，评估年龄、病情、体温、局部皮肤情况
6. 备水	在水壶或量杯内放入热水，调节水温至60～70℃
7. 灌袋	放平热水袋，去塞，左手提热水袋口边缘，右手将调节好温度的热水灌入热水袋，边灌边提高热水袋口端，使水不溢出，热水灌入袋中1/2～2/3满为止
8. 排气	热水袋口端逐渐放平，排出袋内空气，拧紧塞子，用小毛巾擦干热水袋外壁
9. 检查	轻轻挤压热水袋，观察有无渗水或漏水；再倒提热水袋，轻轻抖动，检查是否漏水；装入套中，系好带子
10. 放置	放置所需部位，袋口朝身体外侧
11. 观察	询问老年人感觉，观察热水袋情况及局部皮肤颜色
12. 整理用物	整理床单位，取舒适体位，倒空热水袋，将其倒挂、晾干，向袋内吹气后，旋紧塞子，放在阴凉干燥处备用；热水袋布套清洁、晾干备用，整理其他用物
13. 记录	洗手，记录使用热水袋部位、时间、效果及反应

表 7-3-5　红外线及烤灯

操作步骤	操作内容
1. 自身准备	衣帽整洁，修剪指甲，洗手，戴口罩
2. 环境准备	调节室温，酌情关闭门窗，必要时屏风遮挡
3. 物品准备	红外线灯或鹅颈灯，手消毒液。必要时备有色眼镜、屏风
4. 老年人准备	了解操作目的及配合要点，安置舒适体位
5. 核对	携用物及老年人信息
6. 暴露	暴露患处，体位舒适，清洁局部治疗部位
7. 调节	调节灯距，一般灯距为 30～50cm，温热适宜
8. 照射	20～30 分钟，注意保护
9. 观察	每 5 分钟观察治疗效果与反应
10. 用物处理	将红外线或烤灯擦拭整理后备用
11. 记录	记录部位、时间、效果、老年人反应

表 7-3-6　热湿敷

操作步骤	操作内容
1. 自身准备	衣帽整洁，修剪指甲，洗手，戴口罩
2. 环境准备	温度适宜，酌情关闭门窗，必要时遮挡屏风
3. 物品准备	长钳 2 把、敷布 2 块、凡士林、纱布、棉签、橡胶单、治疗巾、水温计、热水瓶、盛放热水的容器
4. 老年人准备	了解操作目的及配合要点，安置舒适体位
5. 核对	评估核对老年人，评估年龄、病情、体温、治疗情况、局部皮肤情况，活动能力和合作程度
6. 部位准备	露出热敷部位，在热敷部位下垫小橡胶单，局部涂凡士林（范围大于热敷部位），盖上一层纱布
7. 敷布要求	将敷布置于热水中浸透，用敷料钳将敷布拧至不滴水，抖开，用手腕（掌）试温，以不烫手为宜，敷于患处。依次盖上塑料布、棉垫。如病情需要，且患处不忌压迫时，可将热水袋放置于棉垫上，再加盖大毛巾以维持温度，如老年人感到烫热，可揭开敷布一角以散热
8. 时间	每 3～5 分钟更换一次敷布，持续 15～20 分钟
9. 观察	观察局部皮肤变化，询问老年人感觉
10. 整理用物	湿敷完毕，用毛巾擦干热敷部位，整理床单位，取舒适体位，整理其他用物
11. 记录	洗手，记录热敷部位、时间、效果及反应

表 7-4-1 体温测量方法

操作步骤	操作内容
1. 自身准备	护理员衣着干净、整齐，洗手，戴口罩
2. 环境准备	护理员应创造温暖、安静的环境，光线充足，如暴露肛周隐私部位时，需为老年人遮挡屏风
3. 物品准备	护理员需准备体温计、秒表、记录本、笔，测腋温时另备小毛巾或面巾纸，测口温或肛温时另备纱布
4. 老年人准备	护理员协助老年人取舒适体位，询问老年人 30 分钟有内无剧烈运动、兴奋、紧张、冷热饮、温水坐浴等，如有应嘱老年人休息半小时再测量
5. 核对解释	携用物至老年人床旁，核对说明测量目的，体温计甩至 35℃以下
6. 测量	腋温：体温计水银端放于腋窝正中。擦干汗液，体温计紧贴皮肤，屈臂过胸，夹紧，时间为 10 分钟
7. 取表	取出体温计，用消毒纱布擦拭。肛表取出后用卫生纸擦拭肛门处
8. 读数	手持体温计，勿触及水银端，观察读数。若读数与病情不符，应重新测量
9. 记录	记录在护理记录单上，清晰、无涂改
10. 协助	协助老年人穿衣、裤，取舒适体位
11. 消毒	体温计消毒 30 分钟，晾干，备用

第八章　消毒隔离　▷▷▷▷

【学习要点】

1. 能说出导致医院感染的常见因素。
2. 能正确应用物理和化学消毒灭菌方法。
3. 能区分不同危险级别的医疗废物，并能正确处理。
4. 学会基本的无菌操作技术和隔离技术。
5. 能说出不同传播途径疾病的隔离措施。

医院感染不仅影响老年人的身心健康，还给家庭、社会造成巨大经济损失，护理员在岗时间长、工作任务多，且频繁接触老年人，易发生医院感染。因此，护理员应提升基本消毒隔离知识和技能，有助于预防和控制医院感染的发生。

第一节　概述

【案例导入】

2003 年 1 月，我国某煤业医院呼吸科连续发生 8 例铜绿假单胞菌下呼吸感染，老年人年龄在 65 ～ 75 岁，均有持续吸氧和雾化吸入治疗史。调查发现，由于该院湿化瓶和雾化器数量少，常有多人合用与未经消毒就直接使用的现象发生，而这些被细菌污染后未按照规范消毒灭菌处理的医疗用品，就是此次医院感染暴发的主要原因。

一、消毒灭菌的方法

（一）相关概念

1. 医院感染是指在医院范围内所获得的任何感染和疾病，通常根据感染的部位、病原体来源、病原体种类等进行分类。广义上讲，任何人在医院活动期间，由于遭受病原体侵袭而引起的诊断明确的感染或疾病，均称为医院感染。医院感染的对象包括与老年人密切接触的陪护人员、探视人员及其他流动人员。因此，护理员应加强自身防护意识，预防医院感染的发生。医院感染的发生必须具备三个基本条件：感染源、传播途径、易感宿主。引起病室内交叉感染的因素主要有空气、口鼻腔分泌物、排泄物、引流物及污染的敷料等。

2. 清洁是指去除物体表面有机物、无机物和可见污染物的过程。适用于各类物体表面，也是物品消毒、灭菌前的必要步骤。

3. 消毒是指用物理或化学方法清除或杀灭传播媒介上除芽孢以外的所有病原微生物，使其达到无害化的处理。

4. 灭菌是指用物理或化学方法清除或杀灭传播媒介上全部微生物的处理，包括致病微生物和非致病微生物，也包括细菌芽孢和真菌孢子。

5. 无菌技术是指在医疗、护理操作中，防止一切微生物侵入人体和防止无菌物品、无菌区域被污染的操作技术。

（二）医院感染的成因及预防措施

1. 成因

（1）当老年人机体免疫功能低下，抵抗力下降时，容易发生感染。

（2）有些老年人病情重，长期卧床导致组织功能减弱，容易发生感染。如咳嗽无力，未采取有效的护理措施，痰液不易排出而坠积在肺内，易造成肺部感染。

（3）老年人住院期间，如使用过的物品处理不严格，病原微生物可通过污染物品的直接或间接接触而传播，造成医院内感染。

（4）护理员预防医院感染的知识缺乏，操作技能不规范或操作不当，致使老年人感染。

（5）医院是各类患者聚集的场所，其环境易受各种病原微生物的污染。如某些建筑布局不合理，增加医院空气中病原微生物的浓度，医疗器械等未按规定进行消毒灭菌等，均会增加老年人发生医院感染的概率。

2. 预防措施

（1）加强岗前培训和教育，充分认识预防和控制医院感染工作的重要性。

（2）加强手的清洁与消毒，严格执行各项操作规程。

（3）提升自我防护意识，自觉执行各种消毒隔离制度。

（三）无菌技术操作原则

1. 环境要清洁，进行无菌技术操作前半小时，须停止清扫地面等工作，避免不必要的人群流动，防止尘埃飞扬。操作台清洁、干燥、平坦，物品布局合理。

2. 进行无菌操作时，衣帽穿戴要整洁。帽子要把全部头发遮盖，口罩需遮住口鼻，并修剪指甲，洗手。

3. 无菌物品与非无菌物品应分别放置，无菌物品不可暴露在空气中，必须存放于无菌容器内，无菌物品一经使用，必须再经无菌处理后方可使用，从无菌容器中取出的物品，虽未使用，也不可放回无菌容器内。

4. 无菌包应注意消毒灭菌日期，并按日期先后顺序摆放，以便取用，放在固定的地方。

5. 进行无菌操作时，如器械、用物疑有污染或已被污染，即不可使用，应更换或重新灭菌。

6. 一套无菌物品，只能供一个老年人使用，以免发生交叉感染。

二、常用的物理消毒方法

常用的物理消毒方法，是利用物理因素如热力、辐射、过滤等，将微生物清除或杀灭的方法。

（一）热力消毒灭菌法

1. 燃烧法 是一种简单、迅速、彻底的灭菌方法，适用于不需要保存的物品，如污染的废弃物、带分泌物的敷料和纸张等，可直接点燃或在焚烧炉内焚烧。

2. 煮沸消毒法 是应用最早的消毒方法之一，适用于耐湿、耐高温的物品，如金属、搪瓷、玻璃和橡胶类等。方法：将物品洗刷干净，全部浸没在水中≥3cm，加热煮沸。消毒时间从水沸后算起，如中途加入物品，则在第二次水沸后重新计时。玻璃、金属及搪瓷类物品通常冷水时放入，橡胶制品用纱布包好，水沸后放入，消毒时间≥15分钟。消毒时大小、性状相同的容器不能重叠，容器的盖要打开。消毒后应及时取出物品，放在干燥处保存。

（二）辐射消毒法

1. 日光曝晒法 常用于床垫、被服、书籍等物品的消毒。通常将物品放在直射阳光下曝晒6小时，每隔2～3小时翻动一次，使物品各面均能受到日光照射。

2. 紫外线消毒法 紫外线是一种电磁波，其穿透力弱，常用于空气消毒和物品表面消毒。方法：用于空气消毒时，紫外线灯管照射的有效距离不超过2米，消毒时间为30～60分钟；用于物品表面消毒时，将物品摊开或挂起，使其充分暴露以受到直接照射。有效距离为25～60cm，消毒时间为20～30分钟。

【注意事项】

1. 保持紫外线灯管清洁，每周定时用无水酒精棉球轻轻擦拭灯管，去除灰尘和污垢。

2. 保持室内环境清洁，温度为20～40℃，相对湿度为40%～60%，保证消毒效果。

3. 由于紫外线穿透力弱，消毒物品应直接在紫外线照射下，并定时翻动。

4. 紫外线对人的眼睛和皮肤有刺激作用，照射时人应离开房间或进行遮盖，防止皮炎、眼炎发生，照射完毕应开窗通风。

5. 消毒时间应从灯亮 5 ～ 7 分钟后开始计时。

6. 记录使用时间，若使用时间超过 1000 小时，需更换灯管。

(三) 微波消毒法

微波消毒法常用于食物、餐具及其他非金属物品的消毒。一般 5 ～ 10kW 功率的微波炉，持续 3 ～ 15 分钟即达到灭菌要求。

【注意事项】

1. 微波对人体有一定伤害，应避免小剂量长期接触或大剂量照射。

2. 微波无法穿透金属面，故不能以铁罐等金属器皿盛放消毒物品。物品高度不超过柜室高度的 2/3，宽度不超过转盘周边，不接触装置四壁。

3. 用湿布包裹物品，或在炉内放入一杯水，可提高效果。

4. 被消毒物品应为小件或不太厚的物品。

三、常用的化学消毒方法

凡不适用于物理消毒灭菌的物品，都可选择化学消毒灭菌法，如对老年人的皮肤、黏膜、排泄物及周围环境，一些贵重金属及某些塑料制品的消毒。

(一) 常用化学消毒剂

化学消毒剂的种类较多，应根据消毒对象，要达到的消毒水平，以及可能影响消毒效果的因素，选择最适宜、最有效的消毒剂。按消毒效力的不同，可分为以下四类。

1. 灭菌剂　可杀灭一切微生物，包括细菌芽孢，使其达到灭菌要求的制剂。如戊二醛、环氧乙烷等。

2. 高效消毒剂　可杀灭一切细菌繁殖体、病毒、真菌及其孢子，并对细菌芽孢也有一定杀灭作用的制剂。如过氧乙酸、过氧化氢、部分含氯消毒剂等。

3. 中效消毒剂　可杀灭细菌繁殖体、真菌、病毒等除细菌芽孢以外其他微生物的制剂。如醇类、碘类、部分含氯消毒剂等。

4. 低效消毒剂　只能杀灭细菌繁殖体、亲脂病毒和某些真菌的制剂。如酚类、胍类、季铵盐类消毒剂等。

(二) 常用方法

1. 擦拭法　是用消毒剂擦拭被污染物品的表面或皮肤、黏膜的消毒方法。一般选用易溶于水、穿透力强、无明显刺激性的消毒剂。如用含氯消毒剂擦拭墙壁、地面；用 0.05% ～ 0.1% 的碘伏消毒皮肤等。

2. 浸泡法　是将被消毒的物品洗净、擦干后，浸没在消毒液内的方法。注意要打开物品的轴节或套盖，管腔内要灌满消毒液，按规定的浓度和时间进行浸泡。如用含有效氯 0.2% 的消毒液浸泡被乙肝病毒污染的物品 30 分钟。

3. 喷雾法　是用喷雾器将消毒剂均匀地喷洒于空气或物品表面进行消毒的方法。如用 0.2% ～ 2% 过氧乙酸进行地面、墙壁、空气等的消毒。

4. 熏蒸法　是将消毒剂加热或加入氧化剂、使其产生气体进行消毒的方法。如病室的空气消毒，取 15% 过氧乙酸（7mL/m³）加热熏蒸，相对湿度 60% ～ 80%，室温下 2 小时。在消毒间或密闭的容器内，也可以用熏蒸法对被污染的物品进行消毒灭菌，如福尔马林 40 ～ 60mL/m³，加入高锰酸钾 20 ～ 40g/m³，柜内熏蒸，密封 6 ～ 12 小时。

（三）环境消毒

1. 消毒方法　按由外向内的顺序进行消毒处理。

（1）先用蘸有浓度为 5g/L 有效氯消毒剂的布或卫生纸，覆盖在呕吐物、排泄物、血液上；作用 30 分钟后，将覆盖物包裹的污染物一并丢入医疗垃圾袋，按感染性医疗废弃物处置。

（2）以污染物为中心，从外围 2cm 处，由外向内用蘸有浓度为 1g/L 有效氯消毒剂抹布进行擦拭（包括范围内的各类物品表面，如病床、床头柜、墙面及地面等），作用 30 分钟后，再用清水清洗。

（3）如老年人呕吐于洗手盆中，则以洗手盆为中心，从外围 1 米处，由外向内用蘸有浓度为 1g/L 有效氯消毒剂抹布进行擦拭，如水池、水龙头、墙面及地面，作用 30 分钟后，再用清水清洗。

2. 注意事项

（1）不得对污染物直接采用普通的拖把、抹布进行清洁处理。

（2）凡有可能接触到污染物时，均应戴手套。

（3）在覆盖消毒区域附近处，应树立醒目的消毒警示标志，注明消毒起止点、消毒责任人等信息。

（4）在实施环境消毒时，应做好个人防护，尤其应注意眼部、呼吸道的防护。

（5）在对病房内环境表面实施含氯消毒液擦抹消毒的同时，应将门窗关闭 30 分钟，通过含氯消毒剂的挥发作用，也可达到对空气消毒的作用。

（6）当消毒完成后，开启门窗通风换气。

（四）饮水、茶具、餐具和卫生洁具等清洁、消毒

1. 饮水符合国家饮用水标准，细菌总数 < 100 个 /mL，大肠杆菌数 < 3 个 /1000mL。

2. 老年人日常使用的茶具、餐具要严格执行"一洗，二刷，三冲，四消毒，五保洁"的工作程序，消毒处理后要求清洁、干燥、无油垢、无油腻、无污物，不得检出大肠杆菌、致病菌和 HBsAg。

3. 重复使用的痰杯、便器等分泌物和排泄物盛具，需要清洗、消毒后干燥备用。

4. 抹布、地巾、拖布（头）等洁具应分区使用，清洗后再浸泡消毒 30 分钟，冲净消毒液后干燥备用。

第二节　手卫生

【案例导入】

　　某院 ICU 2013 年 10 月 10～17 日相继发生 4 例肺部感染病例，疑似医院感染暴发。感染管理科进行流行病学调查，发现首例感染老年人是 5 床，因脑出血入院治疗，10 月 7 日，痰培养为鲍曼不动杆菌，随后发生 3 例老年人，男 2 例，女 1 例。原发病：1 例脑出血，1 例肺心病，1 例脑挫伤，均接受相同操作，呼吸机辅助呼吸。2 例气管插管，1 例气管切开，3 例都相继出现下呼吸道感染症状和体征。痰培养均为鲍曼不动杆菌生长，血清学鉴定为同源性（药敏结果基本一致）。初步考虑为疑似医院感染暴发，特点呈外源性感染引起。

　　对多位 ICU 工作人员手、病房空气、呼吸机管道、心电监护仪、床护栏、水龙头等环境物体表面等环节进行监测采样，以明确感染途径，查找感染源。

　　两天后，监测采样结果显示：①呼吸机管道监测培养无细菌生长（由消毒供应中心集中处置消毒灭菌后使用），排除了由呼吸机管道污染或灭菌不合格引起的感染。②空气培养符合标准，无鲍曼不动杆菌生长，排除由空气传播引起的感染。③心电监护仪表面采样培养出鲍曼不动杆菌生长，多位 ICU 工作人员手培养出鲍曼不动杆菌生长，血清学证实与痰标本是同源。

　　本次为鲍曼不动杆菌引起的医院感染暴发，手直接接触、间接传播和环境污染是造成感染暴发的主要原因。

一、概述

（一）基本概念

1. 手卫生为医务人员在从事职业活动过程中的洗手、卫生手消毒和外科手消毒的总称。

2. 洗手指医务人员用流动水和洗手液（肥皂）揉搓冲洗双手，去除手部皮肤污垢、碎屑和部分微生物的过程。

3. 卫生手消毒指医务人员用速干手消毒剂揉搓双手，以减少手部暂居菌的过程。

（二）手卫生的管理

　　《医务人员手卫生规范》是医疗机构在医疗活动中管理和规范医务人员手卫生的行动指南。

1. 制订管理制度　手卫生是控制医院感染的重要措施，长期的临床实践表明，机械的手部皮肤清洁是减少手部细菌行之有效的重要方法。医疗机构应制订相应的手卫生管理制度，并严格执行。

2. 配备必要设施 医疗机构应在财力与物力上大力支持手卫生工作，配备有效、便捷、合乎要求的手卫生设施，为护理员执行手卫生措施提供必要条件。

3. 定期开展培训 医疗机构应定期开展广泛的手卫生培训，使广大护理员能掌握必要的手卫生知识和技能，提高其无菌观念和自我保护意识，保证手卫生的效果。

4. 加强监督指导 医疗机构加强对护理员的手卫生的指导与监督，包括对手卫生设施的管理，提高护理员手卫生的依从性。

5. 开展效果监测 应加强手卫生效果的监测，每季度对护理员进行手消毒效果监测，当怀疑医院感染暴发与护理员手卫生有关时，应及时进行监测，并进行相应的致病微生物检测。卫生手消毒后，监测的细菌菌落总数应 ≤ 10CFU/cm^2。

（三）手卫生设施

手卫生设施的设置应方便护理员，并且符合国家相关规定。

1. 医疗机构 重点部门必须配备非手触式水龙头；有条件的医疗机构在诊疗区域均宜配备非手触式水龙头。

2. 清洁剂 如含杀菌成分的洗手液，另备盛放清洁剂的容器。要求洗手液有浑浊或变色时，及时更换，盛放洗手液的容器宜为一次性使用。

3. 干手物品 如擦手纸或干手机，另备盛放擦手纸的容器。

4. 速干手消毒剂 含有醇类和护肤成分的手消毒剂，如乙醇、异丙醇、氯己定等，剂型包括水剂、凝胶和泡沫型。手消毒剂应为符合国家有关规定的产品，宜使用一次性包装，并且无异味、无刺激性产品，使护理员有良好的接受性。

5. 其他 手卫生流程图及说明图。

二、洗手

有效的洗手可清除手上 99% 以上的各种暂居菌，是防止医院感染传播最重要的措施之一。

【目的】
清除手部皮肤污垢和大部分暂住菌，切断通过手传播感染的途径。

【操作前准备】

1. 护理员准备 衣帽整洁，修剪指甲，取下手表、手及腕部饰物，卷袖过肘。

2. 环境准备 清洁、宽敞。

3. 用物准备 流动水洗手设施、清洁剂、干手物品，必要时备护手液或直接备速干手消毒剂。

【注意事项】

1. 洗手方法正确，手的各部位都需洗到、冲净。

2. 注意调节合适的水温、水流，避免污染周围环境。

3. 揉搓双手时，各个部位都需洗到、冲净，尤其要认真清洗指背、指尖、指缝和指关节等易污染部位；冲净双手时注意指尖向下。

4. 在下列情况下应认真洗手

（1）进入和离开病房前。

（2）护理每一个老年人前后，从同一老年人身体的污染部位移动到清洁部位时。

（3）接触清洁物品前，处理污染物品后。

（4）接触老年人的血液、体液、分泌物、排泄物、伤口敷料后。

（5）穿脱隔离衣前后，摘手套后。

（6）处理药物或配餐前。

（7）上厕所前后。

三、卫生手消毒

医务人员接触污染物品或感染老年人后，手常被大量细菌污染，仅一般洗手尚不能达到预防交叉感染的要求，必须在洗手后再进行卫生手消毒。

【目的】

清除致病性微生物，预防感染与交叉感染，避免污染无菌物品和清洁物品。

【操作前准备】

1. 护理员准备 衣帽整洁、修剪指甲，取下手表、手及腕部饰物，卷袖过肘。

2. 环境准备 清洁、宽敞。

3. 用物准备 流动水洗手设施、清洁剂、干手物品、速干手消毒剂。

【注意事项】

1. 卫生手消毒前，先洗手并保持手部干燥，遵循洗手的注意事项。

2. 速干手消毒剂揉搓双手时方法正确，注意手的各个部位都要揉搓到。

3. 护理员在下列情况下，应先洗手，后进行卫生手消毒。

（1）接触老年人的血液、体液和分泌物后。

（2）接触被传染性致病微生物污染的物品后。

（3）直接为传染病老年人进行护理后。

（4）处理传染病老年人污物后。

第三节 传染病的隔离

【案例导入】

万先生，67岁，近2周来自觉乏力、食欲下降，间断咳白色黏痰，伴有午后低热、夜间盗汗，门诊拟以"肺结核"收住院。查体：面色苍白，呼吸急促，肺部可闻及细湿啰音。胸部X线检查示"两侧肺野密布粟粒状阴影，急性粟粒性肺结核？"。

    1. 对万先生应采取何种隔离种类？

    2. 对该老年人需采取哪些隔离措施？

一、隔离基本知识

隔离技术是指将传染源、高度易感人群安置在指定地点和特殊环境中，暂时避免和周围人群接触。对传染病老年人采取传染源隔离，切断传染途径；对易感人群采取保护性隔离。

（一）隔离技术工作区的划分及隔离要求

1. 清洁区   未被病原微生物污染的区域，如配餐室、更衣室、值班室等场所；病区以外的地区，如食堂、营养室等。

隔离要求：传染病老年人及患者接触过的物品不得进入清洁区；护理员接触传染病老年人后，需刷手、脱去隔离衣及鞋方可进入清洁区。

2. 潜在污染区   有可能被病原微生物污染的区域，如走廊、消毒室等。

隔离要求：传染病老年人或穿隔离衣的护理员通过走廊时，不得接触墙壁、家具等。

3. 污染区   患有传染病的老年人直接或间接接触的区域，如病房、患者洗手间等。

隔离要求：污染区的物品未经消毒处理，不得带到他处；护理员进入污染区时，务必穿隔离衣、戴口罩、帽子，必要时换隔离鞋；离开前脱隔离衣、鞋，并清洗消毒双手。

4. 两通道   指进行传染病诊治的病区中医务人员通道和老年人的通道。医务人员通道、出入口设在清洁区一端，患有传染病的老年人通道、出入口设在污染区一端。

5. 缓冲间   指进行传染病诊治的病区中清洁区与潜在污染区之间、潜在污染区与污染区之间设立的两侧均有门的小室。

（二）隔离原则

1. 病房和病室门口前悬挂隔离标志，并放置消毒液浸湿的脚垫，门外设立隔离衣悬挂架，备消毒液、清水各一盆及手刷、毛巾、避污纸等。

2. 护理员进入隔离室，应按规定戴口罩、帽子，穿隔离衣，且只能在规定的范围内活动。

3. 穿隔离衣前，必须将所需的物品备齐，各种操作应有计划并集中执行，减少穿脱隔离衣的次数和刷手的频率。

4. 患有传染病的老年人接触过或落地的物品应视为污物，消毒后方可给他人使用；老年人的衣物、信件、钱币等经熏蒸消毒后才能交予家人带回；老年人的排泄物、分泌物、呕吐物须经消毒处理后方可排放。

5. 病室消毒每日 1 次，紫外线照射或消毒液喷雾消毒空气，用消毒液擦拭床及床旁桌椅。

6. 需送出病区处理的物品，分类置于黄色污物袋内，袋外要有明显标记。

7. 了解患有传染病老年人的心理情况，尽量解除老人因隔离而产生的恐惧、孤独、自卑等心理反应。

8. 对出院、转科或死亡的老年人及其所住病室、用物、医疗器械等，进行终末消毒处理。

二、隔离种类及措施

(一) 严密隔离

严密隔离适用于经飞沫、分泌物、排泄物直接或间接传播的烈性传染病。凡传染性强、死亡率高的传染病，均需采取严密隔离，如鼠疫、霍乱、炭疽等。具体措施是：

1. 住单间病房，门外挂隔离标志，不得随意开启门窗，禁止患有传染病的老年人走出病室和家属探视。

2. 接触患病老年人前，必须戴好帽子，穿隔离衣裤和隔离鞋，必要时穿防护服、戴橡胶手套。

3. 进入病室的用物均视为污染物，应严格消毒处理或销毁；患病老年人的分泌物、呕吐物和排泄物均应严格消毒处理。

4. 其他按一般消毒隔离和终末消毒处理进行。

(二) 呼吸道隔离

呼吸道隔离适用于经呼吸道传播的疾病，如流感、百日咳、开放性肺结核等疾病。具体措施是：

1. 同种疾病的老年人安置在一室，病室通向走廊的门窗关闭，出入随手关门。

2. 接触患病老年人须戴口罩、帽子，必要时穿隔离衣。

3. 患病老年人的口鼻分泌物，需消毒处理后方可弃掉。

4. 注意室内通风换气，用紫外线灯照射或过氧乙酸喷雾消毒，每日 1 次。

(三) 消化道隔离

消化道隔离适用于患病老年人排泄物污染的食物、水、食具，或手经口引起传播的疾病，如甲型肝炎、细菌性痢疾等，具体措施是：

1. 不同病种最好分室居住，同室居住须做好床边隔离，不得互相交换物品。

2. 常用治疗器械应固定专用。

3. 患病老年人的食具和便器应专用，排泄物、呕吐物和剩余食物须消毒后弃掉。

4. 接触不同病种老年人，需更换隔离衣并消毒双手。

5. 病室应有防蝇设备。

（四）接触隔离

接触隔离适用于经皮肤或黏膜而引起传播的疾病，如破伤风、狂犬病、性传播疾病等，具体措施是：

1. 分室居住，不许探视。

2. 密切接触患病老年人时，须穿隔离衣；护理员的手或皮肤有破损者，操作前应戴橡胶手套，避免被感染。

3. 被伤口分泌物或皮肤脱屑所污染的物品、器械、敷料等，须严格消毒处理。

4. 患病老年人接触过的一切污染物品，应先灭菌再清洁、消毒。

（五）昆虫隔离

昆虫隔离适用于经昆虫为媒介而引起传播的疾病，如流行性乙型脑炎、疟疾等。具体措施是：

1. 流行性乙型脑炎、疟疾由蚊叮咬传播，室内应有防蚊措施。

2. 斑疹伤寒是由虱类传播，老年人须经灭虱处理，沐浴更衣后进入病室。

（六）血液－体液隔离

血液－体液隔离适用于经血液－体液引起传播的疾病，如乙型肝炎、艾滋病等。具体措施是：

1. 同种疾病的老年人可同住一室，但出血不能控制的老年人应单人隔离。

2. 接触血液－体液污染物时，须戴手套。

3. 为防止因血液、体液飞溅而引发感染，护理员均应戴口罩及护目镜。

4. 若手已被血液、体液污染或可能发生污染时，应立即用消毒液洗手。完成操作后，对另一老人进行操作前也应严格洗手。

5. 其他人员受到患病老年人的血液、体液污染，和不宜用其他方法消毒的物品受污染时，立即用 5.25% 次氯酸钠擦拭消毒。

6. 用过的一次性注射器、针头、输液器，要装入锐器盒内，特殊标记后集中销毁。

（七）保护性隔离

保护性隔离适用于免疫力低下或易感染的老年人，如严重烧伤、血液病等，具体措施是：

1. 进行单独隔离。

2. 接触老年人须清洗双手，甚至消毒双手、戴帽子、穿隔离衣裤及隔离鞋。

3. 每天用消毒液擦拭病室内所有家具、地面；每日用紫外线灯进行空气消毒 1～2 次，每次 60 分钟。

4. 尽量减少入室人员，护理员患呼吸道疾病或咽部带菌者，应避免接触老年人。

【案例解析】

1. 对万先生应采取何种隔离种类？

答：应采取呼吸道隔离。

2. 对该老年人需采取哪些隔离措施？

答：隔离措施包括：①将患有同种疾病的老年人安置在一室，病室通向走廊的门窗关闭，出入随手关门。②护理员接触该老年人须戴口罩、帽子，必要时穿隔离衣。③老年人口鼻分泌物需消毒处理后方可弃掉。④注意室内通风换气，用紫外线灯照射或过氧乙酸喷雾消毒，每日 1 次。

第四节 护理员常见职业损伤及预防措施

【案例导入】

一位老年人患有轻微的老年痴呆，时不时会拿个拐杖敲两下，不论能不能敲的都敲，致使卫生间玻璃破碎，砸伤了护理员，家属承担了相应医疗费用。

通过这件事例，我们护理员在照护老年人时，要做好哪些预防措施？

一、生物性损伤

在为老年人提供照护服务时，无论老年人还是护理员的血液和深层体液，都应视为具有潜在传染性的液体，并加以防护。通过采取综合性防护措施，减少护理员感染乙型肝炎病毒（HBV）、丙型肝炎病毒（HCV）或人类免疫缺陷病毒（HIV）等的机会。

（一）生物性职业损伤的原因

在照护过程中，护理员的手或衣服可能接触老年人的血液或体液，未及时采取有效的防护措施（特别是手部有破损时）或发生意外，如老年人的血液、分泌物溅入护理员的眼睛、鼻腔或口腔中。

（二）预防措施

1. 洗手 护理员在接触老年人前后，特别是接触血液、排泄物、分泌物及污染物品前后，无论是否戴手套，都要洗手。

2. 避免直接接触血液或体液 护理员应常规实施职业性防护，防止皮肤、黏膜与老年人的血液、体液接触。常用的防护措施包括手套、口罩、护目镜及隔离衣等。

（1）戴手套 当护理员接触老年人血液或体液、有创伤的皮肤黏膜，或在接触和处理被患病老年人血液、体液污染的物品和锐器时，均应戴手套操作，护理员手上有伤口时更应注意。

（2）戴口罩或护目镜 在处理老年人的血液、分泌物及体液等有可能出现溅出的操作时，应戴口罩和护目镜。

（3）穿隔离衣　在身体有可能被血液、体液、分泌物和排泄物污染，或进行特殊护理时，应穿隔离衣。

3. 医疗废物及排泄物的处理　对使用过的一次性医疗用品和其他固体废弃物，均应放入双层防水污物袋内，密封并贴上特殊标记，送到指定地点，并由专人焚烧处理。排泄物和分泌物等污物倒入专用密闭容器内，经过消毒后排入污水池或下水道内。

二、负重伤

负重伤是指护理员由于职业关系经常需要搬动重物，当身体负重过大或用力不合理时，所导致的肌肉、骨骼或关节的损伤。

（一）负重伤的原因

1. 工作强度大　护理员工作强度较大，如搬运老年人、为老年人翻身、协助老年人下床等。另外，为了适应快节奏的临床工作，护理员常处于高度紧张状态，随时准备处理突发事件。因此，护理员的身体负荷过重、用力不合理或不当，以及长时间站立工作，均可使腰部受损，导致职业性腰背痛、腰椎间盘突出症或下肢静脉曲张等负重伤的发生。

2. 长期蓄积性损伤　损伤是护理员发生腰椎间盘突出症的常见病因，长期蓄积性损伤是其重要的诱发因素。护理员在进行护理操作中，弯腰、扭转动作较多，对腰部损伤较大。长期蓄积性损伤可导致腰部负荷进一步加重。另外，急性腰扭伤也容易引发腰椎间盘突出症。

（二）预防措施

1. 加强锻炼，提高身体素质　加强腰部锻炼是预防负重伤的重要措施。如健美操、广播体操、太极拳、慢跑、游泳及瑜伽等。锻炼可提高机体免疫力、肌肉的柔韧性，增加骨关节活动度，防止发生负重伤。

2. 保持正确的工作姿势　在日常工作中，应注意保持正确的身体姿势，良好的身体姿势不仅可以预防职业性腰背痛的发生，还可延缓腰椎间盘突出症的发生，如站立或坐位时，尽可能保持腰椎伸直，使脊柱支撑力增大，避免因过度屈曲引起腰部韧带劳损，减少身体重力对腰椎的损伤。半弯腰或弯腰时，应两足分开，使重力落在髋关节和两足处，降低腰部负荷。弯腰搬重物时，应先伸直腰部，再屈髋下蹲，髋及膝关节用力，随后挺腰将重物搬起。

3. 经常变换工作姿势　护理员在工作中，应避免长时间保持一种体位或姿势，要定时变换体位，以缓解肌肉、关节及骨骼疲劳，减缓脊柱负荷。另外，护理员也要避免剧烈活动，以防腰部肌肉拉伤等。

4. 使用劳动保护用品　在工作中，护理员可以佩戴腰围等保护用具，以加强腰部的稳定性。腰椎间盘突出症急性期疼痛加重时，应坚持佩戴腰围，卧床休息时解下，腰围只有在活动、工作时使用，其他时间最好不用，以免长时间使用造成腰肌萎缩，产生腰背痛等。

5. 促进下肢血液循环 长时间站立工作可导致下肢血液回流受阻而发生下肢静脉曲张。为了预防下肢静脉曲张的发生，在站立工作时护理员应注意：①避免长时间保持同一姿势，经常变换体位、姿势或进行适当轻微活动，以促进下肢血液循环。②站立时，可让双下肢轮流支撑身体重量，并可适当做踮脚动作，促进小腿肌肉收缩，减少静脉血液淤积。③工作间歇可尽量抬高下肢或做下肢运动操，以促进血液回流。④穿弹力袜或捆绑弹力绷带，可以促进下肢血液回流，减轻或消除肢体沉重感和疲劳感。

6. 养成良好的生活习惯

（1）提倡硬板床休息，并注意床垫的厚度要适宜。

（2）从事家务劳动时，注意避免长时间弯腰活动或尽量减少弯腰次数。减少持重物的时间及重量，预防负重伤的发生。

7. 科学合理饮食

（1）多食富含钙、铁、锌的食物，如牛奶、菠菜、西红柿及骨头汤等。

（2）增加机体内蛋白质的摄入量，如多食肉、蛋、鱼及豆制品等。

（3）多食富含维生素 B、维生素 E 的食物，如杂粮、花生及芝麻等。维生素 B 是神经活动需要的营养素，可缓解疼痛，解除肌肉疲劳；维生素 E 可扩张血管、促进血流，消除肌肉紧张。

三、来自老年人的伤害

（一）来自老年人的伤害的原因

老年人若患有老年痴呆或者存在心理障碍，在烦躁时，可能发生摔东西、打人等情况，护理员在护理前，应首先做好评估，加强防范，避免自己受到伤害。

（二）预防措施

1. 注意危险物品 发现老年人有摔东西和打人的现象，注意在老年人房间不要存放热水瓶、玻璃制品、棍棒、金属制品，以及其他容易造成自伤或他伤的物品。

2. 察言观色 在为老年人服务前，首先观察老年人情绪，如果发现有对抗现象，尽量避免激惹对方，要以好言相劝，争取老年人配合。如果老年人异常烦躁，可以暂时停止服务，报告医生处理，待老年人情绪稳定时，再继续完成照护工作。

3. 安全制动 必要时对有打人习惯的老年人，适当进行手脚安全制动，制动后再进行有关的生活照料及医学治疗等服务。制动前先与家属沟通，征得同意后再进行。

4. 保持冷静 一旦与家属发生冲突，为了避免家属出口伤人或出手伤人事件，护理员要冷静应对，不要与家属争吵及肢体接触，应与其保持一定距离，暂时离开现场或报告领导，预防事态扩大或被打伤事件发生。

5. 拨打"110"电话 如果家属不停劝阻，进行打架斗殴，损坏物品，护理员必要时拨打"110"报警，向公安人员求助。打电话要注意讲清事故地点和求助人姓名。

6. 保护现场 如果发生损害行为，护理员要保护好现场，等候警察到来，并维持现场秩序，阻止其他人围观。

7. 如实反映问题 警察到达后，护理员要配合警察的工作，实事求是地回答与案情有关的问题，并向警察提供自己掌握的情况和线索，配合警方解决冲突。

【案例解析】

通过这件事例，我们护理员在照护老年人时，要做好哪些预防措施？

答：通过这件事例我们护理员要注意，平时工作中如果有这样的老年人，应及时反映给家属，注意在老年人房间不要存放热水瓶、玻璃制品、棍棒、金属制品和其他容易造成自伤或他伤的物品。在征得家属同意后，可适当进行手脚安全制动，制动后再进行有关的生活照料及医学治疗等服务。在照护过程中，每个护理员都应学会察言观色，了解老年人的情绪变化，如发现对抗现象，应避免激惹对方，好言相劝，如异常狂躁，可暂时停止服务等。

附：技能操作标准

具体见表 8-2-1 和表 8-2-2。

表 8-2-1　洗手的方法

操作步骤	操作内容
1. 准备	打开水龙头，调节合适水流和水温
2. 湿手	在流动水下，使双手充分淋湿
3. 涂抹	关上水龙头并取清洁剂，均匀涂抹至整个手掌、手背、手指、指缝和手腕
4. 洗手	认真揉搓双手至少 15 秒，具体揉搓步骤为：①掌心相对揉搓；②手指交叉掌心对手背揉搓；③手指交叉掌心相对揉搓；④弯曲手指关节在掌心揉搓；⑤拇指在掌中揉搓；⑥指尖在掌心中揉搓；⑦手握腕部旋转揉搓
5. 冲净	打开水龙头，在流动水下彻底冲净双手
6. 干手	关闭水龙头，以擦手纸或在干手机下烘干双手；必要时用护手液护肤

表 8-2-2　卫生手消毒

操作步骤	操作内容
1. 洗手	按洗手步骤，洗手并保持手的干燥
2. 涂剂	取速干手消毒剂于掌心，均匀涂抹至整个手掌、手背、指尖和指缝，必要时增加手腕和腕上 10cm
3. 揉搓	按照揉搓洗手的步骤揉搓双手，直至手部干燥
4. 干手	自然干燥

【思考与练习题】

1. 何谓消毒隔离和老年人常用物品的消毒方法?
2. 护理员职业损伤及预防措施内容主要有哪些?
3. 护理员如何做好自我防护?

第九章　临终护理 ▷▷▷▷

【学习要点】

1. 掌握临终老年人及家属的照护原则。

2. 熟悉临终老年人的生理、心理变化及需求；临终老年人家属的需求。

3. 了解临终的基本概念。

4. 了解面临死亡的心理反应。

生老病死是人类自然发展的客观规律，死亡是人生旅途的必经之路，也是生活过程的最后一个阶段，在我国社会进入老龄化的背景下，在老年人将要达到人生终点的时刻，了解老年人身心反应，提供恰当正确的照护，尊重老年人的意愿，维护老年人的尊严，提高临终老年人的生命质量十分重要。同时，对临终老年人的家属给予疏导和安慰，使其早日从悲伤中得以解脱，也是十分必要的。

第一节　临终关怀

【案例导入】

老年人张某，男，84岁，以"肝癌晚期"收入某三级甲等医院的"宁养病房"，家属希望老年人在临终阶段能得到较好的照顾，避免老年人遭受痛苦。请问：

1. 什么是临终关怀？

2. 临终关怀的理念是什么？

3. 临终关怀机构的基本服务项目有哪些？

临终关怀指由社会各层次人员组成的团队，向临终老人及其家属提供包括生理、心理和社会等方面的全面性支持和照料。临终关怀是以尊重生命、护理照顾为主，提高生存质量、注重心理支持为原则。

一、临终关怀的概念和意义

（一）临终关怀的概念

临终关怀又称善终服务、安宁照顾、终末护理、安息护理等，是指由社会各层级组成的团队向临终老人及其家人提供包括生理、心理、社会等多方面的完整照顾，目标是控制症状，缓解其痛苦，保护其自尊，提高其生命质量，使其能平静、安宁地度过人生的最后时期，同时减轻其家属的精神压力和创伤，使家属的身心健康得到维护和增强。

（二）临终关怀的意义

1. 对临终老人的意义 通过对临终老人实施全面的照料，使他们的生命得到尊重，疾病症状得以控制，提高老年临终者生存质量，使其在临终时能够无痛苦、安宁、舒适地走完人生的最后旅程。

2. 对临终老人家属的意义 能够减轻家属在亲人临终阶段以及亲人死亡带来的痛苦，帮助他们接受亲人死亡的现实，顺利度过沮丧期，缩短悲伤过程，使家人获得情感支持，保持身心健康。

3. 对医学的意义 临终医学以医学人道主义为出发点，以提高人的生命质量为服务宗旨，是医学人道主义精神和生物－心理－社会医学模式的具体体现，是对现行医疗服务体系的补充。

4. 对社会的意义 反映了人类文化的时代水平，真正体现人道主义精神。

二、临终关怀的理念和组织形式

（一）临终关怀的理念

1. 以照料为中心 对这些老年人不是通过治疗疾病使其免于死亡，而是通过对其全面的身心照料，提供临终前适度的姑息性治疗，控制症状，减轻痛苦，消除焦虑、恐惧，获得心理、社会支持，使其得到最后的安宁。因此，临终关怀是从以治愈为主的治疗，转变为以对症为主的照料。

2. 维护人的尊严和权利 护理员应注意维护和保持老年人的价值、尊严和权利，在临终照料中应允许老年人保留原有的生活方式，尽量满足其合理要求，维护老年人个人隐私和权利，鼓励老年人参与对症照料方案的制订等。尊重生命的尊严，尊重濒死老年人的权利，充分体现了临终关怀的宗旨。

3. 提高临终老年人生命质量 给临终老年人提供一个安适、有意义、有希望的生活，在可控制的病痛下与家人共度温暖时光，使老年人在人生的最后阶段能够体验到人间的温情。

4. 加强死亡教育 使其接纳死亡，把健康教育和死亡教育结合起来，从正确理解生命的完整与本质入手，完善人生观，增强健康意识，教育临终老年人把生命的有效价值和生命的高质量两者真正统一起来，善始善终，以健全的身心走完人生的旅途。

5. 提供全面的整体照护 对临终老年人的生理、心理、社会等方面给予关心和照护，为老年人提供 24 小时护理服务，照护时也要关心老年人家属，既为老年人提供生前照护，又为死者家属提供居丧照料。

（二）临终关怀的组织形式

1. 独立的临终关怀院 具有医疗、护理设备，一定的娱乐设施，家庭化的危重病房设置，提供适合临终关怀的陪护制度，并配置一定数量和质量的专业人员，为临终老年人提供临终服务。

2. 附设临终关怀机构 是指在医院、养老院和护理院等机构中设置的"临终关怀病区""临终关怀病房"等，主要为临终老年人提供医疗、护理及生活照料。临终关怀病房和病区分为综合病种的临终关怀病房和专为癌症老年人设立的临终关怀病房。

3. 居家式临终关怀服务 也称居家照护，是临终关怀基本服务方式之一，指不愿意离开自己家的临终老年人，也可得到临终关怀服务。护理员根据临终老年人的病情，每日或每周进行数次访视，并提供临终照料。在护理员的指导下，由老年人家属做基本的日常照料，在家里照料老年人，使他们能感受到亲人的关心和体贴，从而减轻生理上和心理上的痛苦，最后安宁舒适地离开人间。

4. 癌症老年人俱乐部 这是一个具有临终关怀性质的群众性自发组织，而不是医疗机构，其宗旨是促进癌症老年人互相关怀、互相帮助、愉快地度过生命的最后旅程。

三、临终关怀机构的基本服务项目

在临终关怀比较发达的国家和地区，临终关怀机构必须有临终关怀"执照"和"许可证"，在颁发证书前，需要验证临终关怀机构的基本服务项目，即核心服务的能力是否符合条件。临终关怀机构的基本服务项目包括以下四种。

（一）姑息性医疗照护

临终关怀机构必须拥有一定数量的专业技术人员和设备，能够有效地控制和缓解临终老年人的疼痛、吞咽困难及便秘等不适症状，能够为临终老年人提供常规的姑息性医疗照护，以满足老年人的不同需要。

（二）临终护理

临终护理是采用姑息护理、心理护理，以及社会支持等理论和技术，为临终老年人及家属提供全面的照护，从而达到使临终老年人和家属接纳死亡，并提高老年人临终阶段生命质量的最终目标。一般临终关怀机构必须拥有一定数量的经过专门培训的专业护理员。

（三）临终心理咨询和辅导

临终关怀机构的基本服务项目还包括对临终老年人和家属提供临终心理咨询和辅导，对其进行心理和精神上的关怀。

（四）临终关怀社会服务

临终关怀社会服务，又称临终社会支持，是临终关怀机构的基本职能之一，包括对临终老年人以及家属的社会支持；在临终老年人接受照护过程中所得到的各种社会支持，以及临终老年人去世 1 年内向其家属所提供的居丧照护。

【案例解析】

1.什么是临终关怀？

答：临终关怀是向临终老人及其家人提供包括生理、心理、社会等多方面的完整照顾，目标是控制患者症状，缓解其痛苦，保护其自尊，提高其生命质量，使患者能平静、安宁地度过人生的最后时期，同时减轻其家属的精神压力和创伤。

2.临终关怀的理念是什么？

答：提供全面的整体照护；维护人的尊严和权利；提高临终老年人生命质量；加强死亡教育以使其接纳死亡；以照料为中心。

3.临终关怀机构的基本服务项目有哪些？

答：临终关怀社会服务；临终心理咨询和辅导；临终护理；姑息性医疗照护。

第二节　死亡的标准

一、死亡的标准

死亡有多种定义，如死亡是机体整体功能的永久性停止，是机体生命活动和新陈代谢的终止；死亡是指由存活到濒死的变化历程；死亡是一个不可逆的自然现象。目前一般认为，死亡是指机体作为一个整体的功能的永久停止，但并不意味各器官组织均同时死亡。

我国经过多年的研究与实践于 2009 年完善和修订了《成人脑死亡判定标准（2009版）》。2012 年 3 月，国家卫生和计划生育委员会批准首都医科大学宣武医院作为国家卫生和健康委员会脑损伤质控评价中心，国家卫生和计划生育委员会脑损伤质控评价中心于 2013 年制订了《脑死亡判定标准与技术规范（成人质控版）》，作为医学行业标准，推动了我国脑死亡判定工作有序、规范地开展。

目前认为：脑死亡即包括脑干在内全脑功能完全、不可逆转地停止，而不管脊髓和心脏功能是否存在。或者定义为：脑死亡是脑细胞广泛、永久地丧失了全部功能，范围涉及大脑、小脑、脑桥和延髓，即发生全脑死亡后，虽心跳尚存，但脑复苏已不可能，个体死亡已经发生且不可避免。

二、死亡过程的分期

人类整个生命过程从受精卵结合或分娩开始，其后获得生物性或社会性生命。濒死阶段和整个生存阶段比起来是短暂的，这个过程称为"在死""死程"，但由于其可逆性，故不属于死亡，但在死亡学中占有很重要的位置。濒死之后的"死"人们习惯称呼为死亡，死亡是一个单向、不可逆的过程。

死亡的过程分为三期。

（一）濒死期

死亡前主要生命器官功能极度衰竭，脑干以上部位的功能处于深度抑制状态或丧失，而脑干功能依旧存在。表现为意识模糊或丧失；循环功能丧失，血压下降，四肢湿冷；呼吸系统衰竭，呼吸衰弱或困难；消化系统紊乱，代谢障碍，肠蠕动减慢或停止；感知觉消失等。各种迹象表明生命即将终结，是死亡过程的开始阶段。某些猝死老人可不经过此期而直接进入临床死亡期。

（二）临床死亡期

中枢神经系统的抑制过程已由大脑皮层扩散到皮层下部位，延髓极度抑制。表现为心跳、呼吸停止，反射消失。此期一般持续 5～6 分钟，若能得到及时有效的救治，则有生命复苏的可能。若超过这个时间，大脑将发生不可逆的改变。但大量临床资料证明，在低温条件下，临床死亡期可延长至 1 小时或更久。

（三）生物学死亡期

全身器官、组织、细胞均停止生命活动，该期之后，整个机体无复苏可能。随着生物学死亡的进展，相继出现尸冷、尸斑、尸僵及尸体腐烂等现象。

第三节　临终老年人及家属的护理

【案例导入】

雷先生，76 岁，因肺癌骨转移而第三次入院，疗效不佳，呼吸困难显著，疼痛剧烈。老人感到痛苦、悲哀，并试图自杀。

1. 雷先生的心理反应属于哪一个心理反应阶段（期）？

2. 应对雷先生采取哪些护理措施？

对临终老年人及家属的护理应体现出护理的关怀和照顾，用护理员的责任心、爱心、细心、耐心、同情心，以尊重生命、尊重老年人的尊严及权利为宗旨，了解老年人和家属的需求并给予满足，对他们表示理解和关爱，营造安详和谐的环境，使临终老年人及家属获得帮助和支持。

一、临终老年人的生理评估及护理

（一）临终老年人的生理评估

1.肌肉张力下降或丧失 表现为周身软瘫、下颌下垂、上睑下垂、吞咽困难、大小便失禁，无法维持良好舒适的功能体位等。

2.循环衰竭 表现为皮肤苍白、四肢厥冷，肢体频率变快或变慢，呼吸深度变深或变浅，直至停止。

3.胃肠道蠕动减弱 表现为恶心、呕吐、食欲下降、腹胀、便秘或腹泻、口干、脱水、体重减轻等。

4.呼吸功能减退 表现为呼吸频率不规则，呼吸深度由浅变深，出现鼻翼呼吸、经口呼吸、潮式呼吸，由于分泌物无法或无力咳出，出现痰鸣音或鼾声呼吸。

5.知觉改变 表现为视觉逐渐减退，由视觉模糊发展到只有光感，最后视力消失。眼睑干燥，分泌物增多。听觉常是人体最后消失的一个感觉。

6.神经精神症状 视力最先消失，最终感觉能力丧失；睡眠障碍或淡漠、嗜睡、昏睡、昏迷，也可以产生幻觉等。

7.疼痛 大部分的临终老年人主诉全身不适或疼痛，表现为烦躁不安，血压及心率改变，呼吸变快或变慢，瞳孔散大，大声呻吟，出现疼痛面容，即五官扭曲、眉头紧锁、眼睛睁大或紧闭、双眼无神、咬牙等。

（二）临终老年人的生理护理

为满足老年人的最基本需要，解决不适，可以从下列症状入手进行评估，以解决临终老年人生理上的不适，在一定程度上满足其生理需要。

1.控制疼痛 面临死亡时，身体上的疼痛常使老年人无法忍受，所以护理员及早发现老年人的疼痛，采取干预措施。疼痛评估方法包括：交谈法、观察与临床检查、疼痛评估工具。

2.控制各种不适症状 临终前的各种不适给老年人带来痛苦，护理员可以从老年人的主观感受以及临床检查进行评估。

（1）恶心呕吐、呼吸困难评估 主要通过与老年人的交谈，从主观感受中获得，也可以从临床观察中获得。

（2）厌食评估 包括临床各项检查，如体质量指数（BMI）、体脂含量和食欲，通过评估发现可以干预解决的问题（如口腔黏膜干燥等），并采取措施，积极恢复老年人的营养供给。

（3）便秘和腹泻评估　通过观察和询问，可以了解老年人的排泄情况，评估便秘和腹泻带来的并发症（如心力衰竭、脱水及电解质紊乱等）。

（4）压疮评估　从老年人是否长期卧床、营养状况、是否存在失禁等情况，根据 Braden 评分法、Norton 皮肤评分表等进行评估。

3. 护理措施

（1）改善呼吸功能　保持室内空气新鲜，定时通风换气；神志清醒者可采用半坐卧位，昏迷者可采用仰卧位头偏向一侧或侧卧位，防止因呼吸道分泌物误入气管引起的窒息或坠积性肺炎等并发症。

（2）促进老人舒适　维持良好、舒适的体位，定时翻身，按摩受压部位皮肤，促进局部血液循环。对大小便失禁老人，注意会阴肛门周围皮肤清洁，保持干燥，大量出汗时及时擦洗干净，勤换衣裤，并保持床单位清洁、干燥、平整、无渣屑。每天晨起餐后及睡前协助老人漱口，保持口腔清洁。加强保暖，必要时给予热水袋，水温适度，防止烫伤。

（3）加强营养，增进食欲　依据老人的饮食习惯，尽量创造条件增加老人的食欲，尝试新花样，少量多餐。应给予高蛋白、高热量、易于消化的饮食，鼓励老人多吃新鲜蔬菜、水果。

二、临终老年人的心理评估及护理

（一）临终老年人的心理评估

临终老年人接近死亡时，会产生十分复杂的心理和行为反应。护理员应及时评估临终老年人的心理需求，同情和关爱老年人，倾听老年人的诉说，满足临终老年人的心理需求。

多年来，很多西方研究者在探讨临终老年人的心理状况时，最常引用的是美国医学博士布勒·罗斯于 1969 年所著的《On Death and Dying》一书中的内容。罗斯博士在书中将身患绝症老年人从获知病情到临终整个阶段的心理反应过程，总结为五个阶段。

1. 否认期　老年人得知自己患不治之症时表现出震惊与否认，他们常说的话是："不，不是我！""这不是真的！一定是搞错了！"老年人不承认自己患了绝症或者是病情恶化，认为这可能是医生的误诊。他们常常怀着侥幸的心理，到处求医以期推翻诊断。事实上，否认是为了暂时逃避残酷现实对自己所产生的强烈压迫感，此反应是老年人所采取的一种心理防御机制。

2. 愤怒期　当临终老年人对其病情的否定无法保持下去，而有关自己疾病的坏消息被证实时，老年人出现的心理反应是气愤、暴怒和嫉妒。进入此阶段的老年人表现出生气、愤怒、怨恨的情绪，老年人常会愤愤地想："为什么是我？""老天太不公平！""我为何这么倒霉？"老年人常常迁怒于家属及医护人员，或责怪不公平，常常怨天尤人，经常无缘无故地摔打东西，抱怨人们对他照顾不够，对护理员的护理百般挑剔，甚至无端地指责或辱骂别人，以发泄他们的苦闷和无奈。

3. 协议期 愤怒的心理消失后，老年人开始接受自己已患绝症的现实。他们常常会表示："假如你给我一年时间，我会……"此期老年人已承认存在的事实，希望能发生奇迹。老年人为了尽量延长生命，希望有好的治疗方法，并会做出许多承诺，作为延长生命的交换条件。处于此阶段的老年人对生存还抱有希望，也肯努力配合治疗，此阶段持续时间不如前两个阶段明显。协议阶段的心理反应，实际上是一种延缓死亡的乞求，是人的生命本能和生存欲望的体现，这是一种自然的心理发展过程。

4. 忧郁期 经历了前三个阶段之后，临终老年人的身体更加虚弱，病情更加恶化，这时他们的气愤或暴怒，都会被一种巨大的失落感所取代。"好吧，那就是我！"当老年人发现身体状况日趋恶化，讨价还价无效后，会产生系列心理反应，表现为悲伤、情绪低落、退缩、沉默、抑郁和绝望。

5. 接受期 这个阶段会表现为："好吧，既然是我，那就去面对吧。""我准备好了。"老年人会感到自己已经竭尽全力，没有什么悲哀和痛苦了，于是开始接受即将面临死亡的事实。此阶段老年人相当平静，表现出惊人的坦然，他们不再抱怨命运，喜欢独处，睡眠时间增加，情感减退。

（二）临终老年人的心理护理

临终老年人的心理需求和健康人一样，基本包括五个层次，即基本的生理需求、安全需求、爱与归属需求、自尊和自我价值需求、自我实现需求。常见的心理需求有以下几种。

1. 维护自己尊严的需求 人们习惯有尊严的生活，临终老年人也希望维持自我形象的完整，保持自己的尊严，认为维持自我形象的完整不但是自己自尊的来源，也是让他人尊重的依据。虽然这属于较高层次的需求，对于临终老年人，这种保持和维护自己尊严的心理活动往往占主导地位。

2. 强烈执着与依恋的需要 临终老年人会认为，自己过去所拥有的财富、事业、家庭和朋友，都会因死亡的来临而消失不见，这种强烈的被剥夺的体会，让老年人觉得人生在世最后终究一场空，而产生强烈的失落感。在失落的同时，老年人对人间一切便产生难以割舍的执着与爱恋，所以有时会让家人感到过度的感情压力。

3. 不被遗弃的需求 临终老年人十分担心被亲人遗弃，自己陷入孤独，同时又担心过分依恋给亲属造成情感上的负担，出现又想又怕的反应。

4. 参与的需求 临终老年人原有自己的独立自主性，不希望由于生病就成为亲人的负担，完全失去自己的自主能力，这时亲属应顺从老年人的想法、方式，让其产生参与感，这样有助于临终老年人体验积极的自我肯定。

三、临终老年人家属的护理

在临终关怀中，老年人家属不仅承担着照顾老年人的角色，而且也是护理员的服务对象。护理员在做好临终老年人护理的同时，也要做好对临终老年人家属的关怀照顾工作。

1.满足家属照顾老年人的需要 1986 年，费尔斯特和霍克提出，临终老年人家属主要有以下七个方面的需要。

（1）了解老年人病情、照顾等相关问题的发展。

（2）了解临终老年人关怀照护小组中，哪些人会照顾老年人。

（3）参与老年人的日常照顾。

（4）确认老年人受到临终关怀照护小组的良好照顾。

（5）被关怀与支持。

（6）了解老年人死后的相关事宜（后事的处理）。

（7）了解有关资源：经济补助、社会资源、义工团体等。

2.鼓励家属表达感情 护理员要注意与家属沟通，建立良好的关系，取得家属的信任。与家属交流时，尽量提供安静、隐私的环境，耐心倾听，鼓励家属说出内心的感受及遇到的困难，积极解释临终老年人生理、心理变化的原因和治疗护理情况，减少家庭疑虑。对家属过激的言行给予容忍和谅解，避免纠纷的发生。

3.指导家属对老年人进行生活照顾 鼓励家属参与老年人的照护活动，如计划的制订、生活护理等。护理员对老年人家属应耐心指导、解释，示范有关的护理技术，使其在照料亲人的过程中获得心理慰藉，同时也减轻老年人的孤独情绪。

4.协助维护家庭的完整性 协助家属在医院环境中，安排日常的家庭活动，以增进老年人的心理调适，保持家庭完整性，如共进晚餐、看电视等。

5.满足家属本身生理、心理和社会方面的需求 护理员对家属要多关心体贴，帮助安排陪同期间的生活，尽量解决其实际困难。

【案例解析】

1.雷先生的心理反应属于哪一个心理反应阶段（期）？

答：雷先生的心理反应属于心理反应阶段的忧郁期。

2.应对雷先生采取哪些护理措施？

答：多给予老人同情和照顾、鼓励和支持；经常陪伴老人，允许其以不同形式的方式发泄情感；创造舒适环境，鼓励老人保持自我形象和尊严；尽量取得社会支持，给予精神安慰；观察老人变化，注意心理疏导和合理的死亡教育，预防老人的再次自杀。

第四节　居丧期的照护

【案例导入】

　　丈夫徐某，50 岁；妻子胡某，45 岁。1993 年结婚，夫妻感情和睦，有一女儿 20 岁，在外地上大学。徐某经商，是家庭主要经济来源，妻子以前从事过财务工作，5 年前辞职在家照顾丈夫和女儿。2016 年 5 月 25 日下午 5 点，徐某在小区花园打羽毛球后发现左侧胸部疼痛，随即回家洗澡后卧床休息，6点40分妻子叫其吃饭时，发现他面色苍白，大汗，口唇发绀，拨120急救电话后送医院抢救。诊断为心肌梗死，抢救无效，于当晚9点20分死亡。徐某生前身体健康，多次体检未发心脏异常，以至出现左胸前区疼痛时没引起重视。丈夫突然去世后，妻子胡某悲痛欲绝，无法接受。

1. 胡某的心理反应属于哪一个心理反应阶段（期）？

2. 应对胡某采取哪些护理措施？

死者家属即丧亲者，主要指失去父母、配偶、子女者（直系亲属），丧亲者在居丧期的痛苦是巨大的，他们承受痛苦的时间比老年人还长，因为多数情况下是家属首先得知病情，其痛苦在老年人去世后相当的一段时间都持续存在，这种悲伤的过程对其身心健康、生活、工作均有很大的影响。因此，做好居丧期的护理是护理员的重要工作之一。

一、丧亲者的心理反应

1964年，安格乐（Engel）提出了悲伤过程的六个阶段。

1. 冲击与怀疑期 本阶段的特点是拒绝接受丧失，感觉麻木，否认，暂时拒绝接受死亡事件，让自己有充分的时间加以调整。此期在意外死亡事件中表现最为明显。

2. 逐渐承认期 意识到亲人确已死亡，于是出现空虚、发怒、自责和哭泣等痛苦表现，此期典型特征是哭泣。

3. 恢复常态期 家属带着悲痛的心情着手处理死者的后事，准备丧礼。

4. 克服失落感期 此期是设法克服痛苦的空虚感，但仍不能以新人代替逝去的、可依赖的人，常常回忆过去的事情。

5. 理想化期 此期死者家属产生想象，认为逝去的人是完美的，为过去对逝者不好的行为感到自责。

6. 恢复期 此阶段机体的大部分功能恢复，但悲哀的感觉不会简单消失，常忆起逝者，并永远怀念逝者。恢复的速度受所逝去人的重要性、对自己的支持程度、原有的悲哀体验等因素的影响。

据观察，丧亲者经历上述六个阶段，大约需要1年的时间，但丧偶者可能要经历两年或更久的时间。

二、影响丧亲者居丧期悲伤心理的因素

1. 对死者的依赖程度及亲密度 家属对死者经济上、生活上、情感上的依赖性越强，原有的关系越亲密，家属的悲伤程度越重，亲人死亡之后的调适也越困难。

2. 老年人病程的长短 如果死亡适时到来，家属已有预期的思想准备，悲伤程度相对较轻；如果死者是因意外突然死亡，家属心理毫无准备，受到的打击会很大，易产生自责、内疚等心理。

3. 死者的年龄与家人年龄　死者的年龄越轻，家人越易产生惋惜和不舍之情。家属的年龄反映其人格的成熟度，影响其解决、处理后事的能力。

4. 家属的文化水平与性格　文化水平较高的家属能正确地理解死亡，一般能够面对死亡现象。外向性格的家属，因其悲伤能够及时宣泄出来，居丧悲伤期会较短，而性格内向的家属悲伤持续时间则较长。

5. 其他支持系统　家属的亲朋好友、各种社会活动、宗教信仰等，能提供支持满足其需要，对调整哀伤期有一定的作用。

6. 失去亲人后的生活改变　失去亲人后生活改变越大，越难适应新生活，如中年丧偶、老年丧子等。

三、丧亲者居丧期的护理

1. 做好死者的尸体护理　尸体护理能够体现护理员对死者的尊重，也是对丧亲者心理的极大抚慰。

2. 心理疏导安慰　丧亲者面对现实，鼓励其宣泄感情，陪伴他们并认真聆听他们的倾诉。获知亲人死亡信息后，丧亲者最初的反应是麻木和不知所措，此时护理员应陪伴、抚慰他们，同时认真地聆听。在聆听时，护理员可以紧握他们的手，劝导他们毫不保留地宣泄内心的痛苦。哭泣是死者家属最常见的情感表达方式，是一种很好的缓解内心忧伤情绪的途径，可以协助其表达愤怒情绪和罪恶感，应该给予丧亲者一定的时间，并创造适当的环境，让他们能够自由痛快地将悲伤的情感宣泄出来。

3. 尽量满足丧亲者的需要　丧亲是人生中最痛苦的经历，护理员应尽量满足丧亲者的需求，无法做到的要善言相劝，耐心解释，以取得其谅解与合作。

4. 鼓励丧亲者之间相互安慰　需通过观察，发现死者家属中的重要人物和"坚强者"，鼓励他们相互安慰，相互给予支持和帮助。应协助丧亲者勇敢面对失去亲人的痛苦，引导他们发挥独立生活的潜能。

5. 协助解决实际困难　老年人去世后，丧亲者会面临许多需要解决的家庭实际问题，临终关怀中护理员应了解家属的实际困难，并积极地提供支持和帮助，如经济问题、子女问题、家庭组合、社会支持系统等，使家属感受到人世间的温情。提出合理的建议，帮助家属做出决策，去处理所面对的各种实际问题。但在居丧期不宜引导家属做出重大决定及生活方式的改变。

6. 协助建立新的人际关系　劝导和协助死者家属对死者做出感情撤离，逐步与他人建立新的人际关系，例如再婚或重组家庭等。这样可以弥补其内心的空虚，并使家属在新的人际关系中得到慰藉，但要把握好时间和尺度。

7. 协助培养新的兴趣，鼓励丧亲者参加各种社会活动　协助丧亲者重新建立新的生活方式，寻求新的经历与感受。要鼓励丧亲者积极参加各种社会活动，因为活动本身就是复原，也是一种治疗。通过活动可以抒发家属内心的郁闷，获得心理的安慰，尽快从悲伤中解脱出来。在疏导悲伤中，应该注意家属的文化、信仰、性格、兴趣爱好和悲伤程度、悲伤时间，以及社会风俗等方面的差异。

8. 对丧亲者的访视 对死者家属要进行追踪式服务和照护，一般临终关怀机构可以通过微信、电话、访视等方式，对死者家属进行追踪随访，以保证死者家属能够获得来自护理员的持续性关爱和支持。

【案例解析】

1. 胡某的心理反应属于哪一个心理反应阶段（期）？

答：冲击与怀疑期。

2. 应对胡某采取哪些护理措施？

答：做好死者的尸体护理；心理疏导；尽量满足丧亲者的需要；鼓励丧亲者之间相互安慰；协助解决实际困难；协助建立新的人际关系；对丧亲者的访视；协助培养新的兴趣，鼓励丧亲者参加各种社会活动。

附：技能操作标准

具体见表 9-1-1。

表 9-1-1　尸体护理技术

操作步骤	操作内容
1. 自身准备	洗手、戴口罩，着装整齐，戴手套
2. 环境准备	安静、肃穆，必要时遮挡屏风，劝慰家属暂离病房，或共同尸体护理
3. 物品准备	尸体识别卡 3 张（护理员填写）、止血钳 1 把、剪刀 1 把、松节油、绷带、不脱脂棉球、擦洗用具（水盆、毛巾）、手套、手部消毒液、生活垃圾桶和医用垃圾桶。有伤口者，由医护人员准备换药敷料
4. 评估	老年人有无传染病、特殊宗教信仰、民族习惯等
5. 尸体准备	撤去输液管、氧气管、导尿管等。有引流管者，应拔出后缝合伤口，或用蝶形胶布封闭并包扎；有伤口者，需更换敷料 使尸体仰卧，头下垫一软枕，用大单遮盖尸体
6. 尸体护理	清洁面部：彻底洁面，如有胶布痕迹，可用松节油或酒精擦拭 整理遗容：闭合口、眼。若眼睑不能闭合，可在上眼睑下垫少许棉花或毛巾湿敷；若嘴不能闭合，可轻揉下颌或用四角带固定；有义齿者代为装上 填塞孔道：脱去衣裤，用血管钳将棉球塞于口、鼻、耳、肛门、阴道等 清洁全身，穿衣：按上肢、躯干至下肢顺序，擦净全身。穿上衣裤，顺序为自上而下 包裹尸体：将一张尸体识别卡系在尸体右手腕部，把尸体放进尸袋内或用尸单包裹尸体。将第 2 张识别卡系在尸体腰前尸袋或尸单上 运送尸体：移尸体于平车上，盖上大单，送至太平间停尸屉或殡仪车上尸箱内，第 3 张尸体识别卡放于尸屉外面
7. 整理	床单位处理：非传染病死者按一般出院老年人方法处理；传染病老年人按终末消毒方法处理 整理遗物：若家属不在，应由两人清点后，列清单交由护理员妥善保管 脱手套，洗手，摘口罩

【思考与练习题】

　　1. 临终老人的心理护理措施是什么？

　　2. 濒死期老年人的心理变化是什么？

　　3. 对濒死期病员的主要护理措施是什么？

第三篇　老年常见病照护

第十章　内科常见病照护 ▷▷▷▷

第一节　呼吸系统常见病照护

【学习要点】

1. 熟悉老年人咳嗽、咳痰的典型症状及伴随症状。

2. 掌握识别老年人咳嗽、咳痰后的照护要点。

3. 能正确规范地指导老年人进行排痰、呼吸功能锻炼。

4. 能说出饮食照护的具体内容。

呼吸系统疾病是一种常见病、多发病，主要病变在气管、支气管、肺部及胸腔，病变轻者多咳嗽、胸痛、呼吸受影响，重者呼吸困难、缺氧，甚至呼吸衰竭而致死。更应重视的是，由于大气污染、吸烟、人口老龄化及其他因素，使国内外的慢性阻塞性肺疾病、支气管哮喘、肺癌、肺部弥散性间质纤维化，以及肺部感染等疾病的发病率、死亡率有增无减。

一、慢性支气管炎

【案例导入】

李先生，65岁，患慢性支气管炎。吸烟史30余年，每天1包，每逢劳累、气候变化或受凉后，咳嗽咳痰加重。冬季病情易复发，常持续2～3个月。1

周前老人受凉后出现咳嗽、咳痰加重，咳黄色黏液脓痰，不易咳出，住院治疗。护理员小王负责照护。

1. 护理员小王对李先生制订的饮食照护计划有哪些?

2. 护理员小王如何指导李先生做有效咳嗽?

（一）概述

慢性支气管炎，是指气管、支气管黏膜及其周围组织的慢性非特异性炎症。慢性支气管炎多见于 50 岁以上的中老年人，多发于秋冬季，夏季气候转暖可自然缓解。

（二）发病原因

目前认为，慢性支气管炎的发病与大气污染、吸烟、感染、过敏等因素有关。

1. 不良刺激 空气中的有害粉尘颗粒、有害化学气体和烟雾、花粉、有机粉尘均可成为过敏原，可抑制呼吸系统的防御机制，引起本病发作。如刺激性烟雾、粉尘、大气污染的慢性刺激，常为慢性支气管炎的诱发因素之一。

2. 吸烟 吸烟年龄越早，吸烟量越大，本病的发病率越高。香烟的烟雾中有 20 多种化学物质，对呼吸系统有刺激和毒性损害作用，如尼古丁、一氧化碳、氰化物等。

3. 感染因素 这是慢性支气管炎发病和加剧的又一个重要因素。早期（一般指 1周）引起呼吸道感染的病原微生物 90% 以上为病毒。病毒主要通过老年人咳嗽、打喷嚏时产生的飞沫在空气中传播，或通过污染的用具传染。在病毒或病毒与支原体混合感染损伤气道黏膜的基础上，可继发细菌感染。

4. 气候因素 气候突变，寒暖失常，秋冬季寒冷时节，人体鼻腔、咽喉部血管收缩，黏膜干燥，细胞破裂，容易受外来致病因素影响。寒冷常为慢性支气管炎发作的重要原因和诱因。

5. 过敏因素 据调查，喘息性支气管炎往往有过敏史。在老年人痰液中，嗜酸粒细胞数量与组胺含量都有增高倾向，说明部分老年人与过敏因素有关。尘埃、尘螨、细菌、真菌、寄生虫、花粉及化学气体等，都可以成为过敏因素而致病。

（三）病情观察

1. 咳嗽 老年人发病初期晨起咳嗽较重，白天较轻，睡前常有阵咳发作并伴有咳嗽。随着病情发展，咳嗽终年不愈。

2. 咳痰 以晨起咳痰为主，痰液一般为白色黏液性或浆液泡沫性，偶可带血。当急性发作伴有细菌感染时，痰量增多，痰液则变为黏稠或脓性。

3. 喘息 急性发作时，部分老年人常出现喘息的症状。

4. 反复感染 寒冷季节或气温骤变时，容易发生反复的呼吸道感染。此时老年人喘息加重，痰量明显增多且成脓性，伴有全身乏力、畏寒、发热等。

（四）照护措施

1. 一般护理　在日常起居方面，护理员要经常打扫老年人居住的房间，每天开窗通风一次，每次 20 ～ 30 分钟，保持室内空气流通、新鲜。在打扫地面卫生时，应先洒水，以免尘土被吸入老年人呼吸道中。另外，老年人要注意休息，在气温变化时，及时增减衣物，尤其要注意老年人的前胸和后背不要受凉。护理员还要协助老年人坚持刷牙、漱口，以保持口腔清洁。

2. 饮食照护

（1）饮食宜清淡　患慢性支气管炎的老年人，在日常饮食中，应多食用一些清淡易消化的食物，不宜过饱、过咸、过甜，忌生冷、酒、辛辣等刺激性食物，以免刺激血管，避免饮用咖啡和茶水。

（2）营养需均衡　保证营养充足和平衡，补充足够的蛋白质，特别应多吃富含维生素 A 和维生素 C、维生素 E，以及微量元素硒等丰富的食物，如蛋黄、动物肝肾、绿色蔬菜、胡萝卜、西红柿等。

（3）适量限食奶类制品　乳制品、巧克力、酸味的食物都是容易生痰的食品，过敏性体质者宜少食动物性蛋白类食物，一旦发现某种食物确实可诱发老年人支气管炎，应避免进食，宜多食植物性大豆蛋白，如豆类及豆制品等。

3. 用药照护　遵医嘱照看老年人服用抗生素、止咳、祛痰、止痛等药物，勿自行增加或删减药物。中药汤剂宜温服。服药时间应在饭前或饭后 1 小时。用药过程中注意观察药物疗效及不良反应，如有异常及时告知医护人员。

4. 排痰护理

（1）深呼吸和有效咳嗽　适用于意识清醒、咳嗽有痰的老年人。

1）嘱老年人坐位，双脚着地，身体稍前倾，双手环抱一个枕头。

2）进行数次深而缓慢的深呼吸，深吸气末屏气，然后缓慢呼气，再深吸气后屏气 3 ～ 5 秒，身体前倾。

3）从胸腔发出 2 ～ 3 次短促有力的咳嗽，张口咳出痰液。

4）咳嗽时收缩腹肌，或用自己的手按压上腹部，帮助咳嗽。

（2）胸背部叩击　适用于身体虚弱需卧床静养和神志不清痰液黏稠的老年人。

1）协助老年人侧卧位。

2）护理员五指并拢，手指关节微屈，掌呈凹式，以手腕力量，从肺底自下而上、由外向内、迅速有节律地叩击胸壁，以 40 ～ 50 次 / 分钟的频率，由下至上，由外至内，每次叩击 5 ～ 10 分钟。

3）叩击安排在餐后 2 小时或餐前 30 分钟。

4）叩击结束后，用温开水漱口，保持口腔清洁。

5）叩击时用力适中，以隔一层单衣为宜，避开乳房、心脏、骨突部位。

（3）痰液黏稠宜用湿化疗法　有些老年人痰液黏稠，排痰困难。此时，应该湿化气道，稀释痰液。

1）增加饮水量　保持每天饮水 1500～2000mL，有心功能不全者，则应适当减量，饮水时要少量多次，每次 30～50mL，每 10～20 分钟饮水一次，能够有效地保证呼吸道的湿化效果。

2）增加室内湿度　尤其在气候干燥的冬春季节，应保持室内湿度不低于 60%，可使用加湿器来增加空气中的水分。

3）吸入疗法　老年人咳痰出现困难时，可以在直径 10～15cm 的深杯中盛半杯开水（水温 35～37℃），然后将口鼻放入杯中，用力吸蒸气。水冷却后再换开水 2～3 次，总时间以 10～20 分钟为宜。水温不可过热，持续时间不可过长。另外，干结的分泌物会在湿化后膨胀，易阻塞支气管发生窒息，因此要及时帮助老年人，尤其是为体弱、无力咳痰者翻身、叩背，以便排痰。住院老年人可遵医嘱给予雾化吸入疗法。

4）紧急抠痰法　某些因严重感染、炎症渗出，导致气道内上皮细胞脱落过多而形成大量块状痰的老年人，易发生气道阻塞。当老年人发生气道阻塞时，护理员应立即用餐匙柄压舌，将裹有纱布的手指伸进其喉咙，将阻塞的痰块抠出，以达到急救的目的。

5）机械吸痰　适用于痰液黏稠、咳嗽无力、意识不清者。配合护士及时吸痰，每次吸痰不超过 15 秒钟，吸痰前、吸痰后适当提高氧气吸入浓度，防止引起低氧血症。

5. 氧疗照护　正确的氧疗对改善老年人的健康状况，提高老年人的生活质量及增加其运动耐力均有显著帮助。

（1）吸氧时间　肺功能异常、氧分压持续 ≤ 60mmHg 的老年人，需保持每日 15 小时的低流量吸氧。无或仅有轻度低氧血症，只需在运动、紧张或劳累时，给予短时间氧疗，以减轻不适感。

（2）吸氧流量　长期吸氧的老年人，氧流量应控制在 1～2L/min。避免高流量吸氧，防止出现二氧化碳潴留，引起肺性脑病。

（3）注意用氧安

1）仔细阅读制氧机等氧疗仪器说明书。

2）氧气装置应防震、防火、防油、防热。

3）氧气瓶搬运时要避免倾倒撞击，防止爆炸。氧气瓶应放在阴凉处，并远离易燃品。

6. 改善呼吸功能的锻炼

（1）缩唇呼吸　嘱老年人经鼻吸气，经口呼气，呼气时将嘴唇缩成吹笛状，气体经缩窄的嘴唇缓慢呼出。吸气与呼气比为 1∶2 或 1∶3。

（2）腹式呼吸　嘱老年人经鼻吸气，经口呼气，吸气时腹肌放松，腹部鼓起，呼气时腹肌收缩，腹部下陷。

【案例解析】

1.护理员小王对李先生制订的饮食照护计划有哪些？

答:（1）饮食宜清淡　患慢性支气管炎的老年人，在日常饮食中应多食用一些清淡、容易消化的食物，不宜过饱、过咸、过甜，忌生冷、酒、辛辣等刺激性食物，以免刺激血管，戒烟，避免饮用咖啡和茶水。

（2）营养需均衡　保证营养充足和平衡，补充足够的蛋白质，特别应多吃含维生素A和维生素C、维生素E，以及微量元素硒等丰富的食物，如蛋黄、动物肝肾、绿色蔬菜、胡萝卜、西红柿等。

（3）适量限食奶类制品　乳制品、巧克力、酸味的食物都是容易生痰的食品，过敏性体质者宜少食动物性蛋白类食物，一旦发现某种食物确实可诱发老年人支气管炎发病，应避免食用，宜多食植物性大豆蛋白，如豆类及豆制品等。

2. 护理员小王如何指导李先生做有效咳嗽？

答：（1）嘱李先生坐位，双脚着地，身体稍前倾，双手环抱一个枕头。

（2）进行数次深而缓慢的深呼吸，深吸气末屏气，然后缓慢呼气，再深吸气后屏气3～5秒，身体前倾。

（3）从胸腔进行2～3次短促有力咳嗽，张口咳出痰液。

（4）咳嗽时收缩腹肌，或用自己的手按压上腹部，帮助咳嗽。

二、慢性阻塞性肺疾病

【案例导入】

王大爷，75岁，被诊断为"慢性阻塞性肺疾病"而收住院，护理员小李负责照护。近7日来王大爷的病情加重，咳嗽剧烈，咳大量白色黏痰。

1. 王大爷咳嗽剧烈，痰量多，护理员小李应该如何护理？

2. 护理员小李应如何向医务人员报告王大爷咳痰状况？

（一）概述

慢性阻塞性肺疾病是一种以持续存在的气流受限为特征的肺部疾病，气流受限不完全可逆，呈进行性发展，主要累及肺部，也可引起肺外各器官的损害。

（二）发病原因

本病确切的病因不清，可能与下列因素有关。

1. 吸烟　吸烟是导致慢性阻塞性肺疾病最危险的因素。烟草中的多种有害化学成分，可损伤气道上皮细胞，使气道净化能力减弱，支气管黏膜充血水肿，黏液积聚，易引起感染。

2. 职业性粉尘和化学物质　长时间接触烟雾和过敏原、工业废气及室内污染空气等，均可致与吸烟无关的慢性阻塞性肺疾病。

3. 大气污染　大气污染中有害气体的慢性刺激，使呼吸道黏液分泌物增多，为细菌侵入创造条件。

4. 感染　与慢性支气管炎类似，感染是慢性阻塞性肺疾病发生发展的重要因素之一。

（三）病情观察

1. 慢性咳嗽　常晨间咳嗽明显，夜间阵咳或伴有咳痰，随病情发展，咳嗽咳痰终身不愈。

2. 咳痰　清晨排痰较多，一般为白色黏液痰或浆液性泡沫痰，偶可带血丝。急性发作时痰量增多，可有脓性痰。

3. 进行性加重的呼吸困难　桶状胸，呼吸活动减弱。晚期老年人因呼吸困难，颈、肩部辅助呼吸肌常参与呼吸运动，表现为身体前倾。呼吸时常呈缩唇呼气，可有口唇发绀、右心衰竭体征。

（四）照护措施

1. 一般护理　早期老年人根据病情安排适当的活动量，活动以不感到疲劳为宜。发热、咳喘时应卧床休息。

2. 饮食照护　呼吸功能的增加可使热量和蛋白质消耗增多，应制订高热量、高蛋白质、高维生素的饮食计划，避免引起便秘的食物，如油煎食物、干果等，避免食用汽水、酒、马铃薯和胡萝卜等易产气食品，防止便秘、腹胀影响呼吸。指导老年人少食多餐，细嚼慢咽，以进食后不产生饱胀感为宜，循序渐进地养成良好的个人饮食习惯。

3. 用药照护　遵医嘱用药，注意观察疗效及副作用。

4. 改善呼吸肌功能锻炼　其目的是将浅而快的呼吸改为慢而深的有效呼吸，教会老年人腹式呼吸，缩唇呼吸。

5. 促进排痰方法

（1）湿化气道，痰多黏稠、难以咳出的老年人要多饮水，以达到稀释目的。也可遵医嘱每天进行雾化吸入。

（2）指导老年人进行有效咳嗽，给予胸部叩击，有利于痰液的排出。方法参考慢性支气管炎排痰方法。

6. 氧疗护理

（1）长期持续低流量吸氧能改善缺氧，延长老年人生存时间。一般采用鼻导管持续低流量吸氧，每日 10～15 小时，以提高血氧分压，防止随意调高氧流量。氧疗装置要定期更换，清洁消毒。

（2）氧疗有效指标为老年人呼吸困难减轻、呼吸频率减慢、发绀减轻、心率减慢、活动耐力增加。

7. 心理护理　引导老年人适应慢性病，以积极的心态对待疾病，培养生活兴趣，增强老年人信心，缓解焦虑。

【案例解析】

1. 王大爷咳嗽剧烈，痰量多，护理员小李应该如何护理？

答：（1）为王大爷提供一个舒适的环境，每天定时开窗通风，每天1～2次，每次15～30分钟，室温18～25℃，湿度50%～60%为宜。

（2）根据天气情况，提醒王大爷增减衣物，注意保暖，避免寒冷刺激。

（3）保持口腔清洁，饭前饭后漱口，清除口腔异味，增强食欲。咳痰后要嘱咐王大爷及时漱口，保持口腔清洁，同时避免口腔细菌滋生引起口腔感染。

（4）鼓励王大爷多喝水，一般每天饮水1500mL以上，以利于痰液稀释和排出。

（5）嘱王大爷咳嗽时用手或纸巾轻捂嘴，并将痰液咳在痰杯内或手纸上，集中处理，不可对着他人咳嗽或打喷嚏，避免将病菌传播给他人。留取痰液时，应让王大爷晨起漱口后，深呼吸后用力将深部痰液咳出，咳入无菌痰盒内，于2小时内及时送检。

2. 护理员小李应如何向医务人员报告王大爷咳痰状况？

答：护理员应该在护士的指导下，记录咳嗽时间、频率，记录痰液性质、颜色、量及伴随症状等情况。发现异常及时报告医护人员。

三、慢性肺源性心脏病

【案例导入】

刘老师，男，68岁，有35年吸烟史，有慢性支气管炎，慢性肺源性心脏病病史。2天前受凉后咳嗽加重、咳黄色脓性痰伴发热，体温38℃左右，伴明显气促、心悸和双下肢浮肿，生活不能完全自理，有时静卧亦感气促，护理员小王负责照护。刘老师咯黄色脓性痰，痰量每天100mL左右，难咳出。

1. 护理员小王应该如何促进刘老师有效排痰？

2. 护理员小王应如何指导刘老师进行体育锻炼？

（一）概述

慢性肺源性心脏病（简称肺心病）是由肺组织、肺动脉血管或胸廓慢性病变引起的肺组织结构和功能异常，肺血管阻力增加，肺动脉压力增高所致右心扩张、肥大或伴有右心衰竭的心脏病。

（二）发病原因

根据发病的不同部位，可分为以下三类。

1. 支气管、肺疾病 最多见为慢性阻塞性肺疾病，占80%～90%，其次为支气管哮喘、支气管扩张、肺结核、间质性肺炎等。

2. 胸廓运动障碍性疾病 胸廓运动障碍性疾病较少见，严重胸廓或脊椎畸形，以及神经肌肉疾患，均可引起胸部活动受限、肺受压、支气管扭曲或变形，导致肺功能受损。气道引流不畅，肺部反复感染，并发肺气肿或肺纤维化。

3. 肺血管疾病　特发性或慢性栓塞性肺动脉高压、肺小动脉炎，均可导致肺血管阻力增加、肺动脉压升高和右心室负荷加重，发展为慢性肺心病。

（三）病情观察

本病为长期慢性发病，逐步出现肺、心功能衰竭，以及其他器官损害的征象。按其功能的代偿期与失代偿期进行分述。

1. 肺、心功能代偿期　慢性咳嗽、咳痰、气促反复发作，活动后加剧，逐渐出现心悸、胸闷、乏力、畏食、呼吸困难和劳动耐力下降，急性感染可使上述症状加重。可有不同程度的发绀和肺气肿体征。

2. 肺、心功能失代偿期　本期临床主要表现以呼吸衰竭为主，或有心力衰竭。

（1）呼吸衰竭　常见诱因为急性呼吸道感染，表现为胸闷、心慌、气短、头痛、乏力及腹胀等。当动脉血氧饱和度低于 90% 时，出现明显发绀。

（2）心力衰竭　出现右心衰竭、心慌、气短、颈静脉怒张、肝大、下肢水肿，甚至全身水肿及腹腔积液，少数老年人还可伴有心律失常。

（四）照护措施

1. 一般护理　心肺功能失代偿期，老年人应绝对卧床休息，协助采取舒适体位，如半卧位或坐位，以减少机体耗氧量，促进心肺功能恢复，减慢心率和呼吸困难。

2. 饮食照护　给予高纤维素易消化清淡饮食，防止因便秘、腹胀而加重呼吸困难。避免含糖高的食物，以免引起痰液黏稠。限制钠盐摄入，每日给予热量至少 12.54KJ/kg。少食多餐，减少用餐时的疲劳，进食前后漱口，保持口腔清洁。

3. 用药照护　护理员应协助观察药物的疗效和副作用，协助护士处理副作用对老年人引起的不良反应。

4. 氧疗护理　同慢性阻塞性肺疾病的护理。

5. 指导深呼吸和有效排痰

6. 体育锻炼

（1）协助长期卧床的老年人定时改变体位和拍背，鼓励老年人进行有效咳嗽，保持呼吸道通畅。

（2）指导较重老年人在床上进行缓慢的肌肉松弛活动，如上肢交替前伸、握拳，使上肢肌肉保持紧张 5 秒后平放床上等。

（3）鼓励老年人进行呼吸肌功能锻炼，通过腹式呼吸、缩唇呼吸等，加强胸、膈呼吸肌肌力和耐力，提高活动耐力。

7. 皮肤护理　右心衰竭老年人常出现体循环淤血，易出现压力性损伤。老年人衣服宜宽大、柔软，在受压部位垫海绵垫，有条件的可用气垫床，抬高下肢，定时变换体位。

8. 心理护理　护理员要对老年人进行适当引导和安慰。帮助老年人了解充分的休息有助于心肺功能的恢复。协助老年人了解疾病过程，减轻心理焦虑和压力。和老年人共同制订康复计划，在活动和呼吸肌锻炼中，给予老年人鼓励和赞扬，使老年人认识到自己的进步，增强老年人战胜疾病的信心。

9. 睡眠照护

（1）保持安静舒适的环境，避免强烈的光线刺激和噪声。

（2）睡前不要运动，保持全身肌肉松弛，进行缓慢深呼吸，或进行温水泡脚、温水浴及背部按摩等，有助于睡眠。

（3）限制夜间的液体摄入量，睡前排尿，以免夜间起床。

（4）限制午后饮用含咖啡饮料，避免饮酒。

（5）生活要有规律，注意进行适当的娱乐和活动。

【案例解析】

1.护理员小王应该如何促进刘老师有效排痰？

答：护理员应该五指并拢，手指关节微屈，掌呈凹式，在老人背部由下向上轻拍，拍背力量的强弱、频率以使痰液排出顺利，刘老师能承受为宜。同时，指导刘老师深呼吸气后用力咳痰。痰液黏稠时，多饮水，可辅以雾化吸入，有利于痰液排出，保持气道通畅，防止肺部感染。

2.护理员小王应如何指导刘老师进行体育锻炼？

答：（1）鼓励刘老师进行有效咳嗽，保持呼吸道通畅，减轻症状。

（2）指导刘老师在床上进行缓慢的肌肉松弛活动，如上肢交替前伸、握拳，使上肢肌肉保持紧张5秒后平放床上等。

（3）鼓励刘老师进行呼吸肌功能锻炼，通过腹式呼吸、缩唇呼吸等，加强胸、膈呼吸肌肌力和耐力，提高活动耐力。

【实务训练】

具体见表10-1-1。

表10-1-1 叩背排痰操作流程

操作步骤		操作内容
操作前	（1）护理员准备	衣帽整洁，修剪指甲，洗手，戴口罩
	（2）环境准备	环境清洁，室内温湿度适宜，光线充足
	（3）与老年人沟通准备	评估老年人的痰量和意识情况，以及对有效排痰的认识
	（4）用物准备	面巾纸，毛巾，枕头2个，水杯2个（一个盛冷开水吸管，漱口用，1个接漱口水），痰盂

续表

操作步骤		操作内容
操作中	（1）老年人的安置及准备	1）选择时间在餐后2小时至餐前30分钟进行 2）关闭门窗或屏风遮挡，调节室温 3）老年人取侧卧或坐位，胸前及双膝置枕头上，上身稍向前倾，叩击部位用薄毛巾或其他保护物包盖，以保护皮肤
	（2）进行有效咳嗽及排痰	有效咳嗽： 嘱老年人咳嗽（缓慢深呼吸数次后，深吸气后至膈肌完全下降，屏气数秒，然后进行2～3声短促有力的咳嗽，缩唇将余气尽量呼出，循环做2～3次，休息或正确呼吸几分钟后再重新开始），递与纸巾，并用纸巾包裹痰液，注意观察呼吸情况、痰液量、性质，必要时送检 有效叩击： 1）护理员五指并拢，手指关节微屈，掌呈凹式，用中等以老年人能承受为宜的力量，以腕关节的力量，40～50次/分钟的频率，由下至上、由外至内叩击 2）每次10～15分钟 3）同时指导老年人深呼吸气后用力咳痰 4）排痰过程中密切观察老年人的病情变化，有无缺氧症状，如有不适，立即停止操作，给予氧气吸入
操作后	（1）漱口，撤去用物	1）协助老年人漱口，用面巾纸清洁老年人面部 2）撤去枕头、毛巾、水杯、痰盂 3）协助老年人取舒适体位，整理床单位
	（2）整理用物，洗手，记录	1）将痰盂清洗消毒，晾干，备用 2）洗净双手 3）记录执行时间及照护效果

【思考题】

1.关于咳嗽咳痰老年人的病室环境温度、湿度，说法正确的是（　　　）

A.室温18～25℃，湿度50%～60%

B.室温18～25℃，湿度40%～60%

C.室温18～25℃，湿度50%～70%

D.室温16～25℃，湿度50%～60%

2.75岁男性老人，有吸烟史30余年，出现慢性咳嗽、咳痰已有20余年，近5年来明显加剧，伴有喘息和呼吸困难，且以冬季更甚。请回答如下问题：

（1）照顾此老年人时，护理员应该如何促进其排痰？

（2）护理员如何指导老年人进行呼吸功能的锻炼？

第二节 循环系统常见病照护

【学习要点】
1. 掌握高血压的诊断标准。
2. 能正确测量血压。
3. 了解高血压、心绞痛、急性心肌梗死的发病特点。
4. 掌握心绞痛、急性心肌梗死发作时的应急处理。
5. 能正确指导高血压、心绞痛、急性心肌梗死老年人的生活起居。

循环系统疾病包括心脏和血管疾病，合称心血管疾病，泛指由于高脂血症、血液黏稠、动脉粥样硬化、高血压等所导致的心脏及全身组织发生的缺血性或出血性疾病。心血管疾病是一种严重威胁人类特别是中老年人健康的常见病，心血管疾病具有发病率高、死亡率高的特点。

一、高血压

【案例导入】

李奶奶，72岁，高血压病史5年余，近两日来加重，出现视物模糊、耳鸣，为进一步诊治，入院治疗。护理员小赵负责照护，早晨李奶奶起床突然头晕，不慎摔倒在床边，造成头部皮肤擦伤。
1. 李奶奶突然头晕不慎摔倒，护理员小赵应如何处理？
2. 李奶奶情绪焦虑，护理员小赵如何做好心理护理？

（一）概述

高血压是一种以动脉血压持续升高为特征的进行性心血管损害性疾病，是人类最常见的慢性病，是冠心病、脑血管病、慢性肾脏疾病发生和死亡的最主要危险因素。

（二）发病原因

1. 遗传因素 大约60%的高血压老年人有家族史。目前认为是多基因遗传所致，30%～50%的高血压老年人有遗传背景。

2. 精神和环境因素 长期的精神紧张、激动、焦虑，受噪声或不良视觉刺激等因素，也会引起高血压的发生。

3. 年龄因素 发病率有随着年龄增长而增高的趋势，40岁以上者发病率高。

4. 生活习惯因素　膳食结构不合理，如过多的钠盐、低钾饮食、大量饮酒、摄入过多的饱和脂肪酸，均可使血压升高。吸烟可加速动脉粥样硬化的过程，为高血压的危险因素。

5. 其他疾病的影响　肥胖、糖尿病、睡眠呼吸暂停低通气综合征、甲状腺疾病、肾脏实质损害、肾上腺占位性病变、其他神经内分泌肿瘤等。

（三）病情观察

1. 头晕前兆观察　头晕可能为晕厥的前兆，要注意观察晕厥（又称昏厥），这是因一时性大脑半球或脑干血液供应减少，导致发作性短暂意识丧失伴姿势性张力丧失综合征。发作前期，老年人常感头部及全身不适，头晕、视力模糊、耳鸣、面色苍白、出汗，预示即将发生晕厥，此时老年人如取头低位躺卧姿势，常可防止发作，并可防止摔伤。如果是在住院期间，老年人发生头晕等症状时，立即协助老年人卧床休息，同时通知医生、护士。如老年人已经跌倒，勿盲目搀扶，应顺势让其仰面躺在地板上，待医生检查完毕后，再做处理。

2. 老年人头晕后的环境处置　卧床老年人感觉头晕时，应协助老年人取舒适体位，安静休息，避免声光刺激，保持病室安静。

3. 头晕后伴随恶心呕吐的观察　对于恶心呕吐的老年人，应注意防止误吸，将老年人头偏向一侧，及时清理呕吐物，保持床单位干净、整洁。

（四）照护措施

1. 一般护理　保证身心休息与适当活动，保证充足的睡眠。血压较高症状较多或有并发症的老年人，需增加卧床休息。保持房间安静光线柔和，放松心情，保持稳定的心态。避免跌倒的危险，如突然改变体位、室内有障碍物、地面光滑、厕所无扶手等。

2. 心理护理　老年人多表现有易激动、焦虑及抑郁等心理特点，因此，对待老年人应耐心、亲切、和蔼、周到。根据老年人特点，有针对性地进行心理疏导。同时，让老年人了解控制血压的重要性，帮助老年人训练自我控制的能力，参与自身治疗护理方案的制订和实施。

3. 饮食护理　老年人应选用低盐低脂、低热量、低胆固醇的清淡易消化饮食。鼓励老年人多食水果和含有多种维生素的蔬菜，适量饮水，保持大便通畅。戒烟限酒，禁咖啡、浓茶等刺激性饮料。高血压老年人应避免摄取钠、胆固醇、酒精过高的食物，罐头、腌制品、蛋黄、动物内脏、动物性脂肪要避免摄食。

4. 用药照护

（1）关注清晨高血压　大部分人在夜间睡眠时血压降低，清晨醒后血压快速升高。早上 6 ～ 10 点，血压在短时间内迅速上升，绝大多数人会达到一天内的最高水平，有时能比夜间高出 40 ～ 50mmHg 以上。清晨高血压是猝死、心肌梗死和脑卒中等疾病的"元凶"。因此，降压药应在晨起时即刻服用，并注意观察症状，不要立即出门或进行剧烈运动。

（2）预防低血压 降压药的服用时间、剂量、方法不当等，会使老年人血压发生骤降，出现脉搏增快、面色苍白、头晕，甚至短暂的意识丧失等症状。这时应及时就诊，以免发生意外。服降压药时，不应随意加大剂量或缩短用药间隔，服药后不应突然变换姿势，以免发生直立性低血压，造成意外。

（3）定期测量血压，掌握血压变化规律

1）对血压持续增高的老年人，应每日测量血压两次，晨起和傍晚测量，并做好记录。

2）血压急剧增高的同时，出现头痛、视物模糊、恶心、呕吐、抽搐等症状，应考虑高血压脑病的发生。出现上述表现时，均应立即报告医生进行紧急救治。

3）坚持服药，不得随意停药，应在医生指导下调整药量。同时，记录血压波动情况。

高血压是心血管疾病死亡的主要危险因素之一，在日常护理中要做好以上几个要点，提高护理质量，才能达到预期效果。

【案例解析】

1. 李奶奶突然头晕不慎摔倒，护理员小赵应如何处理？

答：李奶奶已经跌倒，护理员发现勿盲目搀扶，应顺势让其仰面躺在地板上，立即呼叫医护人员，待医生检查完毕后，再协助处理。

2. 李奶奶情绪焦虑，护理员小赵如何做好心理护理？

答：对待李奶奶应耐心、亲切、和蔼、周到。根据老年人的特点，有针对性地进行心理疏导。同时，让李奶奶了解控制血压的重要性，帮助李奶奶训练自我控制的能力，参与自身治疗护理方案的制订和实施。

二、心绞痛

【案例导入】

李奶奶，70岁，近两日来频繁出现心慌、胸闷，门诊以"心绞痛"收治入院治疗。护理员小王负责照顾。午饭后李奶奶又感觉胸闷加重，不能平卧，小王准备搀扶李奶奶到阳台透透气，被责任护士看到后制止。

1. 护理员小王应如何识别李奶奶心绞痛的表现？

2. 李奶奶心绞痛服用硝酸甘油时的照护要点是什么？

（一）概述

心绞痛是冠状动脉供血不足，心肌急剧的暂时缺血与缺氧所引起的以发作性胸痛或胸部不适为主要表现的临床综合征。

（二）发病原因

心绞痛的直接发病原因是心肌供血的绝对或相对不足。因此，各种减少心肌血液供应和增加氧消耗（如运动、心率增快）的因素，都可诱发心绞痛。常由于劳累、情绪激动、饱餐、惊吓和寒冷所诱发。

（三）病情观察

心绞痛多表现为闷痛、压榨性疼痛或胸骨后、咽喉部紧缩感，有些老年人仅有胸闷，可分为典型性心绞痛和不典型性心绞痛。

1. 典型性心绞痛症状　突然发生的位于胸骨体上段或中段之后的压榨性、闷胀性或窒息性疼痛，亦可能波及大部分心前区，可放射至左肩、左上肢前内侧，达无名指和小指，偶可伴有濒死感，往往迫使老年人立即停止活动，重者汗出。疼痛历时 1 ～ 5 分钟，很少超过 15 分钟；休息或含服硝酸甘油，疼痛可在 1 ～ 2 分钟内消失。常在劳累、情绪激动、受寒、饱食、吸烟时发生。

2. 不典型性心绞痛症状　疼痛可位于胸骨下段、左心前区或上腹部，放射至颈、下颌、左肩胛部或右前胸，疼痛可很快消失或仅有左前胸不适、发闷感。

护理员要随时观察老年人心绞痛的变化，如出现心绞痛较以往加重、发作频繁、疼痛持续时间延长或不易缓解，应警惕急性心肌梗死的发生。

（四）照护措施

1. 一般护理

（1）轻症心绞痛一般不需卧床休息，可参加适当的体力劳动和锻炼，但以不出现心绞痛症状为度。发作时，嘱老年人立即停止活动，安静坐下或半卧位休息。

（2）有心肌梗死先兆的老年人，应卧床休息并严密观察。

2. 饮食照护　给予低热量、低动物脂肪、低胆固醇、适量蛋白质的清淡饮食，多食富含维生素 C 和植物蛋白食物，少食多餐，戒烟酒，避免饱餐、刺激性食物及饮料，保持大便通畅。

3. 用药照护

（1）配合治疗，立即舌下含化硝酸甘油并吸氧。舌下含化硝酸甘油时，应告知老年人舌下应保留一些唾液，让药物完全溶解后咽下。一般老年人服药后可出现头昏、头胀痛、面红、心悸等症状，不影响治疗。为防止血压下降、直立性低血压的发生，含药时应平卧片刻。

（2）静脉滴注硝酸甘油时，应严格控制滴速，以免造成低血压。

4. 健康指导

（1）指导老年人适当运动，养成良好的生活方式和心态，少食多餐，避免暴饮暴食，保持大便通畅。

（2）教会老年人掌握应急方法，如发生心绞痛时，应立即停止活动，稳定情绪，硝酸甘油应放在易取的地方。

【案例解析】

1. 护理员小王应如何识别李奶奶心绞痛的表现？

答：心绞痛多表现为闷痛、压榨性疼痛，或胸骨后、咽喉部紧缩感，常在劳累、情绪激动、受寒、饱食、吸烟时发生。李奶奶近两日来频繁出现心慌、胸闷，午饭后李奶奶又感觉胸闷加重，不能平卧，为典型的心绞痛发作。

2. 李奶奶心绞痛舌下含化硝酸甘油时的照护要点是什么？

答：舌下含化硝酸甘油时，应告知李奶奶舌下应保留一些唾液，让药物完全溶解后咽下。一般服药后可出现有头昏、头胀痛、面红、心悸等症状，不影响治疗，为防止血压下降、直立性低血压的发生，含药时应平卧片刻。

三、急性心肌梗死

【案例导入】

老年男性，65 岁，在家因情绪激动突感心前区压迫性疼痛，伴头晕、出冷汗、恐惧，有濒死感。休息和含服硝酸甘油不能缓解，护理员小王负责照护。

老人发生心肌梗死时，护理员小王应如何进行家庭急救？

（一）概述

急性心肌梗死是冠状动脉急性、持续性缺血缺氧所引起的心肌坏死。临床上多有剧烈而持久的胸骨后疼痛，休息及硝酸酯类药物不能完全缓解，伴有血清心肌酶活性增高及进行性心电图变化，可并发心律失常、休克或心力衰竭，常可危及生命。

（二）病因

急性心肌梗死最基本的病因是冠状动脉粥样硬化。一旦管腔狭窄部位斑块增大，破裂出血，血栓形成，或出现冠状动脉持续痉挛，使管腔完全闭塞，且侧支循环未充分建立，心肌严重缺血超过 1 小时即可发生心肌梗死。常见的诱因如下：

1. 过劳　过重的体力劳动，体育活动，连续紧张劳累等，都可使心脏负担加重，心肌耗氧量突然增加，导致急性心肌梗死。

2. 激动　由于激动、紧张、愤怒等激烈的情绪变化诱发。

3. 暴饮暴食　不少心肌梗死病例发生于暴饮暴食之后，进食大量含高脂肪高热量的食物后，血脂浓度突然升高，导致血黏稠度增加，血小板聚集性增高，引起急性心肌梗死。

4. 寒冷刺激　突然的寒冷刺激可能诱发急性心肌梗死。冠心病老年人尤其要注意防寒保暖，冬春寒冷季节是急性心肌梗死发病较高的原因之一。

5.便秘 便秘在老年人当中十分常见。临床上，因便秘时用力屏气而导致心肌梗死的老年人并不少见。必须引起老年人足够的重视，要保持大便通畅。

6.吸烟、大量饮酒 吸烟和大量饮酒，可通过诱发冠状动脉痉挛及心肌耗氧量增加，而诱发急性心肌梗死。

（三）病情观察

1.先兆症状 约半数以上的急性心肌梗死老年人，在起病前1～2天或1～2周有前驱症状，最常见的是原有的心绞痛加重，发作时间延长，或对硝酸甘油效果变差；或继往无心绞痛者，突然出现长时间心绞痛。

2.疼痛

（1）突然发作剧烈而持久的胸骨后或心前区压榨性疼痛，休息和含服硝酸甘油不能缓解，常伴有烦躁不安、出汗、恐惧或濒死感。

（2）少数老年人无疼痛，一开始即表现为休克或急性心力衰竭。

（3）部分老年人疼痛位于上腹部，可能误诊为胃穿孔、急性胰腺炎等急腹症；少数老年人表现为颈部、下颌、咽部及牙齿疼痛，易误诊。

3.全身症状 难以形容的不适、发热。

4.胃肠道症状 表现为恶心、呕吐、腹胀等，下壁心肌梗死老年人更常见。

5.心力衰竭 主要是急性左心衰竭，在起病的最初几小时内易发生，也可在发病数日后发生，表现为呼吸困难、咳嗽、发绀、烦躁等症状。

6.低血压、休克 急性心肌梗死时，由于剧烈疼痛、恶心、呕吐、出汗、血容量不足、心律失常等，可引起低血压；大面积心肌梗死，可引起心源性休克，即收缩压＜80mmHg，面色苍白，皮肤湿冷，烦躁不安或神志淡漠，心率增快，尿量减少（＜20mL/h）。

（四）照护措施

1.一般护理 急性期需绝对卧床休息，做好老年人的基础护理。进食、漱洗、大小便均要给予协助，可根据病情逐渐增加活动量。休养环境应安静、舒适、整洁，室内温湿度适宜。

2.饮食照护 饮食宜清淡，给予易消化、产气少、含适量维生素的食物，如青菜、水果和豆制品等，每天保持必需的热量和营养，少食多餐，避免因过饱而加重心脏负担，忌烟、酒。少吃含胆固醇高的食物，如动物内脏、肥肉和巧克力等，有心功能不全和高血压者，应限制钠盐的摄入，同时准确记录出入水量。

3.用药照护 用药后询问老年人疼痛有无缓解，如使用溶栓药物，要观察老年人皮肤、黏膜和内脏有无出血，如有异常立即通知医务人员。

4.避免肢体血栓形成及便秘 对于卧床时间较长的老年人，应定期做肢体被动活动，避免肢体血栓形成。由于卧床及环境、排便方式的改变，容易引起便秘，要提醒老年人排便忌用力过度，因排便用力可增加心脏负荷，加重心肌缺氧而危及生命，可遵医嘱给些轻泻剂或开塞露通便。

5. 心理护理 安慰老年人，消除其紧张恐惧心理，避免过度劳累及受凉感冒等，因这些因素都可诱发心绞痛和心肌梗死。

6. 心肌梗死家庭急救

（1）心肌梗死一旦发生，首先让老年人安静平卧或坐位休息，不要再走动，更不要慌忙搬动老年人。

（2）给老年人舌下含服一片硝酸甘油，如果无效，3～5分钟后可再含服1片，最多3片。含化硝酸甘油无效，胸痛未缓解或加重，应立即拨打120急救电话。同时观察老年人脉搏是否规律，若有出冷汗、面色苍白和烦躁不安加重等情况，应安慰老年人使之镇静，去枕平卧，有血压计的给予测量血压。

（3）如老年人突然发生心搏骤停，可采取人工呼吸、胸外心脏按压等复苏急救措施。

【案例解析】

老人发生心肌梗死时，护理员小王应如何进行家庭急救？

答：心肌梗死一旦发生，首先让老人安静平卧或坐位休息，不要再走动，更不要慌忙搬动老人。同时，给予老人舌下含服一片硝酸甘油，如果无效，3～5分钟后可再含服1片，最多3片。胸痛未缓解或加重立即拨打120急救电话，在家中等候医生上门急救。同时观察老年人脉搏是否规律，若有出冷汗、面色苍白和烦躁不安加重等情况，应安慰老年人使之镇静，去枕平卧，有血压计的给予测量血压。老人突然发生心搏骤停时，护理员可采取人工呼吸、胸外心脏按压等复苏急救措施。

【思考题】

1. 高血压老年人的饮食治疗中，应特别注意（　　　）

A. 低盐　　　　　　　B. 低糖素　　　　　　C. 低脂

D. 高维生素　　　　　E. 限制热量

2. 心绞痛发作时，迅速起效的药物是（　　　）

A. 硝酸甘油片　　　　B. 亚硝酸异戊酯　　　C. 硝苯地平

D. 硝酸异山梨酯　　　E. 麝香保心丸

3. 老年男性，68岁，有高血压病史10余年，饱餐后突然发生剧烈而持久的心前区压榨性疼痛，伴有烦躁不安、出汗、濒死感，急诊入院，请回答如下问题：

（1）作为老人的护理员，你判断老人出现了什么状况？

（2）作为老人的护理员，你认为此时照护的重点是什么？

第三节　消化系统常见病照护

【学习要点】

1. 熟悉消化系统常见病的病因及临床表现。
2. 掌握老年人消化系统常见病的预防及照护保健知识。
3. 掌握老年人腹痛的正确辨别、判断及急救护理。
4. 正确指导患病老年人用药。

消化系统的老化是指随着年龄的增加，消化系统从结构到功能发生的一系列衰老与退化，这些变化使老年人对消化系统疾病的易感性增加，直接或间接地参与了老年人诸多消化系统疾病的发生发展，同时也对老年人营养物质的摄取消化、吸收及利用造成一定影响。发生消化系统疾病，直接影响老年人的生活质量和健康长寿。

消化系统的主要功能是摄取和消化食物，吸收营养和排泄废物。消化系统疾病主要包括食管、胃、肠、肝、胆、胰脏等脏器的器质性或功能性疾病，消化系统疾病种类多，且多为常见病和多发病。

一、慢性胃炎

【案例导入】

李大爷，患有慢性胃炎，74 岁。15 年前饮酒后出现上腹部疼痛、恶心、反酸，诊断为"慢性胃炎"，给予"胃苏冲剂"口服后好转，此后病情反复发作，多与饮酒，过食辛辣、刺激、寒冷食物及受凉有关。1 周前再次饮酒后，上腹部疼痛加重，以胀痛为主，伴恶心、反酸、嗝逆、嗳气、食欲不振，后住院治疗。检查：幽门螺杆菌阳性。请护理员小张负责照护。

1. 护理员小张如何对李大爷进行饮食护理？

2. 医生给李大爷开了抗菌药治疗幽门螺杆菌感染，护理员小张如何给予用药护理？

（一）概述

慢性胃炎是一种常见病、多发病，且年龄越大，发病率越高，据胃镜普查，60 岁以上的人有 50% 患有慢性胃炎，其发病率位居各种胃病之首，是老年病的常见疾病之一。慢性胃炎可长期持续存在，控制不好可急性发作，初起溃疡，继而发生上消化道出血，甚至进展为胃癌。

（二）发病原因

1. 幽门螺杆菌感染　幽门螺杆菌感染是引发慢性胃炎最主要的病因。其长期存在可引起细胞损坏，产生强烈的炎症反应，还可诱导免疫反应，最终导致胃黏膜的慢性炎症。

2. 饮食和环境因素　饮食中高盐和缺乏新鲜蔬菜、水果，与胃黏膜萎缩、肠上皮化生以及胃癌的发生密切相关。

3. 自身免疫　自身免疫性胃炎以富含壁细胞的胃体黏膜萎缩为主，老年人血液中存在自身抗体，可伴有其他自身免疫疾病，可导致恶性贫血。

4. 其他因素

（1）胆汁和十二指肠液反流　幽门松弛，胆汁反流入胃内，破坏胃黏膜屏障，长期胆汁反流，可导致慢性胃炎。

（2）药物和食物的刺激　长期服用对胃黏膜有刺激的药物或食物，如阿司匹林类药、过度饮酒或饮烈性酒，喝浓茶、咖啡，过度吸烟，饮食过冷或过热等，均可引起胃黏膜的慢性损害。

（3）急性胃炎演变而致　患急性胃炎后没有得到很好的调治，以致胃黏膜病变持续不愈演变而来。

（4）细菌及其毒素侵入　口腔、鼻、咽等局部的细菌或其毒素侵吞入胃，可以长期刺激胃黏膜，引起慢性炎变，特别是幽门螺杆菌感染，可导致胃黏膜的慢性炎症。

（5）胃酸缺乏　由于胃酸分泌不足，细菌很容易在胃内繁殖，从而引起本病。

（6）营养不良　长期缺乏蛋白质、B族维生素等引起营养不良，最终亦可导致慢性胃炎。

（三）病情观察

慢性胃炎病情迁延，反复发作，但缺乏特异性表现。主要表现为持续性或进食后上腹部饱胀不适，或疼痛、嗳气、反酸、食欲减退。个别伴黏膜糜烂者上腹痛较明显，并可伴有出血。胃体胃炎严重者可发生恶性贫血、舌炎、腹泻等。大多数老年人无明显体征，部分老年人可有上腹压痛。

（四）照护措施

1. 一般护理

（1）保持室内适宜的温湿度。

（2）急性发作时应卧床休息，并可用转移注意力、做深呼吸等方法来减轻焦虑，缓解疼痛。疼痛缓解时适当休息。恢复期，生活要有规律，促进食欲，不要过于劳累，可进行适当的锻炼，以增强机体抗病能力。

2. 饮食护理　急性发作期给予半流质温热饮食，若老年人有少量出血可给予米汤等，以中和胃酸，利于黏膜修复。剧烈呕吐、呕血时应禁食，进行静脉补充营养。恢复期需要摄取足够营养素，鼓励老年人进食宜少量多餐，以摄入高蛋白、高热量、高维生素、易消化的饮食为原则，养成细嚼慢咽的习惯。避免摄入过咸、过甜、过辣等刺激性食物及不易消化的食物，忌暴饮暴食和饮烈酒。胃酸低的老年人可给予刺激胃酸分泌的食物，如浓肉汤、鸡汤、山楂、食醋等，对胃酸多的老年人应避免食用酸性、多脂肪食物。餐后不要立即从事重体力活动。

3. 用药护理

（1）胃酸缺乏的老人需配合给予 1% 稀盐酸、蛋白酶合剂。服用时宜养成习惯，送至舌根部咽下，避免接触牙齿，服后用温开水漱口。

（2）有胆汁反流的老人需服用硫糖铝以中和胆盐，防止反流。硫糖铝应在餐前 1 小时与睡前服用效果最好，用药时应将药片嚼碎或研成粉末服用。如老人需同时服用制酸药，制酸药应在硫糖铝服前半小时或服后 1 小时给予。

（3）甲氧氯普胺及多潘立酮具有刺激胃窦蠕动、促进胃排空的作用。药物应在饭前服用，不宜与阿托品等解痉剂合用。

（4）抗菌药物用以治疗幽门螺杆菌感染。目前有效的三联治疗方案是：奥美拉唑、阿莫西林、甲硝唑，两周为一个疗程。也可以用胶体枸橼酸铋剂、阿莫西林、甲硝唑联合治疗。胶体枸橼酸铋剂应在餐前半小时用温水溶解后服下，铋剂可能引起便秘，使大便和舌苔呈灰黑色，口中带有氨味等，停药后自行消失。服用阿莫西林和甲硝唑会有全身乏力和胃肠道反应，如恶心、呕吐和腹泻等，甲硝唑还可引起口腔金属味、舌炎和排尿困难等不良反应，应密切观察，并劝导老人按疗程坚持治疗。

【案例解析】

1. 护理员小张如何对李大爷进行饮食护理？

答：急性发作期给予半流质温热饮食，若李大爷有少量出血，可给予米汤等中和胃酸，有利于黏膜修复。剧烈呕吐、呕血时应禁食，进行静脉补充营养。恢复期需要摄取足够营养素，鼓励李大爷进食少量多餐，以摄入高蛋白、高热量、高维生素、易消化的饮食为原则，养成细嚼慢咽的习惯。避免摄入过咸、过甜、过辣等刺激性食物及不易消化的食物，忌暴饮暴食和饮烈酒。

2. 医生给李大爷开了抗菌药治疗幽门螺杆菌感染，护理员小张如何给予用药护理？

答：目前有效的三联治疗方案是：奥美拉唑、阿莫西林、甲硝唑，两周为一个疗程。也可以用胶体枸橼酸铋剂、阿莫西林、甲硝唑联合治疗。胶体枸橼酸铋剂应在餐前半小时用温水溶解后服下，铋剂可能引起便秘，使大便和舌苔呈灰黑色，口中带有氨味等，停药后自行消失，应予以说明。服用阿莫西林和甲硝唑会有全身乏力和胃肠道反应，如恶心、呕吐和腹泻等，甲硝唑还可引起口腔金属味、舌炎和排尿困难等不良反应，应密切观察，并劝导李大爷按疗程坚持治疗。

二、消化性溃疡

【案例导入】

　　李大爷，65岁，1周前出现间歇性中上腹疼痛，通常于饭前或饭后4～5小时发生，偶尔睡眠时亦发生疼痛，进食后疼痛好转，有时有嗳气、反酸。遂来院治疗，门诊以"十二指肠溃疡"为诊断收入院。

　　1. 根据以上症状，如果你是李大爷的护理员，给予的饮食护理是什么？

　　2. 此病的发作规律是什么？

（一）概述

　　消化性溃疡是指发生于胃肠道与胃液接触部位的溃疡，主要发生于胃和十二指肠，即胃溃疡（GU）和十二指肠溃疡（DU），因溃疡形成与胃酸胃蛋白酶的消化作用有关而得名。

（二）发病原因

1. 内在因子

（1）胃黏膜抵抗力不足，胃黏膜的局部缺血，或胃黏膜上皮的再生能力不足等。

（2）胃酸分泌太多、胃蛋白酶分泌过剩。

（3）本病是一种多基因遗传性疾病，20%～50%的老年人有家族史。

2. 外在因子

（1）幽门螺杆菌感染。

（2）药物对胃黏膜的破坏，如非类固醇发炎止痛剂、阿司匹林药物的应用等。

（3）饮食习惯不良、暴饮暴食、进食无规律、进食过快、饭菜过烫、过冷，以及常饮浓茶咖啡、烈性酒，或进食辛辣调料、泡菜等，均可对胃黏膜形成物理性或化学性的损害。

（4）在吸烟人群中，本病的发病率明显高于不吸烟的人群，二者比例约为2：1，而且吸烟者溃疡愈合率亦显著低于不吸烟者。

（5）长期过度的精神紧张、压抑、忧虑、怨恨等精神刺激，可引发和加重消化性溃疡。

（三）病情观察

1. 上腹部疼痛　疼痛病史可长达数年或数十年，并有反复发作过程。胃溃疡的疼痛部位常在剑突下或上腹部中线偏左，十二指肠溃疡则在剑突下偏右。疼痛性质可为灼痛、隐痛、胀痛、饥饿感或剧痛，部分老年人可为上腹部钝痛。疼痛的发生和消失与进食有一定的关系，胃溃疡常在餐后0.5～2小时发作，其规律为进食→疼痛→缓解；

十二指肠溃疡多为空腹痛，一般在餐后 3～4 小时发生，可有夜间痛，其规律为进食→缓解→疼痛；老年人因其胃酸分泌功能的减退，也可无此典型的规律。溃疡的发作多与季节因素有关，气温剧变的气候引起复发，因此，秋末冬初或冬春交际是发病最多的季节。

2. 其他症状　部分老年人除伴有嗳气、反酸、恶心、呕吐等消化不良的表现外，可有失眠、多汗等自主神经功能紊乱的表现，疼痛剧烈影响进食者可有消瘦及贫血。

3. 并发症　随着年龄的增长，并发症的发病率也会增加。主要并发症如下：

（1）出血　是消化性溃疡最常见的并发症，其中以十二指肠溃疡并发出血较多见。出血量较多时老年人出现呕血、黑便，出血前可有溃疡症状加重，出血后症状减轻。

（2）穿孔　是消化性溃疡最严重的并发症，多见于十二指肠溃疡。慢性溃疡穿孔多见于十二指肠后壁溃疡。溃疡穿孔时可引起弥漫性腹膜炎。

（3）幽门梗阻　原有的疼痛节律消失，代之以持续的上腹饱胀不适胀痛感，常在餐后加重，并有恶心呕吐。呕吐常在餐后发生，大量呕吐后症状可暂时缓解，呕吐物含发酵性宿食。严重呕吐可致失水和低氯、低钾性碱中毒，老年人常发生营养不良和体重减轻。由溃疡急性发作引起的幽门痉挛和水肿，可形成暂时性幽门梗阻，溃疡愈合后瘢痕形成，则可引起永久性梗阻。

（4）癌变　少数胃溃疡可癌变。症状顽固，疼痛持久而失去原来的节律性，畏食，消瘦，粪便隐血试验持续阳性，应警惕有癌变的可能。

（四）照护措施

1. 一般护理

（1）环境　保持室内适宜的温湿度。

（2）饮食　已患本病者必须注意自己的食谱，宜吃软性食物，如面条、馒头、稀粥类，适量喝牛奶，吃瘦猪肉、菜叶、菜泥等营养丰富、高能量、清淡、易消化的食物，加速溃疡愈合。避免粗糙、过冷、过热、过酸等刺激性食物或饮料。因豆浆、牛奶含钙和蛋白较高，可刺激胃酸分泌增加，不宜多饮。不宜多食高脂肪食物，如红烧肉、猪蹄等，以免食物在胃内停留时间过长，使胃过度扩张，胃酸分泌增加。指导老年人有规律地定时进食，以维持正常消化活动的节律。溃疡活动期，以少食多餐为宜，每天进餐 4～5 顿，避免餐间零食和睡前进食，使胃酸分泌有规律。一旦症状得到控制，应尽快恢复正常的饮食规律。饮食不宜过饱。进餐时注意细嚼慢咽，避免急食，咀嚼可增加唾液分泌，后者具有稀释和中和胃酸的作用。十二指肠溃疡老人随身携带苏打饼干等碱性食物，以便腹痛时食用。

（3）休息　保持情绪稳定，生活有规律，注意劳逸结合，避免过度紧张和劳累。活动性溃疡老人或大便隐血试验阳性老人应卧床休息。

2. 病情观察

（1）对于已患病老人，要细心观察体温、呼吸、脉搏、血压等生命体征。尤其要观察腹痛部位、性质、程度、开始时间、持续时间、诱发因素与饮食关系，有无放射痛，有无恶心、呕吐等伴随症状。

（2）指导老年人局部热敷的方法，以减轻腹痛；十二指肠溃疡可表现为空腹痛或午夜痛，指导老人准备碱性食物（如苏打饼干）在疼痛前进食或服用抗酸药，以防疼痛发生。

3. 用药护理　鼓励老人遵医嘱坚持用药，提高老人服药依从性，是避免幽门螺杆菌根除失败的重要手段。同时，根据医嘱给予药物治疗，并注意观察药效及不良反应。

4. 并发症预防与护理　老年人溃疡长期得不到愈合，易引起上消化道出血、穿孔、幽门梗阻等严重的并发症，必须积极预防。对并发症要早发现、早诊断、早治疗。如长期大便潜血试验阳性者，应注意并发消化道出血，必须引起足够的重视。对长期患有本病突然出现剧烈腹痛，很快蔓延至脐周，有压痛及反跳痛，伴恶心、呕吐者，提示可能并发穿孔，应急送医院诊治。患有本病而空腹即出现上腹部饱胀、频频呕吐、嗳气、反酸者，应考虑并发有幽门梗阻，应急送医院诊疗。

5. 心理疏导　注意加强对老人的心理护理。消化性溃疡病情反复、病程迁延，可出现多种并发症，老人往往产生焦虑、急躁、恐惧等情绪，伴有长期精神紧张、情绪不稳定、易激动等特点。因此，要通过交谈和细致入微的关怀，鼓励老人说出心中的顾虑和疑问，用适当的方式宣泄不良情绪。避免紧张和劳累，调整生活方式，减轻或消除不良刺激，使老人心情放松、情绪稳定，树立治疗的信心，积极主动地参与治疗。

【案例解析】

1. 根据以上症状，如果你是李大爷的护理员，给予的饮食护理是什么？

答：李大爷必须注意自己的食谱，宜吃软性食物，如面条、馒头、稀粥类，适量喝牛奶，吃瘦猪肉、菜叶、菜泥等营养丰富、高能量、清淡、易消化的食物，加速溃疡愈合。避免粗糙、过冷、过热、过酸等刺激性食物或饮料。因豆浆、牛奶含钙和蛋白较高，可刺激胃酸分泌增加，不宜多饮。不宜多食高脂肪食物，如红烧肉、猪蹄等，以免食物在胃内停留时间过长，使胃过度扩张，胃酸分泌增加。指导李大爷有规律地定时进食，以维持正常消化活动的节律。溃疡活动期，以少食多餐为宜，每天进餐 4～5 顿，避免餐间零食和睡前进食，使胃酸分泌有规律。一旦症状得到控制，应尽快恢复正常的饮食规律。饮食不宜过饱。进餐时注意细嚼慢咽，避免急食。随身携带苏打饼干等碱性食物，以便腹痛时食用。

2. 此病的发作规律是什么？

答：十二指肠溃疡多为空腹痛，一般在餐后 3～4 小时发生，可有夜间痛，其规律为进食→缓解→疼痛。

三、肝硬化

【案例导入】

刘大爷，62 岁，因肝硬化收治入院。入院时神志清，精神欠佳，肝病面容，胸壁可见蜘蛛痣，可见肝掌。腹部略膨隆，行走困难，双下肢中度浮肿，请护理员小杨来照护。

根据以上症状，护理员小杨应如何加强刘大爷的皮肤护理？

（一）概述

肝硬化是由于一种或多种致病因素长期或反复作用于肝脏，造成以肝细胞坏死、肝组织弥漫性纤维化、假小叶和再生结节形成为特征的慢性肝病。门静脉高压和肝功能损害为主要临床表现。晚期可出现上消化道出血、肝性脑病、继发感染等严重并发症。

（二）发病原因

引起肝硬化的病因很多，我国以病毒性肝炎最为常见，国外则以酒精中毒居多。

1. 病毒性肝炎 最常见，主要为乙型、丙型或乙型加丁型重叠感染。一般认为肝硬化是经过慢性肝炎演变而来的。

2. 酒精中毒 长期大量酗酒可引起酒精性肝炎，继而发展为肝硬化。

3. 循环障碍 慢性充血性心力衰竭、缩窄性心包炎、肝静脉和（或）下腔静脉阻塞，可使肝脏长期淤血，肝细胞发生缺氧、坏死和结缔组织增生，最终演变为淤血性肝硬化。

4. 胆汁淤积 持续存在肝外胆管阻塞或肝内胆汁淤积时，高浓度的胆汁酸和胆红素对肝细胞有损害作用，可导致肝硬化。

5. 遗传和代谢障碍 由于遗传或先天性酶缺陷，致使代谢产物积聚于肝脏，引起肝细胞坏死和结缔组织增生。

6. 工业毒物或药物 长期接触四氯化碳、磷、砷等，或服用甲基多巴、四环素、双醋酚汀等，可引起中毒性肝炎，最终演变为肝硬化。

7. 营养障碍 食物中长期缺乏蛋白质、维生素，或脂肪堆积，可引起吸收不良和营养失调、肝细胞脂肪变性和坏死，以及降低肝对其他致病因素的抵抗力。

8. 血吸虫病 虫卵沉积于汇管区，引起纤维组织增生，可引起显著的门静脉高压。亦称为血吸虫病性肝硬化。

9. 免疫紊乱 自身免疫性肝炎可演变为肝硬化。

（三）病情观察

肝硬化起病缓慢，常潜伏 3 ~ 5 年。轻者可无明显症状，重者可引起多脏器功能异常。因此，其临床表现又分为代偿期与失代偿期，但两者的界限并不清晰。

1. 代偿期 症状较轻，常缺乏特征性。可有乏力、食欲减退、消化不良、恶心、呕吐、右上腹隐痛和腹泻等症状。体征不明显，肝脏常肿大，部分老年人伴脾肿大，并可出现蜘蛛痣和肝掌。

2. 失代偿期 上述症状明显加重，体质下降，全身多系统受损，并出现腹水、黄疸、肝肾功能衰竭、并发感染等。主要症状、体征如下：

（1）持续性的食欲不振、消瘦、呕吐、恶心、嗳气、神疲乏力、腹胀、腹痛、腹泻。

（2）胃底或食管静脉曲张破裂，可引起呕血和黑便，常伴有头痛、头晕、失眠等神经、精神症状。

（3）大量腹水、胸腔积液，可致心悸、呼吸困难。

（4）合并肾脏损害，可出现无尿或少尿。

（5）有皮肤瘙痒、不规则的间歇性低热等症状。

（6）肝掌和蜘蛛痣。在颈部和胸前皮肤表面，有时会出现形态像一个小蜘蛛、颜色暗红的充血点，称为蜘蛛痣。仔细观察可见到它的搏动，用尖物压迫其中心部位，蜘蛛痣消失，减压后又迅速出现。蜘蛛痣可随功能的改善而消失，而新的蜘蛛痣出现，则提示肝损害有发展。

（7）皮肤和黏膜常出现淤点、瘀斑、血肿及新鲜出血灶。

3. 并发症

（1）上消化道出血 最常见，多突然发生大量呕血或黑粪，常引起出血性休克或诱发肝性脑病。

（2）肝性脑病 是本病最严重的并发症，亦是最常见的死亡原因。

（3）感染 常并发细菌感染，如肺炎等，起病急，症状重。

（4）肝肾综合征 特征为自发性少尿或无尿、氮质血症、稀释性低钠血症和低尿钠。

（5）原发性肝癌 如短期内出现肝脏迅速肿大、持续肝区痛、血性腹水、肝表面肿块等，应高度怀疑。

（6）电解质和酸碱平衡紊乱

（四）照护措施

1. 休息和体位 代偿期老年人应注意劳逸结合，可从事轻体力工作，活动以不感到疲劳为原则。失代偿期老年人宜卧床为主，平卧可减少老年人能量消耗、代谢压力，改善肝脏血流量，有利于肝细胞的修复；大量腹水者宜绝对卧床休息，或半卧位以降低横膈，缓解呼吸困难和心悸；鼓励和协助老年人改变体位，防止局部组织长期受压、皮肤损伤，引起坠积性肺炎、压疮等。

2. 皮肤护理 出现黄疸、腹水、全身水肿时，因皮肤瘙痒、干燥、活动减少、受压等因素，而致皮肤易受损。

（1）保持皮肤清洁，每日给予温水擦浴，避免使用刺激性肥皂清洁皮肤。

（2）衣服宜宽大、柔软。

（3）定时更换体位。

（4）剪短指甲，防止抓伤皮肤，并指导老年人用触摸或拍打的方式缓解瘙痒的感觉。

（5）慎用胶布，减少不必要的损害。

3. 口腔护理　保持口腔清洁，指导老年人避免用力刷牙，对出现食欲缺乏、恶心、呕吐的老年人，在进餐前可给予口腔护理，促进食欲。

4. 饮食护理　一般主张多样化饮食，以高热量、高蛋白、维生素丰富和易消化的食物为宜，严禁饮酒。

（1）肝硬化晚期，因为胃肠道淤血、水肿，消化、吸收障碍，常表现为食欲下降、腹胀、恶心、呕吐，可给予适量蛋白质、适量热量、多维生素、易消化的清淡饮食，蛋白质以豆制品、牛奶、鸡蛋、鱼、猪瘦肉为主，给予新鲜水果和蔬菜，少量多餐，保证营养均衡摄入。

（2）肝功能损害、血氨偏高或有肝性脑病先兆者，应限制或禁食蛋白质。

（3）食管胃底静脉曲张者以软食为主，进食时应细嚼慢咽，避免进食坚硬、带刺、粗糙食物，不宜食用多纤维、油炸、油腻等食物。

（4）轻度腹水者，给予足量蛋白质、维生素丰富的低盐饮食，每日摄入的盐量不超过 3g；严重水肿时宜用无盐饮食并限制水的摄入，钠应限制在 500mg 左右，禁食含钠较多的食物，例如蒸馒头时不要用碱，可改用鲜酵母发面，或吃无盐面包，挂面中含钠较多，不宜吃。其次，各种咸菜和酱菜钠含量也非常多，肝硬化老年人应绝对限制，每日进水量限于 1000mL 左右。多吃含钾高的食物，如柑橘、海带、木耳、香蕉、苹果、番茄等，防止发生低钾血症。

5. 用药护理　指导老年人了解腹水形成的原因和加重因素，在利尿治疗过程中，要遵医嘱服药，防止自行停药；学会自我测腹围、称体重、测量生命体征并做好记录；要在医生指导下用药，不要擅自用药；生活中少接触一些化学毒物，如染料、化肥、农药等。

6. 心理护理　肝硬化老年人常意志消沉、情绪低落，甚至出现轻生的念头。因为该病具有反复发作、迁延难愈的特点。所以对肝硬化老年人的心理护理十分重要。护理人员要关心理解老年人，掌握老年人的心理动态，及时给予心理疏导，用亲切的语言安慰老年人，帮助老年人消除焦虑和恐惧心理，增强战胜疾病的信心。

7. 腹水的护理

（1）**体位**　老年人采取舒适的平卧位，有利于增加肝肾血流量，同时可抬高下肢，以减轻水肿。阴囊水肿可用托带托起阴囊，大量腹水老年人卧床可选用半卧位，使膈肌下降，以利于呼吸，减轻呼吸困难和心悸。

（2）**基础护理**　保持病室内空气清新，肝硬化老年人抵抗力低，有腹水很容易造成感染，应该加强基础护理，保持皮肤清洁干燥，口腔清洁，保证足够的休息和睡眠。

（3）饮食护理 给予营养支持，增强机体抵抗力，限制水钠摄入。

（4）用药护理 利尿速度不宜过快，以每天体重减轻不超过 0.5kg 为宜。

（5）病情观察 密切观察腹水消长情况，准确记录出入量、腹围、体重，护理员要掌握正确的测量和记录方法。腹水的测量，要从肚子的最高处开始，用软尺绕脐一周，测量 3 次，取平均值。

【案例解析】

1.根据以上症状，护理员小杨应如何加强刘大爷的皮肤护理？

答：（1）保持皮肤清洁，每日给予温水擦浴，避免使用刺激性肥皂清洁皮肤。

（2）衣服宜宽大、柔软。

（3）定时更换体位。

（4）剪短指甲，防止抓伤皮肤，并指导刘大爷用触摸或拍打的方式缓解瘙痒的感觉。

（5）慎用胶布，减少不必要的损害。

【思考题】

1.中国人肝硬化最常见的原因是（　　）

A.酒精中毒　　　B.胆汁淤积　　　　　C.右心功能不全，肺淤血

D.药物中毒　　　E.病毒性肝炎

2.大量腹水的老年人最宜采取哪种体位（　　）

A.平卧位　　　B.半卧位　　　　C.坐位

D.侧卧位　　　E.高枕卧位

3.试述消化性溃疡的分类和发病特点。

4.李某，男，65 岁，诊断为"肝硬化"，形体消瘦，腹部膨隆，有腹水和双水肿，饮食不佳，大便 3 日未行，偶有烦躁。我们照顾李大爷时，照护的要点是什么？

第四节　泌尿系统常见病照护

【学习要点】

1. 了解肾病老年人的饮食照护原则。
2. 掌握老年人发生高血压急症时的应急处理。
3. 掌握老年人皮肤瘙痒时的照护。
4. 掌握血液透析老年人的管路照护。

泌尿系统各器官（肾脏、输尿管、膀胱、尿道）都可发生疾病，并波及整个系统。泌尿系统感染是老年人的常见疾病，在老年人感染性疾病中仅次于呼吸道感染，居第二位。泌尿系感染可见于任何年龄，但是其发病率随着年龄增长而明显增加，尤其以女性多见。当处于慢性衰弱状态，或者长期住院卧床时，老年泌尿系感染的患病率可高达25%～50%。

一、尿路感染

【案例导入】

李阿姨，68 岁。3 天前着凉后出现尿频，夜尿 7～8 次，尿急、尿痛，无肉眼血尿，伴发热，体温最高达 38.7℃，腰腹疼痛，全身乏力，食欲不振。遂入院治疗，请护理员小王照护，入院后测体温 38.9℃，心率 90 次/分钟，呼吸 18 次/分钟，血压 130/80mmHg。

1. 护理员小王针对李阿姨高热的照护措施是什么？
2. 医嘱要求留取尿细菌培养标本，采集的注意事项是什么？

（一）概述

尿路感染是指病原体侵犯尿路黏膜或组织引起的尿路炎症，是临床常见病和多发病，是所有微生物感染中最常见的临床表现类型之一。尿路梗阻、狭窄、免疫力减弱、留置尿管、女性尿道较短的特点等，均可诱发感染。

（二）发病原因

1.病因　尿路感染多由细菌感染所致，革兰阴性杆菌为尿路感染最常见致病菌，其中以大肠埃希菌最为常见，占所有尿路感染的 80%～90%。

2. 发病机制

（1）感染途径

1）上行感染 病原菌经尿道上行至膀胱及输尿管，甚至肾盂，引起的感染称为上行感染，约占尿路感染的95%。

2）血行感染 指病原菌通过血运到达肾脏和尿路等部位引起的感染。

3）直接感染 泌尿系统周围组织及器官发生感染时，病原菌可从淋巴道感染泌尿系统，但罕见。

（2）机体防御功能 正常情况下，进入膀胱的细菌很快被清除，是否发生尿路感染，除与细菌的数量、毒力有关外，还取决于机体的防御功能。

（3）易感因素

1）尿路梗阻 任何妨碍尿液自由流出的因素，如结石、狭窄、前列腺增生症、肿瘤等，均可导致尿液积聚，细菌在局部大量繁殖引起感染。尿路梗阻合并感染，可使肾组织结构迅速破坏，因此，及时解除梗阻非常重要。

2）膀胱输尿管反流 输尿管壁内段及膀胱开口处的黏膜形成屏障，使尿液从膀胱逆流到输尿管甚至肾盂，导致细菌在局部定植，发生感染。

3）机体免疫力低下 如长期使用免疫抑制剂、长期卧床的严重慢性病、糖尿病和艾滋病等，均易发生尿路感染。

4）神经源性膀胱 支配膀胱的神经功能障碍，如脊髓损伤、糖尿病等疾病，因尿液潴留或使用导尿管引流尿液导致感染。

5）细菌的致病力 细菌进入膀胱后，是否引起尿路感染，与其致病力有很大关系。如大肠埃希菌少数菌株，它们具有特殊的致病力，能引起症状性尿路感染，而大多数菌株不会致病。

（三）病情观察

尿路感染最典型的表现为尿路刺激征。尿路刺激征是指膀胱颈和膀胱三角区受炎症或机械刺激而引起的尿频、尿急、尿痛，可伴有排尿不尽感及下腹坠痛。尿频指单位时间内排尿次数增多，尿急指一有尿意即需迅速排出，尿痛指排尿时尿道口或下腹部疼痛或烧灼感。

1. 膀胱炎及尿道炎 老年人临床表现主要为尿路刺激征，尿液常有浑浊并可有异味，甚至出现脓尿、血尿。一般全身症状不明显，少数老年人有腰痛、发热等全身表现。

2. 急性肾盂肾炎 老年人起病急，除尿路刺激征外，还有全身症状，表现为发热、寒战，伴有恶心、呕吐、头痛、全身酸痛等，部分老年人尿路刺激征表现不明显。

3. 慢性肾盂肾炎 病程进展很隐蔽，临床表现复杂，有时仅表现为无症状性菌尿。部分老年人有急性肾盂肾炎既往史，其后出现乏力、低热、厌食及腰酸、腰痛等症状，并伴有尿路刺激征，症状较急性期轻，具体表现如下：

（1）尿路感染 尿路感染不明显，少数可间歇发生症状性肾盂肾炎，常表现为间歇性无症状性菌尿和（或）间歇性尿急、尿频等下尿路感染症状，以及腰腹不适和（或）间歇性低热。

（2）慢性间质性肾炎　老年人有高血压、多尿（夜尿增加）、脱水、低血钠、低血钾或高血钾、肾小管性酸中毒等症状。

（四）照护措施

1. 一般护理

（1）饮食护理　给予易消化、富含热量和维生素的饮食，在无禁忌证的情况下，尽量多饮水、勤排尿，饮水量每天应超过 2000mL，饮水量应均匀地分布于全天。

（2）高热护理

1）给予高热量、高蛋白、高维生素、低脂肪、易消化的流质或半流质饮食。鼓励多饮水。

2）监测体温，根据医嘱使用降温药物。体温在 39℃ 以上者，辅以物理降温，30 分钟后再次测量体温，并将结果记录，方便医生查看。

3）每日早晚进行口腔护理，饮食前后均应漱口。口唇干燥者，可涂润唇膏，有疱疹者，遵医嘱使用抗病毒软膏。

4）保持身体清洁，及时更换衣服及被单，冬季注意保暖。

5）密切观察发热规律、特点及其伴随症状，当老年人大量出汗或退热时，应及时补水，防止虚脱。

2. 心理护理　老年人因对疾病认识不足和尿频、尿急、尿痛等不适，易出现紧张、焦虑不安等情绪，应对此表示理解，承认老年人的感受，耐心向老年人解释病情及预防、治疗等相关知识，对老年人要关心、体贴。指导老年人从事一些感兴趣的活动，如听轻音乐、看电视和朋友聊天等，以分散老年人对自身不适的注意力，减轻老年人的焦虑，缓解症状。消除其影响治疗的心理因素，使之积极配合治疗。

3. 用药护理

（1）应用解热镇痛药物后，嘱老年人多饮水，每天尿量维持在 1500mL 以上，以利于炎症产物排出。口服磺胺类药物时，应多饮水。

（2）根据医嘱静脉滴注抗感染药物，观察药物的疗效及有无不良反应。

（3）中药汤剂宜温服，饭后 1 小时服用，中药与西药服药时间应间隔开，并观察药物疗效。

4. 并发症的观察与护理　如老年人出现高热不退、腰痛加剧等征象时，可能是出现以下并发症，应立即报告医生，并配合做相应的处理。

（1）肾乳头坏死　表现为寒战、高热、剧烈腰痛、腹痛、血尿，如有坏死组织脱落，可发生肾绞痛。

（2）肾周围脓肿　出现明显的单侧腰痛，向健侧弯腰时疼痛加剧。

5. 留置导尿的尿液收集　理想的尿液培养样本是拔除留置导管后收集的中段尿。如果需持续性置管，则应在收集培养用尿样之前更换导管，以免培养出的细菌是来自导管生物被膜而不是膀胱。若要在不拔除导管的情况下收集样本，则应在导尿管端口上端消毒，用无菌注射器抽取适量标本，或从导尿管的端口处收集尿液，而不能从集尿袋处留取。

6. 尿细菌培养标本的采集注意事项

（1）在应用抗菌药物之前，或停用抗菌药 5 日之后留取标本。

（2）严格无菌操作，充分清洁外阴，消毒尿道口，留取中段尿 10mL，1 小时内送检。

（3）标本中勿混入消毒药液，女性老年人勿混入白带。

7. 健康教育

（1）疾病知识教育　了解尿路感染的症状体征，出现问题及时就医。急性肾盂肾炎如果及时治疗，90% 可以治愈。必须纠正尿路梗阻、畸形等易感因素，否则很难治愈，且可演变为慢性肾盂肾炎，甚至发展为慢性肾衰竭。

（2）指导老年人预防疾病　保持作息规律，避免劳累，加强营养，提高机体抵抗力。坚持体育运动，增强机体免疫力；多饮水、勤排尿，是预防尿路感染最简便而有效的措施；注意个人卫生，尤其是会阴部及肛周皮肤的清洁，教会老年人正确清洁外阴部的方法。不穿紧身裤，局部有炎症时要及时治疗。

（3）指导老年人进行自我病情监测　嘱老年人按时、按量、按疗程服药，勿随意停药，并按医嘱定期随访。教会老年人识别尿路感染的临床表现，一旦发生尽快诊治。

【案例解析】

1. 护理员小王针对李阿姨高热的照护措施是什么？

答：（1）给予高热量、高蛋白、高维生素、低脂肪、易消化的流质或半流质饮食。鼓励多饮水。

（2）监测体温，根据医嘱使用降温药物。体温在 39℃以上时，辅以物理降温，30 分钟后再次测量体温，并将结果记录，方便医生查看。

（3）每日早晚进行口腔护理，饮食前均应漱口。

（4）保持身体清洁，及时更换衣服及被单，冬季注意保暖，使李阿姨感觉舒适。

（5）密切观察发热规律、特点及其伴随症状，当李阿姨大量出汗或退热时，应及时补水，防止虚脱。

2. 医嘱要求留取尿细菌培养标本，采集的注意事项是什么？

答：（1）在应用抗菌药物之前，或停用抗菌药 5 日之后留取标本。

（2）严格无菌操作，充分清洁外阴，消毒尿道口，留取中段尿 10mL，1 小时内送检。

（3）标本中勿混入消毒药液及白带。

二、慢性肾小球肾炎

【案例导入】

张先生，65岁，工人，以慢性肾小球肾炎收治入院。2年前无诱因出现面部水肿，以晨起明显伴双下肢轻度水肿、尿少、乏力、食欲不振。有高血压病史（最高160/95mmHg），实验室检查尿蛋白（+）～（++），间断服过中药，病情时好时差，1周前着凉后病情加重。症见：双下肢中度凹陷性水肿，尿少，尿色较红，无尿频、尿急和尿痛，进食和睡眠稍差，咽痛，无恶心和呕吐。

1. 如果你是张先生的护理员，针对张先生出现的水肿症状，你应该如何照护？

2. 医嘱要求留取24小时尿蛋白定量测定，正确的留取方法是什么？

（一）概述

慢性肾小球肾炎，简称慢性肾炎，指起病方式各有不同，病情迁延，病变进展缓慢，可有不同程度的肾功能减退，最终将发展成慢性肾衰竭的一组肾小球疾病。主要临床表现为蛋白尿、血尿、水肿、高血压。

（二）发病原因

慢性肾小球肾炎起始因素多为细菌、原虫、病毒等感染后，引起免疫复合物介导性炎症，也有非免疫非炎症性因素参与，如肾小球内高压、高灌注高滤过等因素，也可促进肾小球硬化。另外，疾病过程中出现的高脂血症、蛋白尿等，也会加重慢性肾炎的发生。

（三）病情观察

慢性肾炎以青中年为主，男性居多，多数起病缓慢、隐袭，临床表现呈多样性，个体差异较大。早期可有乏力、疲倦、腰部疼痛、食欲减退，有的无明显临床表现。有前驱感染者起病可较急。

1. 蛋白尿 本病必有蛋白尿，尿蛋白定量常在每天1～3g。

2. 血尿 多为轻至中度镜下血尿，偶见肉眼血尿。

3. 水肿 多为眼睑、面部和（或）下肢轻、中度凹陷性水肿，由水、钠潴留和低蛋白血症引起，一般无体腔积液。严重者也可出现全身性水肿。

4. 高血压 肾衰竭时，90%以上老年人在肾功能不全时出现高血压；部分病例高血压出现于肾功能正常时；部分老年人以高血压为首发症状。多数老年人有轻、中度高血压，偶见老年人血压显著升高。

5. 肾功能损害 肾功能正常或轻度受损的情况可持续数年甚至数十年，逐渐恶化进入尿毒症。已有肾功能不全的老年人，可因感染、劳累、血压增高、应用肾毒性药物等发生肾功能急剧变化，如及时去除这些诱因，肾功能可在一定程度上有所改善。

（四）照护措施

1. 卧床休息 疾病活动期增加卧床时间，重视身心休息。卧床休息可增加肾血流量和尿量，减轻水肿，改善肾功能，应为老年人创造一个安静、舒适的休息环境。

2. 饮食护理 向老年人及家属解释饮食的重要性，与其共同制订合适的食谱，尽量色、香、味俱佳，以提高老年人食欲。

（1）蛋白质 肾功能不全者给予优质低蛋白（每天每千克体重 0.6g），保证身体所需营养，且减少蛋白质代谢产物，保护肾功能。

（2）水、钠 血压高或水肿者，限制水和钠盐的摄入。

（3）维生素和热量 高维生素饮食，增加糖的摄入，保证足够热量。

（4）磷 肾功能不全者应限制磷的摄入。如海带、蛤蜊、鲤鱼、河鳗、白带鱼、紫菜等。

3. 病情观察

（1）生命体征 密切观察体温和血压变化，血压突然升高或持续高血压，可加重肾功能的恶化，出现心率增快、心律不规则、呼吸困难、烦躁不安等，应立即与医生联系。

（2）水肿 一般不重，少数老年人可出现肾病综合征表现，观察尿量，测腹围、体重，注意水肿消长情况。

4. 用药护理

（1）利尿药 观察利尿效果，防止低钠、低钾血症及血容量减少等不良反应的发生。

（2）降压药 使长期服用降压药者，充分认识降压治疗对保护肾功能的作用，嘱其勿擅自改变药物剂量或停药，以确保满意的疗效。

（3）激素或免疫抑制剂 慢性肾炎伴肾病综合征者常用，应观察药物可能出现的不良反应。

（4）抗血小板聚集药 观察有无出血倾向等。

5. 水肿皮肤的护理 水肿的分度：轻度，仅见眼睑、眶下软组织、胫骨前、踝部组织水肿，指压后可见组织轻度下陷，平复较快。中度：全身组织均见明显水肿，指压后可出现明显的或较深的组织轻度下陷，平复缓慢。重度：全身组织严重水肿，身体低位皮肤紧张发亮，甚至有液体渗出。此外，胸腔、腹腔等浆膜腔内均见积液，外阴部亦可见严重水肿。护理措施如下：

（1）床铺应平整、干燥、清洁；内衣裤应柔软、宽松、勤换洗。

（2）清洗时动作应轻柔，避免擦伤皮肤；活动时注意安全，避免撞伤、跌伤皮肤；用热水袋取暖时，注意做好保护措施，避免烫伤皮肤。

（3）静脉输液拔针后，用无菌干棉球按压穿刺部位，防止药液或组织液从针口渗漏出。

（4）协助长期卧床的老年人定时翻身，及时清理大小便，保持床铺清洁平整干燥。

6. 心理护理 此病病程较长，肾功能逐渐恶化，预后不良，影响正常的生活和工作，老年人容易出现精神紧张、焦虑、抑郁、愤怒等负性情绪和心理反应，可造成肾血流量减少，加速肾功能减退。护理员应多与其交流，鼓励老年人说出对患病的担忧，可多与治疗成功的老年人进行交流，以消除疑虑，提高治疗信心，积极配合治疗。

7. 避免诱因

（1）避免劳累。

（2）防止感染。房间内要定时消毒，保持室内环境清洁和空气新鲜、流通；加强个人卫生，注意口腔和皮肤清洁，避免受凉，防止呼吸道和泌尿系感染。

8. 准确留取检验标本 24 小时尿蛋白定量测定的准确性直接影响临床检验结果的可靠性，应按要求准确留取，指导临床治疗。具体方法如下：

（1）未留置尿管的老年人，早晨 7 点时排空膀胱，以后尿液全部留于清洁容器内，直至次日早晨 7 点，将最后一次尿液排入容器内。用量杯准确计量尿液总量，记录在送检标本容器上，之后留取 20mL，于送检标本容器中送检。

（2）留置尿管老年人，早晨 7 点时排空膀胱，将集尿袋中尿放尽，以后尿液全部留于清洁容器内，直至次日早晨 7 点，将集尿袋中尿液全部放入容器内。用量杯准确计量尿液总量，记录在送检标本容器上，之后留取 20mL 于送检标本容器中送检。

【案例解析】

1. 如果你是张先生的护理员，针对张先生出现的水肿症状，你应该如何照护？

答：（1）床铺应平整、干燥、清洁；内衣裤应柔软、宽松、勤换洗。

（2）清洗时动作应轻柔，避免擦伤皮肤；活动时注意安全，避免撞伤、跌伤皮肤；用热水袋取暖时，注意做好保护措施，避免烫伤皮肤。

（3）静脉输液拔针后，用无菌干棉球按压穿刺部位，防止药液或组织液从针口渗漏出。

2. 医嘱要求留取 24 小时尿蛋白定量测定，正确的留取方法是什么？

答：早晨 7 点时排空膀胱，以后尿液全部留于清洁容器内，直至次日早晨 7 点，将最后一次尿液排入容器内。用量杯准确计量尿液总量，记录在送检标本容器上，之后留取 20mL，于送检标本容器中送检。

三、慢性肾功能衰竭

【案例导入】

李大爷，76 岁。糖尿病 20 余年，糖尿病肾病 7 年。7 年前无明显诱因逐渐出现多尿，以夜尿增多明显，5～6 次/晚，伴乏力、气短、轻度贫血，确诊为糖尿病肾病。近 1 月来上述症状加重，伴恶心、乏力、食欲不振、皮肤瘙痒、脱屑、多尿、腹泻稀便（每日 3 次），颜面及下肢浮肿。以慢性肾功能衰竭收治入院，请护理员小赵照护。

1. 李大爷出现皮肤瘙痒时，小赵应该如何照护？

2. 遵医嘱要为李大爷行血液透析治疗，重点照护内容是什么？

（一）定义

慢性肾衰竭见于各种慢性肾脏疾病的晚期，为各种原发和继发性慢性肾脏疾病持续进展的共同结局，是以代谢产物潴留，水、电解质紊乱，酸碱平衡失调和全身各系统症状为主要表现的一种临床综合征。

（二）发病原因

1. 原发性肾疾病 包括慢性或急进性肾小球肾炎、慢性肾盂肾炎、小管间质性肾病、遗传性肾炎、肾结核、多囊肾等。

2. 继发性肾病变 包括系统性红斑狼疮性肾炎、糖尿病肾病、高血压肾小动脉硬化症、痛风、各种药物和重金属所致的肾病。

3. 尿路梗阻性肾病 包括尿路结石、前列腺肥大、神经源性膀胱等。

我国以慢性肾小球肾炎引起者最为常见，其次为梗阻性肾病、糖尿病肾病、系统性红斑狼疮性肾炎、高血压肾病、多囊肾等。但有些老年人起病隐匿，不能确定其明确病因。

（三）常见症状

本病早期除病因性疾病外，无特殊表现，病情发展后可有食欲减退、疲乏等一般表现。病情加重后，因代谢产物在体内积累，可出现多系统症状。

1. 胃肠道表现 是早期的突出表现，常有恶心、呕吐、腹泻，甚至消化道出血。

2. 精神、神经系统表现 疲乏、头晕、失眠、记忆力减退、四肢皮肤有蚁走感、紧束感、刺痛等异常感觉。重症老年人有幻觉、说胡话、抽搐等表现。

3. 心血管系统表现 高血压、心律失常、心包炎、心脏衰竭等。

4. 血液系统表现 贫血最常见，晚期老年人常出现鼻出血、牙龈出血、皮下瘀斑。

5. 呼吸系统表现 酸中毒时呼吸深长。

6. 皮肤表现 皮肤干燥、脱屑、易于出汗的部位，如面额部、胸部皮肤可见白色结晶，且常有皮肤瘙痒。

7. 脱水或水肿 在多尿及夜尿增加期间，常有脱水表现。后期少尿时，多有面部、小腿浮肿。

(四）照护措施

1. 一般护理

（1）休息与体位

1）以休息为主，减少对老年人的干扰，协助做好日常的生活护理。

2）病情稳定可适度活动，活动量以不出现疲劳、胸痛、呼吸困难、头晕为宜。

3）病情危重者绝对卧床休息。意识不清者加用床档；长期卧床者应定时翻身；保持肢体功能位。

2. 饮食护理

（1）饮食控制原则　适当的蛋白质摄入；摄取足够的热量；注意控制水与钠盐的摄入；避免含高钾及高磷的食物。

（2）摄入优质的蛋白质　摄取生物价值高的动物性蛋白质食物，如鲜奶、蛋类、肉类。不食植物性蛋白食物，如豆类（红豆、绿豆、毛豆、蚕豆、豌豆仁等），豆类制品（豆腐、豆干、豆浆等），面筋制品（面筋、面肠等），核果类（瓜子、花生、核桃、腰果、栗子等）。摄入量宜每天每千克体重 1 ~ 1.2g。

（3）摄取足够的热量　在限制蛋白质摄取时，为了避免热量摄取的不足，会增加含氮废物的产生，可多食用热量高而蛋白质极低的食物来补充。低蛋白淀粉（如麦淀粉、藕粉）、糖类（冰糖、姜糖等）、芋头、马蹄粉等，可制作各种可口的点心，其热量的摄取应控制在每天每千克体重 30 ~ 40kcal。

（4）限制钠盐摄入　每天钠盐的摄入量为 3g，一般正常的饮食中，即使不加含钠的调味品，食物中也含盐，也就是说每天饮食中只需加入 3g 的含钠调味品即可。1g（1/5茶羹）盐 =5mL 酱油 =1 茶羹味精，故避免使用上述调味料，可以改用糖、葱、姜、蒜等来改变口味。并应限制罐头、腌熏制品、酱菜、泡菜的食用。

（5）限制液体摄入，量出为入　慢性肾衰竭的早期不需要限制液体的摄入，如果肾功能恶化而出现少尿、无尿、心衰者，应控制水的摄入（标准以前一天的尿量+500mL），包括开水、稀饭、牛奶、汤及饮料。避免饮水过多，可以冰水漱口、嚼口香糖，或挤一点柠檬汁排解口渴的感觉，尽量将服药时间集中，以汤水送服，减少饮水量。

（6）限制高钾食物　肾衰竭晚期老年人禁食含钾高的食物，如绿叶蔬菜（菠菜、空心菜、莴苣）、菇类、紫菜、海带、胡萝卜、马铃薯，建议可先去皮切小块，应用大量清水煮 3 ~ 5 分钟捞起，再以油拌；水果类：番茄、橘子、柿子等，建议每次以一种水果为主，分量约 1/6 为宜。低钾水果：凤梨、木瓜、西瓜、草莓、柠檬等，但不宜大量食用。

（7）维持钙磷的平衡　减少磷的摄入，可在进食时服用氢氧化铝、碳酸钙等磷结合剂，以减少磷的摄入。避免含磷高的食物，如内脏类（肝、肾、脑）、海产品（鱼、虾）、巧克力、蛋黄、奶制品等。

（8）少食用含铝及嘌呤食物　如茶叶、乳酪、泡茶、发糕、扁豆、浓肉汤、动物内脏、沙丁鱼等。

3. 用药护理

（1）促红细胞生成素　皮下注射或静脉注射，遵医嘱每周给药 2 ~ 3 次，观察有无不良反应。少数老年人初期头痛、低热、乏力，个别老年人可出现肌痛、关节痛；极少数老年人出现皮疹等过敏反应；血压升高、血压偏高者慎用；可增加血液黏稠度，故应注意防止血栓形成。

（2）降压药物　监测血压，遵医嘱及时调整用药，指导、督促老年人按时服用。

（3）骨化三醇　治疗肾性骨病，应随时监测血钙、磷的浓度，防止内脏、皮下、关节血管钙化和肾功能恶化。

（4）强心类药　地高辛，服用时监测心率，心率低于每分钟 60 次时禁用。

4. 并发症的护理

（1）高血压的护理　肾衰竭老年人大部分均有不同程度的高血压，个别可为恶性高血压。少数老年人还会出现高血压危象（头痛、烦躁、眩晕、恶心、呕吐、心悸、气急及视物模糊）、高血压脑病（弥漫性严重头痛、呕吐、意识障碍、昏迷、局灶性或全身性抽搐）、脑血管病（脑出血、脑血栓）等并发症。护理过程中应注意以下方面：

1）监测血压变化，可每天测血压两次，必要时进行连续血压监测。

2）严密观察老年人头痛性质、精神状态、语言能力、有无肢体活动障碍等。

3）遵医嘱服用降压药物，指导老年人按时、按量服用。

4）发生高血压急症时，老年人应立即平卧，抬高床头。吸氧，保持呼吸道通畅，立即通知医生，如果在家，要立即拨打 120。

（2）心力衰竭的护理　表现为呼吸急促，不能平卧，夜间出现阵发性呼吸困难，严重时端坐呼吸。心衰是慢性肾衰竭老年人的常见死亡原因。

1）严密观察老年人的呼吸，判断呼吸困难的程度，咳嗽、咳痰的情况等，及时与医护人员沟通。

2）正确记录老年人出入液量，及时反馈给医护人员。

5. 特殊护理指导

（1）皮肤瘙痒的护理

1）禁止用力搔抓；

2）保持皮肤清洁，用温水擦洗皮肤；

3）经常更换内衣，以免引起皮肤破溃感染；

4）勤洗澡，忌用肥皂、香皂，要求内衣柔软、干燥，吸水性和透气性良好；

5）剪短指甲，以免抓伤皮肤；

6）瘙痒难耐时，可涂炉甘石擦剂。

（2）血透老年人的护理　慢性肾功能衰竭发展到终末尿毒症期，必须采用肾脏替代疗法——血液透析，护理员应做到以下几点：

1）血液透析者宜进食优质高蛋白饮食，每日测体重两次，透析期间体重以增加 2 ~ 3kg 为宜。

2）注意保护好血管通路，避免堵塞。不使置管侧肢体受压，如测血压、扎止血带；不在置管侧肢体输液。

3）血液透析时观察流出液的量、颜色，如有浑浊、出血、体温升高、腹痛、灌注时引流不畅、局部切口疼痛、透析管脱出，应及时请医生处理。

【案例解析】

1. 李大爷出现皮肤瘙痒时，小赵应该如何照护？

答：（1）禁止用力搔抓。

（2）保持皮肤清洁，用温水擦洗皮肤。

（3）经常更换内衣，以免引起皮肤破溃感染。

（4）勤洗澡，忌用肥皂、香皂，要求内衣柔软、干燥，吸水性和透气性良好。

（5）剪短指甲，以免抓伤皮肤。

（6）瘙痒难耐时，可遵照医嘱涂炉甘石擦剂。

2. 遵医嘱要为李大爷行血液透析治疗，重点照护内容是什么？

答：（1）血透期间宜进食优质高蛋白饮食，每日测体重两次，透析期间体重以增加 2～3kg 为宜。

（2）注意保护好血管通路，避免堵塞。不使置管侧肢体受压，如测血压、扎止血带；不在置管侧肢体输液。

（3）血液透析时观察流出液的量、颜色，如有浑浊、出血、体温升高、腹痛、灌注时引流不畅、局部切口疼痛、透析管脱出，应及时请医生处理。

【思考题】

1. 老年男性，65 岁，因尿急、尿频、尿痛就诊。医嘱做尿培养，老人神志清楚，一般情况好，护理员留尿标本的方法是（　　　）

　A. 随机留尿　　　　　　B. 收集 12 小时尿　　　　　　C. 留取中段尿

　D. 收集 24 小时尿　　　E. 留晨起第一次尿

2. 患有泌尿系疾病的老年人水肿时，应如何做好皮肤护理？

3. 护理员在照看一位肾衰透析后的老年人时，照护措施都有哪些？

第五节 神经系统常见病照护

【学习要点】

1. 了解神经系统常见病老年人临床症状及发病因素。

2. 掌握老年人生活、用药与饮食照护要点。

3. 能正确认知引发老年人安全隐患的危险因素。

4. 掌握跌倒的防范方法。

神经系统疾病是指神经系统与骨骼肌由于血管性病变、感染、变性、肿瘤、外伤、中毒、免疫障碍、遗传因素、先天发育异常、营养缺陷和代谢障碍等所致的疾病。神经内科常见疾病有脑血管疾病、帕金森病、癫痫、面神经炎、急性炎症性脱髓鞘性多发性神经病（吉兰 - 巴雷）、重症肌无力、老年痴呆（阿尔茨海默病）等。

一、脑梗死

【案例导入】

张大爷，71 岁，脑卒中，左侧肢体瘫痪卧床，大小便不完全自控，饮水有呛咳，生活不能自理，照护员小李负责照护。一夜熟睡后，晨起发现张大爷足跟及骶尾部部分皮肤发红，压之不褪色。

1. 引发老年人发生压力性损伤的危险因素？

2. 护理员照护张大爷时，还应注意哪些安全隐患的防范？

（一）概述

脑梗死又称缺血性脑卒中，是指因脑部血液循环障碍，缺血、缺氧所致的局限性脑组织的缺血性坏死或软化。引起脑梗死的主要原因是脑部血液的颅内或颅外动脉发生闭塞性病变，而未能得到及时充分的侧支循环供血，使局部脑组织发生缺血、缺氧现象所致。

（二）发病原因

1. 疾病因素 高血压、动脉硬化、血液病、动脉炎，均为脑梗死的基本发病因素及促发因素。

2. 不良的生活习惯 嗜烟、酗酒、劳累过度、通宵熬夜等不良生活习惯，是造成脑梗死疾病的主要发病原因，吸烟可引起血液中脂质及纤维蛋白原含量升高，致使血黏度增高。酒精会造成脑血管发生收缩、痉挛，从而引起脑梗死。

（三）病情观察

1. 本病多发于伴有动脉硬化的中老年人，且多伴有高血压、冠心病或糖尿病；年轻发病者以各种原因的脑动脉炎为多见。

2. 通常老年人有头晕、头痛等前驱症状，部分老年人发病前曾有短暂性脑缺血发作史。

3. 多数老年人在安静休息时发病，部分老年人在睡眠中发生，晨起时发现不能说话，一侧肢体瘫痪。病情多在几小时或几天内达到高峰，持续时间较短。老年人体征主要取决于脑血管闭塞的部位及梗死的范围，常见表现如失语、偏瘫、偏身感觉障碍，以及吞咽障碍等。

（四）照护措施

1. 一般护理 房间定时通风换气，保持温湿度适宜。注意老年人口腔、皮肤、会阴部的清洁。协助老年人饭前便后洗手，勤洗澡剪指甲等，加强老年人个人卫生。

2. 饮食护理

（1）低盐低脂低糖饮食，少吃动物的脑及内脏，给予营养丰富的饮食，增加新鲜蔬菜及水果，以利大便通畅。

（2）轻度吞咽障碍者宜吃半流质食物，进食要慢，以防呛咳；意识障碍及吞咽困难者鼻饲进食，每天口腔护理 1～2 次，防止口腔感染，喂饭前后抬高床头，防止食物反流；对于面肌麻痹的老年人，喂食时应将食物送至口腔健侧近舌根处，进食时宜采用半卧位、颈部向前屈的姿势，这样既可以利用重力使食物容易吞咽，又可减少误吸，每口食物量要从少量开始，采取合适的"一口量"，进食速度宜慢，出现食物残留、口腔或咽部不能完全吞咽时，应停止喂食，让老年人重复多次做吞咽运动，或配合给予一些流质来促进残留食物吞入，保持呼吸道通畅，防止窒息和吸入性肺炎。

（3）高热及泌尿系统感染者，鼓励多饮水。

3. 用药护理 在医生指导下正确、按时用药，注意药物不良反应。

（1）**降压药物** 常用药物如硝苯地平缓释片（拜新同），服用时不能嚼碎或弄碎后服用，不良反应为头痛、踝部水肿、便秘、心率升高。

（2）**降糖药** 常见药物如阿卡波糖片（拜糖平），在用餐前即刻整片吞服，或与前几口饭一起咀嚼服用；盐酸二甲双胍需在进餐时或餐后服用，禁止嚼碎应整片吞服。

（3）**降血脂药物** 如阿托伐他汀钙片（立普妥），一般睡前服用，每晚一次；不良反应为胃肠道不适，头痛，皮疹，头晕，视物模糊和味觉障碍。

（4）**抗血小板聚集药物** 长期服用阿司匹林应注意牙龈、皮肤出血点情况，严重溃疡病和出血倾向者禁用；不良反应为恶心、呕吐、上腹部不适或疼痛等胃肠道反应。

（5）**其他特殊药物** 如铁剂、酸类、磺胺类药物，服用时可用饮水管吸服，避免牙齿与药物接触，服药后及时漱口；镇痛药物对胃黏膜有刺激，应在饭后服用；吗丁啉需在餐前服用。

4. 生活护理　保持床单位清洁干燥平整，减少对皮肤的机械性刺激。老年人需要在床上大小便时，为其提供隐蔽的环境和充足的时间；指导老年人学会和配合使用便器，动作轻柔，以免损伤老年人皮肤。帮助卧床老年人按摩骨突受压部位，定时翻身拍背；根据需要每天全身温水擦拭 1～2 次，促进肢体血液循环，改善睡眠。鼓励老年人进食充分的水分和均衡的饮食，保持大便通畅；保持口腔卫生；协助老年人洗漱、进食、如厕、沐浴和穿脱衣服等，满足老年人基本生活需求。

5. 防跌倒护理　对于视力障碍、瘫痪、认知障碍、年老者等危险人群，应防止碰伤、烫伤、跌倒和走失，不要远离或单独外出。运动障碍的老年人要防止跌倒，确保安全，床铺要有保护性床档，厕所有扶手，地面保持平整干燥，防湿、防滑，老年人经常使用的物品要放置在方便取用的地方，活动场所应宽敞明亮，无障碍物；老年人衣着合体，鞋子舒适防滑。

6. 压力性损伤护理

（1）压疮好发部位　好发于缺乏脂肪组织保护、无肌肉包裹、肌层较薄的骨突处。

仰卧位：好发于枕骨粗隆、肩胛部、肘部、脊椎体隆突处、骶尾部（最多见）、足跟。

侧卧位：好发于耳郭、肩峰、肘部、髋部、膝关节内外侧、内外踝。

俯卧位：好发于耳郭、颊部、下颌、肩部、女性乳房、肋缘突出部、男性生殖器、髂前上棘、膝部、脚趾。

坐位：好发于坐骨结节。

（2）压疮的预防措施

1）压疮的预防要求要做到"七勤"：勤翻身、勤擦洗、勤按摩、勤换洗、勤整理、勤检查、勤交代。定时变换体位，1～2 小时翻身 1 次，如皮肤干燥且有脱屑者，可涂少量润滑油，以免干裂出血。

2）老年人如有大小便失禁，呕吐及出汗时，要及时擦洗干净，保持皮肤干爽，及时更换衣被，床上用品应柔软、干燥、平整。

3）对瘫痪卧床的老年人，可以使用气垫床，以达到减压目的；骨骼突隆易受压部位可放置棉垫，以防止受压水肿，根据情况也可使用减压贴保护。

4）护理老年人时动作要轻柔，不可拖拽，翻身后要仔细观察受压部位的皮肤情况，判断有无要发生压疮的迹象，如皮肤呈暗红色；老年人若带有导管，翻身时检查各种导管及输液管是否脱出、折曲或压在身下；取放便盆时，动作一定要轻巧，防止损伤皮肤。

7. 心理护理　脑卒中老年人在卒中突然发生后，处于急性心理应激状态，由于生理的、社会的、经济的多种原因，可引起老年人一系列心理变化，应多与老年人交谈，鼓励老年人多表达自己的感受，指导克服焦躁、悲观情绪，适应老年人角色转变，避免任何不良刺激和伤害老年人自尊的言行，尤其协助老年人进食、洗漱，如厕时不要流露出厌烦情绪；鼓励老年人克服困难，增强自我照顾能力与自信心。

【案例解析】

1. 引发发生压力性损伤的危险因素有哪些？

答：压力性损伤的因素如下。

（1）外在因素

1）压力　压力垂直作用于受力面，是压力性损伤发生的主要因素。

2）摩擦力　两物体表面运动时产生阻碍物理运动的阻力，当摩擦力作用于皮肤时，易破坏皮肤的角质层。

3）剪切力　由两层组织相邻表面间的滑行而产生的相对移动所引起，由摩擦力和压力相加而成，与体位有密切关系。

4）潮湿　大小便失禁、出汗、创面伤口渗出、引流液渗漏等，导致皮肤浸渍、弹力下降，抵抗力减弱，易被剪切力、摩擦力损伤。

（2）内在因素

1）营养不良既是压力性损伤发生的危险因素，也是其经久不愈的主要影响因素。

2）运动障碍、感觉障碍、急性病、年龄、体重、血管病变、脱水等。

（3）诱发因素

1）温度：体温升高引起高代谢需求，可增加压力性损伤的易感性。

2）坐卧姿势，移动老年人的技术，大小便失禁等。

2. 护理员照护张大爷时，还应注意哪些安全隐患的防范？

答：张大爷饮水有呛咳，应做好误吸的防范。

（1）进食前做好就餐准备　进食前 30 分钟停止其他活动，做好心理疏导。

（2）进食体位　取坐位或半卧位，若出现呛咳停止喂食，轻叩胸背部，将食物咳出，住院者及时向医护人员报告。

（3）食物选择　食物要适应老年人的吞咽状态，以糊状食物为主。

（4）注意进食量及速度　进食不宜过快，食物宜少而精，七八分饱即可。

二、帕金森病

【案例导入】

王奶奶，70 岁，患有帕金森病，运动迟缓，护理员小张负责照护。今晨王奶奶醒后准备如厕，看小张还在熟睡，于是没有叫醒她，自己坐起后着急下床，滑坐地上，不慎右脚扭伤。

1. 引发王奶奶跌倒事件的危险因素是什么？

2. 护理员日常护理中，怎样给帕金森病老年人实施健康指导？

（一）概述

帕金森病又名震颤麻痹，是一种常见的中老年人神经系统变性疾病，60 岁以上人群中患病率为1%，并且随年龄增长而增高，两性分布差异不大。临床上以静止性震颤、运动迟缓、肌强直和姿势步态异常为主要特征。

（二）发病原因

帕金森病发病原因未明，发病机制复杂，目前认为本病非单因素引起，为多种因素所致，可能与以下因素有关。

1.年龄老化　帕金森病主要发生于中老年人，40岁以前发病比较少见，提示年龄老化与发病有关。

2.环境因素　经调查研究显示，长期接触杀虫剂、除草剂或某些工业化学品等，是帕金森病发病的危险因素。

3.遗传因素　本病在一些家族中呈聚集现象，有学者报道，大约10%的帕金森病老年人有家族史。

（三）病情观察

本病常见于60岁以后，男性较多，起病缓慢，进行性发展。首发症状多为静止型震颤、其次为肌强直、运动迟缓和姿势步态异常。

1.静止型震颤　多从一侧上肢开始，呈现有规律的拇指对掌和手指弯曲的不自主震颤，类似"搓丸"样动作。震颤在静止时明显，动作时减轻，入睡后消失。

2.肌强直　多从一侧上肢或下肢近端开始，逐渐至远端、对侧和全身肌肉。观察评估老年人的自理能力及压疮发生的可能性，以及跌倒、坠床、疼痛、营养情况。

3.运动迟缓　老年人的随意动作减少、减慢。多表现为开始的动作困难和缓慢；面部肌强直使面部表情呆板，造成"面具脸"。

4.姿势步态异常　早期走路拖步，走路时身体前倾、步距缩短；晚期由坐位、卧位起立困难，走路时呈碎步、往前冲，越走越快，不能立刻停步，称为"慌张步态"。

（四）照护措施

1.一般护理　加强看护，主动了解老年人需求，根据老年人自理程度提供护理服务，协助洗漱、进食、沐浴，并做好安全防护；对于出汗较多老年人，加强卫生照护，卧床老年人协助床上擦浴，定时翻身拍背，做好皮肤护理，预防压力性损伤。

2.饮食护理　增加饮食中热量、蛋白质的含量，选择易咀嚼食物，采用少量多餐。定时测量体重变化；日常摄入足够的液体、水果、蔬菜等粗纤维食物，以预防便秘。因有的老年人吞咽困难及无法控制唾液，进食时应保持环境安静，可把食物切成小块或研磨，给予使用方便的叉子或汤匙，使老年人易于进食；吞咽障碍严重者，在进食或饮水时有呛咳的危险，而造成吸入性肺炎，不要勉强进食，可遵医嘱改为鼻饲进食。

3.用药护理　因为治疗帕金森病的药物只能改善症状，不能阻止病情发展，因而需要终身服用。

（1）观察药物是否有效，起效时间、作用维持时间，有无副作用或并发症。

（2）含蛋白质的饮食对左旋多巴的吸收有影响作用，宜在餐前 1 小时或餐后 1.5 小时服药；维生素 B₆ 会降低左旋多巴的疗效，禁止同时服用；不可擅自停药。

（3）服用金刚烷胺药物易出现记忆力和注意力损坏、意识模糊、幻觉，护理员应加强看护，防止发生意外，发现异常时，应及时通知医护人员。

4. 安全护理

（1）意外事件防护 指导老年人避免登高和操作高速运转的机器，避免自己取用热水及使用锐利器械，防止受伤等意外；避免让老年人进食骨刺的食物和使用易碎的器皿；外出时需要陪伴，尤其是精神智能障碍的老年人，可在其衣服口袋内放置有联系方式及住址的"安全卡"，或佩戴手腕识别卡，以防走失。

（2）跌倒事件防护

1）选择合适的衣服和鞋子：为老年人选择宽松合体的衣服，长度适宜，避免裤脚过长，选择合脚舒适的鞋子，鞋底要粗糙、防滑。

2）选择合适的眼镜：需要者建议到专科验光配镜，不可出现走路头晕等视物不清情况。

3）设置安全环境：房间内不摆放过多物品，室内家具定位放置，尽量设置无障碍空间，常用物品放置于取用方便的位置。保持活动区域地面干燥。

4）睡床高度适宜，床体固定，必要时床边加用床档。

5）老年人起床时，不可过于着急，做到三个"半分钟"，即睡觉醒后不要马上起床，先在床上躺半分钟；起床后在床上坐半分钟；然后移动床沿，双腿下垂，再坐半分钟，最后下床站稳后方可开始行走。

6）上下楼梯要注意做到"一扶二看三踏脚"，协助老年人扶住扶手或手扶老年人，指导其看清路面再下脚，脚底要完全踏在台阶上再起步，不可同时跨越几级台阶。避免走坡度大的楼梯或台阶。

5. 心理护理 帕金森病老年人早期动作迟缓笨拙、表情淡漠、语言断续、流涎，老年人往往产生自卑、抑郁的心理，回避人际交往，拒绝社会活动，整日沉默寡言；随着病情延长进行性加重，老年人丧失劳动能力，生活自理能力下降，会产生焦虑、恐惧，甚至绝望的心理。护理员应细心观察老年人心理反应，鼓励老年人表达并倾听他们的心理感受，及时给予正确的信息及引导，使他们能够接受和适应目前的状况，并能设法改善。鼓励老年人尽量维持自己的兴趣和爱好，多与他人交往，多关心体贴老年人，减轻他们的心理压力。告诉老年人本病病程进展缓慢、治疗周期长，而疗效的好坏常与老年人自己的精神情绪有关，鼓励他们保持良好的心态。

6. 康复训练 鼓励老年人维持和培养兴趣爱好，坚持适当的运动和体育锻炼，做力所能及的家务活动等，可以延缓身体功能障碍的发生和发展，从而延长寿命，提高生活质量。老年人应树立信心，坚持主动运动，如散步、打太极拳等，保持关节活动的最大范围。加强日常生活动作训练，进食、洗漱、穿脱衣服等尽量自理；协助卧床老年人被动关节活动和按摩肢体，预防关节僵硬和肢体挛缩。

【案例解析】

1.引发老年人跌倒事件的危险因素有哪些？

答：引发跌倒的危险因素如下：

（1）生理学因素

1）年龄 随年龄增长，跌倒风险呈上升趋势，患有神经疾病的老年人控制能力减退。

2）性别 中老年女性比男性发生骨质疏松的机会多且时机更早，主要与女性体内雌激素变化有关。

（2）既往史 既往有跌倒史。

（3）疾病因素 帕金森病、心脑血管疾病、高血压，以及眼病、糖尿病、骨关节病及骨质疏松症等。

（4）药物因素 服用镇静、止痛、安眠、抗癫痫、降压、利尿类药物的老年人。

（5）环境因素 地面潮湿、光线不充足、睡床不适宜、衣服鞋子不合适、助行器使用不规范等。

2.护理员日常护理中，怎样给帕金森病老年人实施健康指导？

答：（1）对于因疾病被迫退休或失去工作的老年人，应积极指导或协助培养兴趣爱好。

（2）在医生指导下按时服药，不可随意停止或更改服药剂量。

（3）坚持适当运动和体育锻炼。

（4）注意安全，防止伤害事件发生，外出、活动有人陪伴。

（5）关注老年人情绪，给予鼓励、支持和关心，保持心态平衡，避免情绪紧张、激动。

（6）生活有规律，合理饮食，保证营养足够。

三、阿尔茨海默病

【案例导入】

刘教授，女性，65岁，喜欢旅游、交友，1年前出现记忆力减退，单独外出有时会迷路，被诊断为"阿尔茨海默病"，患病近期情绪不稳，抑郁，有时易激怒，多动，行为异常，时有大小便失禁情况。

1. 护理员将如何保证阿尔茨海默病老年人的安全？

2. 护理员怎样与阿尔茨海默病老年人进行沟通？

（一）概述

阿尔茨海默病又称老年痴呆，是一种慢性进行性疾病，以记忆力、抽象思维、定向力障碍，以及社会功能减退为主要临床表现的中枢神经系统退行性疾病。

（二）发病原因

1. 家族史　家族中（特别是一级家属中）有阿尔茨海默病或可疑阿尔茨海默病老年人有一定遗传性，亲属中发病的危险性比一般人明显增加。

2. 年龄　60 岁以上是一个重要的危险因素。据美国统计，60 岁以上老年人，每隔 5 年，阿尔茨海默病的患病率和发病率就增加一倍。

3. 性别　女性中的发病率稍高于男性，这可能是因为女性寿命长，进入高危阶段多，所以在患病群中占的比例高。

4. 头部外伤史　有研究发现头部外伤是老年痴呆的一个危险因素。

5. 教育水平低　有数据统计发现，教育程度低，患老年痴呆的危险性要高一些。

6. 摄入铝过多　过多使用铝制品或摄入含铝的食物，都是本病的危险因素。

（三）病情观察

阿尔茨海默病的发病过程较长，早期老年人的表现较为隐蔽，无明显的发病日期。其认知功能障碍表现在以下几个方面。

1. 记忆力下降　记忆力下降是老年人最早发生的症状，尤其是近期记忆，严重者可表现为失忆。

2. 视空间技能障碍　视空间技能障碍先从对顺序、时间的定向障碍开始，例如：今天是几号？我怎么想不起来了？其后出现地点、人物的定向障碍，当疾病进展至中后期，老年人症状更严重。

3. 失语　老年人早期语言障碍程度较轻，但健忘性失语、无意义语言明显。

4. 能力下降　高级皮层障碍，工作能力下降，稍微复杂就不能完成。

5. 失用　多在本病中期出现。会造成做饭、洗衣、扫除、洗漱、穿脱衣等日常生活行为缺陷。

6. 失算　老年人的数学计算能力丧失，加减运算，以及其他一些数学运算都不能很好地完成。

7. 思维和判断能力障碍　老年人较早出现抽象思维、概括、综合分析、判断等能力减退，呈进行性发展。

8. 行为心理问题　老年人早期出现情感症状和异常行为，以后逐渐出现幻觉、妄想等精神行为症状和行为问题，晚期达到高峰。

（四）照护措施

1. 一般护理

（1）穿衣　衣服宜简单、宽松、舒适为主，比如裤子尽量用松紧带裤腰代替皮带；鞋子大小合适，避免穿系鞋带的鞋子。如果老年人穿衣出现错误，不要责备，不要与之争执。

（2）如厕　随着病情的不断发展，如果老年人出现大小便失禁，不要责备，记录发生时间，固定时间引导老年人按时如厕。老年人外出前提前做好准备，并携带备用衣物以备急用。

（3）卫生　照护阿尔茨海默病老年人要有足够的耐心，洗脸时应从后面或旁边进行帮助，因为面对面会使老年人感到强迫而拒绝或不合作。如果老年人不肯刷牙或不会刷牙，可用棉棒蘸淡盐水擦洗。指甲应剪短，洗澡时有人陪伴，以免滑倒。

2. 饮食护理

（1）一日三餐应定时、定量，最好是同家人一起进食，避免用尖锐的刀叉器具；选用颜色比较鲜艳的餐具，但食品种类过多会导致老年人不知所措。不要太介意老年人用手拿取食物，把衣服弄脏时不要责备老年人。

（2）阿尔茨海默病老年人避免或减少铝制品餐具，注意补锌，如肉、蛋、奶等，多食富含卵磷脂的食物，卵磷脂可改善思维能力，提高记忆力，主要有大豆、蛋黄、动物肝脏、鱼类、芝麻等。

（3）食物宜简单，可切成小块进食，食物温度适中，无刺、无骨、易于消化。对吞咽困难的老年人应缓慢进食，不可催促，防止噎食及呛咳；对少数食欲亢进、暴饮暴食的老年人，要适当限制食量，以防止消化不良，出现呕吐、腹泻；如果老年人不停地想吃东西，可以把用过的餐具放在洗涤盆中，提醒老年人在不久前刚进餐完毕。

3. 用药护理

（1）老年人服药时必须陪伴在身旁，帮助老年人把药物全部服下，以免遗忘或错服。

（2）照护伴有抑郁症、幻觉和自杀倾向的痴呆老年人，一定要把药品管理好，放到老年人拿不到或找不到的地方。

（3）老年人拒绝服药时，照护员耐心说服，药吃下后让老年人张开嘴，看看是否咽下，防止老年人无人时将药吐掉。

4. 安全护理

（1）防走失　加强陪护，可将老年人姓名、住址、联系人方式及所患疾病写在联系卡上，佩戴于老年人身上，有条件者可佩戴防走失感应器。

（2）防意外伤害　老年人常用物品摆放简单、整齐、定位。禁止老年人单独使用危险品，如剪刀、针、刀叉、热水、水银体温计等。

（3）防误吸　老年人饮食宜小块、简单、易于吞咽，喂食时一定要在老年人清醒的状态下，抬高床头或坐起喂食，少量多次，给予充足时间咀嚼，以防止呛咳。

（4）益智游戏训练　根据老年人病情和自身文化程度训练，可教他们一些数字，可背诵简单的诗词或顺口溜，也可利用玩扑克牌或简单的拼图游戏等；通过训练提高老年人理解和表达能力、社会适应能力等，既可以丰富老年人的日常生活，又可提高老年人的认知水平。

（5）日落综合征　指老年人因认知障碍带来的昼夜不分，会出现白天睡觉、夜晚不睡吵闹的现象，观察发现老年人往往是在每日太阳落山或夜晚时分易激惹，这就是日落综合征。故老年人日间宜安排丰富多彩的活动，减少睡眠；夜间避免灯光刺激，可采用壁灯照明。

【案例解析】

1. 护理员将如何保证阿尔茨海默病老年人的安全？

答：护理员对阿尔茨海默病老年人潜在的健康状况要有警觉，及时发现身体或心理异常，及时告知家属（在医院时通知医护人员）。

（1）安全评估

1）老年人活动区域地板防滑，卫生间必要时安装扶手。

2）老年人抽烟时，要有良好看护，收好打火机、火柴等危险物品。

3）老年人散步时，要加强看护，防跌倒等意外事件。

4）老年人周围不放置任何危险物品：药品、洗涤用品、刀、剪刀等尖锐物品。

5）保证房间足够的照明，以消除老年人对黑暗的恐惧。

6）老年人外出时应穿鲜明的衣服，并标有姓名及联系方式等防走失措施。

（2）老年人服药　要认真仔细检查，防止错服、误服，老年人药品要代为妥善保管，送服到口。

（3）洗澡、进食　护理员为老年人洗澡时，调适好水温，以免烫伤；进食时必须照看，以免呛入气管引起窒息，吃鱼时注意防止被鱼刺卡住。

（4）潜在危险　不可让老年人独自使用煤气（天然气）或热水器等电器，以免发生中毒、火灾等意外；不要让老年人独自留在厨房，电器用完后及时断电保护；老年人的日常生活用品，放在其看得见拿得着的地方，能引起危险的物品应放在安全、不容易拿到的地方。

2. 护理员怎样与阿尔茨海默病老年人进行沟通？

答：（1）护理员应了解老年人有哪些认知或行为的缺陷。

（2）与老年人讨论他感兴趣但不需要很多回忆的事情。

（3）交谈时用老年人能理解的、简单的话或句子。

（4）当老年人受挫窘迫时，帮助其摆脱困境，有足够的耐心和宽容。

（5）利用语言或非语言沟通方法，对老年人表达赞同和赞赏。

（6）鼓励老年人保持与亲人朋友的良好关系，获得重要精神支持等。

【思考题】

1. 长期仰卧位的老年人，哪一部位引起皮肤溃疡最多见（　　　）

A. 背部　　　　　　　　B. 枕部　　　　　　　　C. 骶尾部

D. 踝部　　　　　　　　E. 足根部

2. 护理脑梗死老年人不妥的是（　　　）

A. 预防感冒　　　　　　B. 头置冰袋　　　　　　C. 水平卧位

D. 增加营养　　　　　　E. 保持安静

3.在护理阿尔茨海默病的老年人时，错误的做法是（　　）

A.促进老年人多料理自己的生活，积极维持自己能力。

B.反复强化训练老年人用脑，维持大脑活动。

C.多帮助老年人回忆往事，锻炼记忆力。

D.老年人回忆出现错误并坚持己见时，要坚持说服其接受正确观点。

E.保证夜间休息，保证充足的睡眠。

第六节　内分泌系统常见病照护

【学习要点】

1.了解内分泌常见病老年人临床症状及发病因素。

2.掌握老年人生活、用药与饮食照护要点。

3.能正确认知引发老年人安全隐患的危险因素。

4.掌握糖尿病老年人胰岛素的注射方法及常见问题的护理方法。

新陈代谢是人体生命活动的基础，包括物质的合成代谢和分解代谢两个过程。新陈代谢过程不断为人体的生存、劳动、生长、发育、生殖和维持内环境稳定提供物质和能量。营养物质不足、过剩或比例失调，都可引起营养疾病，体内中间代谢某一环节障碍则引起代谢疾病。营养疾病和代谢疾病关系密切，常并存且相互影响。如维生素 D 缺乏属营养病，但常表现为钙磷代谢失常；糖尿病为代谢病，常伴随蛋白质、能量缺乏。

一、糖尿病

【案例导入】

杨女士，68 岁，糖尿病病史 5 年，早晨起床后未吃早饭，在护理员小陈的陪同下，在小区散步，突然感觉头晕心慌，出汗，双腿软弱无力，这时护理员该怎么做？

1.老年人外出时，护理员怎样防范老年人出现低血糖反应？

2.胰岛素皮下注射的注意事项有哪些？

（一）概述

糖尿病是由遗传和环境因素相互作用而引起的一组以高血糖为特征的代谢性疾病。因胰岛素分泌或作用的缺陷，或者两者同时存在，而引起的碳水化合物、蛋白质、脂肪、水和电解质等代谢紊乱。

（二）发病原因

1. 遗传因素　糖尿病具有家族遗传易感性，但这种遗传因素尚需外在因素的作用，如嗜酒、多吃少动、饮食结构不合理等。

2. 肥胖　是糖尿病发病的重要原因，尤其易引发 2 型糖尿病，特别是腹型肥胖者。

3. 活动不足　体力活动可增加组织对胰岛素的敏感性，降低体重，改善代谢，降低心血管并发症。

4. 饮食结构　高脂肪饮食可抑制代谢率，使体重增加而产生肥胖。肥胖易引发 2 型糖尿病，常年食肉者的发病率明显高于常年素食者，主要与肉食中含脂肪、蛋白质热量较高有关。所以饮食要多样化，以保持营养平衡，避免营养过剩。

5. 精神神经因素　精神的紧张、情绪的激动、心理压力都会引起某些应激激素分泌大量增加，而这些激素都是升血糖的激素，也是与胰岛素对抗的激素。这些激素长期大量地释放，势必造成内分泌代谢调节紊乱，引起高血糖，导致糖尿病的发生。

6. 病毒感染　某些 1 型糖尿病老年人，是在老年人患感冒、腮腺炎等病毒感染性疾病后发病的。

（三）病情观察

1. 多尿、多饮、多食和体重减轻　血糖升高引起渗透性利尿，导致尿量增多，失水多而使老年人口渴多饮，为补充损失的糖分，维持机体活动，老年人常饥饿多食。由于机体不能利用葡萄糖，蛋白质和脂肪消耗增加，引起消瘦、疲乏、体重减轻。

2. 皮肤瘙痒　由于高血糖和神经末梢病变，导致皮肤干燥和感觉异常，老年人常有皮肤瘙痒。

3. 其他症状　有四肢酸痛、麻木、腰痛、性欲减退、月经不调、便秘等。

（四）照护措施

1. 一般护理　根据老年人自理程度提供生活护理，满足生活所需，持续动态观察评估老年人情况，若有病情变化，及时通知医生。

2. 饮食护理

（1）制订总热量　根据老年人理想体重、工作性质、生活习惯，计算每天所需的热量。

（2）确定三餐食量分配比例　依据医生、营养师建议，固定食量分配比例，三餐分配一般为 1/5、2/5、2/5 或 1/3、1/3、1/3；四餐为 1/7、2/7、2/7、2/7；做到定时、定量、定餐。

（3）膳食种类　糖类不宜低，脂肪用量不宜高，蛋白质供给要足量，适当增加膳食纤维。

3. 用药护理

（1）护理员应了解各类降糖药物的作用、剂量用法、不良反应和注意事项，指导老年人正确服用。

（2）口服降糖药物时间要准确：磺脲类（如格列苯脲、格列齐特、格列吡嗪等）药物一般在餐前半小时服用；双胍类（如二甲双胍、格华止等）药物一般在餐中或餐后服用；糖苷酶抑制剂（如阿卡波糖等）一般与第一口饭同时嚼服咽下。

（3）皮下注射胰岛素：同一区域内每次注射点至少间隔1cm，避免硬结，预混胰岛素在抽吸前应摇匀，并避免剧烈震荡。

（4）胰岛素储存方法：使用中的胰岛素在室温（25℃）保存（开启后的胰岛素有效期见胰岛素说明书），不建议冰箱冷藏保存，避免过冷过热；备用未开启的胰岛素，可在2～8℃放置，严禁冷冻；外出携带时避免日晒。

4. 安全护理

（1）指导老年人正确的起床方法为"半卧位—坐位—双腿下悬坐位—站立—行走"，切勿快速起床，以防眩晕跌倒。

（2）及时评估跌倒的高危因素，提供宽敞无阻碍活动的场所。

（3）老年人发生低血糖时，应卧床休息。

（4）部分自理能力缺陷的老年人应适当限制活动范围，外出时加强看护陪伴。

（5）正确帮助服药，关注药物不良反应。

（6）向老年人做好安全指导工作，提高老年人自我防范意识，避免跌倒。

5. 低血糖的预防

（1）严格按医护人员的指示用药，胰岛素注射时剂量要准确。

（2）饮食定时定量。

（3）戒烟或少量饮酒，勿空腹饮酒。

（4）熟悉低血糖的症状（如饥饿、心跳加快、发抖、出冷汗等）及处理低血糖的方法（意识清醒老年人口服15g糖类食品；服用α-糖苷酶抑制剂的老年人发生低血糖时，应给予葡萄糖口服或静脉治疗，不能使用普通含糖食品；并且及时通知医护人员）。

（5）检测血糖，及早发现低血糖。

（6）外出时，随身携带糖尿病急救卡、少量糖和食物。

（7）老年人注射胰岛素后，不要剧烈运动或洗澡。

【案例解析】

1. 老年人外出活动时，护理员怎样防范老年人出现低血糖反应？

答：（1）护理员应了解低血糖症状。

1）交感神经系统：多有肌肉震颤、心悸、出汗、饥饿感、软弱无力、紧张、焦虑、面色苍白、心率加快、四肢冰冷等。

2）中枢神经症状：初期为精神不集中，思维和语言迟钝，头晕、嗜睡、视物不清、步态不稳，后期可有幻觉、躁动、易怒、性格改变等，严重时发生抽搐、昏迷。

（2）指导老年人避免空腹锻炼活动。

（3）糖尿病老年人外出时，准备一些饼干、糖块、面包之类食物随身携带，以防延误吃饭时导致低血糖发生。

2.胰岛素皮下注射的注意事项有哪些？

答：（1）胰岛素皮下注射时，宜选用皮肤疏松的部位，如上臂三角肌、臀大肌、大腿前侧、腹部等，腹部吸收胰岛素最快。

（2）如老年人参加运动锻炼，不要选择在大腿、上臂等活动的部位注射胰岛素。

（3）注射部位要经常轮换，长期注射同一部位，可能会导致皮下脂肪萎缩或增生、局部硬结。

（4）可以每天同一时间在同一部位注射，进行腹部、上臂、大腿外侧和臀部的"轮换"。

（5）在同一部位注射时，也要进行"小轮换"，即每次注射点相距1cm以上，且选择无硬结的部位。

二、甲状腺功能亢进症

【案例导入】

刘某，女性，58岁，患甲状腺功能亢进症，焦虑敏感，因甲亢突眼，产生自卑心理，拒绝外出。家属担心刘女士发生意外，请照护员小王进行照护。

照护员小王应怎样做好甲状腺功能亢进症老年人的健康指导？

（一）概述

甲状腺功能亢进症简称"甲亢"，是由于甲状腺合成释放过多的甲状腺激素，造成机体代谢亢进和交感神经兴奋，引起心悸、出汗、进食和便次增多，以及体重减少。多数患者还同时有突眼、眼睑水肿、视力减退等症状。

（二）发病原因

本病最常见病因为弥漫性毒性甲状腺肿，可能和发热、睡眠不足、精神压力大有关；环境因素对本病的发生发展有重要影响，如细菌感染、性激素、应激和锂剂的应用，可能是疾病发生和病情恶化的重要诱因。

（三）病情观察

本病多数起病缓慢，少数老年人在感染或精神创伤等应激后急性起病。

1.甲状腺毒症表现

（1）高代谢综合征　老年人常有疲乏无力、怕热多汗、多食善饥、消瘦等。

（2）精神神经症状　神经过敏、好言多动、焦躁易怒、紧张不安、失眠、记忆力减退、注意力不集中等。

（3）心血管系统　表现为心悸、气短、胸闷，严重时可发生甲亢性心脏病。

（4）消化系统　食欲亢进，多食消瘦。

（5）肌肉与骨骼系统　周期性瘫痪，多见于青年男性。

（6）生殖系统　女性常伴有月经减少或闭经。

2. 甲状腺肿　多数老年人有不同程度的甲状腺肿大，常为弥漫性、对称性肿大，质软、无压痛。

3. 眼征　有 25% ～ 50% 老年人伴有眼征，其中突眼为重要而特异的体征之一。

（四）照护措施

1. 一般护理

（1）环境　保持环境安静，减少刺激；甲亢老年人因怕热多汗，房间应常开窗通风，温湿度适宜。

（2）生活护理　协助老年人完成日常生活自理，如洗漱、进餐等；对汗出较多的老年人加强皮肤护理，及时更换衣被。

（3）休息与活动　甲亢老年人因基础代谢亢进，活动耐力下降。应根据老年人情况制订日常活动计划，以不感到疲劳为度，保持充足睡眠。病情较重、有心力衰竭或严重感染的老年人，要严格卧床休息。

（4）体重监测　每天晨起测量脉搏，定期给老年人测量体重，观察老年人体重变化。脉搏减慢，体重增加，是治疗有效的标志。

2. 饮食护理

（1）因老年人机体处于高代谢状态，能量消耗大，应给予高热量、高蛋白、高维生素及矿物质丰富的饮食。

（2）给予充足水分，每天饮水 2000 ～ 3000mL，补充出汗、腹泻、呼吸加快等所丢失的水分，但对有心脏疾病的老年人，应避免大量饮水，以防止血容量增加而诱发水肿和心力衰竭。

（3）禁碘饮食，避免吃含碘丰富的食物，如海带、紫菜、海产品等。

（4）禁止进食刺激性的食物及饮料，如忌饮酒、咖啡、浓茶等。

3. 用药护理　在医生指导下有效治疗可使病情稳定，护理员应正确指导老年人用药，不可自行减量或停药，并密切观察药物的不良反应，如有异常及时通知医护人员。若出现高热、恶心、呕吐、不明原因腹泻、突眼加重等，警惕甲状腺危象可能，应及时就诊。

4. 眼部护理　部分老年人伴有突眼症状，应采取眼部保护措施，预防眼睛受到伤害和刺激。外出戴深色眼镜，减少光线、灰尘和异物的侵害。眼睑不能闭合者，用无菌纱布或眼罩覆盖；指导老年人当眼睛有异物感、刺痛或流泪时，勿用手直接揉眼睛。睡觉或休息时，抬高头部，使眶内液回流减少，减轻球后水肿。

5. 心理护理　护理员应对老年人耐心细致地解释病情，提高其对疾病的认知水平。鼓励老年人表达内心感受，理解和同情老年人，建立互信关系。与老年人共同探讨控制情绪和减轻压力的方法，指导和帮助老年人正确处理生活中的突发事件。给老年人提供轻松安静的生活氛围，避免提供兴奋、刺激的消息，以减少老年人激动、易怒的精神症状。鼓励老年人参加团体活动，以免社交障碍，产生焦虑。

【案例解析】

护理员小王应怎样做好甲状腺功能亢进症老年人的健康指导？

答：（1）在医生指导下，协助老年人按时服药，不可随意减量或停药。

（2）外出时指导老年人保护眼睛，戴深色眼镜，避免强光刺激。

（3）关心老年人，了解老年人心理动态，保持老年人情绪稳定，避免精神刺激及过度劳累。

（4）出现异常情况（如老年人出现高热、恶心、大汗淋漓、腹泻时），应及时陪同老年人就诊。

（5）每天晨起前协助老年人自测脉搏，定期测量体重。

三、肥胖

【案例导入】

张大妈，63岁，中专文化，退休在家，身高154cm，体重76kg。爱吃油腻和辛辣食品，很少吃蔬菜和水果，爱打麻将、看电视，不爱运动。

1. 张大妈的饮食习惯好吗？

2. 若张大妈现在开始增加运动，请介绍几项适合她的运动。

（一）概述

肥胖是指体内脂肪堆积过多和（或）分布异常、体重增加，是遗传因素、环境因素等多种因素相互作用而引起的慢性代谢性疾病。老年人肥胖是指60岁以上老年人出现或存在的肥胖。近年来，我国老年人肥胖的患病率呈上升趋势，对老年人的健康造成很大威胁。

（二）发病原因

老年人肥胖的形成原因比较复杂，常常多种因素共同存在，总的来说，是热能摄入超过人体的总能量消耗，多余的热能存储于脂肪细胞中，造成脂肪组织的增大，与其他组织相比，失去了正常比例的一种状态。此外，遗传因素、心理因素、社会因素和经济因素也是不同程度上导致老年人肥胖的原因。

（三）病情观察

1. 体重增多 当热能摄入超过人体的总能量消耗，人体的脂肪过量储存后，就会表现为体重增多。应注意体重增多并非就是肥胖，因肌肉发达而非脂肪过多导致的体重增多就不是肥胖。

2. 其他症状 部分老年人会在体重增多后，因身体活动不便、自我感觉不良，而产生焦虑、自卑、消极等身心问题。

（四）照护措施

1. 一般护理 指导肥胖的老年人积极改变生活方式，根据自身身体条件，适当制订减重计划，速度不可过快，不可急于求成，树立健康体重的概念。

2. 饮食护理

（1）控制总能量摄入。在保证人体能从事正常活动的前提下，限制每天的食物摄入量和摄入食物的种类。饮食搭配要合理，在平衡膳食中，蛋白质、碳水化合物和脂肪提供的能量比，应分别占总能量的 10% ～ 15%、50% ～ 65% 和 20% ～ 30%。

（2）纠正不良的饮食习惯，如暴饮暴食，过量吃点心、馒头等淀粉类食物。

3. 用药护理 不建议应用减肥药物治疗老年肥胖，仅严重肥胖者可试用奥利司他。对伴有 2 型糖尿病的肥胖老年人，可选用兼有减重作用的降糖药，如二甲双胍。因增加心血管疾病风险，禁用西布曲明。

4. 活动安全护理 老年肥胖者的运动量大小，应当根据每个人的自身情况来确定，遵循从小到大、从弱变强的原则，以运动后 1 天自我感觉良好为度。

5. 社会家庭支持系统 增加老年人的社会认知感，给予良好的家庭支持系统，培养老年人兴趣爱好，消除不良情绪，树立健康的生活方式。

【案例解析】

1. 张大妈的饮食习惯好吗?

答：张大妈的饮食习惯不好，需要改变饮食习惯，合理搭配饮食种类。老年人可选择富含可溶性食物纤维素的碳水化合物，如豆类、小麦、根茎类，并适当增加膳食纤维，如新鲜蔬菜、水果，并选择质量较高的蛋白质，如瘦肉、牛奶等。

2. 若张大妈现在开始增加运动，请介绍几项适合她的运动。

答：运动量大小应当根据每个人的自身情况来确定，遵循从小到大、从弱变强的原则，以运动后 1 天自我感觉良好为度，如步行、太极拳、慢跑等。

【思考题】

1. 下列哪项不是低血糖反应的表现（   ）

A. 饥饿感 　　　　　　　 B. 高热 　　　　　　　　 C. 心悸

D. 软弱出汗 　　　　　　 E. 面色苍白

2. 糖尿病老年人体育锻炼时应注意（   ）

A. 运动量不宜过大 　　　 B. 在胰岛素注射前进行

C. 运动量不宜过小　　　D. 每 1～2 个月一次

E. 持续时间要长

3. 甲状腺功能亢进症老年人的饮食宜给予（　　）

A. 高热量、高蛋白、高维生素

B. 高热量、高蛋白、低维生素

C. 高热量、高蛋白、高盐

D. 高热量、低蛋白、低盐

E. 低热量、低蛋白、低盐

4. 甲状腺功能亢进症的老年人，一般护理措施应除外（　　）

A. 充分休息　　　　　B. 心理疏导　　　　　C. 多进饮料

D. 避免劳累　　　　　E. 控制感染

5. 不适合肥胖老年人的运动方式是（　　）

A. 举重　　　　　　　B. 游泳　　　　　　　C. 跳舞

D. 慢走　　　　　　　E. 柔韧性练习

第十一章 外科常见病照护 ▷▷▷▷

第一节 肛肠科常见病照护

【学习要点】

1. 了解大肠癌的发病原因，掌握大肠癌老年人术后造口袋的佩戴及更换。

2. 掌握肛瘘老年人术后的排泄护理及疼痛护理。

3. 熟悉便秘老年人病情观察，掌握便秘老年人照护措施中生活起居照护。

一、大肠癌

【案例导入】

赵老师，65岁，两个月前出现排便次数增多，4～5次/天，大便为黄色，不成形，近期间断的大便多为暗红色，被诊断为直肠癌早期。

1. 针对赵老师现在的情况，护理员应采取怎样的饮食照护措施？

2. 若赵老师行直肠根治术，术后康复回家，护理员应采取哪些生活起居照护措施？

（一）概述

大肠癌是结肠癌、直肠癌的总称，是消化道常见的恶性肿瘤之一。直肠癌较结肠癌更为常见。大肠癌的发病率，近年来呈上升趋势，60岁以上的发病率明显增加，随着年龄的增长而增高，男性略高于女性。早期诊断，及时手术治疗，是治疗的关键。

（二）发病原因

本病病因尚未明确，可能与以下因素有关。

1. 饮食习惯 高脂肪、高蛋白和高热量，以及过多摄入腌制和油煎炸食品，可能会增加大肠癌的发病率。

2. 遗传因素　有家族性肠息肉病的人群，大肠癌发病率高于一般人群。家族性肠息肉病已被公认为癌前病变。

3. 消化道因素　患有溃疡性结肠炎、克罗恩病、大肠腺瘤、直肠息肉的老年人，后期患大肠癌的概率也会上升。

4. 其他　可能与情绪、环境污染等因素有关。

（三）病情观察

1. 排便习惯和粪便性状改变　表现为排便增多，腹泻，便秘，排血性、脓性或黏液性粪便。

2. 腹痛或腹部不适　表现为持续的隐痛或腹部不适，或腹胀感，随着病情的发展，甚至出现阵发性绞痛。

3. 肠梗阻　表现为腹痛、腹胀、便秘等。

4. 全身症状　体重下降和消瘦。因长期腹痛和腹胀，导致进食减少及肠功能减退，引起营养不良，体重明显下降，后期可出现严重消瘦。

（四）照护措施

1. 一般照护

（1）每日定时开窗通风两次，保持室内空气流通，温湿度适宜，注意保暖。

（2）术后取平卧位，头偏向一侧，病情平稳后，改为半卧位，以利于老年人的呼吸及引流。

（3）每日给予老年人口腔护理两次，并保持皮肤清洁干燥。

2. 饮食照护

（1）给予老年人少食多餐，循序渐进。吃清淡易消化食物，多吃新鲜水果蔬菜，多饮水，少吃腌制、油炸及刺激性食物。戒烟戒酒，忌暴饮暴食。食物选择循序渐进，由半流质慢慢过渡到软饭和干饭。

（2）术后早期禁食、禁水，术后 48～72 小时肛门排气或肠造口开放后，遵医嘱可给予流质饮食，忌进食引起胀气的食物，如牛奶、豆浆等。术后 1 周进少渣半流质饮食；两周后可进普食；但要循序渐进，少量多餐，注意补充高热量、高蛋白、维生素丰富的食品。

（3）适当进食肉蛋奶等优质蛋白食物，增加新鲜蔬菜水果摄入量，避免过度油腻的食物。

3. 活动照护

（1）术后 24 小时病情平稳后，护理员可协助老年人尽早下床活动，以促进肠蠕动恢复，避免肠粘连，活动时佩戴腹带，保护伤口。

（2）护理员协助老年人下床活动时，妥善固定各引流管，以免引起非计划拔管。

（3）适当地增加体育锻炼，可进行中等运动量的锻炼，如慢跑、乒乓球运动等。

4. 引流管照护

（1）胃管照护

1）保持胃管通畅 每日使用少量温盐水给予胃管护理 3 次，注意观察胃管插入的深度，确认胃管在胃内且通畅。

2）固定胃管 现在临床中一般采用胶布粘贴的方法固定，由于脸面部油脂分泌比较旺盛，护理员在照护过程中需定时查看；护理员应注意观察固定位置皮肤情况，避免出现压力性损伤；护理员在帮助老年人翻身、搬运过程中，应首先妥善安置胃肠减压管，避免牵拉。

（2）尿管照护

1）留置尿管 1～7 日，保持会阴部清洁及尿管通畅，观察尿液的颜色、性质和量，发现脓尿、血尿、尿量少时，及时告知医护人员。

2）定期排放尿液，可间歇性夹闭尿管，每两小时或有尿意时开放，以锻炼其膀胱功能。

（3）腹腔引流管照护

1）妥善固定，保持引流管通畅，观察引流液的颜色、性质和量，若引流液出现浑浊液体，提示可能出现吻合口瘘的并发症，应立即告知医护人员。

2）观察引流管周围皮肤情况，观察引流管敷料有无渗血、渗液等。

（4）盆腔引流管护理 保持引流管通畅，避免受压、扭曲、堵塞，观察并记录引流液的色、质、量。保持引流管口周围皮肤清洁、干燥，定时更换敷料。

（5）肠造口照护

1）术后肠造口周围用凡士林纱布保护，一般 3 天后拆除；及时擦洗肠管分泌物、渗液等，更换敷料。评估造口的类型、颜色、性状与大小、高度、血运情况，观察造口黏膜与皮肤缝合处是否有出血或者分离，观察造口支持棒是否松动或太紧，观察造口周围皮肤是否平坦，有无损伤、溃疡等情况，观察造口排泄物的量、颜色，并及时清洗、更换造口袋。

2）更换造口袋：造口底盘污染渗漏后，应立即给予更换造口袋。

5. 生活起居照护

（1）鼓励老年人适当地增加体育运动，增强体质，更加有利于疾病的康复。

（2）营造轻松舒适的环境，重视老年人的精神状态，避免加重老年人的心理负担，给予老年人充分的心理安慰。

（3）关注老年人大便性状和排便习惯，如大便性状变稀或出现便秘、腹胀等情况，应及时复查。

（4）关注老年人的体重，体重是衡量大肠癌老年人病情变化的参考指标，如体重短期内下降较多，应及时就诊。

（5）大肠癌老年人应定时复查，即使做完手术的老年人也要定时复查，不能以为做完手术就治愈了，复查的目的主要是及时发现肿瘤复发、转移等情况，还可评价治疗效果。

（6）督促老年人养成良好的生活方式，避免吸烟、饮酒等不良嗜好，注意避免劳累，注意休息。适当参加户外活动，如慢跑、太极拳、快走等有氧运动。也适当干一些家务活，避免提重物或用力咳嗽等，使负压过大，引起造口脱垂、造口旁疝及切口疝等。

（7）给予老年人规律的饮食习惯，可少量多餐，避免暴饮暴食，尤其在术后的早期阶段。应选择易消化少渣的食物，可适当地增加食物中蛋白质的含量，增加水果蔬菜的摄入量，避免过度油腻的食物。

【案例解析】

1. 针对赵老师现在的情况，护理员应采取怎样的饮食照护措施？

答：赵老师现在为直肠癌早期，直肠癌是消化道常见的恶性肿瘤，为消耗性疾病。另外，直肠癌的发生与饮食习惯有关，因此，护理员给予饮食照护，应从改善饮食习惯、补充营养着手。护理员应帮助老年人养成规律的饮食习惯，少食多餐；给予清淡易消化少渣的食物，避免过度油腻的食物，少吃腌制、油炸及刺激性食物，适当地增加食物中蛋白质的含量，增加水果蔬菜的摄入量。

2. 若赵老师行直肠根治术，术后康复回家，护理员应采取哪些生活起居照护措施？

答：（1）赵老师经过直肠癌手术，身体比较虚弱，应当鼓励赵老师适当地参加体育锻炼，增强体质，促进恢复。

（2）赵老师经过直肠癌手术后，心理上有一些负担，护理员在照护的过程中，应当为其创造一个舒服的环境，关注赵老师的心理动态，适时地给予心理指导。

（3）体重是衡量大肠癌老年人病情变化的重要手段，日常关注赵老师的体重，体重下降过快时，应及时复查。

（4）大便性状和排便习惯能够比较直观地反应赵老师的病情，如大便性状变稀，或出现便秘、腹胀等情况，应及时复查。

（5）直肠癌复发率比较早，护理员应督促赵老师定期复查，及时发现肿瘤复发、转移等情况。

（6）良好的生活方式对于肿瘤老年人的康复至关重要，护理员在日常生活中要帮助赵老师养成良好的生活方式，避免使赵老师劳累，注意休息，避免增加腹压的动作。

（7）改变饮食习惯对于直肠癌老年人很重要，护理员在照护过程中，给予少食多餐，避免暴饮暴食，尤其在术后的早期阶段。应选择易消化少渣的食物，可适当地增加食物中蛋白质的含量，增加水果蔬菜的摄入量，避免过度油腻的食物。

【思考题】

1. 70岁男性，直肠癌术后两个月，佩戴造口袋，照护此患者时，你应如何进行造口照护？

2. 王阿姨，65岁，直肠癌术后带有尿管，作为护理员，应采取哪些尿管照护措施？

二、肛瘘

【案例导入】

徐大爷，65岁，肛周有一溃口，间断流脓1个月，以肛周疼痛为主诉前去就诊，被诊断为肛瘘。

1. 作为徐大爷的护理员，针对其肛周疼痛的症状，应采取哪些照护措施？

2. 若徐大爷行肛瘘切除术，术后康复回家，护理员应给予哪些生活起居照护措施？

（一）概述

肛瘘是指肛门直肠因肛门周围间隙感染、损伤、异物等病理因素，形成与肛门皮肤相通的异常通道，由内口、瘘管、外口三部分组成的一种疾病。手术治疗是肛瘘治疗的主要方式。

（二）发病原因

肛管直肠周围脓肿有两大类：一类与肛腺及肛瘘有关，称为原发性急性肛腺肌间瘘管性脓肿，简称瘘管性脓肿，较多见；一类与肛腺及肛瘘无关，称为急性非肛腺性非瘘管性脓肿，简称非瘘管性脓肿，较少见；肛瘘大多由前者发展而来。肛瘘多为一般化脓性感染所致，少数为特异性感染，如结核、克罗恩病、溃疡性结肠炎。直肠肛管外伤，继发感染，也可形成肛瘘，直肠肛管恶性肿瘤也可溃破成瘘管，但都很少见，与一般化脓性肛瘘有明显区别。

（三）病情观察

1.肛周皮肤 肛门周围流脓水、潮湿、瘙痒，甚至出现湿疹。

2.分泌物 外口处有脓性、血性、黏液性分泌物流出，有时会有粪便和气体排出。

3.全身症状 肛周肿痛、发热、寒战、乏力。

4.术后观察要点

（1）观察老年人术后疼痛的部位、性质及程度。

（2）观察老年人有无尿潴留的情况发生。

（3）观察伤口敷料情况。

（4）观察老年人排便情况。

（四）照护措施

1.排泄照护

（1）排尿照护 肛瘘老年人由于疾病本身的位置，而且术中一般采用腰麻等因素，会影响老年人术后排尿，若老年人出现排尿困难，指导老年人深呼吸、听流水声、热敷下腹部等刺激排尿。无效者可告知医生，由护士进行导尿。

（2）排便 老年人术后24小时内不建议排大便，老年人有便意时，可先用温水坐浴后再排便，排便后水清洗干净即可。

（3）由于老年人体弱，在排便时注意控制时间在5分钟之内；若5分钟之内未排出大便，需要离厕休息，等待有便意时再次如厕。

2.饮食照护

（1）术后给予老年人清淡、易消化的食物，适当增加维生素和纤维素的摄入，保持大便通畅。

（2）忌食辛辣刺激的食物，限酒。

（3）合并有糖尿病的老年人，应按糖尿病饮食给予照护，血糖较高会影响伤口的愈合。

3.疼痛照护 由于肛门末梢感觉神经非常丰富，痛觉极度敏感，许多肛门直肠疾病均可引起肛门疼痛。

（1）观察老年人疼痛的部位、开始时间、持续时间、急缓、性质及伴随症状。

（2）协助老年人采取舒适体位，避免局部压迫，加重疼痛。

（3）遵医嘱合理地使用镇痛剂，在老年人疼痛剧烈时，应立即告知医生。

（4）由于疾病本身的特征，肛瘘老年人在排便时可能会加重疼痛，应注意避免便秘。

（5）在疼痛剧烈时，老年人会出现烦躁、焦虑、失眠等，应加强心理照护。

（6）指导老年人进行自我调护，转移注意力。

4.生活起居照护

（1）帮助老年人养成良好的生活习惯，定时排便，每日排便后温水坐浴，保持肛门清洁干燥，注意劳逸结合，避免久坐、久立等。

（2）改善老年人的饮食结构，避免过度摄入辛辣刺激的食物，鼓励多食用新鲜的瓜果蔬菜等。

（3）肛瘘可对老年人的日常生活造成一定影响，经治疗后有再复发的可能，帮助老年人通过自我管理、改善饮食及生活方式来预防肛瘘，具体包括控制体重，进行体育锻炼，避免劳累，戒烟限酒等。

（4）护理员应多关注老年人的心理健康，保护老年人的隐私，鼓励老年人对疾病进行全面认识，使其乐观地保持长期治疗。

【案例解析】

1. 作为徐大爷的护理员，针对其肛周疼痛的症状，应采取哪些照护措施？

答：肛周的疼痛是非常剧烈的，特别时在疾病的发作期。

（1）作为徐大爷的护理员，应该了解徐大爷的疼痛部位、疼痛时间及伴随症状。

（2）疼痛剧烈，出现烦躁、焦虑、失眠等，加强心理照护。

（3）帮助徐大爷缓解疼痛，给予徐大爷舒适的体位，帮助徐大爷转移注意力，如听舒缓的音乐、看电视等，必要时使用镇痛剂。

（4）帮助徐大爷保持大便通畅，避免因便秘加重疼痛。

2. 若徐大爷行肛瘘切除术，术后康复回家，护理员应给予哪些生活起居照护措施？

答：（1）肛瘘的发生主要与肛周不洁有关，护理员在照护过程中，注意保持肛周的清洁。

（2）肛瘘术后有复发的可能，护理员应督促徐大爷养成良好的生活习惯，增加体育锻炼，增强体质。

（3）肛瘘的治疗过程会比较长，且有复发的可能性，注意给予徐大爷心理照护。

【思考题】

1. 王阿姨，69 岁，行肛瘘切除术后 1 天，应给予王阿姨哪些排泄的护理措施？

2. 钱大爷，70 岁，肛瘘术后康复回家，作为护理员应给予哪些饮食照护措施？

三、便秘

【案例导入】

　　王阿姨，70 岁，以大便排出困难 5 年余，加重 1 个月，1 周未排便为主诉，被诊断为结肠慢传输型便秘。

　　1. 针对王阿姨的症状，作为护理员应该采取哪些护理措施？

　　2. 若王阿姨进行手术治疗，术后初期应给予怎样的饮食照护？

（一）概述

便秘一般指持续性排便困难、排便不尽感，或排便次数减少，每周小于 3 次或长期无便意者。

（二）发病原因

1. 出口梗阻型便秘

（1）盆底松弛综合征　包括直肠内脱垂、直肠前突、直肠内套叠、直肠瓣肥大。

（2）盆底失弛缓综合征　直肠与肛门是同收紧、同放松，造成了粪便在直肠堆积，无法排出。

（3）**肠外梗阻**　如子宫后倾、盆地肿瘤、炎症等。

2. 结肠慢传输型便秘

（1）**饮食**　摄入纤维素量不足。

（2）**服用其他药物**　泻剂、阿片生物碱、抗胆碱能类药、抗抑郁药、含铝或钙的抗酸剂。

（3）**代谢性疾病**　低钾血症、高钙血症、卟啉病、淀粉样变性。

（4）**内分泌紊乱**　女性激素水平异常、甲状腺功能减退、嗜铬细胞瘤。

（三）病情观察

1. 排便

（1）观察老年人的排便次数，排出粪便的量。

（2）观察老年人的排便时间长短。

（3）了解老年人排便时的伴随症状，如有无肛门坠胀、肛门有无持续压力下降感。

（4）观察影响老年人排便的因素。

2. 全身症状　观察老年人有无食欲减退、消瘦面色晦暗、失眠等症状。

3. 术后观察要点

（1）观察老年人术后伤口的情况，包括创面是否有渗血、分泌物，创面的颜色等。

（2）观察老年人的术后疼痛情况，包括疼痛的性质、疼痛的部位、疼痛的时间等。

（四）照护措施

1. 排泄照护

（1）术后 24 小时不建议老年人排大便，特殊老年人遵医嘱决定排便时间。

（2）嘱老年人晨起温水或蜂蜜温服，嘱老年人养成定时排便的习惯。

（3）术后老年人因精神紧张，由于伤口疼痛惧怕排便，要向老年人解释术后排便的重要性，消除老年人的紧张情绪，鼓励老年人排便。

（4）可遵医嘱使用缓泻剂，或甘油类灌肠剂，如开塞露等。

2. 饮食照护

（1）老年人在麻醉清醒后 4～6 小时，可适量饮水，若无恶心呕吐等不适情况，给予正常饮水，同时可给予半流质饮食，术后初期应避免进食刺激或胀气的食物，如豆类、牛奶、洋葱，避免进食刺激性食物。

（2）结肠慢传输型便秘的老年人在术后应遵医嘱，禁食禁饮；待肠蠕动功能恢复后改为流质饮食，可给予乌鱼汤等；饮食应遵循循序渐进的原则，少食多餐，可以给予老年人每 2 到 3 小时进餐一次，每日进食 5 到 6 次；术后第 3 日可给予半流质饮食，如稀饭、面条、馄饨、藕粉等，术后 1 周可进软食，可给予清淡营养高蛋白高能量的饮食，根据老年人的肠道功能恢复情况及排便情况，逐渐过渡为普食。

（3）指导老年人多饮水，选择纤维素含量高的食物，每餐后给予老年人一杯水，约

250mL，每天至少饮水2000mL，因为水分能增加肠内容物，刺激肠道蠕动，并能使大便软化，同时对排便有刺激作用，反射性地引起排便。

3.疼痛照护　术后伤口疼痛是肛肠手术后老年人最常见的症状。

（1）术后应定时对老年人疼痛的性质及伴随症状做出评估，及时准确客观地对老年人的疼痛做出评分，采取相应的措施。

（2）对于疼痛剧烈的老年人，应及时告知医护人员。

（3）老年人可遵医嘱使用镇痛剂，在使用镇痛剂后，应观察老年人有无头晕、恶心呕吐等症状。

（4）给予老年人心理上的支持，分散其注意力，可以让老年人听音乐、看书等，疏导其不良心理，保持乐观的情绪。

4.康复照护

（1）术后老年人肛门出现坠胀感，可指导老年人采取膝胸卧位。

（2）指导老年人进行缩肛运动，深吸气时收缩肛门，呼气时肛门放松，一收一放为1次，每日晨起及睡前各做一遍，做20～30次。便秘时可绕脐周，顺时针按摩腹部，每日3次，每次20～30圈。

（3）保证老年人充分的水分摄入，可给予空腹温水或蜂蜜水500mL，每日水摄入1000～2000mL；保证膳食纤维的摄入，成人每日摄入纤维含量25～35g，如糙米、玉米、大麦米糠等杂粮，胡萝卜薯类、四季豆等根茎和海藻类食物，可每日摄入1～2个香蕉、苹果，每日一杯酸牛奶，不建议饮酒，不服用咖啡因的饮料，加大大便干燥的可能性；保证蛋白质的摄入，每日可给予鸡蛋一个，瘦肉100～150g；适当地增加烹饪油的用量（心血管疾病慎用）。

（4）鼓励老年人参加体育锻炼，如适当地散步、跑步、跳绳、游泳等。

（5）长期便秘，可能会对老年人的心理造成一定影响，护理员应为老年人提供舒适的生活环境，给予心理支持，向老年人介绍疾病的相关知识，鼓励老年人积极接受治疗，配合治疗。

【案例解析】

1.针对王阿姨的症状，作为护理员应该采取哪些护理措施？

答：（1）对于王阿姨，1周没有排便，心理上会出现焦虑、烦躁等。护理员照护过程中，应注意其心理动态，向其介绍疾病的特征，帮助其了解疾病，积极地配合治疗。

（2）王阿姨长期便秘，护理员可以从饮食上进行调整，帮助改善便秘的症状。

（3）可给予空腹温水或蜂蜜水500mL，每日水摄入1000～2000mL；保证膳食纤维的摄入，成人每日摄入纤维含量25～35g，如糙米、玉米、大麦米糠等杂粮，胡萝卜薯类、四季豆等根茎和海藻类食物，可每日摄入1～2个香蕉、苹果，每日一杯酸牛奶，不服用咖啡因的饮料，保证蛋白质的摄入，每日可给予鸡蛋一个，瘦肉100～150g。

2.若王阿姨进行手术治疗，术后初期应给予怎样的饮食照护？

答：结肠慢传输型便秘的老年人在术后应遵医嘱，禁食禁饮；待肠蠕动功能恢复后改为流质饮食，可给予乌鱼汤等；饮食应遵循循序渐进的原则，少量多餐，可以给予老年人每2到3小时进餐一次，每日进食5～6次；术后第3日可给予半流质饮食，如稀饭、面条、馄饨、藕粉等，术后1周可进软食，可给予清淡营养高蛋白高能量的饮食，根据老年人的肠道功能恢复情况及排便情况，逐渐过渡为普食。

【思考题】

1.王某，65岁，便秘术后初期，出现肛门坠胀不适，护理员需要采取哪些措施？
2.李大爷，69岁，长期便秘，护理员在饮食照护上应注意哪些方面？

第二节　骨科常见病照护

【学习要点】

1.掌握骨折的现场急救。
2.掌握腰椎间盘突出症老年人术后功能锻炼。
3.掌握骨性膝关节炎的康复照护。

一、骨折

【案例导入】

张阿姨，66岁，今日10点在家洗澡时，不慎摔倒，就诊后被诊断为股骨干骨折。

1.作为张阿姨的护理员，在发现张阿姨摔倒时，你应该怎么做？
2.作为张阿姨的护理员，应如何给予张阿姨饮食照护？

（一）概述

骨折是指骨结构的连续性完全或部分断裂，多见于儿童及老年人，中青年也时有发生。患者常为一个部位骨折，少数为多发性骨折。经及时恰当处理，多数患者能恢复原来的功能，少数患者可遗留不同程度的后遗症。

（二）发病原因

1. 直接暴力　暴力直接作用于骨骼某一部位而致该部位骨折，如车轮撞击小腿，于撞击处发生胫腓骨骨干骨折。

2. 间接暴力　间接暴力作用时通过纵向传导、杠杆作用或扭转作用，使远处发生骨折，如从高处跌落足部着地时，主因重力关系急剧向前屈曲，胸腰脊柱交界处的椎体发生压缩性或爆裂骨折。

3. 积累性劳损　长期、反复、轻微的直接或间接损伤，可致使肢体某一特定部位骨折，如远距离行走，易致第 2、3 跖骨及腓骨下 1/3 骨干骨折。

4. 疾病　某些恶性肿瘤、感染可侵及骨质，导致骨骼结构破坏，引起骨折。

（三）病情观察

1. 畸形　骨折端移位可使患肢外形发生改变，主要表现为缩短、成角、延长。

2. 异常活动　正常情况下肢体不能活动的部位，骨折后出现不正常的活动。

3. 骨擦音或骨擦感　骨折后两骨折端相互摩擦撞击，可产生骨擦音或骨擦感。

4. 术后观察要点

（1）密切观察老年人的体温、脉搏、呼吸、血压和血氧饱和度变化。

（2）观察患侧局部肿胀、疼痛，肢体末端颜色，以及温度及感觉情况。下肢骨折的老年人同时要观察健侧肢体情况。

（3）观察患肢固定及愈合情况。

（四）照护措施

根据骨折的部位分，骨折可分为很多种，以下以四肢骨折为例。

1. 现场急救

（1）判断老年人的全身情况，如意识、呼吸、脉搏等，先处理危及生命的紧急情况。

（2）止血包扎：一般出血的伤口进行加压包扎即可，大血管出血则在近心端结扎止血，包扎尽量无菌或清洁布类。

（3）固定：可用木板、树枝等简单固定，实在无可用材料，上肢可固定在胸前，下肢可固定在健侧肢体，防止骨折端活动。

（4）搬运，及时就医。

2. 体位　维护患肢的固定体位，局部制动，抬高患肢。

3. 饮食照护　给予老年人高钙、高蛋白和高铁饮食，指导老年人多饮水，下肢骨折不能下床的老年人，应特别注意纤维素、维生素的摄入，防止便秘。

4. 疼痛照护　疼痛较轻时，可指导老年人采用聊天、听音乐来转移注意力。抬高患肢和局部冰敷也可减轻疼痛，疼痛剧烈时可遵医嘱使用镇痛药。

5. 功能锻炼　上肢骨折复位固定后，尽早开始手指屈伸运动，以及前臂肌肉主动舒缩；下肢骨折复位固定后，尽早进行股四头肌等长收缩，踝关节及足趾关节屈伸、旋转运动。

6. 康复训练　康复治疗的目的在于：保持骨折对位稳定良好，促进骨折愈合；防止及消除肢体肿胀；恢复关节活动；防止肌肉萎缩，增强肌力；恢复肢体的活动。护理员在骨科医生的指导下，针对不同的恢复阶段，对老年人采用不同的康复方法。

（1）早期阶段（骨折后1～2周）　康复的目的是促进患者血液循环，减轻肿胀，防止肌肉萎缩，功能训练以患肢肌肉主动等长收缩为主。

（2）中期阶段（骨折2周至骨折的临床愈合）　患肢肿胀已经消除，疼痛减轻，骨折处已有纤维连接。此时可逐步开始骨折上下关节活动，其活动强度和范围逐渐增加，并逐渐由被动活动转为主动活动，增加主动的关节屈伸活动，防止肌肉萎缩，避免关节僵硬，减少功能障碍。在病情允许的情况下，应尽早起床进行全身活动。同时，应配合理疗方法，以达到消肿、止痛、促进骨痂形成的目的。

（3）后期阶段　骨折逐渐达到临床愈合标准，外固定已拆除，应结合理疗、体疗等手段，促进关节活动范围和肌力的恢复，注意全身功能训练的协调性以及步态训练。同时结合训练目的和病情变化，配合以理疗方法。

7. 心理照护　骨折的恢复是一个循序渐进的过程，给予老年人心理安慰，在医护指导下进行功能锻炼，对于可能致残的老年人，指导其正确面对事实，积极交流，减轻心理负担。

【病案解析】

1. 作为张阿姨的护理员，在发现张阿姨摔倒时，你应该怎么做？

答：（1）判断老年人的全身情况，如意识、呼吸、脉搏等，先处理危及生命的紧急情况。

（2）止血包扎：一般出血的伤口进行加压包扎即可，大血管出血则在近心端结扎止血，包扎尽量无菌或清洁布类。

（3）固定：可用木板、树枝等简单固定，实在无可用物时，下肢可固定在健侧肢体，防止骨折端活动。

（4）搬运，及时就医。

2. 作为张阿姨的护理员，应如何给予张阿姨饮食照护？

答：给予老年人高钙、高蛋白和高铁饮食，指导老年人多饮水，下肢骨折不能下床的老年人，应特别注意纤维素、维生素的摄入，防止便秘。

【思考题】

1. 张阿姨，65岁，股骨干骨折术后1天，照护过程中应注意哪些方面？

2. 王大爷，70岁，肱骨干骨折术后3天，患肢疼痛，作为护理员应采取哪些护理措施？

二、腰椎间盘突出症

【案例导入】

张先生，65岁，以"腰背部疼痛10年，近期加重，伴一侧下肢麻木"为主诉就诊，被诊断为腰椎间盘突出症。

1. 作为张先生的护理员，你应该给予怎样的饮食照护？

2. 张先生选择持续牵引治疗，作为护理员应采取哪些照护措施？

（一）概述

腰椎间盘突出症是指椎间盘变性、纤维环破裂、髓核组织突出刺激和压迫马尾神经或神经根引起的一种综合征，是腰腿痛最常见的原因。腰椎间盘突出症以 $L_{4\sim5}$ 椎间盘和 $L_5\sim S_1$ 椎间盘最为常见，占95%。

（二）发病原因

引起腰椎间盘突出症的原因有很多，如椎间盘退行性病变、长期震动、过度负荷、外伤、妊娠、遗传因素等。

（三）病情观察

1. 腰痛 超过90%的老年人都会有腰痛的表现，疼痛范围主要为下腰部及腰骶部，多为持续性钝痛。

2. 下肢放射痛 一侧下肢坐骨神经区域放射痛是本病的主要症状，多为刺痛。

3. 间歇性跛行 间歇性跛行是腰椎管狭窄的特异表现，具体表现为老年人行走时，随着距离增多，出现腰背不痛或患侧下方疼痛，或麻木加重，蹲着或坐着休息，症状可以减轻，再走一段距离后，症状又出现。

4. 术后观察要点 包括生命体征、伤口敷料、疼痛等方面。

（四）照护措施

1. 术后一般照护

（1）观察手术切口敷料有无渗血及渗出液颜色、性质和量，敷料渗湿后立即通知医生更换。

（2）观察老年人有无疼痛，观察疼痛的部位、性质及伴随症状。

（3）术后平卧，麻醉清醒病情允许的情况下，可通过轴线翻身。

2. 功能锻炼 腰椎间盘突出症老年人术后的功能锻炼是重中之重。

（1）卧床期间，在病情允许的情况下，坚持定时活动四肢关节，以防关节僵硬。

（2）站立训练：指导老年人双眼平视，下颌内收，腰腹部平直，双腿直立，两腿之间的距离与肩同宽，确定重力线通过腰椎和椎间盘后部，避免腰椎间盘再次突出。

（3）行走训练：协助老年人戴好腰围和支架，抬高床头，行走过程中双目平视前方，头部微微向上昂起，下颌紧闭，颈部正直，胸部自然向前，将小腹收紧，臀部收紧，双臂保持自然下垂和摆动。

（4）坐姿训练：指导老年人坐在椅子上，保持上身挺直，下颌微微内收，双下肢并拢，使用合适的坐具，保持腰背部相对松弛。

3. 非手术治疗的照护

（1）绝对卧床休息，包括卧床大小便。卧床休息，可以减少椎间盘所承受的压力，缓解脊柱旁肌痉挛引起的疼痛，一般卧床 3 周，至症状缓解后可佩戴腰围下床活动。

（2）牵引：骨盆牵引，牵引可增大椎间隙，减轻椎间盘的压力和对神经的压迫，改善局部循环和水肿，因此多采用骨盆牵引。

1）抬高床脚做反牵引，牵引重量为 7～15kg，持续两周，采用间断牵引法，每日 2 到 3 次，每次 1 到 2 小时，但效果不如前者。

2）牵引时观察老年人的体位，牵引线及重量是否正确。

3）经常检查牵引压迫部位的皮肤是否有疼痛、红肿、破溃、压疮等。

4. 生活起居照护

（1）帮助老年人改善生活方式，防止腰腿受凉，防止过度劳累。同一姿势不应保持太久，适当地进行原地活动或腰背部活动，可解除颈部及腰背部肌肉疲劳。

（2）腰椎间盘突出症老年人比较舒适的卧床姿势是仰卧位，在膝关节和头下各放一个枕头，将肩部抬高；或采取侧卧位，位于上方的膝关节屈曲，在两膝中间放置一个枕头。

（3）鼓励体育锻炼，特别应加强腰背肌训练，增加脊柱内在稳定性，长期使用腰围者，尤其需要注意腰背肌训练，如采取"小燕飞"动作锻炼，以防止失用性肌肉萎缩带来不良后果。

（4）合理的安排饮食，注意少食多餐，多吃蔬菜水果及豆类食品，多吃一些含钙量高的食物，如牛奶、虾皮、海带、麻酱、豆制品等。

（5）老年人在参加体育锻炼时，压腿弯腰的幅度不要太大，提重物时，不要弯腰，先蹲下拿到重物，然后慢慢起身，尽量做到不弯腰。

【案例解析】

1. 作为张先生的护理员，应该给予怎样的饮食照护？

答：合理地安排饮食，注意少食多餐，多吃蔬菜水果及豆类食品，多吃一些含钙量高的食物，如牛奶、虾皮、海带、麻酱、豆制品等。

2. 张先生选择持续牵引治疗，作为护理员应采取哪些护理措施？

答：（1）治疗腰椎间盘突出症一般采用骨盆牵引，其方法是：抬高床脚做反牵引，牵引重量为 7～15kg，持续两周，也可采用间断牵引法，每日 2 到 3 次，每次 1 到 2

小时。

（2）牵引可以缓解腰椎间盘突出症，但正确的牵引线会引发牵引并发症，护理员在张先生牵引期间，应定时观察张先生的体位牵引线及重量是否正确。

（3）牵引的重量比较大，加上老年人本身体质较弱，循环不好，护理员要经常检查牵引压迫部位的皮肤是否有疼痛、红肿、破溃、压疮等。

【思考题】

1.李大爷，66岁，腰椎间盘突出症术后，应怎样给予老年人功能锻炼指导？
2.王阿姨，62岁，询问你牵引治疗腰椎间盘突出症的机理，你应该怎么回答？

三、骨性膝关节炎

【案例导入】

陈女士，60岁，病情状况：右膝疼痛2年，晚间加剧，行走受困，晚间尤甚。经检查诊断双膝关节退行性变，确诊为骨性膝关节炎。

1.作为陈阿姨的护理员，你应该采取哪些护理措施？

2.陈阿姨若行关节置换术，术后作为护理员的观察要点有哪些？

（一）概述

骨性膝关节炎是膝关节软骨变性、骨质增生而引起的一种慢性骨关节疾患。

（二）发病原因

骨性膝关节炎的患病率与老年人的年龄、性别、民族及地理因素有关，西医学认为，骨性膝关节炎是多种因素综合作用的结果，主要因素有软骨基质合成和分解代谢失调，软骨下骨板损害使软骨失去缓冲作用，关节内局限性炎症等。

（三）病情观察

1.疼痛　膝关节活动时疼痛加重，其特点是初期疼痛为阵发性，后为持续性，劳累及夜间更甚，上下楼梯疼痛明显。

2.膝关节肿胀　肿胀是由于膝关节骨性关节炎产生以后，局部的增生物刺激膝关节腔内的滑膜组织，使滑膜组织的渗出增加，吸收不足而产生积液。

3.活动受限　膝关节屈伸活动受限，但无关节强直。

4.术后观察要点

（1）观察老年人术后生命体征　血压、呼吸、脉搏、体温等。

（2）观察老年人术后患肢情况　患肢肿胀情况、患肢皮肤温度高低、患肢皮肤颜色情况。

（3）观察伤口情况　观察伤口敷料有无渗血、渗液及其他分泌物等。

（四）照护措施

1. 生命体征照护　监测老年人各项体征的变化情况，观察老年人皮肤颜色，以及头脑神志情况，其中包括呼吸频率、血氧饱和度、脉搏和血压等。

2. 体位　术后老年人需要保持平卧体位6小时左右，患肢则要抬高20°左右，以利于患肢血液循环，减低肿胀症状的发病率。对于老年人膝关节部位采取局部冰敷的方法，持续1～2天，减轻老年人切口部位的出血和疼痛程度。

3. 预防静脉血栓　护理员应意识到，预防老年人下肢静脉血栓并发症的发生，对于老年人术后恢复尤为重要，老年人术后出现静脉血栓的概率可达40%～80%，长期卧床将会直接增加老年人下肢静脉血栓的发病率。护理员于术后第1天需要正确指导老年人进行踝关节和股四头肌伸展运动等，密切观察老年人的肢体血流情况和实际感受，是否出现肿胀和皮肤灼伤等症状。采取穿弹力袜或包扎绷带的方法，促进老年人下肢的血液循环，避免老年人形成血栓。

4. 康复照护

（1）踝泵运动　双下肢伸直，足尖向上，用力、缓慢勾脚到最大限度后保持5秒，绷脚到最大限度后保持5秒，再旋转一周。双下肢同时练习，尽量多做。

（2）股四头肌练习　绷紧大腿肌肉，尽量伸直膝关节，保持5～10秒钟。

（3）直腿抬高练习　平卧，患肢膝关节伸直，绷紧大腿肌肉，足尖向上，缓慢抬起下肢10cm，维持此位置至力竭后，缓慢放下为一次，10～20次为一组，每天3～5组。

（4）坐位屈膝锻炼　坐于床边，双腿自然下垂，健肢脚踝放于术肢脚踝前方，健肢向后轻施压力，帮助术侧膝关节弯曲，力量大小以能忍受为度。

（5）仰卧位屈膝、伸膝运动　仰卧位，患肢主动缓慢屈膝，尽可能趋向臀部，然后渐渐伸直。

5. 心理照护

（1）护理员向其介绍康复的过程及成功案例，消除患者焦虑情绪。

（2）保持心情舒畅，护理员多给予关怀。

6. 生活起居照护

（1）注意局部的保暖，加强对膝部的保护。

（2）老年人可垫软枕抬高，避免爬山，以免关节过度负重。

（3）适当增加户外活动。

（4）适当控制体重。

【案例解析】

1. 作为陈阿姨的护理员，你应该采取哪些护理措施？

答：（1）注意局部的保暖，加强对膝部的保护。

（2）老年人可垫软枕抬高，避免爬山，以免关节过度负重。

（3）适当增加户外活动。

（4）适当控制体重。

2.陈阿姨若行关节置换术，术后作为护理员的观察要点有哪些？

答：（1）观察老年人术后生命体征　血压、呼吸、脉搏、体温等。

（2）观察老年人术后患肢情况　患肢肿胀情况、患肢皮肤温度高低、患肢皮肤颜色情况。

（3）观察伤口情况　观察伤口敷料有无渗血、渗液及其他分泌物等。

【思考题】

1.王大妈，62岁，膝关节置换术后，家属向护理员询问王大妈应怎样做康复活动，护理员应怎样回答？

2.李大爷，患有骨性膝关节炎，作为护理员，生活起居应给予哪些措施？

第三节　泌尿外科常见病照护

【学习要点】

1.掌握前列腺增生症老年人行经尿道前列腺电切术（TURP）术后一般照护。

2.掌握膀胱癌老年人术后膀胱灌注治疗的照护措施，生活起居照护措施。

3.掌握上尿路结石老年人饮食照护措施，生活起居照护措施。

一、前列腺增生症

【案例导入】

马先生，68岁，以"夜尿增多，每晚3到4次，每次两小时150mL，排尿费力，尿线细，近期逐渐加重"为主诉就诊，被诊断为前列腺增生症。

1.如马先生行经尿道前列腺电切术（TURP）手术，作为护理员有哪些照护重点？

2.马先生手术后康复回家，护理员应给予哪些照护措施？

（一）概述

前列腺增生症，又称良性前列腺肥大，是前列腺组织增长变大的疾病，是老年男性常见病之一。据统计，中老年男性前列腺增生症发病率高达 80%，大部分男性在 40 岁以后，都会出现不同程度的前列腺增生症。

（二）发病原因

有关前列腺增生症的发病原因研究有很多，但病因并不完全明确。目前认为其发病基础是老龄和有功能的睾丸。另外，有研究表明，前列腺增生症与激素水平和遗传等因素有关。

（三）病情观察

1. 尿频 尿频是前列腺增生症老年人最常见的早期症状，夜间更为明显。

2. 排尿困难 进行性排尿困难是前列腺增生症老年人的主要症状，但发展缓慢。

3. 尿失禁、尿潴留 当梗阻加重到一定程度时，膀胱逼尿肌受损，收缩力减弱，残余尿量逐渐增加，继而发生慢性潴留。

4. 术后观察要点

（1）术后观察患者的意识状态、体温、脉搏、呼吸及血压的变化。

（2）因前列腺增生症老年人的年龄比较大，身体素质及耐受力低，容易引发各种并发症，术后照护期间应特别注意。

（3）术后观察尿的颜色、性质和量，并记录 24 小时出入量。

（四）照护措施

1. 行经尿道前列腺电切术（TURP）术后一般照护

（1）行经尿道前列腺电切术（TURP）术后应观察气囊导尿管固定情况，老年人的导尿管拔出后，会出现不同程度的排尿疼痛和排尿困难，指导老年人多饮水，进行心理安慰，消除焦虑情绪。

（2）保持冲洗管和引流管的通畅，严密观察引流液的颜色、性质和量，并详细记录。冲洗速度是根据引流液的颜色调节，冲洗液的温度一般在 25 ～ 30℃；如果老年人有尿憋感而无引流液持续流出，应考虑有血块堵塞，可转动尿管或增加冲洗压力，以免造成膀胱充盈而加重出血。

（3）传统开放切除前列腺手术的老年人，还应观察各种引流管的情况，如膀胱引流管、造瘘管。

（4）行开放手术切除前列腺的老年人，要观察手术切口敷料渗出情况，预防切口感染。

（5）此手术老年人术中通常应用 10 ～ 30L 的尿道冲洗液，冲洗液的压力过高而大量吸收，会使血容量增大，形成稀释性低钾血症，老年人在术后会出现烦躁不安、恶心、呕吐、抽搐、痉挛、昏迷等症状。若出现此症状，应立即通知医生。

2. 疼痛照护 术后疼痛与手术对后尿道的损伤、留置的气囊导尿管牵引压迫和持续的膀胱冲洗有关，可指导老年人采用放松疗法，如深呼吸、听舒缓的音乐等。疼痛剧烈时，遵医嘱给予药物治疗。

3. 预防泌尿系感染 术后老年人留置尿管和持续的膀胱冲洗，极易引起泌尿系感染，观察老年人体温及尿道口渗血渗液情况，如有异常及时通知医生。同时，要保持尿道口的清洁及敷料干燥。

4. 预防下肢血栓的形成 指导老年人逐渐下床活动，也可配合下肢按摩，每天2～3次，每次10分钟，以促进血液循环。

5. 生活起居照护

（1）多饮水，每天2000～3000mL，尿量保持在1500mL以上。

（2）保持大便通畅，忌烟、酒、辛辣的食物，多吃易消化、富含维生素和纤维素的食物。

（3）适当地增加体育锻炼，如慢跑，这对于对抗前列腺增生症引起的一些排尿困难，是非常有好处的。

（4）指导老年人进行提肛运动，每天早晚各一次，每次100到150个，以促进恢复尿道括约肌的功能，缓解排尿困难的症状。

（5）注意休息，术后3个月内避免剧烈运动，如提重物、跑步、性生活。

（6）经尿道前列腺切除术，术后老年人可能会发生尿道狭窄，若术后尿线逐渐变细，甚至出现排尿困难，应及时到医院检查和处理。

（7）若出现阴囊肿大、疼痛发热等症状，应及时去医院就诊。

【案例解析】

1. 如马先生行经尿道前列腺电切术（TURP）手术，作为护理员有哪些照护重点？

答：护理员在照护行经尿道前列腺电切术（TURP）术后的马先生时，应注意以下几个方面。

（1）所有管路的通畅，所有管路的引流液颜色、性质和量。

（2）需要观察马先生各项生命体征、神志等。

（3）观察创面敷料情况。

（4）马先生若术后需要冲洗，保证冲洗液的温度在25～30℃。

（5）观察马先生有无尿憋感，入量与出量相差多少。

（6）观察拔尿管后，马先生的排尿情况。

2. 马先生手术后康复回家，护理员应给予哪些照护措施？

答：术后康复重点为养成良好的生活方式，饮食清淡容易消化，增加体育锻炼，定时复诊。

【思考题】

1. 陈大爷，67岁，前列腺增生症术后，导尿管拔出后，依旧出现排尿疼痛和排尿困难的情况，陈大爷认为手术未成功，心情沮丧，作为护理员应该怎么解释？

2. 刘大爷，65 岁，患有前列腺增生症，想了解如何缓解排尿困难的症状。

二、膀胱癌

【案例导入】

　　孟大爷，72 岁，以"间断血尿半年，近期加重"为主诉就诊，被诊断为膀胱癌。

　　1. 孟大爷的家属向你询问膀胱癌的发病原因，你应该怎么回答？

　　2. 护理员应该给予孟大爷哪些饮食照护措施？

（一）概述

　　膀胱癌是指发生在膀胱黏膜上的恶性肿瘤，是泌尿系统最常见的恶性肿瘤，也是全身十大常见肿瘤之一。其发病率随着年龄增长而增加，高发年龄在 50 ~ 70 岁，男性膀胱癌发病率为女性的 3 ~ 4 倍。

（二）病因

　　膀胱癌的病因复杂，既有内在的遗传因素，又有外在的环境因素。

　　1. 环境因素　长期接触芳香族类物质的工种，如燃料、橡胶、皮革、染料、油漆工等。

　　2. 吸烟　研究表明，吸烟者膀胱癌的发病率是非吸烟者的 1.8 ~ 2 倍。

　　3. 其他因素　如遗传因素、高脂肪、低纤维饮食、结石、慢性炎症等。

（三）病情观察

　　1. 血尿　90% 以上的膀胱癌老年人最初的临床症状都是血尿，通常表现为无痛性、间断性，肉眼全程血尿，可自行减轻或停止。

　　2. 膀胱刺激症状　表现为尿频、尿急、尿痛和排尿困难。

　　3. 术后观察要点

　　（1）观察老年人的意识、体温、血压、脉搏、呼吸和血氧饱和度等。

　　（2）观察老年人尿量的变化。

　　（3）观察引流管的情况。

　　（4）观察造口情况。

（四）照护措施

　　1. 体位　术后生命体征平稳后，取半卧位，以利于老年人伤口引流和尿液引流。

　　2. 引流管照护　膀胱癌术后老年人一般留置的引流管有导尿管、代膀胱造瘘管、盆腔引流管、输尿管支架管等。术后管路比较多，引流管的照护更要十分细心，每个引流管都需要妥善固定，保持通畅，同时观察引流液的颜色、性质、量，在医护人员的指导下，准确地对每个引流管实施特殊护理。

3. 膀胱灌注治疗的照护 膀胱灌注是膀胱癌老年人术后一项常见且十分重要的治疗项目。

（1）膀胱灌注是侵入性操作，加上会阴部皮肤神经丰富，机械性操作会给老年人带来不适和疼痛，膀胱灌注前要给老年人进行心理指导，增加老年人对膀胱灌注治疗的认识和信心。

（2）膀胱灌注前，注意排空膀胱，避免大量饮水。

（3）为了保证膀胱各个部位黏膜与药液充分接触，灌注后嘱老年人平卧 30 分钟，按照左侧卧位、右侧卧位、头高足低位，以及立位各 15 分钟进行转换。

（4）灌注后 2 小时嘱老年人多饮水，多休息。

4. 造口护理 部分膀胱癌老年人尿流改道术后留置腹壁造口，老年人需终身佩戴造口集尿袋。

（1）观察造口皮肤周围情况，保持造口周围皮肤清洁、干燥。

（2）造口及周围皮肤黏膜要及时清洗，确保尿液顺利流出。

（3）皮肤表面周围白色粉末状结晶物清洗时，先用白醋，再用清水。

5. 新膀胱冲洗照护 在医护人员的指导下，一般在术后 3 天开始对代膀胱进行冲洗，每天 1～2 次，可根据医护人员的指导增加次数。方法：老年人平卧，用生理盐水或 5% 碳酸氢钠作为冲洗液，温度 36℃ 左右，每次用注射器抽取 30～50mL 溶液，连接膀胱造瘘管注入冲洗液，低压缓慢冲洗，并开放导尿管引出冲洗液。反复操作至冲洗液澄清为止。

6. 饮食照护 清淡饮食，适当增加营养，多饮水，多食富含纤维素的食物，保持大便通畅，防止便秘；同时增加盐的摄入。

7. 康复照护（原位新膀胱训练）

（1）*贮尿功能* 定时放尿，从刚开始的 30 分钟 / 次到 1～2 小时 / 次。

（2）*控尿功能* 收缩会阴及肛门括约肌，每天 10～20 次。

（3）*排尿功能* 选择特定时间排尿，如餐前 30 分钟，晨起或睡前定时排尿，一般白天每 2 到 3 小时排尿一次，夜间两次，减少尿失禁。

（4）*排尿姿势* 早期可蹲位或者坐位，排尿通畅可站立排尿，注意排尿时先放松盆底肌，然后稍微增加负压。

8. 生活起居照护

（1）不恰当的饮食，有可能加重膀胱癌患者的症状。比如，对于辛辣刺激性的食物尽量不要吃，这些食物会对泌尿系统产生一定的刺激，从而加重膀胱癌患者的血尿，以及尿路刺激症状，有可能会加重患者的病情。

（2）膀胱癌术后老年人的饮食，以清淡及容易消化的食物为主，富含维生素的新鲜蔬菜和新鲜水果，可以适当地多吃一些，对膀胱癌患者的治疗和术后恢复是有所帮助的。

（3）指导老年人多参加体育运动，提高身体的免疫功能，对于膀胱癌的老年人来说，多运动可以缓解病情，起到预防复发的作用，可以选择太极拳、气功以及瑜伽等。

（4）多饮水，勿憋尿，"多饮水"可使尿量增加，尿液中的有害物质得以稀释，"勿憋尿"则及时排空膀胱，减少尿液中有害物质对膀胱黏膜的毒性作用。

（5）对于皮肤造口老年人，应给予宽松的衣裤，注意个人清洁，采用淋浴方式，注意保护好造口。禁用消毒剂或强碱性肥皂清洗造口周围皮肤，以免损伤皮肤。

【案例解析】

1. 孟大爷的家属向你询问膀胱癌的发病原因，你应该怎么回答？

答：膀胱癌的病因复杂，既有内在的遗传因素，又有外在的环境因素。

（1）环境因素　长期接触芳香族类物质的工种，如燃料、橡胶、皮革、染料、油漆工等。

（2）吸烟　研究表明，吸烟者膀胱癌的发病率是非吸烟者的 1.8～2 倍。

（3）其他因素　如遗传因素、高脂肪、低纤维饮食、结石、慢性炎症等。

2. 护理员应该给予孟大爷哪些饮食照护措施？

答：（1）避免辛辣刺激的食物，辛辣刺激性的食物会对泌尿系统产生一定的刺激，从而加重膀胱癌患者的血尿和尿路刺激症状，可能会加重患者的病情。

（2）新鲜的蔬菜水果对膀胱癌术后很有帮助，护理员可多选择一些新鲜的蔬菜与水果。

（3）多饮水，使尿量增加，稀释尿液中的有害物质。

【思考题】

1. 张大爷，63 岁，膀胱癌术后，对膀胱训练，护理员应给予怎样的照护措施？

2. 李阿姨，70 岁，膀胱癌老年人尿流改道术后留置腹壁造口，护理员应采取怎样的护理措施？

三、上尿路结石

【案例导入】

刘老师，60 岁，平时喜欢吃肉食，不喜饮水，突发左腰部刀割样疼痛 3 小时，急诊入院，被诊断为肾结石。

1. 针对刘老师的疼痛，作为护理员应怎么做？

2. 若刘老师行碎石或取石手术，作为护理员应采取哪些一般照护措施？

（一）概述

上尿路结石肾和输尿管结石，其程度和结石部位、大小、活动与否，以及有无损伤、感染、梗阻等有关。

（二）病因

影响结石形成的因素很多，年龄、性别、种族、遗传、环境因素、饮食习惯和职业等对结石都有很大的影响。身体的代谢异常、尿路梗阻、感染、异物和药物使用，是结石形成的常见病因。

（三）病情观察

1. 疼痛　上尿路结石的老年人多有肾绞痛，疼痛程度取决于结石大小和位置。肾绞痛的典型表现为突发性严重疼痛，多在深夜至凌晨发作，可使人从熟睡中痛醒，剧烈难忍，疼痛持续数分钟至数小时不等，发作时老年人精神恐惧，坐立不安，同时可伴恶心呕吐，面色苍白冷汗，甚至休克。

2. 血尿　血尿为另一重要症状，疼痛后出现血尿，多在身体活动时出现。

3. 膀胱刺激征　表现为尿频、尿急、尿痛。

4. 排石　少数老年人可自行排出细小结石。

5. 全身症状　上尿路结石老年人继发感染时，老年人会出现发热、畏寒等症状。

6. 术后观察要点

（1）观察老年人的疼痛部位、性质、程度。

（2）观察引流管及引流液的情况。

（四）照顾措施

1. 一般照护

（1）密切监测老年人的生命体征，包括血压、心率、呼吸、体温等变化。

（2）观察神志、精神状态变化，是否出现面色苍白、表情淡漠、四肢发冷等。

（3）观察伤口有无渗血、渗液，局部皮肤有无水肿。若出现异常情况，应及时通知医生进行处理。

（4）观察尿液的颜色与性状，同时观察结石排出情况。

（5）肾结石碎石后，一般取健侧卧位。

2. 疼痛照护

（1）评估老年人疼痛的部位、程度、时间、性质。

（2）指导老年人通过听音乐、深呼吸、肌肉放松等方式缓解疼痛。

（3）老年人疼痛不能忍受时，立即告知医护人员，遵医嘱给予镇痛药。

（4）上尿路结石的老年人肾绞痛发作时，患者精神恐惧，坐立不安。护理员要给予心理安慰，介绍疾病的相关知识，缓解老年人心理压力。

3. 引流管照护

（1）肾造瘘管　经皮肾镜取石术后常规留置肾造瘘管，目的是引流尿液及残余碎石渣。

1）妥善固定在帮助老年人翻身活动时，避免牵拉以防脱出。

2）引流管的位置不应高于肾造瘘口，以防逆流继发感染。

3）保持引流管低于肾造瘘口，避免压迫、折叠引流管，定期挤压，防止阻塞。

4）观察引流液的颜色、性质和量，并做好记录。

（2）双J管　碎石术后于输尿管内放置双J管，可起到内引流、内支架的作用，还可扩张输尿管，有助于小结石的排出。

1）术后尽可能早地给予老年人半卧位。

2）鼓励老年人多饮水，勤排尿，勿使膀胱过度充盈而引起尿液反流。

3）避免老年人过度屈伸腰腹部，不做突然下蹲、起立等动作。

4）留管期间观察老年人有无腰部酸胀、膀胱刺激征。

（3）肾周引流管　开放性手术后常规留置肾周引流管，起引流渗血、渗液的作用。

1）妥善固定，避免牵拉。

2）保持引流管通畅，定时挤压。

3）观察引流液颜色、性质和量，做好记录。

4. 饮食照护

（1）低钙低磷饮食　每天供给钙700mg、磷1300mg以下，忌食含钙丰富的食品，如牛奶、黄豆、豆腐、绿叶蔬菜等。含磷高的食物有动物蛋白、动物内脏及脑髓等，应少吃。

（2）忌吃含草酸盐的食物　含草酸盐最高的是菠菜，而尿路结石中最主要的成分为草酸钙，所以尿结石患者不宜再吃菠菜。如果尿路结石老年人通过手术已除去了结石，忌吃菠菜就可预防复发；健康人食用菠菜时多饮水，可以稀释尿液，降低尿草酸浓度。

（3）控制糖的摄入　尿路结石患者吃糖过多，不但有碍治疗，而且会促进尿结石进一步形成。实践证明，服糖后尿中的钙离子浓度、草酸及尿的酸度均会增加。钙和草酸均可促进结石形成，三者同时增加，更易形成结石。

（4）补充维生素A、维生素C　当食物和水中的钙、磷等无机盐含量较高而维生素A、维生素C摄入过少时，易发生结石。因此，应多吃新鲜蔬菜和水果，增加维生素A、维生素C的摄入。

（5）合理选择酸性、碱性食物　改变尿液中的化学成分，可减少结石形成的条件。例如改变尿液的酸碱度，以增加盐类的溶解。

（6）禁食高嘌呤食物　常见的高嘌呤食物有猪肉、牛肉和猪肝、猪肾等动物内脏，以及各种肉汤。蔬菜类包括豌豆、扁豆及其他豆类、菜花、龙须菜及蕈类等。酒类和含酒精的饮料、浓茶、咖啡，以及强烈的香料及调味品等，均不宜食用。

（7）饮水应适量　保证体内足够的水分，是预防尿结石的重要措施之一，饮水量一般每天2500mL即可，饮用太多易增加泌尿系统的负担。

5. 生活起居照护

（1）帮助老年人加强病情自我监测，若出现发热、腰痛、血尿及尿路刺激征等症状，及时就诊。

（2）指导合理饮食，低糖、低盐、低脂饮食，控制高钙、高尿酸、高草酸饮食，忌辛辣刺激饮食。多食新鲜水果、蔬菜，防止便秘。少饮浓茶、咖啡，多饮水，保证尿量每天不少于 2000mL，可起到生理性冲洗尿路的作用。

（3）上尿路结石术后老年人应注意休息，1 个月内不能进行剧烈运动，半年内不能从事重体力劳动。

（4）指导老年人不要憋尿，定时排尿，以防尿液反流而引起尿路感染。

（5）帮助老年人管理双 J 管，部分性碎石术后老年人带双 J 管出院，出现排尿疼痛、尿频、血尿时，多为双 J 管膀胱端刺激所致，一般经多饮水、减少活动和对症处理后缓解。术后 4 周复查拔出双 J 管。平时避免剧烈运动，可进行一般的日常生活活动。

【案例解析】

1. 针对刘老师的疼痛，作为护理员应怎么做？

答：（1）评估老年人疼痛的部位、程度、时间、性质。

（2）指导老年人通过听音乐、深呼吸、肌肉放松等方式缓解疼痛。

（3）老年人疼痛不能忍受时，立即告知医护人员，遵医嘱给予镇痛药。

（4）上尿路结石的老年人肾绞痛发作时，患者精神恐惧，坐立不安。护理员要给予心理安慰，介绍疾病的相关知识，缓解老年人心理压力。

2. 若刘老师行碎石或取石手术，作为护理员应采取哪些一般照护措施？

答：碎石或取石手术有可能会损伤泌尿系统，因此，术后护理员应观察刘老师的生命体征、神志精神等。若有伤口，应该观察伤口敷料情况。尿液能够反映是否存在泌尿系损伤，以及结石的排出情况。护理员同时需要关注刘老师的尿液颜色与性状、结石排出情况。

【思考题】

1. 张阿姨碎石术后留置双 J 管，需带管回家，作为护理员，你应怎样对双 J 管进行管理？

2. 钱伯伯被诊断为输尿管结石，作为护理员，你应给予怎样的饮食指导？

第四节 普外科常见病照护

【学习要点】
1.掌握食管癌老年人术后的饮食照护。
2.掌握胆管结石 T 管引流管照护措施。
3.肝癌术后的生活起居照护。

一、食管癌

【案例导入】

    李大爷，65 岁，半年前间断自觉进食后有哽噎感，近半月症状明显加重，伴有体重下降，进食大多数食物都出现哽噎感，且哽噎感明显，前去医院诊治，被诊断为食管癌。

    1.作为李大爷的护理员，当李大爷被诊断为食管癌，您应该采取哪些照护措施?

    2.若李大爷实施了食管癌切除术，术后怎样对其进行饮食照护?

(一) 概述

食管癌是常见的消化道恶性肿瘤。发生于下咽部到胃之间食管部位的消化道上皮组织，食管中段最为好发。食管癌的发病率和死亡率各地区差异很大，我国是世界上食管癌发病率和死亡率最高的国家，而河南省的发病率明显高于其他省，且男性发病率高于女性，多发于 40 岁以上的人群。研究表明，60 ~ 64 岁组发病率最高。

(二) 发病原因

本病发病原因至今还不明确，但食管癌的发病人群与年龄、性别、种族、地域、生活环境、饮食生活习惯、遗传易感性等有一定关系。经已有调查资料显示，食管癌可能是多种因素所致的疾病。

1.化学病因 亚硝酸是公认的化学致癌物，这类化合物及其前体分布很广，可在体内外形成，致癌性强。

2.营养不良和微量元素的缺乏 饮食中缺乏新鲜的食物，摄入维生素 A、维生素 B_1、维生素 C 的不足，都是食管癌的危险因素。钼、铁、锌、氟、硒等在粮食、蔬菜、饮水中含量偏低，也和食管癌的发生具有相关性。

3. 生物性因素 真菌、霉变的食物能产生致癌物质，其中某些真菌有致癌作用。有些真菌能促使亚硝胺及其前体的形成，从而促进癌肿的发生。

4. 饮食习惯 长期饮酒、吸烟者食管癌发病率明显较高。喜食过硬、过热的食物，饮食速度过快，容易导致食管上皮损伤，增加对致癌物质的敏感性。

5. 遗传 食管癌的发生有家族聚集现象，在河南省林州市，食管癌有阳性家族史者占 60%。

6. 生活环境 食管癌高发地区在高发区的膳食、饮水、酸菜，甚至患者的唾液中，测亚硝酸盐含量均远较低发区为高。在某些高发区的粮食中、食管癌患者的上消化道中，或切除的食管癌标本上，均能分离出多种真菌，其中某些真菌有致癌作用。

7. 其他因素 食管慢性炎症、黏膜损伤及慢性刺激也和食管癌发病有关。

（三）病情观察

1. 进食哽噎感 食管癌老年人早期此症状表现为食较硬的食物可能会出现哽噎感，食物通过较慢、有异物感，饮水后可缓解或消失。而中晚期的食管癌老年人表现为进行性吞咽困难，从较硬的食物至半流质、流质，逐渐到滴水难进。

2. 胸骨后疼痛 食管癌老年人早期会出现胸骨后烧灼样、针刺样或牵拉摩擦样疼痛。晚期肿瘤外侵导致持续而严重的胸背疼痛。

3. 全身症状 中晚期食管癌老年人会出现消瘦、贫血、乏力等全身症状

4. 其他症状 中晚期食管癌老年由于癌肿侵犯的部位不同而有不同的症状；如侵犯气管、支气管会出现呼吸系统的感染，侵犯喉返神经出现声音嘶哑等其他症状。

5. 术后病情观察要点 食管癌老年人术后身体状况较为虚弱，护理员更应密切观察老年人术后的病情变化，观察要点为以下几个方面。

（1）术后老年人的意识、精神状态。

（2）引流管及引流液的情况。

（3）老年人的疼痛情况。

（4）呼吸道的情况。

（5）伤口敷料的情况。

（四）照护措施

1. 体位 术后麻醉未清醒前，给予老年人去枕平卧位，老年人头部偏向一侧，避免发生误吸。麻醉清醒后且生命体征处于稳定状态给予半卧位，抬高床头 35°～ 45°，不仅有利于胸腔内的气体和胸腔积液由胸管排出，预防胸腔感染，而且有利于膈肌下降，增加肺部通气量，有利于呼吸。

2. 饮食照护

（1）术后早期需要禁食水，需 3 ～ 4 天。胃管拔出前，尽量避免将口水和痰液咽下，以免发生吻合口感染。

（2）禁食水期间，保持口腔清洁，定时给予口腔护理。

（3）老年人可开始进食时，先饮少量温水后，再给予其他食物，5～7天可进全清流质饮食，每次100mL，间隔2小时一次，每天6次，循序渐进，至术后3周，可逐渐给予普食，依然需要遵循少量多餐，充分咀嚼，进食速度不宜过快，每次进食量不宜过多。

（4）多食高热量、高蛋白、高维生素的食物，避免生冷硬的食物（包括质地较硬的药片）。

（5）手术后老年人可能会出现胃酸反流的现象，嘱老年人进食后2小时内勿平卧，睡觉时可摇高床头。

3. 胃肠减压的照护　胃肠减压管在食管癌老年术后3～4天会进行持续的胃肠减压。护理员在照护过程中应注意以下几个方面。

（1）固定胃管　现在临床中一般采用胶布粘贴的方法固定，由于脸面部油脂分泌比较旺盛，护理员在照护过程中需定时查看；由于食管癌老年人术后留置胃肠减压管的时间较长，护理员应注意观察固定位置皮肤情况，避免出现压力性损伤；护理员在帮助老年人翻身、搬运过程中，应首先妥善安置胃肠减压管，避免牵拉。

（2）胃肠减压管内引流管的引流液　可反映出是否有术后出血的并发症出现，观察引流液的颜色、性质和量，手术后初期引流液的颜色为少量血性或咖啡样，若出现鲜红色或引流液颜色突然增多，应立即告知医护人员。

（3）胃肠减压管的通畅　可避免吻合口张力太大，从而避免发生吻合口瘘，护理员应经常挤压，定时冲洗及回抽。

4. 呼吸道照护　因为手术部位易损伤呼吸肌，影响老年人的通气功能，从而出现肺不张或肺部感染，因此，护理员对食管癌术后老年人照护时，应注意观察老年人呼吸道是否有分泌物，帮助老年人及时清理呼吸道分泌物，可采取定时翻身、叩背的措施，鼓励老年人做深呼吸、吹气球等锻炼肺功能，教会老年人进行有效的咳嗽。

5. 胸腔闭式引流的照护

（1）保持管道的密闭：保持管道的密闭，可防止发生继发性气胸。

（2）凡士林纱布严密覆盖胸壁引流管周围皮肤，护理员应注意在老年人体位改变后，查看凡士林纱布是否松动。

（3）保持水封瓶处于直立状态，长管没入水中3～4cm，护理员将水封瓶放于妥善的位置，尽量避免频繁地移动，在照护过程中注意避开水封瓶，避免水封瓶被踢倒或倾斜。

（4）更换引流瓶或搬运患者时，双向夹闭引流管，防止空气进入。

（5）打开引流管时，引流瓶位置应低于胸壁引流口平面，若发现引流装置未处于密闭状态，应立即告知医护人员进行处理。

（6）保持引流管的通畅：引流管是否通畅，是引流管是否起作用的关键。

1）护理员定时挤压引流管，观察水封瓶长管水柱波动情况，正常波动范围4～6cm，保持引流管通畅。

2）引流瓶位置应低于引流口60～100cm，依靠重力引流，防止逆流引发感染。

3）观察引流液的颜色、性质和量，引流液对医生判断老年人的病情有重要意义。

（7）意外的处理

1）引流管从胸腔意外脱出，立即手捏闭胸壁伤口皮肤，并告知医护人员。

2）引流瓶破损或引流管未脱落，但装置其他位置破损时，应立即从破损处上段进行双夹闭，告知医护人员进行更换装置。

（8）拔出引流管后照护

1）胸腔闭式引流管拔出后，通常是采用凡士林纱布和厚纱布包扎固定，护理员发现切口漏气、纱布脱落或固定不牢时，应立即告知医生。

2）拔管后护理员应观察是否有渗液、渗血的情况。

3）拔管后的 24 小时内，护理员应特别注意老年人是否发生胸闷、呼吸困难、发绀等。

（9）并发症　在照护留置有胸腔闭式引流管的老年人的过程中，应注意观察：

1）体温和咳痰：体温高、畏寒有浓痰，可能发生感染，应立即告知医生。

2）切口辅料有分泌物，切口有红、肿、热、痛等症状，提示可能发生切口感染。

6. 心理照护　食管癌老年人主要症状为进食困难，人的求生欲望就会很强烈，迫切想要改变现状，但面对手术又会对预后担心、焦虑，所以当老年人出现情绪低落、失眠、茶饭不思时，护理员应加强与老年人沟通，进行心理疏导，生活上为其营造舒适的环境，顺应心意，鼓励家人进行陪伴。

7. 康复照护

（1）疾病的预防

1）纠正饮食习惯，饮食上避免选择较硬、较烫的食物，饮食速度减慢，做到细嚼慢咽。

2）改良饮用水，增加新鲜食物的摄入，如新鲜水果、蔬菜、优质蛋白等。

3）戒烟限糖，避免摄入酒精等刺激性饮料。

（2）活动与锻炼

1）术后早期不宜蹲下大小便，以免引起直立性低血压或发生意外。

2）适当地增加体育锻炼，达到中等量体育锻炼。

（3）生活起居

1）需保证老年人的良好休息，应当营造轻松舒适的家庭环境。

2）进食应以流质饮食为主，若进食好转可进软食，避免进食坚硬食物，且应当避免一次进食过多。

3）可以依据血液检查结果，平时饮食当中适当增加食盐及蛋白质物质的摄入量。

4）重视老年人的精神状态，避免加重老年人的心理负担，给予老年人充分的心理安慰。

（4）自我监测

1）进食情况：是食管癌进食老年人病情监测的最重要内容，老年人应当从流质饮食开始，循序渐进地摄入半流质、软食、固体食物。若出现吞咽情况变差、吞咽疼痛，应当及时就医，排查是否出现复发可能。

2）体重是衡量食管癌老年人病情变化及康复情况的重要指标，食管癌老年人应当监测体重变化，若无明显原因体重出现下降，应当及时就诊。

【案例解析】

1.作为李大爷的护理员，当李大爷被诊断为食管癌，您应该采取哪些照护措施？

答：（1）心理照护　李大爷得知自己的疾病，会出现焦虑不安，担心预后的情况，应加强与老年人沟通，进行心理疏导，生活上为其营造舒适的环境，顺应心意，鼓励家人进行陪伴。

（2）饮食照护　根据李大爷的情况选择流质饮食，食物种类需要丰富，选择新鲜水果、蔬菜、动物蛋白等。

（3）生活起居　由于李大爷现在患的是一种消耗性疾病，加上老年人本身体质较弱的特点，作为护理员应对其多加照护，协助其进行生活起居，如为其穿衣、上下楼梯搀扶。

2.若李大爷实施了食管癌切除术，术后怎样对其进行饮食照护？

答：食管癌术后早期是需要禁食水的，根据病情的好转，逐步开始可以进食，开始先饮少量的水，逐步过渡到流质半流质、普食。但要少食多餐，充分咀嚼。避免生冷的食物，注意补充营养，选择高热量、高蛋白、高维生素的食物。

【思考题】

1.张老师，62岁，食管癌术后，护理员应怎样进行胃肠减压管的护理？

2.冯大爷，58岁，食管癌术后，生活起居上应注意什么？

二、胆管结石

【案例导入】

王阿姨，69岁，平时喜食油炸食品，1天前出现右上腹持续性疼痛，发热，呕吐，呕吐物为胃容物及黄苦味液体。就诊后被诊断为胆管结石。

1.针对王阿姨发热，护理员小王应该给予哪些照护措施？

2.护理员小王针对王阿姨现在的情况，应采取哪些照护措施为其缓解疼痛？

（一）概述

胆管结石是指发生在肝内外胆管的结石。由于胆汁淤积和胆道感染等原因，在肝内外形成的结石，是我国常见的胆道疾病。

（二）发病原因

胆管结石的病因较为复杂，主要影响因素有胆道感染、各种原因引起的胆管梗阻、胆道寄生虫、胆汁淤积、胆管解剖变异、营养不良等。

（三）病情观察

1. 腹痛　胆管结石的老年人腹痛一般发生在上腹部，结石造成梗阻时腹痛加剧，呈阵发性绞痛或持续性疼痛阵发性加剧，伴恶心、呕吐。

2. 体温　胆管结石老年人出现发热、畏寒，可能考虑继发感染。

3. 黄疸　胆管结石的老年人胆管梗阻后会出现黄疸，可有尿色变黄、大便颜色变浅和皮肤瘙痒等症状，胆管完全梗阻时大便呈陶土样。

4. 术后观察要点

（1）观察腹部体征及引流液情况。

（2）手术前有黄疸的老年人注意大便颜色。

（四）照护措施

1. 发热的照护

（1）可根据老年人情况采取物理降温。如可采用温水擦浴、乙醇擦浴的方式，也可采用冷毛巾、冰袋、化学制冷袋置于老年人额头及大动脉处（具体可见基础照护部分冷疗法），以达到降温的目的。

（2）老年人身体较为虚弱，应防止因退热时大量出汗而出现虚脱或休克现象。采取降温措施30分钟后应复测体温。

（3）老年人则高热时会出现烦躁、谵妄，应注意保护老年人的安全，预防坠床等伤害的发生。

（4）退热期会出现大量出汗，应及时帮助老年人擦干汗液，更换衣服和床单，对于长期持续高热的老年人，应给予协助，改变体位，防止出现压疮、肺炎等并发症。

（5）休息可以帮助促进机体的康复，高热时应绝对卧床休息，低热时可以酌情减少活动。

2. 饮食照护

（1）怀疑胆道梗阻的老年人，应禁食禁水。

（2）胆管结石的老年人，饮食要有规律，忌暴饮暴食，应选择低脂、低胆固醇的食物。

（3）术后初期一般是禁食的，采取肠外营养支持；胃管拔出后，根据老年人的情况，由无脂流质饮食逐步向低脂普食过渡。

（4）胆管结石的老年人在体温较高时，应给予老年人清淡易消化的食物，少食多餐，补充能量，多饮水。

3. 疼痛照护

（1）观察疼痛的部位、性质、持续时间及伴随症状等。

（2）疼痛发作时，老年人会出现烦躁、焦虑，给予老年人心理安慰，多陪伴、多沟通。

（3）指导老年人采取转移注意力的方式缓解疼痛，如听音乐、深呼吸等。

4.T管引流照护

（1）妥善固定　搬运、活动时注意妥善固定老年人的T管，避免牵拉脱出。

（2）加强观察　注意观察引流液的颜色、性质和量。正常成人每日分泌胆汁800～1200mL，呈黄绿色，无沉渣，具有一定的黏性，术后24小时内引流液为300～500mL，恢复饮食后可增至每日600～700mL，以后逐渐每日减少至200mL左右。如果胆汁过多，提示胆总管下有梗阻的可能；如胆汁浑浊，应考虑结石残留或胆管炎未控制。

（3）保持通畅　引流管中有血凝块、絮状物、泥沙样结石，定时挤压，防止T管的阻塞引起并发症，如发现T管阻塞，应及时告知医护人员。

（4）长期带管的老年人　平卧时引流管的远端不高于腋中线，坐位站立或行走时不可高于引流管平面，防止引流液逆流引发感染。

（5）引流管周围皮肤　引流管周围皮肤一般采用无菌纱布覆盖，注意观察纱布有无渗出。定时查看，引流管周围皮肤，防止胆汁侵蚀皮肤。

5. 并发症照护

（1）对于胆道结石的老年人，护理员应特别注意其生命体征及腹部体征，术前出现体温升高、腹痛等症状考虑感染；术后出血血压下降、腹痛等症状考虑出血；术后出现体温升高、腹痛等症状考虑胆瘘；发现异常立即通知医生。

（2）胆瘘老年人的照护

1）体位：取半坐卧位，充分引流。

2）维持水和电解质平衡。

3）保护引流管周围皮肤。

6. 生活起居照护

（1）未手术的老年人，出现腹痛、黄疸、发热等症状时，应及时复诊。

（2）帮助控制体重，指导老年人适当地参加体育锻炼。

（3）给予规律的饮食，食物应选择低脂低胆固醇的，同时注意饮食卫生。

（4）带T管回家时给予T管引流照护。

（5）提醒老年人定时复诊，对于有胆道慢性炎症的老年人，应积极治疗。

【案例解析】

1.针对王阿姨发热，护理员小王应该给予哪些照护措施？

答：（1）可根据老年人情况采取物理降温。如可采用温水擦浴、乙醇擦浴的方式，也可采用冷毛巾、冰袋、化学制冷袋置于老年人额头及大动脉处（具体可见基础照护部分冷疗法），以达到降温目的。

（2）老年人身体较为虚弱，应防止因退热时大量出汗而出现虚脱或休克现象。采取降温措施 30 分钟后应复测体温。

（3）老年人则高热时会出现烦躁、谵妄，应注意保护老年人的安全，预防坠床等伤害的发生。

（4）退热期会出现大量出汗，应及时帮助老年人擦干汗液，更换衣服和床单，对于长期持续高热的老年人，应给予协助，改变体位，防止出现压疮、肺炎等并发症。

（5）休息可以帮助恢复机体的康复，高热时应绝对卧床休息，低热时可以酌情减少活动。

2. 护理员小王针对王阿姨现在的情况，应采取哪些照护措施为其缓解疼痛？

答：小王需要根据王阿姨的情况选择照护措施，王阿姨若只是轻微的疼痛，可以指导王阿姨采取转移注意力的方式。若疼痛剧烈，需要遵医嘱给予镇痛剂，同时给予心理上的安慰。

【思考题】

张阿姨，女，62 岁，胆道结石术后带 T 管。
1. 术后作为护理员，你应怎么进行 T 管照护？
2. 若张阿姨需要长期带 T 管，作为护理员，你应怎样照护？

三、肝癌

【案例导入】

冯教授，既往有乙肝病史，1 个月前出现右上方腹持续性疼痛，伴有食欲不振、消瘦等症状，就诊后被诊断为肝癌。

1. 针对冯教授的疼痛，护理员应该怎样照护？

2. 若冯教授肝癌术后回家康复，护理员应该给予怎样的生活起居照护措施？

（一）概述

肝癌可分为原发性肝癌和继发性肝癌。其中，原发性肝癌是指肝细胞或肝内胆管上皮细胞发生的恶性肿瘤。继发性肝癌，又称为转移性肝癌，指全身其他器官起源的恶性肿瘤扩散或转移至肝脏，与原发性肝癌相比，继发性肝癌更为常见。肝癌是我国最常见的恶性肿瘤之一，好发于中年男性。

（二）发病原因

本病发病原因尚不明确，与以下几方面因素相关。

1. 肝硬化　我国大部分肝癌老年人都伴有肝硬化，肝硬化的程度越高，肝癌发生的概率越大。

2. 病毒性肝炎　乙肝和丙肝是我国最常见的危险因素。

3. 食物及饮水　长期食用霉变的食物（黄曲霉素），长期饮用藻类污染的水，都会增加发生肝癌的风险。

4. 重度饮酒和吸烟　饮酒和吸烟可增加发生肝癌的风险。

5. 遗传因素　肝癌的发生有家族聚集现象。

（三）病情观察

1. 肝区疼痛　多为右上腹或中上腹持续性钝痛、胀痛或刺痛，夜间或劳累后加重。

2. 消化道症状　食欲减退，腹胀，恶心，呕吐，腹泻。

3. 全身症状

（1）消瘦、乏力　肝癌为消耗性疾病，随着病情的恶化，体重进行性下降。

（2）发热　低热或不规则热。

4. 术后观察要点

（1）观察术后引流管情况。

（2）观察术后老年人的生命体征。

（四）照护措施

1. 体位　老年人术后清醒且生命体征平稳后，给予半坐卧位。

2. 饮食照护

（1）术后初期禁食，进行胃肠减压。肠蠕动恢复后给予流质、半流质，逐步过渡到普通饮食，可适量地增加维生素、纤维素的摄入，宜食清淡易消化的食物。

（2）食物应选择多样化，适量地摄入富含蛋白质的食物，多吃水果蔬菜和其他植物性食物，多吃富含矿物质和维生素的食物，限制糖的摄入。

3. 引流管的照护

（1）保持引流管的通畅，避免受压、折叠、弯曲。

（2）观察引流管颜色、性质和量，一般情况下，手术后当日可引流出血性液体100～300mL，若血性液体增多，应立即告知医护人员。

（3）妥善固定引流管，避免牵拉造成脱管。

4. 活动照护

（1）术后早期老年人应卧床休息1～2天，避免腹压增大的活动，如咳嗽、打喷嚏等。

（2）肝癌老年人或肝癌术后处于康复期的老年人，可根据自身身体状况，适当地增加体育锻炼，增强体质。

5. 疼痛照护　肝癌老年人都会出现肝区疼痛，特别是肝癌晚期的老年人，肝区疼痛剧烈。

（1）帮助老年人合理使用止痛剂，在老年人使用止痛剂后，注意观察用药后的反应，避免老年人使用止痛剂之后发生意外。

（2）老年人在疼痛时会出现烦躁、焦虑，应给予老年人心理安慰。

（3）观察疼痛的部位、性质、持续时间及伴随症状。

（4）指导老年人转移注意力，如公园散步、参加体育锻炼等。

6. 心理照护

（1）护理员应对老年人的心理进行开导和护理，要让老年人学会面对现实，同时还应给予他们一些鼓励，特别是应该在精神上和心理上给予安慰，使他们能够拥有良好的心态，尽量多带老年人出去散散心，做一些他们喜欢做的事情。

（2）为肝癌老年人提供一个良好的环境，使他们心情舒畅。

（3）帮助老年人及家人消除紧张、恐惧心理，给予精神上的支持与关怀。

7. 生活起居

（1）肝癌老年人的照护工作，要经常地做好清洁工作，保持口腔、脸、头皮、手足皮肤、床单等干净和卫生，提供给老年人舒适的环境，减轻心理压力。

（2）肝癌老年人的饮食方面，既要保持充足的营养，也要尽量保持饮食的清淡。

（3）对于肝癌的老年人，排便时避免久蹲、努挣，便秘时可使用缓泻剂。

（4）指导老年人养成良好的活动习惯，注意休息，减轻肝脏负荷。

（5）对于腹水的老年人，注意保持床单位的整洁，定时翻身等。

（6）定时随访，第 1 年 1～2 月复查甲胎蛋白、胸部 X 线和超声检查 1 次。出现水肿、体重减轻、出血倾向、黄疸和乏力等症状时，应及时就诊。

【案例解析】

1.针对冯教授的疼痛，护理员应该怎样照护？

答：（1）肝癌会出现肝区的疼痛，疼痛比较强烈，使用止痛剂止痛是很常用的方式，但止痛剂会引起恶心、呕吐、头晕、谵妄等，护理员在帮助老年人合理使用止痛剂的同时，要观察用药后的反应，避免在老年人使用止痛剂之后发生意外。

（2）疼痛时间长、疼痛剧烈，加之可能对癌症的恐惧，冯教授心理上有一定的负担，护理员应给予老年人心理安慰。

（3）观察疼痛的部位、性质、持续时间及伴随症状。

（4）指导老年人转移注意力，如公园散步、参加体育锻炼等。

2.若冯教授肝癌术后回家康复，护理员应该给予怎样的生活起居照护措施？

答：（1）提供舒适的环境，有助于缓解冯教授心理上的不适。

（2）肝癌的老年人大多会存在消瘦、营养不良、贫血等，注意饮食上保证营养充足，但需要清淡易消化。

（3）休息可以减轻肝脏的负荷，护理员应注意让冯教授多休息。

（4）注意避免便秘的发生。

（5）腹水的肝癌老年人皮肤比较脆弱，且有出血倾向，护理员应保证床单位的整洁。

（6）定时随访，第1年1～2月复查甲胎蛋白、胸部X线和超声检查1次。出现水肿、体重减轻、出血倾向、黄疸和乏力等症状时，应及时就诊。

【思考题】

1. 李大爷，65岁，肝癌术后15天，自诉腹胀、腹部不适，有便意，作为护理员应该怎么做？

2. 王阿姨的老伴张大爷被诊断为肝癌，想了解肝癌发病的相关因素，作为护理员你应该怎么回答？

第四篇 特殊照护技术

第十二章 老年康复常见病及照护 ▷▷▷▷

【学习要点】

　　1. 掌握老年常见病正确的体位摆放。

　　2. 掌握常用助行器的使用方法。

　　3. 了解老年常见病康复训练的方法。

【案例导入】

　　张奶奶，72 岁，中风后 3 个月，神志清，精神可，左侧肢体偏瘫，上下肢软弱无力，大小便正常，时有咳嗽咳痰。

　　1. 张奶奶在卧位时，护理员应如何为她摆放体位？

　　2. 护理员应该指导张奶奶采用哪种训练方法帮助排痰？

第一节　康复常见照护技术

一、肢体的摆放

　　为了使老年人早日生活自理，回归家庭、社会，减轻家人和社会负担，必须早日开展日常生活训练，康复训练中的运动疗法及生活起居中肢体体位的摆放和身体转移，是日常生活训练的重要内容。以下就肢体的摆放进行较为详细的说明。

　　体位：一般指人的身体位置，在临床上通常指根据治疗、护理和康复需要所采取并保持的身体姿势和位置。实施康复护理治疗时，针对疾病的特点选取合适的体位，有利于老年人功能的康复。

肢体摆放训练的原则是：老年人不能活动时，采用全辅助的方法，随着老年人活动能力的提高，逐渐减少辅助量，最终达到老年人完全自理的目标。

正确的体位是指从康复治疗的角度出而设计的一种临时性体位。这种专门的体位不仅使老年人舒适，还有利于预防或对抗痉挛姿势的出现、保护关节及早期诱发肢体的分离活动。

正确的体位摆放意义及必要性：各种原因所致肢体瘫痪疾病的急性期，因生命体征不稳定、瘫痪肢体不能活动或肢体制动等原因，老年人被迫卧床。此时，为防止发生压疮，预防肢体痉挛，维持良好的血液循环，应注意正确摆放老年人的体位，并且每1～2小时为老年人翻身一次。

（一）偏瘫老年人正确的体位

1. 仰卧位　①偏瘫侧肩放在枕头上，保持肩前伸、外旋。②偏瘫侧上肢放在枕头上，外展20°～40°，肘、腕、指关节尽量伸直，掌心向上。③偏瘫侧臀部固定于枕头上。④偏瘫侧膝部膝外应放在枕头，防止屈膝位控制不住，突然髋外旋，造成股内收肌拉伤，膝下垫一小枕，保持患膝稍屈，足尖向上（图12-1-1）。

2. 侧卧位　偏瘫老年人不宜长时间仰卧位，以向健侧卧最适宜，截瘫和四肢瘫老年人宜两侧轮流侧卧。

（1）健侧卧位　①躯干略为前倾。②偏瘫侧肩关节向前平伸，患肩前屈90～100°。③偏瘫侧上肢放在枕头上。④偏瘫侧下肢膝关节、髋关节略为弯曲，下肢放在枕头上，避免足外翻。⑤健侧上肢摆放以老年人舒适为宜。⑥健侧下肢膝关节、髋关节伸直（图12-1-2）。

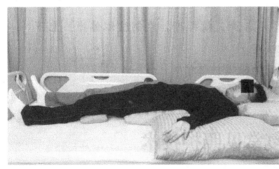

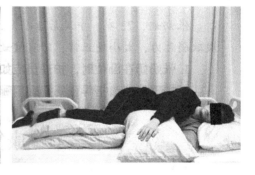

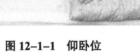

图12-1-1　仰卧位　　　　　　　　　　　　图12-1-2　健侧卧位

（2）患侧卧位　①躯干略后仰，背后放枕头固定。②偏瘫侧肩向前平伸外旋。③偏瘫侧上肢和躯干呈90°，肘关节尽量伸直，手掌向上。④偏瘫侧下肢膝关节略弯曲，髋关节伸直。⑤健侧上肢放在身上或枕头上。⑥健侧下肢保持踏步姿势，放枕头上，膝关节和踝关节略为屈曲（图12-1-3）。

3. 俯卧位 如老年人心、肺及骨骼情况允许，可采用俯卧位，可使髋关节充分伸展，并可缓解身体后部骨隆突处受压组织的压力。老年人俯卧，头偏向一侧，两臂屈曲置于头部两侧；胸部、髋部及踝部各垫一软枕。

4. 床上坐位 用被子支撑背部，帮助老年人脊柱瘫痪侧伸展，身体坐直，将长浴巾卷起垫在大腿外下方，以防止下肢外展、外旋。膝下垫毛巾卷，保持膝关节微屈。在老年人前方放置桌子，将双上肢放于桌上（图12-1-4）。

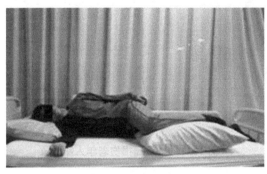

图 12-1-3　患侧卧位　　　　　　　　图 12-1-4　床上坐位

5. 轮椅上坐位 臀部尽量向后坐，躯干尽量靠近轮椅靠背，在老年人背后放置软枕或折叠好的浴巾，以促进躯干的伸展。髋、膝、踝关节尽量保持90°，无内收、外展、外旋。瘫痪侧前臂旋后，放在轮椅桌上（图12-1-5）。

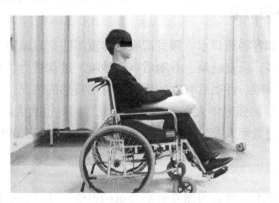

图 12-1-5　轮椅上坐位

（二）脊髓损伤老年人的肢体位置摆放

脊髓损伤老年人的肢体位置摆放主要分为仰卧位、侧卧位、俯卧位三种（枕垫的放置是在骨突附近放置枕垫，而不是骨突处）。

1. 老年人仰卧，轻抬起老年人的头部及肩部，在肩下放薄枕，防止双肩后缩。再把两个枕头置于老年人体侧，把老年人双肢外展45°左右，置于枕头上，肘部伸直，腕关节背屈约40°，手中放一个毛巾卷。下肢伸直，并于老年人双腿间放一薄枕，用两个枕头枕在足底，使踝关节背屈90°（图12-1-6）。

2. 老年人侧卧位时，背部放置枕头保持稳定，将老年人位于下方的手臂屈曲置于枕侧，上方的手臂置于身前的枕头上，将下面的腿屈髋屈膝 20°，上面的腿屈髋屈膝 30°，使两脚置于身体中线前，在两膝关节和踝关节间垫软垫（图 12-1-7）。

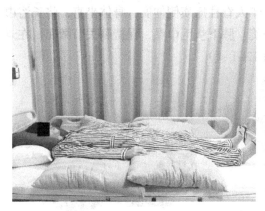

图 12-1-6　脊髓损伤老年人仰卧位　　　　图 12-1-7　脊髓损伤老年人侧卧位

3. 老年人俯卧位时，肩关节外展 90°，肘关节屈曲，手和前臂旋前位。护理员将薄枕置于双侧膝关节和踝关节下。这种体位一般在老年人有压疮时使用。

二、进食指导

（一）进食指导的对象

吞咽有障碍者，如容易流口水、频发清嗓、体重不明原因减轻、进食有哽咽感、进食时间越来越长、痰多、反复吐痰、吞咽后声音沙哑、进食费力、有反流、不明原因发烧、吃完东西后容易咳嗽、吞咽后有食物残留或有疼痛感的情况。对吞咽困难老年人进行进食指导，不但可以加强老年人吞咽功能的恢复，同时也大大减少并发症、致残率；能够有效减少误咽，使老年人及时得到足够营养，具备自身应有的体力和抗病能力。

（二）进食体位

根据老年人身体状况、饮食习惯及吞咽障碍的程度，选择安全有利于进食，又容易被老年人接受的体位。

1. 半卧位　如果老年人不能坐起，即可取仰卧位将床头摇起，使老年人躯干置于 30°～ 60°半卧位，头部前屈，偏瘫侧肩部以软枕垫起，喂食者位于老年人的健侧。

2. 坐位　只要病情允许，就应该鼓励老年人坐起进食。进食时，让老年人全身放松，头部略向前倾，颈部微微弯曲，躯干直立，患侧手放在桌子上。正确的进食体位如下图所示（图 12-1-8 和图 12-1-9）。

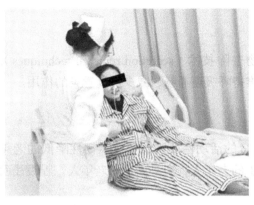
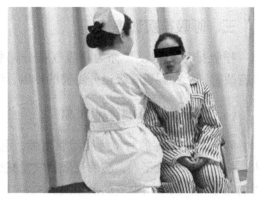

图 12-1-8 进食体位（a）　　　　　　　图 12-1-9 进食体位（b）

（三）进食工具

选用 5mL 汤匙，且难以粘上食物的工具为佳，并遵循"匙→杯→吸管"的原则。

（四）喂食方法及顺序

一口量即最适于吞咽的每次摄食入口量，一般正常成人每口量：流质 1～20mL，果冻 5～7mL，糊状食物 3～5mL，肉团平均为 3mL。对吞咽障碍老年人先以 3～4mL 开始，以后酌情增加至 1 汤匙为宜。护理员应用薄而小的勺子，从老年人的健侧喂食，尽量把食物放在舌根部。成人每次进食量不宜超过 300mL。进食后 30 分钟内不宜进行翻身、叩背、吸痰等操作（抢救等特殊情况除外），并采用半卧位或坐位，尽量减少刺激，以防止反流、误吸的发生。

（五）食物的形状选择

食物的形状选择上，可选用糊状食物、爽滑软食物、浓流质、稀流质、烂饭、软食等。

所选食物应符合：①密度均匀。②适当黏性而不易松散。③易变性，以利于通过口腔和咽部。④不易在黏膜上残留。⑤以偏凉食物为宜，因为冷刺激能有效强化吞咽反射。在进食时，可将食物调成糊状，使食物易于形成食团，有利于吞咽。

（六）高危险食物

①纤维质地粗糙的：如菠萝、芸豆、芹菜等。②蔬菜皮、果皮、豆类：如大豆、豌豆、葡萄等。③混合黏稠度高的食物：如燕麦片、薄肉茨、块状羹汤等。④松脆、脆碎食物：如烤面包片、薯条、脆皮糕点、饼皮、干饼干等。⑤坚硬食物：如煮沸和耐嚼的糖果、坚果和种子等。

三、呼吸排痰训练

呼吸排痰技术，又称为呼吸气道分泌物去除技术（secretion removal techniques），具有改善呼吸和促进呼吸道分泌物的排出、维持呼吸道通畅、减少反复感染的作用。

（一）呼吸排痰训练的对象

呼吸排痰训练的对象为肋间肌挛缩、肋骨的活动性及胸廓整体柔韧性降低的老年人，长期卧床的老年人，胸廓受限换气量减少的老年人，姿势不良的老年人，呼吸浅而慢的老年人，活动耐力差的老年人。

（二）呼吸排痰训练的目的

改善换气，增加咳嗽机制的效率，增强老年人的整体功能，改善呼吸肌的肌力、耐力及协调性，改善运动耐力，保持或改善胸廓的活动度，减少呼吸困难，建立有效呼吸方式，增加最大呼吸肌力，建立有效呼吸方式，减少每分钟呼吸次数，增加每分钟通气量，锻炼横膈肌呼吸。

（三）呼吸排痰训练的方法

呼吸排痰训练的方法有呼吸肌训练、有效咳嗽训练、辅助咳嗽技术、体位引流、叩击、振动、经络呼吸排痰训练及呼吸操训练等。

1.呼吸肌训练 当老年人长期卧床，或肌肉无力时，老年人会出现呼吸急促、无力，要对老年人进行呼吸肌群的训练，很多老年人在进行康复锻炼时会觉得疲惫，没有体力，其实都是呼吸跟不上，呼吸肌特别虚弱，呼吸肌训练可以加大呼吸的深度和广度，增加呼吸的效率，进一步提升运动效能。

2.有效咳嗽训练 将老年人置于坐位，双脚着地，胸部前倾，指导老年人在咳嗽前先缓慢深吸气，吸气后稍屏气3～5秒，快速打开声门，用力收腹将气体迅速排出，引起咳嗽。一次吸气，可连续咳嗽2～3次，停止咳嗽，并缩唇将余气尽量呼尽。之后呼吸片刻，准备再次咳嗽。如深吸气可能诱发咳嗽，可试断续分次吸气，争取肺泡充分膨胀，增加咳嗽频率。咳嗽训练一般不宜长时间进行，可在早晨起床后、晚上睡觉前或餐前半小时进行。

3.辅助咳嗽技术（assisted cough techniques） 辅助咳嗽技术主要适用于腹肌无力，不能引起有效咳嗽的老年人。让老年人仰卧于硬板床上或坐在有靠背的椅子上，护理人员面对老年人，双手放置于老年人的肋骨下角处，嘱老年人深吸气，并尽量屏住呼吸，当其准备咳嗽时，护理员的手向上向内用力推，帮助老年人快速呼气，引起咳嗽。

4.体位引流（postural draining） 体位引流是利用重力作用，将聚集在肺、支气管内的分泌物引流至大气管，再配合正确的呼吸和咳痰，将痰液排出的方法。体位引流的原则是将病变部位置于高处，使引流支气管的开口向下。体位引流若运用不当，会给老年人造成伤害。

具体方法和步骤如下：

（1）排痰前准备 向老年人解释体位引流的目的、方法，以及如何配合，消除老年人的紧张情绪；准备好体位引流用物。

（2）确定排痰液潴留的部位 可借助 X 线直接判定痰液潴留的部位，或者采用听诊、触诊、叩诊等方式诊断。

（3）摆放引流体位 根据检查发现的痰液潴留部位，将老年人置于正确的引流姿势，即痰液的潴留部位位于高处，使次肺段向主支气管垂直引流，同时观察老年人的反应。

（4）体位引流方法

1）每次引流一个部位，一般 5～10 分钟，如有多个部位需引流时则分别进行，并从痰液较多处开始，但总时间不要超过 45 分钟，以防止造成老年人疲劳。

2）在体位引流时，联合不同的徒手操作技术，如叩击、振动等，同时指导老年人做深呼吸或者有效的咳嗽，以促进痰液排出。

3）治疗频率应根据老年人的病情而制订，一般情况下每天上下午各引流一次，痰量较多时，可增至每天 3～4 次。

注意事项：体位引流期间，应配合饮水、支气管湿化、化痰、雾化吸入、胸部的扩张训练、呼吸控制等措施，以增强疗效。

5. 叩击（percussion） 操作者五指并拢，掌心空虚，呈杯状，依靠腕部力量，于老年人呼气时，在与肺段相应的特定胸壁部位，进行有节律的快速叩击（80～100 次/分钟），每一部位叩击 2～5 分钟，叩击力量视老年人的耐受度而定。为避免老年人不适，可在叩击部位垫上毛巾，或让老年人穿一件薄而柔软舒适的衣服，避免在骨突部位或者女性的乳房区域进行敲打。由于叩击是力量直接作用于胸壁的，因此存在凝血障碍、肋骨骨折的老年人禁用此方法。

6. 振动（vibration） 两只手直接放在老年人胸壁的皮肤上并压紧，当老年人在呼气的时候，给予快速、细小的压力振动，每次 30 秒～1 分钟，每部位振动 5～7 次。振动法有助于纤毛系统清除分泌物，常用于叩击之后，禁忌证同叩击法。

7. 经络呼吸排痰训练及呼吸操训练 双手分别置于老年人双侧肋骨下缘，嘱老年人进行正常而有节律的呼吸，呼气末可稍加压力，将肋骨向下向内按压，帮助老年人排尽肺内残余气量，也可在老年人呼气末、吸气始给予一定压力，方向从下部肋间到上部肋间逐一向上进行伸张，增加老年人的吸气力度，以训练呼吸肌。也可站在老年人一侧，肘部轻度屈曲，手放在老年人下胸廓的肋弓上，让老年人呼气，置于肋骨上的手掌向下施压，辅助老年人呼吸，恰好在吸气前，快速地向下向内牵张胸廓，从而诱发肋间外肌的收缩，顺应老年人呼吸节律。

第二节 常见病的康复照护技术

一、偏瘫的康复照护

（一）概述

偏瘫俗称半身不遂，多表现为一侧上下肢体、面肌、舌肌的瘫痪，是脑血管意外最常见的后遗症。偏瘫可引起多种多样的功能障碍，如运动功能障碍、感觉功能障碍、言语吞咽障碍、认知障碍、心理障碍、日常生活活动能力障碍等。这些功能障碍的发生与病变部位、损伤程度等密切相关。这些功能障碍的恢复，不仅靠康复治疗技术和药物的帮助，也与日常的康复护理技术息息相关。

在做好各项基础护理、满足老年人日常生活所需的基础上，康复护理需要发挥自身优势，最大限度地减轻障碍和改善功能，预防并发症，提高日常生活能力，最终使老年人回归家庭和社会。

（二）康复治疗护理措施

1. 情志调理

（1）语言疏导 语言疏导法，是指运用语言，鼓励老年人彼此多沟通、多交流。鼓励家属多陪伴老年人，家庭温暖是疏导老年人情志的重要方法。

（2）移情易志 移情易志法，是指通过戏娱、音乐等手段，或设法培养老年人某种兴趣、爱好，以分散老年人注意力，调节其心境情志，使之闲情逸致。

2. 功能锻炼

（1）正确体位的摆放

1）仰卧位 ①偏瘫侧肩放在枕头上，保持肩前伸，外旋。②偏瘫侧上肢放在枕头上，外展20°～40°，肘、腕、指关节尽量伸直，掌心向上。③偏瘫侧臀部固定于枕头上。④偏瘫侧膝部膝外应放在枕头上，防止屈膝位控制不住，突然髋膝外旋，造成股内收肌拉伤，膝下垫一小枕，保持患膝稍屈，足尖向上（图12-2-1）。

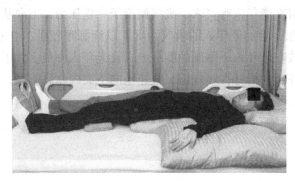

图 12-2-1 仰卧位

2）患侧卧位 ①躯干略后仰，背后放枕头固定。②偏瘫侧肩向前平伸外旋。③偏瘫侧上肢和躯干呈90°，肘关节尽量伸直，手掌向上。④偏瘫侧下肢膝关节略弯曲，髋关节伸直。⑤健侧上肢放在身上或枕头上。⑥健侧下肢保持踏步姿势，放在枕头上，膝关节和踝关节略为屈曲（图12-2-2）。

3）健侧卧位 ①躯干略为前倾。②偏瘫侧肩关节向前平伸，患肩前屈90～100°。③偏瘫侧上肢放在枕头上。④偏瘫侧下肢膝关节、髋关节略为弯曲，下肢放在枕头上，避免足外翻。⑤健侧上肢摆放以老年人舒适为宜。⑥健侧下肢膝关节、髋关节伸直（图12-2-3）。

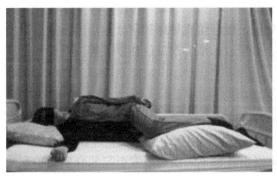
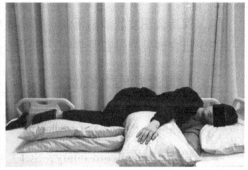

图 12-2-2 患侧卧位　　　　　　　　　　图 12-2-3 健侧卧位

（2）功能锻炼方法

1）防止肩关节僵硬 平卧于床上，Bobath握手，肘部保持伸直，以健侧手牵拉患侧肢体向上伸展，越过头顶，直至双手能触及床面。每天5～10组，每组10次。

2）肘关节屈伸训练 仰卧位，Bobath握手，向前平伸，肘关节伸直，然后屈曲肘关节，反复练习。每天5～10组，每组10次。

3）保持前臂旋转 坐在桌旁，Bobath握手，肘关节伸直，身体略向患侧倾斜，以健侧手推动患侧手左右旋转，直至大拇指能触及桌面。每天5～10组，每组10次。

4）搭桥训练 仰卧位，屈髋屈膝，臀部抬起，保持水平，根据老年人病情，遵循"三十"原则，一次做十组，一组做十个，一个持续十秒。提高躯干力量，改善躯干控制。

5）防止腕、指、肘屈肌挛缩 站立于桌前，将掌心向下，支撑于桌面，然后伸直手臂，将体重施加于上，使手腕充分背屈，屈肌群受到牵拉伸展。此动作在坐位下也可完成，每天5～10组，每组10次。

6）坐站转移训练 老年人坐于床边，两脚平放，与髋同宽，双侧膝关节屈曲90°，双脚向后移10cm，成75°角，患侧足置于健侧足后方，在坐站转移过程中，遵循先弯腰后伸膝的原则。每天两次，每次15分钟。

7）坐位下够物训练 老年人坐位下Bobath握手，尽力躯干倾斜，向各个方向够物，改善坐位平衡。每天两次，每次15分钟。

8）斜立位向直立位转移训练 老年人斜立于墙边，后背靠墙，让老年人尽力脱离墙面支撑，完成向直立位转移，也可选择侧面进行训练。练习立位平衡能力，每天两次，每次15分钟。

3. 皮肤护理　皮肤护理适用于长期卧床老年人压疮的防治。

（1）保持皮肤清洁、床单位清洁、干燥、平整。

（2）定时给予翻身，观察皮肤情况。

（3）必要时给予气垫床应用。

4. 二便失禁

（1）观察排便次数、量、质及有无里急后重感；尿液的色、质、量，有无尿频、尿急、尿痛感。

（2）保持会阴皮肤清洁干燥，如留置导尿，做好留置导尿护理。

（3）进食健脾养胃益肾食物，如山药、小米、木瓜、南瓜、胡萝卜等。

二、脊髓损伤的康复照护

（一）概述

脊髓损伤（spinal cord injury，SCI）是指由各种不同伤病因素引起的脊髓结构和功能损害，导致损伤平面以下运动、感觉、自主神经功能的障碍，是一种严重的致残性疾病。脊髓损伤可分为外伤性和非外伤性。外伤性脊髓损伤常因高空坠落、车祸、运动损伤等，导致脊髓受压，甚至完全断裂。非外伤性脊髓损伤主要因脊髓炎症、肿瘤、血管性疾病等引起。

（二）康复治疗护理措施

1. 情志调理

（1）关心老年人，使之正确对待疾病，坚强面对人生。

（2）劝导家属重视老年人，经常陪伴，创造温馨氛围，增强其治病信心。

（3）对于脾肾阳虚老年人，要性格开朗，善于克服情绪影响。

（4）鼓励老年人积极配合康复治疗，提高日常生活能力。

2. 膀胱功能障碍

（1）观察排便情况，尿液的色、质、量，有无泌尿系感染。

（2）保持会阴皮肤清洁干燥，如留置导尿，做好留置导尿护理。

（3）根据疾病，实施间歇导尿，制订定时定量饮水、定时排尿的计划，每日导尿4～6次，残余尿量＜80mL时，停止清洁导尿。

3. 排便功能障碍

（1）早期可教会老年人或家属用双手沿脐周顺时针按摩，促进肠蠕动，恢复期教会老年人或家属肛门牵张术，促进排便。

（2）鼓励老年人多饮水，养成每日定时排便的习惯，尽量选择坐位排便。

（3）饮食以粗纤维为主，多吃增加胃肠蠕动的食物。

4. 直立性低血压

（1）早期给予老年人体位适应性训练，摇高床头依次取 30°、45°、60°、80° 坐位，直至老年人能取 80° 平台直立位或坐位 30 分钟。

（2）改变体位时，动作不宜过快。

（3）根据病情，穿戴弹力袜、腹带。

（4）发生直立性低血压时，立即平卧或抬高下肢；若在轮椅上，可躺平或倾斜座椅。

5. 深静脉血栓

（1）每天进行下肢主动或被动活动。

（2）开始起床活动时，需要用弹力绷带或穿弹力袜，采用压力回流疗法，加速下肢静脉血液回流。

（3）避免患肢静脉输液。

（4）发现血栓形成，急性期应卧床休息，并抬高患肢 15 ～ 30°，严禁按摩及关节的活动度练习。

三、腰椎间盘突出症的康复照护

（一）概述

腰椎间盘突出症是由于椎间盘变性、纤维环破裂，髓核突出刺激或压迫神经根所表现的一种综合征。

（二）康复治疗护理措施

1. 情志调理

（1）了解老年人的情绪，使用言语开导法做好安慰工作，保持情绪平和，神气清净。

（2）用移情疗法，转移或改变老年人的情绪和意志，舒畅气机，怡养心神，有益于老年人的身心健康。

（3）疼痛时出现情绪烦躁，使用安神静志法，要老年人闭目静心，全身放松，平静呼吸，以达到周身气血流通舒畅。

2. 急性期老年人以卧床休息为主，采取舒适体位。下床活动时戴腰托，加以保护和支撑，不宜久坐。

3. 做好腰部保护，防止腰部受到外伤，尽量不弯腰提重物，减轻腰部负荷。告知老年人捡拾地上的物品时，宜双腿下蹲，腰部挺直，动作要缓。

4. 指导老年人在日常生活中注意对腰部的保健，提倡坐硬板凳，宜卧硬板薄软垫床。要做到腰部姿势正确，劳逸结合，防止过度疲劳，同时还要防止寒冷等不良因素的刺激。

5. 指导老年人正确咳嗽、打喷嚏的方法，注意保护腰部，避免诱发和加重疼痛。

6.腰椎间盘突出症病程长、恢复慢，鼓励老年人应保持愉快的心情，用积极乐观的人生态度对待疾病。

7.加强腰背肌功能锻炼，要注意持之以恒。主要锻炼方法有：卧位直腿抬高，交叉蹬腿及五点支撑锻炼，飞燕式的腰背肌功能锻炼。根据老年人的具体情况进行指导。

（1）飞燕式锻炼　老年人俯卧位，双下肢伸直，两手贴在身体两旁，下半身不动，抬头时上半身向后背伸，每日3组，每组做10次。逐渐增加为抬头上半身后伸与双下肢直腿后伸同时进行。腰部尽量背伸形似飞燕，每日5～10组，每组20次。

（2）五点支撑锻炼　老年人取卧位，以双手叉腰作为支撑点，两腿半屈膝90°，脚掌置于床上，以头后部及双肘支撑上半身，双脚支撑下半身，成半拱桥形，当挺起躯干架桥时，膝部稍向两旁分开，速度由慢而快，每日3～5组，每组10～20次。适应后增加至每日10～20组，每组30～50次，以锻炼腰、背、腹部肌肉力量。

8.腰托使用健康指导

（1）腰托的选用及佩戴：腰托规格要与自身腰部长度、周径相适应，其上缘须达肋下缘，下缘至臀裂，松紧以不产生不适感为宜。

（2）佩戴时间：可根据病情掌握佩戴时间，腰部症状较重时应随时佩戴，轻症老年人可在外出或较长时间站立，以及固定姿势坐位时使用，睡眠及休息时取下。

（3）使用腰托期间，应逐渐增加腰背肌锻炼，防止和减轻腰部肌肉萎缩。

第三节　康复常用设备及器材的使用

一、助行器

助行器是辅助人体支撑体重、保持平衡和行走的工具，其主要作用是支撑体重、保持平衡、增强上肢伸肌张力和辅助行走。

据其操作方式，可分为两类：单臂操作助行器和双臂操作助行器。

根据结构和功能，可分为三类：无动力式助行器、动力式助行器和功能性电刺激助行器。无动力式助行器是最常见的助行器。

无动力式助行器

1.拐杖

（1）分类

拐杖可分为手杖、前臂杖（肘杖）、腋杖和平台杖（类风湿拐）。

（2）适用对象

1）手杖　上肢和肩的肌力正常，才能使用手杖。

2）前臂杖　适用于握力差、前臂力较弱，但又不必用腋杖者。其优点为轻便、美观，而且用拐手仍可自由活动；前臂杖的缺点是稳定性不如腋杖。

3）腋杖　腋杖可靠稳定，用于截瘫或外伤较严重的老年人。

4）平台杖　用于手关节损害严重的类风湿老年人，或手部有严重外伤、病变不宜负重者。有固定带，可将前臂固定于平台式前臂托上，前臂托前方有一把手。

（3）正确调节助行器长度

1）手杖　使用者自然站立，屈肘30°，手掌到地面的垂直距离即为手杖长度。

2）前臂杖（肘杖）　前臂套在肘与腕中点稍上方，长度测量方法同手杖。

3）平台杖（类风湿拐）　使用者自然站立，肘关节尺骨鹰嘴至地面的高度为平台高度。

4）腋杖　身高减去41cm即为腋杖长度，把手的高度与手杖相同。

5）助行架　使用者站立位，双臂自然下垂，双肘可以稍屈曲，手柄在手腕高度即可。

（4）使用助行器的步态训练

1）单侧持拐　一般拐放在健侧，可采用三点步或两点步。三点步是先出拐杖，再迈患腿，最后健腿；两点步是拐杖与患腿同时迈出，再迈健腿（图12-3-1）。

2）双侧持拐　①四点步：步行顺序为先出一侧拐，再迈对侧下肢，平稳后再换另一侧拐，最后另一侧下肢迈出。此法练习难度小，稳定性好，是一种安全而缓慢的步态，适用于双下肢伤病，但肌力较好者，或单侧下肢伤病扶拐行走早期。②三点步：双拐先向前迈，然后患腿迈出，最后迈出健腿。此法步行速度较快，稳定性良好，适用于单侧下肢不能负重者。③交替式两点步：一侧拐与对侧下肢同时向前迈出，而后另一侧拐与下肢向前迈出。此步态一般在四点步熟练掌握后应用，步行速度快，稳定性较四点步稍差。④摆至步：将双拐同时向前迈出，重心移至双拐，双足向前迈至双拐稍后方。此步态适用于双下肢伤病老年人开始扶拐步行时。⑤摆过步：双拐同时向前迈出，重心移至双拐，双下肢同时向前摆出，使双足着地点越过双拐落地点的连线，再将双拐前迈取得平衡。适用于双下肢伤病老年人摆至步熟练后（图12-3-2）。

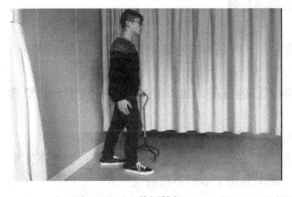
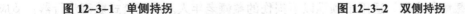
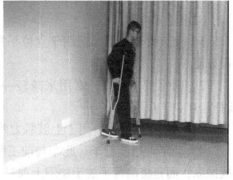

图12-3-1　单侧持拐　　　　　　　　　　图12-3-2　双侧持拐

3）持助行架　助行架置于身体前站立框中，向前移动步行架约一步距离；双手支撑握住扶手，患腿向前摆动，重心前移；稳定后再向前移动健腿。助行架能提供较好的稳定和支撑，适用于初期的行走训练（图12-3-3）。

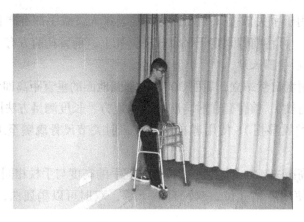

图 12-3-3　持助行架

（5）注意事项

1）使用前检查助行器的部件性能，发现问题须及时更换；避免在湿滑的路面上行走，行走时不要穿拖鞋，确保使用安全。

2）长期使用助行器者，通过增加受力部位护垫的厚度，来缓解局部受压，预防压疮的发生。

3）持拐行走时应抬头挺胸，重心在拐杖与身体之间，将拐杖保持在足前外侧10 ～ 20cm 的位置。

4）使用腋杖时，应把腋垫抵在侧胸壁，使腋杖与躯干侧面呈 15°，承重点不是腋窝而是把手，否则有伤及臂丛神经的危险。

5）使用助行架坐下和起身时，不要倚靠压在步行器上，步行时不要把步行器放得太靠前，以免跌倒。

2. 步行器　步行器可支持体重，便于站立或步行。其支撑面积大，故稳定性好。

（1）分类　步行器可分为助行架、截瘫步行器。

（2）适用对象

1）交互型步行器　适用于立位平衡差、下肢肌力差的老年人，其优点是上厕所也很方便。

2）固定型步行器　常用来减轻一侧下肢的负荷，如下肢损伤或骨折不允许负重时等。

3）有轮型步行器　用于上肢肌力差，单侧或整个提起步行器有困难者。

4）老年人用步行车　此车与前三种不同，一是有四个轮，移动容易；二是不用手握操纵，而是将前臂平放于垫圈上前进。此车适用于步行不稳的老年人。

5）截瘫行走器　适用于颈椎以下损伤的截瘫老年人。①铰链式截瘫步行器：适应于颈椎以下损伤的截瘫老年人，第 10 胸椎或以下损伤导致的完全性截瘫或部分高位不完全性截瘫老年人。②交替式截瘫行走器：适用于第 4 胸椎以下完全性或更高阶段的不完全脊髓损伤老年人。

（3）使用方法

1）交互型步行器 使用时先向前移动一侧，然后再移动余下的一侧向前，如此来回交替移动前进。

2）固定型步行器 使用时双手提起两侧扶手，同时向前放于地面代替一足，然后健腿迈上。

3）有轮型步行器 使用时前轮着地，提起步行器，后脚向前推即可。

4）老年人用步行车 使用时要注意身体保持与地面垂直，否则易滑倒。

5）铰链式截瘫步行器 使用时，老年人通过转移重心，在位于大腿内侧的矫形器互动链的作用下，实现下肢钟摆式向前移动。

6）交替式截瘫行走器 使用时，老年人通过躯干肌的作用，使重心侧向转移及向前移动，或通过主动使髋关节后伸，带动由矫形器固定的下肢在一定的区域内主动向前移动。

二、自助具

自助具是利用老年人残存功能，在不需要借助外界能源的情况下，单靠老年人自身力量，就可以独立完成日常生活活动而设计的一类器具。大部分自助具与上肢功能和日常生活活动有关，主要用于那些功能无法恢复的老年人。

（一）进食类自助具种类和适用对象

1. 自助筷子、叉、匙子

（1）弹簧筷子 筷子上加装弹簧或支架，松手后由弹簧的张力自动分离，适用于手指伸肌无力，不能自行张开筷子的老年人（图 12-3-4）。

（2）加长叉、匙、把手 适用于上肢活动受限，前伸到最大限度仍达不到碟或碗的老年人。

（3）加粗叉、匙、刀把手 适用手指屈曲受限或握力不足的老年人，易于握持（图 12-3-5）。

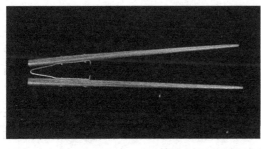
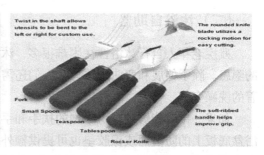

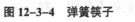

图 12-3-4　弹簧筷子　　　　　图 12-3-5　加粗叉、匙、刀把手

（4）匙、叉把弯曲的成角叉匙 适用于关节活动受限，手臂不能充分屈伸者（图12-3-6）。

（5）匙把向下弯的匙　适用于不能将匙勺放在碟上的老年人（图12-3-7）。

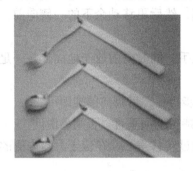

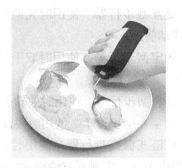

图12-3-6　匙、叉把弯曲的成角叉匙　　　　　图12-3-7　匙把向下弯的匙

2. 自助碟、盘和杯

（1）分隔凹陷式碟子，其边缘深陷而接近垂直，或配有碟档的碟子，防止食物被老年人推出碟外（图12-3-8）。

（2）有"C"形或"L"形把的杯，适用于握力不足的老年人（图12-3-9）。

（3）厨房刀、板类：老年人手指力弱，不能以示指掌面下压刀背，切物时只好借助整个手和臂的力量来进行割切，故应设计特殊刀具。包括倒"T"形锯刀、"I"形摇切刀、"I"字形刀、带钉砧板等。

（4）多用途生活套袖：其基本结构为一环绕手掌的硬质皮带，用尼龙搭扣束紧。在皮带的掌侧有一插口，用以接收食具的手柄。适用于握力丧失的老年人。

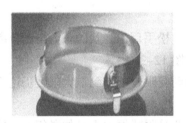

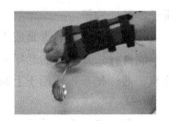

图12-3-8　带碟档的碟　　　　　　　图12-3-9　"C"形握把杯

（二）沐浴自助器

残疾老年人自行沐浴往往困难很多，沐浴要在湿滑的环境中进行，这就存在安全上的隐患。除了伸展和弯曲身体外，人们还需要在盆浴和淋浴间转换，以及保持坐着或站着的洗澡姿势。

如果一个人能够站立，附加的扶手和手持式淋浴器可以提高安全性和自主性，粘在浴盆底板上的防滑面或橡胶垫也可提供额外的安全保障。一些类型的浴盆凳或长椅，无论有无靠背，都可供那些更需要坐着而不是站着的老年人使用。有一些老年人使用适合放置在浴盆内的座位，另外一些老年人则使用延长了的浴盆用长椅，这种长椅的两条腿在浴盆内，其余的两条则在浴室地板上。坐在这种长椅上的老年人，可以先向浴盆滑动，伸出一条腿进入浴盆，然后再滑动身体的其余部分，以完全进入浴盆。这种长椅也可供那些坐轮椅的老年人使用，他们可以直接从轮椅转移到长椅上。在这种情形下，扶手和手持式淋浴器十分有用。

类似一辆轮椅的一个轮式淋浴椅子装有4个小轮子，或在其后部装有大轮子，以使它可以自行前进。淋浴椅可以在内转动和倾斜，因此不需要容器来盛水。手持式淋浴喷头可使使用者和（或）护理员用起水来轻松自如。如果空间有限，不便安装滚动式淋浴器，也可以在浴盆中安装一个起降装置。通常，这种装置需配备机械或水力驱动的座椅式起降机构，从而将人升出或是降入澡盆。

有些残疾老年人无法感知温度，自动控温器通过将水温预设到一定温度，避免了知觉受损者被烫伤的危险。最高水温也可以通过设定热水器来控制。

沐浴类自助具分类

（1）将毛巾两端加上双环，适用于双手抓握功能较差的老年人使用。

（2）长臂洗澡刷适用于上肢关节活动受限老年人（图12-3-10）。

（3）肥皂手套适用于手抓握功能较差的老年人（图12-3-11）。

（4）防滑垫置于湿滑的地方可防止摔倒（图12-3-12）。

（5）垫海绵的椅子可提供舒适的坐位，并可调节高度。

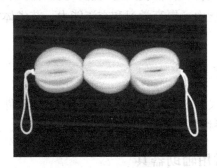

图12-3-10　长臂洗澡刷

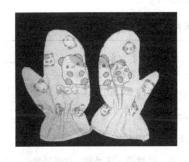

图12-3-11　肥皂手套

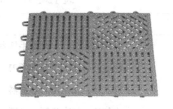

图12-3-12　防滑垫

三、辅助器具

残疾人使用的，特别生产的或一般有效的，防止、补偿、减轻、抵消残损、残疾或残障的任何产品、器械、设备或技术系，经常称为辅助设备或辅助器具。

（一）辅助器具的分类

1. 按使用人群 按使用人群，辅助器具可分为：听力残疾辅助器具，言语残疾辅助器具，智力残疾辅助器具，精神残疾辅助器具，肢体残疾辅助器具，视力残疾辅助器具，多重残疾辅助器具，老年人辅助器具。

2. 按使用环境 按使用环境，辅助器具可分为：生活用辅助器具，移乘用辅助器具，通讯用辅助器具，教育用辅助器具，就业用辅助器具，文体用辅助器具，宗教用辅助器具，公共建筑用辅助器具，私人建筑用等辅助器具。

3. 按功能 按功能，辅助器具可分为：用于个人医疗的辅助器具，技能训练辅助器具，矫形器和假肢，个人生活自理和防护辅助器具，个人移动辅助器具，家务管理辅助器具，家庭和其他场所使用的家具及其适配件通讯、信息和信号辅助器具，产品和物品管理辅助器具，用于环境改善的辅助器具和设备，工具和机器，休闲娱乐辅助器具。

（二）辅助器具的作用

辅助器具的作用有：代替和补偿丧失的功能，提供保护和支持，提高运动功能，减少并发症，提高生活自理能力，提高学习和交流能力，节省体能，增加就业机会，减轻社会负担，改善心理状态，节约资源，提高生活质量。

（三）辅助器具处方

1. 购买名称、型号、尺寸、材料、颜色、承重、其他配件。
2. 制作名称、尺寸、材料、承重、其他配件、特殊要求、图纸。

（四）不同使用者常用辅助器具

1. 中风老年人常用的辅助器具 具体见表 12-3-1。

表 12-3-1 中风老年人常用的辅助器具

功能活动	辅助器具
进食	带弹簧片筷子、加粗手柄器具、防滑垫、防洒碟、防洒碗、万能袖套
修饰	特制指甲钳、电动剃须刀、长粗柄梳、带吸盘的刷子
穿衣	穿衣器、扣纽器、穿袜器、特制外衣纽扣
大小便	坐便椅、加高坐厕、坐厕及扶手、便后清洁器、厕纸夹
洗澡	长柄刷、带扣环毛巾、防滑沐浴垫、洗澡板、洗澡椅、洗澡凳、扶手装置
转移	单脚手杖、四脚手杖、助行架、轮椅、单手操作轮椅、转移滑板、转移车
交流	沟通板、带大按键电话、书写器、扬声器、电脑输入辅助器具
做饭	特制砧板、切割器、特制开瓶器、钳式削皮器、开罐器（供单手使用）
其他	特制手柄钥匙、开瓶器、矫形器

2. 脊髓损伤老年人的辅助器具　具体见表 12-3-2。

表 12-3-2　脊髓损伤老年人的辅助器具

功能活动	辅助器具
进食	万能袖套、带 C 型夹的勺子、带腕固定的勺子、防滑垫、防洒碟、防洒碗、自动喂食器等
修饰	电动剃须刀、带 C 型夹的梳子和剃须刀、带固定带牙刷
穿衣	穿衣器、扣纽器、穿袜器、鞋拔、带指环的拉链等
大小便	坐便椅、坐厕、加高坐厕、扶手、床边便椅、厕纸夹
洗澡	带扣环毛巾、长柄擦（海绵）、防滑垫、洗澡板、洗澡凳、扶手
转移	电动轮椅、手动轮椅、手轮圈带有突起的轮椅、转移板、助行架、腋杖、肘杖、手杖、转移车
交流	电话托、书写器、翻书器、电脑输入辅助器具（头棍、口棍等）
其他	特制手柄钥匙、拾物器、开瓶器、环境控制系统、矫形器

3. 脑瘫患儿常用的辅助器具　具体见表 12-3-3。

表 12-3-3　脑瘫患儿常用的辅助器具

功能活动	辅助器具
进食	特制筷子、加粗手柄器具、万能袖套、带 C 型夹的勺子、带腕固定的勺子、防滑垫、防洒碟、特制碗、特制碟等
修饰	特制指甲钳、长柄梳子、加粗手柄梳子、万能袖套
穿衣	穿衣器、扣纽器、穿袜器、特制外衣纽扣、鞋拔
大小便	坐便椅、坐厕、扶手、便后清洁器、厕纸夹
洗澡	长柄刷、带扣环毛巾、防滑沐浴垫、洗澡板、洗澡椅、洗澡凳、扶手装置
转移	手杖、肘杖、助行架、步行推车、轮椅、转移带、转移滑板
交流	沟通板、带大按键电话、书写器、扬声器、翻书器、电脑输入辅助器具（头棍、口棍等）、折射眼镜
其他	加大码钥匙、钥匙旋转器、马型钥匙器、易松钳、环境控制系统、矫形器

（五）常用辅助器具分类

1. 日常生活活动辅助器具：穿衣、进食、如厕、洗浴、洗漱修饰。
2. 沟通障碍辅助器具。
3. 视觉障碍辅助器具。
4. 学习与认知障碍辅助器具。
5. 听觉障碍辅助器具。

（六）辅助技术应用注意事项

1. 从使用者的需要出发　与辅助器具使用者建立良好的合作关系；做好解释和说明，鼓励和使用者参与讨论；避免使用专业术语和难理解词句；目标制订过程要有辅助器具使用者及团队的参与；辅助器具使用者是使用何种辅助器具最终的决定者。

2. 确保安全，不可造成伤害　多提供的辅助技术在满足功能需要的同时，要确保安全和使用过程安全；可与其他专业人员共同合作；随时注意自己与使用者的卫生、安全事项。

3. 注重使用者的能力及潜力　辅助技术应用的主要目的是让使用者进行活动和参与，而非以康复治疗为主；辅助技术最终目的是增加其功能独立，同时降低疾病的影响；提供辅助技术者在考虑服务对象能力的同时，还需考虑其潜力。

4. 介入或解决问题方法需简单有效　通过全面评估，从整体来看使用者的问题；考虑多方面的解决方法；考虑使用者特殊需求的个性化处理方法；尽量与使用者原理代偿方式不要差异太大；需求最简单但是有效率的方法。

5. 考虑阶梯化的辅助器具处理介入原则　首先考虑重新修改活动；其次再发展或训练必需的技巧或能力；在市面上寻找给一般人使用的产品，或发挥其创意使用；在市面上寻找给身心障碍者使用的产品；修改市售产品，给身心障碍者使用；量身定制或生产制作全新的产品。

四、居家环境

老年人居家环境改造的重要性和必要性，在前面的章节已经有所表述，政府也越来越重视适老化改造评估与实施的意义，本章节主要介绍居家环境适老化改造的流程及要求。

（一）环境改造

1. 概念　环境改造（environmental modification）是通过对环境的适当调整，使环境能够适应残疾人的生活、学习或工作需要。环境改造是作业治疗的重要工作之一，也是老年人能否真正回归家庭和社会的重要条件。

2. 环境改造的分类

（1）辅助器具的使用　辅助器具主要是为老年人的自理提供一个有效和重要的帮助，以减少老年人对他人的依赖。

（2）环境物理结构的改造　①非房屋结构的改造。②房屋结构上的改造。

（3）物件的改造　目的是使物件更实用、易于使用或更易于拿取。在考虑物件的实用性时，必须要注意所选择物件的外观不能太怪异和唐突，同时又要有效地弥补环境的缺陷与不足。物件的使用要配合患者的感觉运动能力和认知功能水平。

（4）作业活动的调整　应遵循：①简化作业活动。②预定活动流程。③调节活动结果。④节省体力训练。⑤注重活动协作。

3. 环境改造的流程

环境改造的流程，具体见图 12-3-13。

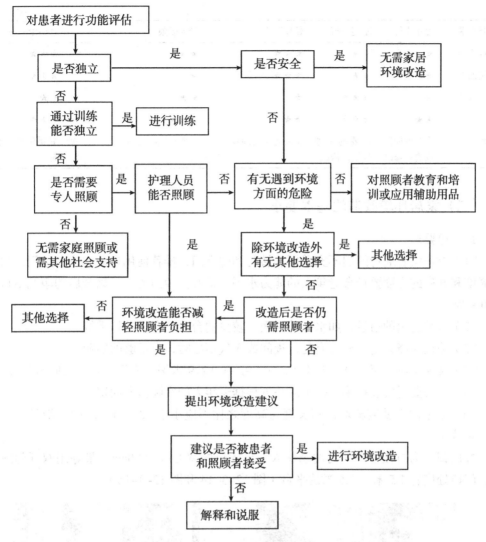

图 12-3-13 环境改造的流程

4. 不同功能水平老年人家居环境改造比较表 具体见表 12-3-4。

表 12-3-4 不同功能水平老年人家居环境改造比较表

功能水平	独立步行	不能步行	轮椅独立	轮椅受限	电动轮椅独立
日常生活活动水平	独立 / 监护	监护 / 帮助	转移独立 / 监护	转移帮助 / 依赖	转移需或不需帮助
需要空间	最小	适合助行架 + 照顾者的空间	轮椅尺寸最小或反向转移空间：直径 = 轮椅对角线长度 +5cm 通道最小尺寸 = 轮椅最大宽度 +2 倍肘的宽度	轮椅 / 浴缸 / 便盆尺寸 + 辅助者所需空间 最小或反向转移空间：直径 = 轮椅对最大宽度 +2cm 通道最小尺寸 = 轮椅最大宽度 +2cm	轮椅空间 + 制动空间 + 辅助者所需空间

续表

功能水平	独立步行	不能步行	轮椅独立	轮椅受限	电动轮椅独立
能否达到	★	★★	★★★	★★★	★★★
功能独立	★★★	★★	★★★	★	★★★
照顾者技术	★	★★★	★	★★★	★★
安全性	★★	★★★	★★	★★★	★★★
类型	现场的间隔或简单修改	次要的家居环境的修改	主要建筑的间隔	主要建筑的间隔	主要建筑的间隔

（二）家居环境改造的基本要求

1. 一般要求

（1）供瘫痪者通行的门不宜采用旋转门和弹簧门，推荐使用自动门或者趟门，门锁的高度和开启的力度要符合老年人的能力水平，最好去掉门槛，门扇开启的净宽不得小于 0.8 米。

（2）有易进出的通道，如水平的路面、较少的台阶、合适的扶手等。

（3）通道无障碍物，光线充足，夜间或天气不好时，有足够的照明。

（4）楼梯每阶不超过 0.175 米高，至少要有 0.279 米深，表面最好进行防滑处理。

（5）有必要时安装扶手，扶手的高度根据老年人的实际情况而定。

（6）如室内需要装斜坡，其长度与高度之比不应小于 12 ∶ 1，表面防滑处理，两侧安装扶手。

2. 门口　为方便使用轮椅的老年人，出入口的宽度应为 80cm，最好用双开门或趟门，门口处应有 1.5 米 ×1.5 米的平台（图 12-3-14 和图 12-3-15）。

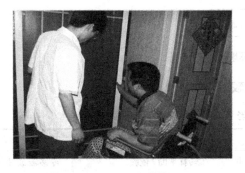
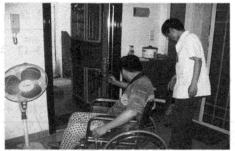

图 12-3-14　改造的门口一　　　　图 13-3-15　改造的门口二

3. 电梯、楼梯

（1）电梯的深度和宽度至少为 1.5 米，门宽不小于 80cm，电梯迎面应有镜子，以便残疾人观看自己的进出是否已经完成。

（2）楼梯至少应有 1.2 米的宽度，每阶高度不应大于 15cm，深度为 30cm，两侧均需有 0.65 ～ 0.85 米高的扶手，梯面要用防滑材料。

4. 走廊

（1）供轮椅出入的通道应有1.2米的宽度，单拐步行时通道所需宽度应为70～90cm，双拐步行时所需宽度应为90～120cm。

（2）通过一台轮椅和一个行人的走廊需宽1.4m，轮椅旋转90°所需空间至少为1.35m×1.35m²；以车轮为中心旋转180°时需要1.7m×1.7m²的空间；

（3）偏瘫老年人用轮椅和电动轮椅旋转360°时，需有2.1m×2.1m²空间；转90°需有1.5m×1.8m²的空间。

5. 卫生间

（1）大便池一般采用坐式马桶，与轮椅同高（40～48cm），两侧安装扶手，两侧扶手间距离为80cm左右，扶手可采用固定式的，也可以是可移动的，移开一侧以便轮椅靠近（图12-3-16）。

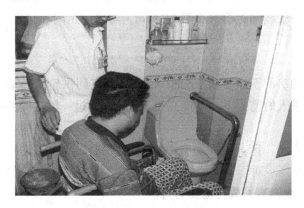

图12-3-16　改造的卫生间

（2）洗手盆底最低处应不低于69cm，以便使用轮椅的老年人大腿部进入池底，便于接近水池洗手和脸。池深不必高于10cm，水龙头采用长手柄式，以便操作，排水口应位于老年人够得着处，镜子中心应在离地105～115cm处，以便乘轮椅老年人应用。

（3）在靠近浴位处应留有轮椅回转空间，卫生间的门向外开时，卫生间内的轮椅使用面积不应小于1.2米×0.8米。在浴盆的一端，宜设宽0.3米的洗浴坐台。在大便器及浴盆、淋浴器临近的墙壁上，应安装扶手。

6. 浴室

（1）盆浴时盆沿离地面的高度应高于轮椅座40～45cm，盆周与盆沿同高处应有一些平台部分，以便老年人转移和摆放一些沐浴用物品，地面和盆底应有一些防滑措施，水龙头用手柄式较好，盆周应有直径4cm的不锈钢扶手。

（2）沐浴时用手持沐浴头，喷头最大高度应该位于坐在沐浴专用轮椅上的老年人可触及的位置（图12-3-17）。

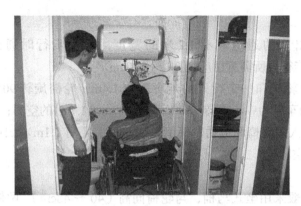

图 12-3-17 改造的浴室

（3）最小的浴洗室（内有洗手间、马桶和小浴盆）应有 2.21m×1.52m² 的使用体积，马桶和洗手池中轴线间距不应少于 68.5cm，与墙的距离不应少于 45cm，否则轮椅不能靠近。

7. 室内安排

（1）轮椅进入的房间至少要有 1.5 米 ×1.5 米的空间供轮椅转动，厨房桌面或餐桌的高度在可供轮椅进入的前提下，不能高于 0.8 米，通过一辆轮椅的净走廊宽度不宜小于 1.2 米。

（2）床应固定不动，床前至少要有 1.5 米 ×1.5 米的空间供轮椅转动；床的高度应与轮椅的座位高度相当。对于非轮椅使用者，床的高度应以老年人坐在床边，在髋和膝关节保持约 90°时，双脚能平放在地面为宜。

（3）床垫要坚固、舒适，应在床边放置台灯、电话，以及必要的药品。

（4）电源插座、开关、电话应安装在方便、安全的位置，电源插座不应低于 0.5 米，开关高度不应高于 1.2 米。

（5）室内外的照明要好，室内温度要能够调节。

（6）设计落地台柜时要充分考虑可达高度：侧方水平或稍向外探时，能达到合适距离为 60 ～ 65cm，合适高度为 91.5cm，最大高度为 117cm 左右。

（7）由于坐在轮椅上手能触及的最大高度一般为 1.22 米，因此木柜内挂衣架的横木不应高于 1.22 米，衣柜深度不应大于 60cm。

（8）坐在轮椅上时向侧方探及的合适距离为 1.37 米，因此柜内隔板和墙上架板不应大于此高度。

（9）侧方伸手下探时最低可达高度为 23cm 或更小，因此，最下面的柜隔板、抽屉不应低于此高度。

8. 厨房

（1）台板的高度应适合轮椅使用者的需要，台面较理想的高度不应大于 79cm。
从地面到膝部的间隙应是 69.8 ～ 76.2cm；台子的深度至少有 61cm（图 12-3-18）。

（2）台面应有利于将重物从一个地方移到另一个地方。

（3）桌子应能使轮椅使用者双膝放到桌下，其高度最好可以升降。

（4）最好配备一个带有脚轮的小推车，把一些物品能够很容易地从冰箱或其他地方移到台上。

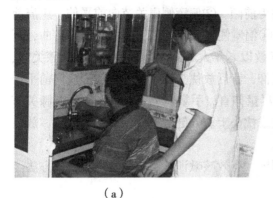　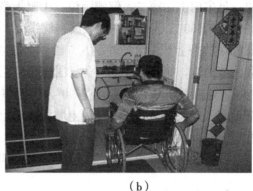

（a）　　　　　　　　　　　　　　　（b）

图 12-3-18　改造的厨房（a 和 b）

9. 地面

（1）室内的地面应平整，地面宜选用不滑及不易松动的材料。

（2）室内地板不应打蜡和放置地毯，要保证老年人从一个房间进入到另一个房间的通道没有阻碍，所有的物件要保证安全。

（3）入口处擦鞋垫的厚度和卫生间室内外地面高差不得大于 20mm。

（4）供视力残疾者使用的出入口、地面，宜铺设有触感提示的地面块材，或涂刷色彩鲜艳的提示地面图标。

10. 斜坡　倾斜角度为 50°左右，或每长 30cm 升高 5cm，宽度应为 1 ~ 1.4 米，两侧要有 5cm 高的突起围栏，以防轮子滑出；坡表面要用防滑材料，如与斜坡并行有一部分台阶，则台阶的高度不应大于 15cm。

（三）居家使用理疗仪器的注意事项

1. 电疗　带有心脏起搏器的老年人是绝对禁忌的；恶性肿瘤的老年人严禁使用；孕妇的腰骶部严禁理疗；低频中频严禁刺激颈动脉窦；体内治疗部位有金属异物的注意电流密度。

2. 光疗　红外线照射注意距离为 30 ~ 60cm，以温热感为标准，每次照射时间 20 ~ 30 分钟，时间不是越长越好；急性外伤后不要用红外线照射；红外线照射颜面部时，需要注意保护眼睛；皮炎时禁止使用用红外线照射；动脉阻塞性病变，不宜用红外线照射。

【案例解析】

1. 护理员应该为张奶奶进行正确体位的摆放。第一，仰卧位。①偏瘫侧肩放在枕头上，保持肩前伸，外旋。②偏瘫侧上肢放在枕头上，外展20°～40°，肘、腕、指关节尽量伸直，掌心向上。③偏瘫侧臀部固定于枕头上。④偏瘫侧膝部膝外应放在枕头上，防止屈膝位控制不住，突然髋膝外旋，造成股内收肌拉伤，膝下垫一小枕，保持患膝稍屈，足尖向上。第二，健侧卧位。①躯干略为前倾。②偏瘫侧肩关节向前平伸，患肩前屈90°～100°。③偏瘫侧上肢放在枕头上。④偏瘫侧下肢膝关节、髋关节略为弯曲，下肢放在枕头上，避免足外翻。⑤健侧上肢摆放以老年人舒适为宜。⑥健侧下肢膝关节、髋关节伸直。第三，患侧卧位。①躯干略后仰，背后放枕头固定。②偏瘫侧肩向前平伸外旋。③偏瘫侧上肢和躯干呈90°，肘关节尽量伸直，手掌向上。④偏瘫侧下肢膝关节略弯曲，髋关节伸直。⑤健侧上肢放在身上或枕头上。⑥健侧下肢保持踏步姿势，放在枕头上，膝关节和踝关节略为屈曲。

2.护理员可以指导张奶奶进行呼吸肌训练、有效咳嗽训练、辅助咳嗽技术等方法。

【思考题】

1.对于吞咽障碍的老年人，应该如何正确地为他喂食？

2.对于腰椎间盘突出症的老年人，康复锻炼的方法有哪些？

3.助行器使用的注意事项有哪些？

第十三章　急救照护 ▷▷▷▷

【学习要点】

1. 掌握老年人常见的紧急问题及发生的原因。

2. 掌握老年人出现紧急情况时的典型症状和伴随症状。

3. 掌握老年人遇到急危重症时的紧急处理方法。

4. 掌握遇到危急情况时，如何正确拨打 120 急救电话。

5. 了解紧急情况时，护理员陪同检查的配合要点。

6. 掌握心肺复苏术的实施要点。

老年人由于身心功能的退化，慢性疾病的困扰，以及认知功能的减退，生活自理能力的下降，当遇到疾病突发，身体往往无法应对，晕厥、抽搐、跌倒、外伤、胸痛等紧急情况在老年人群中发病率较高，对老年人的生活质量带来很大影响，甚至会危及生命。

第一节　晕厥的紧急处理

【案例导入】

老年女性，65 岁，糖尿病病史 10 年，住在养老院。由护理员小王负责照护，近期老太太偷偷进行运动减肥，跑步运动过程中突然晕倒，护理员发现后不知如何处理，造成病情延误。

1. 发生晕厥的原因有哪些？

2. 发生晕厥后，护理员应该给予什么紧急处理？

一、概述

晕厥（syncope），又称为昏厥、晕倒，是由于短暂的大脑血液供应减少，导致其缺血、缺氧而发生的短暂性意识丧失。见图 13-1-1。

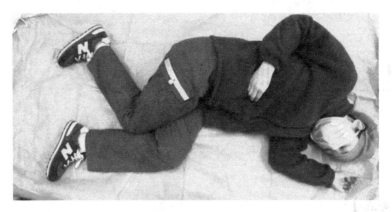

图 13-1-1　晕厥

二、发病原因

本病常见的发病原因是各类诱因导致的颅脑内血容量短时间内大幅下降，或心排血量急剧降低，而内脏和外周的小血管收缩仍不能有效及时补充，导致血压下降，血容量的分配得不到保证，大脑在未得到最低限度的血供时，以致发生意识障碍。

三、病情观察

晕厥发作突然，持续数秒至数分钟；意识丧失时伴有全身肌肉无力，不能维持正常姿势，甚至倒地；对各种刺激反应不敏感甚至无反应。分为多种类型，常见以下几种。

（一）血管迷走性晕厥

血管迷走性晕厥是较常见的一种，常有明显的诱因，如恐惧、过度紧张、看到血液、长时间站立、疲劳、饥饿、大量排尿等原因引起，短时间即可突然出现意识丧失、跌倒、血压迅速下降，患者可很快恢复意识，但有可能再次发生晕厥。此类典型的晕厥发作一般具有发病突然、持续短暂、可自行完全恢复的特点，此类晕厥可分为三期。

1.先兆期　诱发原因发生后，短时间内出现头晕、恶心、出汗、面色发白、视物模糊、全身无力、手足发凉等，持续数秒。

2.发作期　感觉站立不稳，扶助不能阻止其跌倒，并出现意识丧失。可伴有肌张力下降、血压下降、脉缓而细弱等，一般持续数十秒至数分钟。

3.恢复期　意识逐渐转清，但仍有周身无力、恶心、面色发白、手心发凉、恶心、呕吐等，此期持续时间长，重者可长达数十分钟。

（二）心源性晕厥

心源性晕厥是由于心律失常、急性心肌缺血、心搏骤停等心脏的原因，心排出量急剧下降等原因，引起血流动力学紊乱。可能先期有心脏方面的基础疾病，情绪激动是常见的诱发原因。心源性晕厥若发现、急救不及时，常常危及生命。

（三）脑源性晕厥

脑源性晕厥是由于颅脑内外脑血管病变而引起的，如脑出血、脑梗死、占位性病变等引起，会有较严重的后遗症，甚至猝死。

（四）外伤或疼痛

外伤常见有失血过多、疼痛剧烈等。

四、照护措施

（一）急救处理

在医生到来之前，需要进行紧急处理。

1. 立即给予平躺，可抬高下肢，促进血液回流，保证心、脑血管供血；如因口服降糖药物及饥饿导致的低血糖，立即给予口服含糖或淀粉的食物；晕血、晕针时则在平躺后休息片刻即可；情绪激动者则需静养、休息；对于男性老年人大量排尿后导致的晕厥，则需休息及清淡营养饮食。为预防晕厥反复发生，应尽量避免引起晕厥的诱发因素。在不明原因的晕厥发生后，无论是否自行恢复，都应及时陪同老年人到医院接受相应的检查和诊断，及早排除自身原发疾病。

2. 平卧后短时间内不能缓解时，要尽快拨打120，或通知社区医生，并在医生到来之前，做进一步的紧急处理。①查看有无发生外伤、骨折，口鼻处有无分泌物，小心帮助老人平躺，清除口鼻分泌物，将头偏向一侧，防止误吸及舌根阻塞呼吸道，保持呼吸道通畅。②触摸颈动脉并观察有无自主呼吸，排除是否发生心搏骤停，如果无颈动脉搏动及自主呼吸，则需要快速实施心肺复苏。③抬高下肢，解开衣领，保持所在场所通风，最大限度地避免脑组织过度缺氧而产生不可逆的脑损伤。④如果有出血性的外伤，需立即使用干净的布料，堵住伤口并压迫止血，尽量减少血液、体液流失。⑤如果发生脊柱骨折，则尽量避免随意的搬动，以免加重患者病情。⑥注意保暖，尤其是冬季室外发生的晕厥，要防止外周血管急剧收缩，心、脑血管压力骤然增高。见图13-1-2。

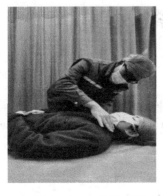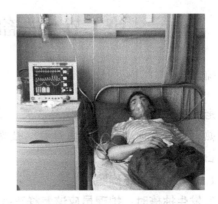

图 13-1-2　急救处理　　　　　　　图 13-1-3　一般照护

（二）一般照护

1. 紧急处理后，协助医务人员进行对症支持治疗，陪同完善相关检查，如心电图。给老年人更换舒适的衣物，协助进行运动试验。

2. 严密观察病情及生命体征，除了简单地通过摸脉搏，查看体温、呼吸情况，也要学会如何通过心电监护等仪器，及早发现病情变化。配合医务人员做好相关检查和治疗工作，如氧气吸入、输液、心电监护及各类相关的身体检查。见图 13-1-3。

（三）心理施护

做好心理照护，多多宽慰老人，缓解其焦虑、恐惧心理。

（四）预防施护

对于发生过晕厥的老人，护理员要加强陪伴，尽量减少老人独处。老人更换体位时，要缓慢进行，充分适应后再改变体位。对于伴有糖尿病的老人，衣兜里要备有糖块，防止因低血糖而造成晕厥。

【案例解析】

1. 发生晕厥的原因有哪些？

答：常分为四种，第一种是血管迷走性晕厥，是较常见的一种，常有明显的诱因，如恐惧、过度紧张、看到血液、长时间站立、疲劳、饥饿、大量排尿等原因引起。第二种是心源性晕厥，是由于心律失常、急性心肌缺血、心搏骤停等心脏的原因。第三种是脑源性晕厥，是由于颅脑内外脑血管病变而引起的，如脑出血、脑梗死、占位性病变等。第四种是外伤或疼痛如失血过多、疼痛剧烈等。

2. 发生晕厥后，护理员应该给予什么紧急处理？

答：立即给予平躺，可抬高下肢；如低血糖，立即给予口服含糖或淀粉的食物；给予平躺，使老人休息片刻；平卧后短时间内不能缓解时，要尽快拨打 120。

第二节　抽搐的紧急处理

【案例导入】

老年男性，85 岁，外感发热 3 天，高热持续不退，最高温度 40℃。因受凉发热，自行关闭门窗，加盖厚被，让发汗退热，就是民间说的"捂汗"，后老人出现抽搐、昏迷。

1. 老人的做法正确吗？

2. 发生抽搐时，护理员应该怎样正确处理？

一、概述

抽搐是指全身或局部骨骼肌非自主抽动或强烈收缩。抽搐作为一种疾病状态，包括癫痫发作和非癫痫发作。癫痫，俗称为"羊角风"或"羊癫疯"，这种疾病的发作，患者会出现全身（包括四肢、躯干、颜面）骨骼肌非自主强直性与阵挛性抽搐，引起关节运动和强直，又称癫痫发作。如果癫痫连续发作期间，意识还未完全恢复，继而发作，超过 30 分钟则为癫痫大发作，或称癫痫持续发作。全身大范围的强直阵挛性抽搐则称为惊厥发作。

二、病情观察

1. 全身性抽搐　主要表现为全身骨骼肌痉挛，最典型的要数癫痫大发作，表现为突发意识不清，全身强直且呼吸暂停，躯干与四肢的强直表现更为突出，之后四肢发生强烈抽搐、呼吸不规则、大小便失禁及发绀，半分钟左右会自行停止，有时伴有对光反射消失或迟钝，病理反射阳性等。癫痫大发作时则表现为短期内反复发作、持续发作。发作停止后意识逐渐恢复，每次发作后会伴有不同程度的脑损伤，损伤程度与发作时间、发作程度相关。见图 13-2-1。

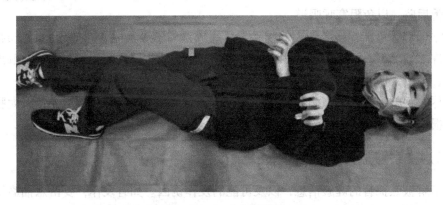

图 13-2-1　全身性抽搐

2. 局限性抽搐　主要表现为身体某一局部连续性肌肉收缩、痉挛，多见于口角、眼睑、手足等，典型表现为上肢及手部的抽搐。

三、发病原因

根据病因，可将抽搐分为特发性和症状性两大类。特发性抽搐主要是由于先天性脑组织损伤及脑部不稳定的状态而引发的小儿惊厥。

症状性抽搐由于抽搐的部位、范围不同，病因也不尽相同。如脑部病变，主要有各种原因导致的颅脑外伤、感染，颅内占位性病变，颅脑血管疾病，脑内寄生虫病，以及其他原因未明的大脑病变等；全身性疾病导致的抽搐可见于各种原因发生的中毒、代谢障碍疾病、风湿病，以及治疗过程中突然撤药、窒息、淹溺、触电等。

确定抽搐的类型：根据抽搐的部位、范围及抽搐的形式，可分为癫痫发作和非癫痫发作。癫痫发作，需要医生在急救过程中能够快速评估，评估并保护气道，保持呼吸道通畅，及时控制癫痫发作，同时积极查找病因；非癫痫发作抽搐则不会短时间内致命。

1. 尽快控制抽搐发作　保证呼吸道通畅并快速做出初步诊断，若确定是癫痫大发作，则治疗的关键是控制抽搐发作，临床常用地西泮作为控制癫痫发作的首选药物。

2. 确定病因，尽快去除疾病发作原因　如果是高热引起的惊厥，则需要快速进行物理降温；如果是外伤导致破伤风发作，而中毒导致的抽搐，要尽快彻底清除毒物，并使用相应的特效解毒剂；若是感染性疾病急性发作，则要使用相适应的抗生素进行抗感染治疗；水和电解质紊乱，要尽快调整电解质的平衡。

3. 及时干预并发症　注意给老人保暖，汗出较多时，要及时擦干汗液，清醒的老年人要多喂温开水，防止脱水。

四、照护措施

（一）紧急处理措施

1. 协助老年人做平卧位，头偏向一侧，或侧卧位，严防误吸，也可以防止意识丧失导致的舌后坠，以免阻塞呼吸道。

2. 立即移除可能损伤老年人的物品，尽快放置勺子等其他能够把牙齿隔开的物品，时间允许的情况下，要尽快缠上纱布，从磨牙最紧张的位置放入，如有义齿要取出，解开衣扣、裤带，保证老年人呼吸不受阻碍。

3. 尽快呼救，尤其是癫痫大发作时，节约抢救时间，尽可能减少对老年人大脑的不可逆性损伤。

（二）观察与评估的注意事项

1. 了解被照护者的健康信息，以及可能的发作诱因。如有发作，要留意抽搐发作时间、持续时间、发作过程及伴随症状等，这对于确诊和治疗都有重要意义。

2. 定时观察老年人神志情况，了解老年人可能需要的相关检查，熟练掌握相关配合工作的注意事项，尤其是老年人在转运和接受诊疗过程中的安全防护工作。

3. 取侧卧位或头偏向一侧，保持呼吸道通畅，如有口鼻分泌物，要立即清除。

4. 配合医护人员给老年人做相关的治疗，严格按照医嘱给患者服药，严禁擅自加减药物，做好老年人的安全防护工作，尤其是发作后，疾病得到稳定控制前，要尽量保持病室安静，防止不必要的声光刺激。

5. 在与家属的配合期间，尽量告知家属相关的注意事项，使医护人员的陪护工作顺利进行，并且告知家属注意，尽量减少患者外出时间，避免老年人独自外出。如有外出，要做好防护工作，并在老年人外衣上注明疾病相关处理情况和联系信息，以防出现意外。

【案例解析】

1. 发热时，民间捂汗的做法正确吗？此时应该怎么照护老年人？

答案：民间捂汗的做法是不对的，发热时盖得太厚，汗出过多时容易引起虚脱。老年人发热应该适当保暖，汗出较多时，要及时擦干汗液，清醒的老年人要多喂温开水，防止脱水。及时更换内衣，防止受凉。体温高达 39 ～ 40℃，可用温开水擦拭额头、大腿根部、腋窝等大动脉搏动处，帮助降温，切记避开前胸和足底。

2. 发生抽搐时，护理员应该怎样正确处理？

答案：（1）协助老年人做平卧位，头偏向一侧，或侧卧位，严防误吸，也可以防止意识丧失导致的舌后坠，以免阻塞呼吸道。

（2）立即移除可能损伤老年人的物品，尽快放置勺子等其他能够把牙齿隔开的物品，时间允许的情况下，要尽快缠上纱布，从磨牙最紧张的位置放入，如有义齿要取出，解开衣扣、裤带，保证老年人呼吸不受阻碍。

（3）尽快呼救，尤其是癫痫大发作时，节约抢救时间，尽可能减少对老年人大脑的不可逆性损伤。

第三节 外伤紧急包扎处理

【案例导入】

老年男性，60岁，病史不详，行动不便。护理员小王发现老人躺于二楼楼梯口，头部有明显出血，其他部位未见明显伤，衣物有灰尘，立刻找人把老人抬至床上。

护理员小王的做法正确吗？能救老人吗？

一、止血

（一）概述

正常成人全身血量占体重的7%～8%。体重60kg的人，全身血量为4200～4800mL。若失血量≤ 10%（约400mL），可有头昏，交感神经兴奋或无反应。失血量达 20% 左右（约 800mL），会出现出血性休克的症状，如血压下降、脉搏细数、四肢厥冷、意识模糊等。失血量≥ 30%，患者将发生严重的失血性休克，不及时抢救，短时间可危及生命或发生严重的并发症，因此在保证呼吸道通畅的同时，应及时准确地进行止血。

（二）病情观察

凡是有外出血的伤口均应止血，对严重出血的照护者，若不能迅速有效地止血，可在短时间内危及生命。伤口出血大致可分为动脉出血、静脉出血和毛细血管出血。动脉出血速度快，呈喷射状，颜色鲜红，血液不易凝固，须尽快控制出血。静脉出血缓缓流出，颜色暗红，大部分静脉损伤破裂后即塌陷，故比动脉出血易控制。但深静脉出血也可出血量大，难以控制。毛细血管出血时血色鲜红，呈渗出性，可自行凝固止血，但若伤口或创面较大，出血不及时处理，也可引起出血性休克。

（三）照护措施

物品准备：无菌敷料、绷带、干净的毛巾或者衣料，止血带（充气式或橡皮的）等。

止血方法可分为指压法、加压包扎止血法和止血带止血法。

1. 指压法　是用手指、手掌或者拳头压迫伤口近心端动脉，阻断血液流通，达到临时止血的目的。适用于中等或较大动脉的出血，以及较大范围的静脉和毛细血管出血。指压法止血属于应急止血措施，因动脉有侧支循环，故效果有限，应及时根据现场情况改用其他止血方法。实施指压法止血时，应正确掌握按压的部位，即指压点。常用指压点及按压方法如下。

（1）头顶部出血　压迫同侧耳屏前方颧弓根部的搏动点（颞浅动脉），将动脉压向颞骨，见图 13-3-1。

（2）颜面部出血　压迫同侧下颌骨下缘、咬肌前缘的搏动点（面动脉），将脉压向下颌骨。

（3）头颈部出血　用拇指或其他四指压迫同侧血管外侧与胸锁乳突肌前缘中点之间的强搏动点（颈总动脉），用力压向第五颈椎横突处。压迫颈总动脉止血应慎重，绝对禁止同时压迫双侧颈总动脉，以免引起脑部缺氧。

（4）头后部出血　压迫同侧耳后乳突下稍后方的搏动点（枕动脉），将动脉压向乳突。

（5）肩部、腋部出血　压迫同侧锁骨上窝中部的搏动点（锁骨下动脉），将动脉压向第 1 肋骨。

（6）上臂出血　外展上肢 90°，在腋窝中点，用拇指将动脉压向肱骨头。

（7）手部出血　压迫手掌腕横纹稍上方的内、外侧搏动点（尺、桡动脉），将动脉压向尺骨和桡骨，见图 13-3-2。

（8）前臂出血　压迫肱二头肌内侧沟中部的搏动点（肱动脉），将动脉压向肱骨干，见图 13-3-3。

（9）大腿出血　压迫腹股沟中点稍下部的强搏动点（股动脉），可用拳头或双手拇指交叠用力将动脉压向耻骨上支。

（10）小腿出血　在腘窝中部压迫腘动脉。

（11）足部出血　压迫足背中部近足踝处的搏动点（胫前动脉），并压迫足跟内侧与内踝之间的搏动点（胫后动脉）。

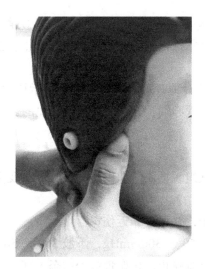　　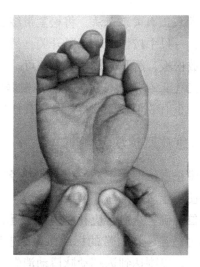

图 13-3-1　头顶部出血指压法　　　　图 13-3-2　手部出血指压法

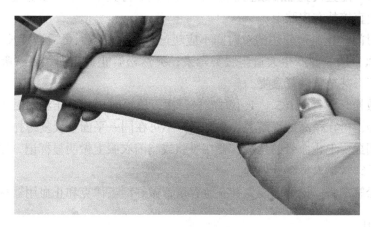

图 13-3-3　前臂出血指压法

2. 加压包扎止血法　体表及四肢伤出血，大多数可用加压包扎和抬高肢体，以达到暂时止血的目的。将无菌敷料或衬垫覆盖在伤口上，用手或其他物体在包扎伤的敷料上施以压力，一般需持续 5 ～ 15 分钟才可奏效，同时将受伤部位抬高，也有利于止血，此法适用于小动脉，中、小静脉或毛细血管出血。

3. 止血带止血法　适用于四肢较大动脉的出血，用加压包扎等其他方法不能有效止血而有生命危险时，可采用此方法。在紧急情况下，也可用绷带、三角巾、布条等代替止血带。使用止血带前，先在止血带下放好衬垫物。常用的止血法有橡皮止血带止血法、卡式止血带止血法和充气止血带止血法。

（1）橡皮止血带止血法　在肢体伤口的近心端，用棉垫、纱布、毛巾或衣物等作为衬垫，缠绕肢体，以左手的拇指、示指和中指持止血带的头端，将长的尾端绕肢体一圈后压住头端，再绕肢体一圈，然后用左手示指和中指夹住尾端，将尾端从两圈止血带下拉出，形成一个活结。如需放松止血带，只需将尾端拉出即可。

（2）卡式止血带止血法　将松紧带绕肢体一圈，然后把插入式自动锁卡插进活动锁紧开关内，一只手按住活动锁紧开关，另一手紧拉松紧带，直到不出血为止。放松时用手向后扳放松板，解开时按压开关即可。

（3）充气止血带止血法　此法是根据血压计原理设计，有压力表指示压力的大小，压力均匀，止血效果较好。将袖带绑在伤口的近心端，充气后可起到止血的作用。

（四）急救照护注意事项

止血带止血法使用不当，可造成神经或软组织损伤、肌肉坏死，甚至危及生命，应特别强调使用止血带的注意事项。

1. 部位准确　止血带应扎在伤口的近心端，并尽量靠近伤口。

2. 压力适当　止血带的标准压力为上肢 250 ～ 300mmHg，下肢 300 ～ 500mmHg，无压力表时，以刚达到远端动脉搏动消失、出血停止，止血带最松状态为宜。

3. 止血带不能直接扎在皮肤上　应先用衬垫垫好再扎止血带，以防勒伤皮肤。切忌用绳索或铁丝直接扎在皮肤上。

4. 控制时间　止血带使用的总时间不应超过 5 小时（冬天可适当延长），因止血带远端组织缺血、缺氧，产生大量组胺类毒素，突然松解止血带时，毒素吸收，可引起"止血带休克"，甚至急性肾衰竭。

5. 定时放松　应每隔 0.5 ～ 1 小时放松一次，放松时可用指压法临时止血，每次松开 2 ～ 3 分钟，再在稍高的平面上扎止血带，不可在同一平面上反复缚扎。

6. 标记明显　上止血带的伤员，要在手腕或胸前衣服上做明显标记，注明上止血带时间，以便后续救护人员继续处理。

7. 做好松解准备　松解前要先补充血容量，做好纠正休克和止血用器材的准备。

二、包扎

包扎在急救中应用广泛，其目的是保护伤口，减少污染，固定敷料和骨折位置，压迫止血及减轻疼痛等。包扎之前要覆盖创面，包扎松紧要适度，包扎部位要准确，使肢体保持功能位，打结时要避开伤口和骨隆突处。

【适应证】

体表各部位的伤口，除采用暴露疗法者，一般均需包扎。

【禁忌证】

厌氧菌感染、犬咬伤需暴露的伤口。

【物品准备】

无菌敷料、绷带、三角巾、四头带或多头带、胶带、别针或夹子等。

【包扎方法】

1. 三角巾包扎　三角巾包扎适用于现场急救。三角巾的用途较多，可折叠成带状包扎较小的伤口或作为悬吊带，可开展或折成燕尾巾包扎躯干或四肢较大的伤口，也可将两块三角巾连接在一起，包扎更大范围的创面。进行三角巾包扎前，应先在伤口上垫敷料，再行包扎。

（1）上肢三角巾包扎法　将三角巾一底角打结后套在伤侧手上，结的余头留长些备用，另一底角沿手臂后方拉至对侧肩上，顶角包裹伤肢后，顶角的带子与自身打结，将包好的前臂屈到胸前，拉紧两底角打结。

（2）手（足）三角巾包扎法　将手足放在三角巾上，手指（脚趾）对准顶角，将顶角折回盖在手背（足背）上，折叠手（足）两侧的三角巾，使之符合手（足）的外形，然后将两底角绕腕（踝）部打结。

（3）足与小腿三角巾包扎法　将足放在三角巾的一端，足趾朝向底边，提起顶角和较长的一底角，包绕小腿后于膝下打结，再用短的底角包绕足部，于足踝处打结。

（4）上肢悬吊包扎法　将三角底边的一端置于健侧肩部，屈曲伤侧肢80°左右，将前臂放在三角巾上，然后将三角巾向上反折，使底边另一端到伤侧肩部，在颈后与另一端打结，将三角巾顶角折平打结，或用安全别针固定，此为大悬臂带。也可将三角巾叠成带状，悬吊伤肢，两端于颈后打结，即为小悬臂带。

（5）膝（肘）部三角中包扎法　将三角巾折成适当宽度（以能覆盖伤口大小为宜）的带状，将带的中段放于肘部，取带两端环绕肢体一周，并分别压住上下两边，避免伤口处打结。

2. 绷带包扎　绷带是传统实用的包扎用物，绷带包扎是包扎技术的基础，用于制动、固定敷料和夹板，加压止血，促进组织液吸收或防止组织液流失，支撑下肢以促进静脉回流。常用绷带有棉布、纱布弹力及石膏绷带等类型，宽度和长度有多种规格。缠绕绷带时，应一手拿绷带的头端并将其展平，另一手握住绷带卷，由伤员肢体远端向近端包扎，用力均匀。为防止绷带在肢体活动时逐渐松动滑脱，开始包扎时应先环绕两圈，并将绷带头折回一角，在绕第二圈时将其压住，包扎完毕后，应再在同一平面环绕 2～3 圈，然后将绷带末端剪开或撕成两股打结，或用胶布固定。

绷带包扎的基本方法及适用范围如下。

（1）环形包扎法　将绷带做环形缠绕，适用于包扎的开始与结束时包扎粗细均匀的部位，如颈、腕胸、腹等处的伤口。

（2）蛇形包扎法　先用绷带以环形缠绕数周，然后稍微倾斜螺旋向上缠绕，每周遮盖上一周的 1/3～1/2，适用于包扎直径基本相同的部位，如上臂、手指、躯干、大腿等。

（3）螺旋反折包扎法　每圈缠绕时均将绷带向下反折，并遮盖上一周的 1/3 ～ 1/2，反折部位应位于相同部位，使之成一直线，适用于直径大小不等的部位，如前臂、小腿等。

（4）"8"字形包扎法　在伤处上下，将绷带自下而上，再自上而下。重复做"8"字形旋转缠绕，每周遮盖上一周的 1/3 ～ 1/2，适用于直径不一致的部位或屈曲的关节部位，如肩、膝等。

（5）回返式包扎法　先将绷带以环形法缠绕数周，由助手将绷带在后面固定住，反折后的绷带由后部经肢体顶端或截肢残端向前，也由助手在前面将绷带固定住，再反折向后，每一来回均覆盖前一次的 1/3 ～ 1/2，直至包住整个伤处顶端，最后将绷带再环绕数周，把反折处压住固定，适用于头项部指端、残端。

【注意事项】

1. 包扎伤口前，先简单清创并盖上消毒敷料，然后再行包扎。不准用手或脏物触摸伤口，不准用水冲洗伤口（化学伤除外），不准轻易取出伤口内物，不准把脱出体腔的内脏还纳。操作时小心谨慎，以免加重疼痛或导致伤口出血及污染。

2. 包扎要牢固，松紧适宜，过紧会影响局部血液循环，过松易致敷料脱落或移动。

3. 包扎时取舒适体位，伤肢保持功能位。皮肤皱褶处与骨隆突处要用棉垫或纱布衬垫。需要抬高肢体时，应给予适当的扶托物。

4. 包扎方向应从远心端向近心端，以帮助静脉血液回流。包扎四肢时应将指（趾）端外露，以便观察血液循环。

5. 绷带固定时的结应放在肢体外侧面，严禁在伤口上、骨隆突处等易于受压的部位打结。

6. 解除绷带时，先解开固定结或取下胶布，然后以两手互相传递松解。紧急时或绷带已被伤口分泌物浸透干涸时，可用剪刀剪开。

三、固定

固定技术在外伤的急救中具有重要意义。及时、正确的固定，有助于减少伤部活动，减轻疼痛，预防休克，避免神经血管、骨骼及软组织的再损伤，以便于搬运。

【适应证】

所有四肢骨折均应进行固定，脊柱骨折、骨盆骨折在急救中也应相对固定。

【物品准备】

紧急情况下，可就地取材，选用竹板、树枝、木棒等代替。还可直接用照护者的健肢或躯干进行临时固定。

【固定方法】

1. 上臂骨折固定　如用一块夹板，夹板置于上臂外侧，若用两块夹板，则分别置于上臂的后外侧和前内侧。然后用两条带子在骨折的上下端固定。

2. 前臂骨折的固定　协助伤员将伤肢屈曲 90°，拇指在上。取两块夹板，其长度分别为肘关节内、外侧至指尖的长度，分别置于前臂的内、外侧，用三条带子固定骨折的上、下端和手掌部，再用大悬臂带将上肢悬吊于胸前。

3. 大腿骨折的固定　用长、短两块夹板分别置于大腿的外侧和内侧，长夹板的长度自腋下至足跟，短夹板的长度自大腿根部至足跟。

4. 小腿骨折的固定　取两块相当于大腿根部至足跟长度的夹板，分别置于小腿内、外侧，在骨隆突处加衬垫，然后用带子分别在骨折上下端和骨关节上下打结固定，足部用"8"字形固定。

【注意事项】

1. 如有伤口和出血，应先止血和包扎，再进行骨折固定。若被照护者休克，应先进行抗休克处理。

2. 在处理开放性骨折时，刺出的骨折断端在未清创时，不可还纳伤口内，以防感染。

3. 夹板固定时，其长度与宽度要与骨折的肢体相适应。

4. 夹板不可直接与皮肤接触，其间要加软垫。

5. 固定要松紧度适宜，牢固可靠，但不影响血液循环。

6. 固定后避免不必要的搬动，不可强制伤员进行各种活动。

四、搬运

【适应证】

适用于转移活动受限的老年人。

【搬运方法】

1. 常用搬运法

（1）担架搬运法　这是最常用的搬运法，适用于病情较重、转移路途较长的老年人。

（2）徒手搬运法　适用于现场无担架、转运路途较近、病情较轻的情况。

2. 特殊搬运法

（1）腹部内脏脱出　将双腿屈曲，腹肌放松，防止内脏继续脱出。

（2）昏迷者　使照护者侧卧或俯卧于担架上，头偏向一侧，以利于分泌物的引流。

（3）骨盆损伤　先将骨盆用三角巾或大块包扎材料做环形包扎后，让老年人仰卧于硬质担架或门板上，膝微屈，膝下加垫。

（4）脊柱、脊髓损伤　搬运时，应使脊柱保持伸直，严禁颈部与躯干前屈或扭转。

（5）身体带有刺入物　应先包扎伤口，妥善固定好刺入物后，方可搬运。搬运途中，避免震动、挤压、碰撞，防止刺入物脱出或继续深入。

【注意事项】

1. 搬运动作应轻巧、敏捷、步调一致，避免震动，避免增加被照护者的痛苦。

2. 根据不同病情和环境，采取不同的搬运方法，避免二次损伤，或因搬运不当，造成意外伤害。

3. 搬运途中应密切观察老年人的伤势与病情变化。

【案例解析】

护理员小王发现老人躺于二楼楼梯口，头部有明显出血，其他部位未见明显伤，衣物有灰尘，立刻找人把老人抬至床上。护理员小王的做法正确吗？能救老人吗？

答案：发现老年人意外跌倒，在明确伤情之前，不能随意搬动，以免病情加重，造成二次伤害，注意保暖。要根据情况进行相应处理。意识不清者，先拨打急救电话，说明情况、具体地点。老年人神志清醒，可以搬动时，应尽量平卧。

第四节　胸痛的紧急处理

【案例导入】

老年女性，68岁，有冠心病、脑梗死病史，于午间饭后突感胃部疼痛不适、胀痛，难以描述具体症状，自认为胃病发作，过饱导致，遂自服多潘立酮片及奥美拉唑肠溶胶囊，30分钟后发现疼痛未缓解，并持续加重，遇到这种情况应该怎么处理？

一、概述

胸痛是指患者从颈部到上腹部的一种疼痛或不适，主观感觉胸部刺痛、锐痛、钝痛、闷痛，常伴有紧张、焦虑和恐惧感。多见于心血管、肺部、消化道、外周血管等疾病。胸痛的程度与个体的痛阈有关，与疾病轻重程度不完全一致。随着社会现代化和人口老龄化，因胸痛就诊的患者有逐渐增加的趋势。

二、发病原因

1.肺源性　肺栓塞、慢性阻塞性肺疾病、自发性气胸、肺部炎症性病变、肿瘤、外伤性气胸、支气管扩张等。

2. 心源性　急性心肌梗死、心绞痛、心肌病、心肌炎等。

3. 胸廓　外伤骨折、肋骨软骨炎、肋间神经痛（带状疱疹）等。

4. 血管源性　胸主动脉夹层、主动脉缩窄等。

5. 胸膜腔　胸膜炎、胸膜间皮瘤等。

6. 纵隔源性　淋巴瘤等。

7. 消化系统源性　反流性食管炎、膈下脓肿等。

8. 功能性疼痛　心脏神经官能症、过度通气等。

三、高危胸痛的病情观察

（一）急性心肌梗死

急性心肌梗死是指冠状动脉急性闭塞血流中断所引起的局部性心肌缺血性坏死。心脏的血管堵塞后，随着时间的延长，坏死的心肌越来越多，心脏便失去正常的收缩力量，随时可能发生心力衰竭或停跳，未积极治疗的急性心肌梗死平均死亡率为15%左右，积极治疗能使之降低至2%～3%，但合并休克或心力衰竭者死亡率更高。

诱因：过度劳累、情绪激动、血压升高、感染、天气变化。

发病特点：致死、致残率高，早期容易突然死亡。

（二）主动脉夹层

主动脉夹层是指主动脉腔内的血液通过内膜的破口进入主动脉壁中层而形成的血肿，称主动脉夹层动脉瘤，简称主动脉夹层。

主动脉夹层的病因：高血压、主动脉中层变性、主动脉缩窄、外伤等因素。

发病特点：死亡率高，如不处理约3%猝死；两天死亡占37%～50%，甚至72%；1周死亡占60%～70%，甚至91%。

症状表现：

1. 剧烈胸部疼痛。疼痛多为撕裂样、刀割样，难以忍受，有窒息感、濒死感或恐惧感，含服硝酸甘油无效，多数同时伴有难以控制的高血压。

2. 休克。面色苍白，大汗淋漓，皮肤湿冷，脉搏细弱等。

3. 其他症状。偶尔出现上腔静脉阻塞综合征、声音嘶哑、搏动性颈部肿块、反复的肺炎。

4. 主动脉夹层特征性表现。四肢血压不对称，一侧肢体脉搏消失。

（三）肺栓塞

肺栓塞是以各种栓子堵塞肺动脉系统时所引起的一组以肺循环和呼吸功能障碍为主要临床表现和病理生理特征的临床综合征，包括肺血栓栓塞（PTE）、脂肪栓塞、空气栓塞等。

发病原因：

1. 下肢和盆腔血栓 是公认的首位原因，占 68%。

2. 冠心病 为我国肺栓塞最常见的原因，占 40%。

3. 肿瘤 在我国为第二位原因，占 35%。

肺栓塞的症状表现：

1. 不明原因的呼吸困难及气促，尤以活动后明显，为肺血栓栓塞最常见的症状。

2. 胸痛，胸膜炎性胸痛占 40% ～ 70%；或出现心绞痛样痛，占 4% ～ 12%。

3. 晕厥，可为肺血栓栓塞的唯一或首发症状。

4. 烦躁不安、惊恐，甚至濒死感。

5. 咯血，常为少量咯血，大量咯血少见。

6. 咳嗽、心悸等。

（四）张力性气胸

张力性气胸是指由气管、支气管或肺损伤裂口与胸膜腔相通，且形成活瓣，吸气时从裂口进入胸膜腔，而呼吸时活瓣关闭，气体不能排出，胸膜腔内积气不断增多，胸腔内压升高，导致胸膜腔压力高于大气压。

张力性气胸症状表现：表现为极度呼吸困难、胸部饱满、烦躁、意识障碍、颈静脉怒张、发绀、大汗淋漓、昏迷、休克，甚至窒息。

四、照护措施

（一）急救处理

胸痛发生时应尽快拨打 120，或通知社区医生，并在医生到来之前，进行紧急处理。

1. 绝对卧床休息，禁止搬动。医学研究表明，活动时的心肌耗氧量是安静平卧时的 4 倍，翻身、活动、搬动都可能造成心律失常、猝死。

2. 可以口服自备药物，如阿司匹林、硝酸甘油、速效救心丸等。

3. 如条件允许，应立刻给予氧气吸入。

4. 室内保持安静，患者保持镇静，别让紧张气氛感染患者。

5. 如有突发晕厥、意识不清、摸不到脉搏或呼吸停止，护理员或发现人员应立即进行心肺复苏。

6. 如为高血压老人，立即测量血压、脉搏，及时服用降压药，并定期监测。

（二）心理施护

过度紧张可刺激交感神经，使血压升高，心跳加快，增加心脏负担。因此，稳定情绪，安抚患者，等待高级救援，是急救的重点。

五、胸痛的预防

1.改善居住环境：保持室内空气新鲜，通风良好，保证充足的睡眠。

2.饮食宜清淡、低盐、低脂；注意营养，提高机体的抵抗力，进食高蛋白、高维生素的饮食；多吃蔬菜、水果、五谷类的食物。

3.做到"三不"：不饱餐后活动，不登高与剧烈运动，不提举重物或者做屏气动作，以免诱发心肌缺血。

4.学会自我控制情绪，保持积极乐观的心态，学会给自己减压，放松自己的身心，做到劳逸结合。

5.劝患者戒烟戒酒，养成良好的生活习惯。

【案例解析】

该老人考虑为急性心肌梗死，此时应尽快拨打120，并在医生到来之前，绝对卧床休息，禁止搬动；可以口服自备药物，如阿司匹林、硝酸甘油、速效救心丸；条件允许时，应立刻给予氧气吸入；室内保持安静，患者保持镇静，别让紧张气氛感染患者；如有突发晕厥、意识不清、摸不到脉搏或呼吸停止，护理员或发现人员应立即进行心肺复苏。

第五节　异物梗阻紧急处理

【案例导入】

老年女性，65岁，边看电视边吃饭，正看到兴奋之处，突然咳嗽不止，双手紧握脖子，说不出话来，呼吸困难，面部青紫。

1.老人发生了什么情况？

2.护理员发现时，老人神志清楚，应该如何急救处理？

一、概述

呼吸道异物是指喉部、气管或支气管内误吸入食物。气道异物梗阻易发生于5岁以下儿童、老年人及脑卒中吞咽功能低下的人群中，多因吃食物不当而造成食物堵塞在气管中。如果不及时处理，会在几分钟内因窒息而死亡。另外，头面部损伤的患者，血流和呕吐物堵塞气道，也会发气道梗阻。紧急情况下，掌握急救技术，不但可以延缓疾病进展，甚至转危为安，具有很好的救治效果。

二、发病原因

(一) 发病原因

1. 生理因素　老年人咀嚼功能下降，咳嗽反射动作迟缓（进食时）。

2. 各类疾病本身的病变因素　颅脑病变（中风）、咽喉的病变（咽喉癌）、食管的病变（食管狭窄），以及心肺功能不全等。

3. 体位因素　行动不便时，长期卧床时，都容易引发气道梗阻。

4. 食物因素　大块食物（如鸡块、排骨、鲍鱼）；黏滑食物（如鹌鹑蛋、汤圆、糖果等）。

(二) 了解相关气道吞咽方面的知识

在人体的颈部有两个管道，一个是食道，也叫食管；另一个是气道，也叫气管。这两个管道，气管在前面，食管在后面，一前一后并行。在人体舌头根部的后方，有一个小的、像帽舌形状的组织，也就是老百姓通常称之为"小舌头"的东西，于舌根部向上挺立，大约3mm厚度，医学上称之为"会厌"。大脑对会厌的行动进行自动指挥和控制。

人在吃东西、喝东西的时候，食物经过咀嚼，形成大大小小的球状，然后进行吞咽，这个咀嚼和吞咽，使得会厌自动关闭，遮盖住了气管的开口，也就是咽喉这个部位，阻止了食物进入气管，再进入肺部。吸进去的气体和吃进去的东西，能各行其道，有条不紊，互不干扰。但是，神经中枢有时也会出现失误，出现指挥失灵，使得食物并没有进入食道，而是误入气道。于是，就发生了"气道异物梗阻"。

三、病情观察

由于异物梗阻包括不完全性和完全性两种类型，所以老人们的表现也不相同，下面分别进行观察。

1. 不完全性梗阻时　老人多表现为突然出现剧烈咳嗽、声音嘶哑、呼吸困难、憋喘或反射性呕吐，典型体征为手呈"V"字状紧贴于颈部，呈现为异物梗阻的 Heimlich 征象。

2. 完全性梗阻时　老人多表现为面部发绀、无法说话、四肢发冷或大汗淋漓、烦躁不安。如不能得到及时救治，则很快意识丧失，陷入昏迷，随后呼吸心跳停止。

四、照护措施

(一) 现场急救

确定老人发生异物梗阻时，应立即进行现场施救，解除呼吸道阻塞，恢复呼吸。对于呼吸心搏骤停者，立即行心肺复苏术。在救治前要检查口腔，看异物是否仍在口腔内。若在口腔内，先将异物取出。

1. 海默立克手法（Heimlich 手法）　是目前最常用手法，见图 13-5-1。

（1）急救者站在老人背部，用双手臂环绕老人的腰部。

（2）一手握拳，将拳头的拇指一侧放在老人胸廓下和脐上腹部。

（3）另一手掌压住拳头，快速向上冲击压迫老人的腹部，不能用拳击和挤压，不要挤压胸廓，冲击力限于手上，不能用双臂加压。

（4）重复之，直到异物排出。

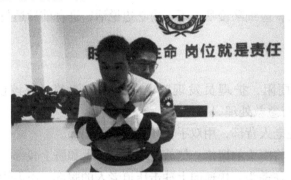

图 13-5-1　海默立克手法

2. 自救腹部冲击法　可采用上述四个步骤中的后三步，或稍弯下腰，靠在一固定的水平物上（如桌子边缘、椅背、扶手栏杆等），对着边缘压迫上腹部，快速向上冲击，重复之，直至异物排出。见图 13-5-2。

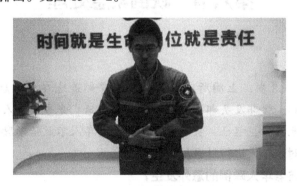

图 13-5-2　自救腹部冲击法

3. 仰卧位腹部冲击法（老人无意识时可采用）

（1）使老人仰卧，两腿左右分开。

（2）照护员面对老人，骑跨在老人髋部，双膝跪地。

（3）双手掌重叠，用一手置于另一手上，将下面一手的掌根放在胸廓下和脐上腹部，用自己身体的重量，向内上方快速、反复、有节奏、有力地冲击压迫老人的腹部，使异物排出。

（4）如看到口腔内出现堵塞物，迅速用示指抠出。

（二）预防施护

1. 老年人的食物宜清淡，少食油腻、黏滞、生冷、粗硬，以及刺激性食物，硬食要切碎煮透再食用。

2. 对咀嚼或吞咽困难的老年人，可将食物打碎皮糊状，必要时专人喂饭或鼻饲。进食时要严密观察。

3. 卧床或鼻饲的老年人，进食时应采取坐位或半坐卧位，或床头抬高45°，进餐后休息30分钟再平卧。

4. 老年人进食时，应细嚼慢咽，不可边吃边说话，进食前后适量饮水。

【案例解析】

老人发生异物梗阻，护理员发现时，老人神志清楚，应该使用海默立克手法（Heimlich手法）进行急救处理。

（1）急救者站在老人背部，用双手臂环绕老人的腰部。

（2）一手握拳，将拳头的拇指一侧放在老人胸廓下和脐上腹部。

（3）另一手掌压住拳头，快速向上冲击压迫老人的腹部，不能用拳击和挤压，不要挤压胸廓，冲击力限于手上，不能用双臂加压。

（4）重复之，直到异物排出。

第六节　跌倒紧急处理

【案例导入】

老年男性，68岁，上厕所时不慎滑倒，臀部着地在先，后头枕部着地，当时感觉腰背部、腹部及头部疼痛。护理员发现后，先查老年人身体情况，老人神志清楚，无恶心、呕吐，头部出血不止，老年人不敢活动腰部，诉疼痛。

1. 应马上对老年人进行什么处理？
2. 如何预防老年人跌倒的意外发生？

一、概述

跌倒是指非预期情况下，身体位置改变，失去重心平衡，而自己又没有办法做出有效的反应，从而导致身体的某个部位接触到地面或其他低处。

按照国际疾病分类，分为两类：①从一个平面至另一个平面的跌落。②同一平面的跌倒。

二、发病原因

（一）生理因素

1. 步态和平衡功能　步态的稳定性下降和平衡功能受损，是老年人跌倒的主要原因。

2. 感觉系统　视觉、听觉、触觉、前庭及本体感觉功能下降，是老年人跌倒的重要原因。

3. 中枢神经系统　中枢神经系统的退变，影响智力、肌力、感觉、反应，是老年人跌倒的根本原因。

（二）与疾病有关的因素

1. 视力衰退或受损（白内障、青光眼等）。
2. 心血管系统（直立性低血压、高血压、晕厥、心律不齐）。
3. 下肢功能不良（肌肉无力、周围神经性疾病、小脑病变等）。
4. 排泄系统失常（夜尿症、二便失禁、腹泻）。
5. 精神、意识状况异常（严重头晕、意识障碍、定向障碍、幻觉）。
6. 药物因素（利尿剂、泻药、镇静药、催眠药、抗精神病药、麻醉剂等）。
7. 营养不良、禁食、贫血、糖尿病等慢性病急性发作。

（三）物理环境因素

1. 地面障碍物、地面不平等。
2. 光线不足。
3. 地面潮湿、湿滑，缺乏扶手等辅助工具。
4. 衣着因素，如衣裤过紧，裤腿过长，鞋子大小不合适，床大小或高低不适等。

（四）其他因素

1. 饮酒。
2. 从事体力劳动。
3. 进行危险性较大的活动，如爬梯子。
4. 意外事件，如车祸。

三、跌倒紧急处理

（一）现场检查伤情

老人跌倒后，不要急于扶起，应初步判断伤情：神志意识、瞳孔、口齿不清、生命体征、受伤部位、受伤程度，以及全身症状，肢体活动有无异常，警惕疾病进行性变化。同时进行心理疏导，减轻或消除跌倒患者的恐惧心理。

（二）现场紧急处理措施

1. 老年人对跌倒过程是否有记忆，如不能记起跌倒过程，提示可能为头晕或脑血管意外，应立即护送至附近医院救治，或拨打急救电话。

2. 检查是否有剧烈头痛或口角㖞斜、言语不利、手脚无力、感觉异常及大小便失禁等，警惕是否为脑卒中，应立即护送至附近医院救治或拨打急救电话。

3. 检查有无骨折，查看有无肢体疼痛、畸形、关节异常、肢体位置异常等，无法做出准确的判断时，不要随意搬动，应立即拨打急救电话。

4. 对于老人出现四肢活动或感觉异常及大小便失禁的情况，提示颈椎、腰椎受损，切记不可随意搬动，应立即拨打急救电话，以免造成二次损伤。

5. 外伤出血，立即给予止血包扎。

6. 对于发生意识不清的状况，要特别注意，迅速拨打急救电话。如果老人出现呕吐，应将头偏向一侧，清理口、鼻腔的呕吐物，保证呼吸道通畅；如果老人出现抽搐，应在老年人身体下垫软物，防止碰伤、擦伤；必要时牙间垫毛巾等，防止舌咬伤；不要强行按压老年人的身体，防止二次损伤，损伤肌肉和骨骼。

7. 呼吸心跳停止者，应立即进行胸外心脏按压、口对口人工呼吸等急救措施。

8. 做好事情经过的详细记录，报告主管领导，通知家属。

四、跌倒预防

（一）居住环境

老年人的生活环境要求"健康、安全、便利、无障碍"。

1. 照明　卫生间、房间、床边及走廊是发生跌倒的危险区域，应该特别提供足够的照明，夜间要配置照明装置。灯光应柔和、明亮，方便老年人使用。

2. 地板　地板应平整、防滑、没有障碍物，保持干燥。若是拖地后，告诉老年人等干了再行走，并设立警示牌。卫生间的地板上应放置防滑橡胶垫，马桶可安装扶手。对有高危跌倒的老年人如厕，应有护理员工协助。老年人洗澡时，最好使用防滑垫。

3. 物品摆设　屋内物品应简单实用，避免物品杂乱，减少尖锐棱角的磕碰，日用品固定摆放于易取之处。

（二）饮食

提高免疫力，保证营养，多食高蛋白、高纤维素的食物，如牛奶、鸡蛋、瘦肉、禽类、鱼虾和大豆制品、蔬菜、水果、豆类、坚果及粗粮等，减少肌肉衰减，增加肌肉的力量。食用钙及维生素 D 食物。

（三）合理使用药物

1.护理员可以使用分药盒，正确指导老年人用药。

2.服用镇静安眠药的老年人，嘱其意识完全清楚时才能下床。

3.应用降压药、降糖药、利尿药时，强调应遵循"起床三部曲"，即醒后30秒再起床，起床后30秒再站立，站立后30秒再行走，以防止直立性低血压晕厥的发生。

（四）针对性的运动锻炼

调整生活方式，病情允许者，指导老人进行功能锻炼，以增强身体平衡力和灵活性，如太极拳、平衡操等。

（五）日常起居行动

穿着要舒适和宽松。鞋子的大小要适合，选择防滑和不笨重的橡胶底鞋子。合理使用辅助工具，如四点拐杖。

（六）健康教育与风险评估

加强老年人的健康教育，做好老年人的风险评估。

【案例解析】

初步进行伤情判断，外伤出血，立即给予止血包扎，不要随意搬动，应立即拨打急救电话。老年人穿着要舒适和宽松。鞋子的大小要适合，选择防滑和不笨重的橡胶底鞋子。合理使用辅助工具，如四点拐杖；创造安全的环境，保持室内照明充足，光线良好，地面干爽无障碍物，配置辅助用具、扶手等；使用特殊药物的老人，如降压药、安眠药等，遵守"起床三部曲"；保证营养，多食高蛋白、高纤维素的食物；针对性的运动锻炼，调整生活方式。

第七节 心肺复苏术

【案例引入】

养老院李某，男，70岁，于晨起锻炼过程中，护理员发现其突然晕倒在地，呼叫无反应。遇到这种情况，护理员应该怎么处理？

一、概述

心肺复苏（cardiac pulmonary resuscitation，CPR）是针对心跳、呼吸停止所采取的抢救措施，即应用胸外按压形成暂时的人工循环，并恢复心脏自主搏动和血液循环，用人工呼吸代替自主呼吸并恢复自主呼吸，达到恢复苏醒和挽救生命的目的。它有三项内容：胸外心脏按压、开放呼吸道和人工呼吸（CAB）。

　　急救知识的普及是衡量一个社会综合实力的标准，同时也是个人综合素质的体现。在我国推广急救，普及心肺复苏的操作，是一项非常艰巨的任务。乐观的是，现在部分地区已经意识到了急救的重要性，已经开始进行心肺复苏学习，并邀请专业人士进行讲解培训。我国每年因心搏骤停而死亡的大概有 54 万人，并且开始呈逐步上升的趋势。当心脏停止的 4 分钟内，如果正确地施予心肺复苏术，有一半的患者可以复苏，随着时间的推移，复苏概率会相应降低。掌握了心肺复苏急救手段，对于呼吸、心搏骤停患者的急救来说至关重要。

二、心肺复苏的适应证

　　心肺复苏适用于由急性心肌梗死、脑卒中、严重创伤、电击伤、溺水、挤压伤、踩踏伤、中毒等多种原因引起的呼吸、心搏骤停的人员，而心血管疾病是心搏骤停的最常见因素，因此，中老年人是发病的高危人群。对于心跳、呼吸骤停的老人，心肺复苏技术是抢救成功与否的关键。

三、心肺复苏的施救流程

　　发现老人晕倒，目击者或护理员首先要判断老人有无反应、呼吸和循环体征，如果发现无任何反应，应尽快拨打 120，等待专业人员救援，在医院人员到来之前，可做以下紧急处理。

　　第一，快速识别与判断。

　　1. 判断发病者的反应和危险　判断有无意识和反应。判断有无反应的方法为轻拍或摇动患者的肩部，并大声呼叫："喂，您怎么了？"如无反应，也可用刺激的方法，如手指甲掐压患者的人中穴，严禁摇动患者头部，以免损伤颈椎。同时，判断大动脉搏动是否存在，此时间不能超过 10 秒。

　　2. 启动 120 救护系统　如果发现老人无任何反应，应立即拨打 120，并尽可能提供下列信息：①发病者所处的具体位置。②现场可联系的电话号码。③发生了什么事件。④需要救治的人数。⑤患者目前的情况。⑥已给予哪些急救措施处理。

　　3. 复苏体位放置　为提高心肺复苏的有效性，须使老人仰卧在坚固的平（地）面上，如果心搏骤停时处于俯卧位，则应将其翻转，且颈部应与躯干始终保持在同一个轴面上，将双上肢放置于身体两侧，因为这种体位更适于心肺复苏。如有头颈部创伤或怀疑有颈部损伤，只有在绝对必要时才能够移动患者。

　　第二，进行胸外按压。

　　1. 判断大动脉搏动　检查大动脉搏动，时间不超过 10 秒。成人检查颈动脉，方法是示指和中指并拢，从患者下颌骨到气管正中部位向旁滑移 2 ～ 3cm，在胸锁乳突肌内侧轻触颈动脉搏动，可简单记忆为喉结旁开两指的位置。

　　2. 胸外按压　是对胸骨中下段有节律地按压，可简单记忆为两乳头连线的中点。通过胸外按压产生的血流，能为大脑和心肌输送少量但却至关重要的氧气和营养物质。特别是对倒地至第一次电击时间超过 4 分钟的患者，胸外按压更为重要。

（1）按压部位的确定　成人按压部位在胸部正中，胸骨的下半部，两乳头连线之间的胸骨处。

（2）胸外按压的方法　操作者在患者一侧，一只手的掌根部放在胸骨两乳头连线处，另外一只手叠加在其上，两手手指交叉，紧紧相扣，手指尽量向上，避免触及胸壁和肋骨，减少按压时发生肋骨骨折的可能性。按压者身体稍向前倾，双肩在老人胸骨正上方，双臂绷紧伸直，按压时以髋关节为支点，应用上半身的力量，垂直向下用力快速按压，见图 13-7-1。

按压频率每分钟至少 100 次，胸骨下陷至少 5cm，胸骨下压时间及放松时间基本相等，放松时应保证胸廓充分回弹，但手掌根部不能离开胸壁。尽量减少胸外按压间断，或尽可能将中断控制在 10 秒以内。按压与通气之比为 30∶2，即以 100 次 / 分钟按压频率按压 30 次后，给予两次人工呼吸，按压时应高声匀速计数。

快速、足够深的胸外按压，有利于使冠状动脉和脑动脉得到灌注。如果按压频率和深度不足，按压间断过久，或过于频繁，加之过度通气，可减少心排出量和重要器官的血液灌注，降低复苏的成功率。

第三，开放气道。

常用开放气道方法包括：

1. 仰头抬颏（颌）法　适用于无头颈部创伤的老年人。抢救者一只手的小鱼际放置于老人的前额，用力往下压，使其头后仰，另一只手的示指、中指置于下颌骨下方，将颏部向上抬起。这样可以解除上呼吸道梗阻。这是一种最常见的开放呼吸道徒手操作法。见图 13-7-2。

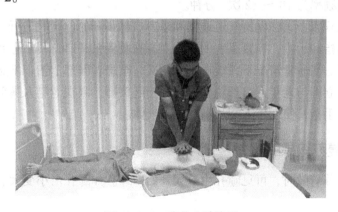

图 13-7-1　胸外心脏按压

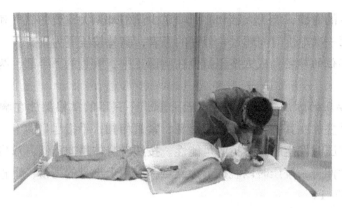

图 13-7-2　仰头抬颏（颌）法

2. 双手抬颌法　适用于颈部有外伤者。抢救者位于患者头侧，双肘支持在老人仰卧平面上，双手紧推双下颌角，下颌上移，拇指牵引下唇，使口微张。因此法易使抢救者疲劳，也不易与人工呼吸相配合，故在一般情况下不予应用，但在操作过程中老人不用仰头，颈部也不会过伸。因此，对于已经明确有颈部创伤，或者怀疑有颈部创伤的情况下，这是最安全的。

3. 仰头抬颈法　抢救者位于老年人头侧，一手置于老年人前额，使其头后仰，另一手放在颈后，托起颈部，注意不要过度伸展颈椎。有假牙须取出，以防松动的牙托堵塞呼吸道；同时清除老年人口腔分泌物，防止异物堵塞。

第四，人工呼吸。

如果发病者没有呼吸或不能正常呼吸，应立即做口对口人工呼吸方法。首先给予口对口吹气两次，每次通气应在 1 秒以上，使胸廓明显起伏，保证有足够的气体进入肺部。人工呼吸的频率为 10 ～ 12 次 / 分钟。

口对口人工呼吸：①在保持气道通畅和患者口部张开的位置时进行。②施救者用按于前额一手的拇指和示指，捏紧患者的鼻孔。③施救者张开口，紧贴患者口部，以封闭老年人的口周围。④通常情况下，缓慢吹气两次，至患者胸部上抬，不必深呼吸。⑤一次吹气完毕，应立即与老年人口部脱离，轻轻抬起头部，眼视老年人胸部，同时放松捏紧老年人鼻部的手指，使老年人能从鼻孔呼出气体。

四、心肺复苏效果的判断

1. 瞳孔　复苏有效时，可见瞳孔由散大开始回缩。如瞳孔由小变大、固定，说明复苏无效。

2. 面色及口唇　复苏有效时，可见面色由发绀转为红润。如若变为灰白，则说明复苏无效。

3. 颈动脉搏动　按压有效时，每一次按压可以摸到一次搏动，如若停止按压，搏动亦消失，应继续进行心脏按压。若停止按压后，脉搏仍然跳动，则说明发病者心跳已恢复。

4. 神志 复苏有效，可见发病者有眼球活动，睫毛反射与对光反射出现，甚至手脚开始抽动，肌张力增加。

5. 自主呼吸出现 自主呼吸的出现并不意味可以停止人工呼吸，如果自主呼吸微弱，仍应坚持人工辅助呼吸。

五、停止心肺复苏的时机

患者恢复自主呼吸和心跳；环境或体力不允许现场继续抢救；专业医务人员接手抢救。

六、注意事项

老年人心肺复苏时要用力均匀，不可过猛，以免引起肋骨骨折；心脏外伤和肋骨骨折的老人禁止按压。进行胸外按压与人工呼吸操作的比例为 30 ∶ 2，进行 30 次胸外按压，两次人工呼吸为 1 个循环周期，5 个循环（约 2 分钟）后可以检查和评估心肺复苏效果。如按压无效，条件允许时，应反复进行胸外按压与人工呼吸操作，直到急救车和医务人员到达现场（表 13-7-1）。

表 13-7-1　心肺复苏技术实务训练及操作流程

项目		操作要点	考核要点
仪表		按医院要求着装	仪表端庄，服装整洁
评估		判断患者有无意识、呼吸、颈动脉搏动，方法正确	
		1. 判断患者意识：呼叫患者、轻拍患者肩部。确认患者意识丧失，立即呼救	呼救时间记录准确
		2. 判断患者呼吸：通过眼看、面感、耳听三步骤来完成。眼看：胸部有无起伏；面感：有无气流流出；耳听：有无呼吸音。无反应表示呼吸停止	评估患者方法正确
		3. 判断患者颈动脉搏动：操作者示指和中指指尖触及患者气管正中部（相当于喉结的部位），向同侧下方滑动 2～3cm，至胸锁乳突肌前缘凹陷处。判断时间为 < 10 秒。不能确认有颈动脉搏动，立即进行心肺复苏	
操作过程	胸外按压	1. 将床放平，（软床）胸下垫胸外按压板，去枕仰卧位，解开衣领、腰带，暴露胸部	患者体位摆放正确
		2. 确定按压部位：胸骨下部。一手掌根部放于按压部位，另一手平行重叠于该手手背上，手指交拢，只以掌根部接触按压部位，双臂位于患者胸骨的正上方，双肘关节伸直，利用上身重量垂直下压，以胸骨下陷 4～5cm 为宜，而后迅速放松，反复进行。按压时间与放松时间大致相同，按压频率 100～120 次 / 分钟	按压部位正确
			方法、频率正确，力量适度
	开放气道	1. 清理呼吸道，取下义齿	清除口、鼻腔分泌物
		2. 开放气道（仰头抬颏法，托颌法）	打开气道方法正确

项目		操作要点	考核要点
应用简易呼吸器		1. 将简易呼吸器连接氧气，氧气流量 8～10 升/分钟（有氧源情况下） 2. 一手固定面罩于患者口鼻部，EC 手法 3. 另一手挤压简易呼吸器，吹气两次，每次持续 1 秒，吹气量以见到胸部起伏为宜 4. 胸外按压与人工呼吸比例：30：2。操作 5 个循环后，再次判断颈动脉搏动及呼吸 10 秒钟，如已恢复，进行进一步生命支持（如颈动脉搏动及呼吸未恢复，继续上述操作 5 个循环后再次判断）	EC 手法正确
			简易呼吸器使用方法正确
			按压比例正确
			判断病情恢复方法正确
操作后		1. 安置患者，整理用物 2. 洗手、记录、签字	处理用物方法正确
			先洗手，后记录、签字
			记录规范，签名清楚
理论提问		选择其中一项： 1. 心搏骤停有哪些临床表现？ 2. 判断心肺复苏的有效指征有哪些？	掌握
			部分掌握
			不掌握

【案例解析】

发现老人晕倒，护理员首先要判断老人有无反应、呼吸和循环体征，如果呼叫无任何反应，应尽快拨打 120，在医院人员到来之前做以下紧急处理：判断无颈动脉搏动及呼吸，然后立即就地抢救，行心肺复苏术，然后清理呼吸道，给予口对口人工呼吸，按压通气比为 30：2。如按压无效，条件允许时，应反复进行胸外按压与人工呼吸操作，直到急救车和医务人员到达现场。

【思考题】

1. 老年人发生的晕厥，在紧急处理过程中有哪些注意事项？
2. 在癫痫发作初期，如何进行快速有效的处理？
3. 胸痛患者应怎么进行鉴别及急救处理？

第十四章 中医护理 ▷▷▷▷

> **【学习要点】**
>
> 1. 了解中医学基础知识。
>
> 2. 掌握中药煎煮及饮用注意事项。
>
> 3. 掌握穴位推拿、中药外敷、药浴的基本方法。

第一节 中医学基础知识

【案例导入】

患者陈某，男，60岁，冬日晨练后，浑身酸痛，鼻塞流清涕，咳嗽有白稀痰，发热无汗，口不渴，脉浮，舌质淡红，苔薄白。

该患者所犯何病？涉及哪些脏腑？我们该如何预防护理？

一、阴阳五行的概念

阴阳是中国古代哲学的一对范畴。阴阳的最初含义是很朴素的，是指日光的向背，向日为阳，背日为阴，后来引申为气候的寒暖，方位的上下、左右、内外，运动状态的躁动和宁静等。古代思想家看到一切现象都有正反两方面，就用阴阳这个概念来解释自然界两种对立和相互消长的物质势力，并认为阴阳的对立和消长是事物本身所固有的，如《道德经》说："万物负阴而抱阳。"进而认为阴阳的对立和消长是宇宙的基本规律，如《易传》说："一阴一阳之谓道。"

阴阳是对自然界相互关联的某些事物和现象对立双方的概括，即含有对立统一的概念。阴和阳既可代表相互对立的事物，又可用以分析一个事物内部所存在着的相互对立的两个方面。《灵枢·阴阳系日月》云："阴阳者，有名而无形。"《类经·阴阳类》云："阴阳者，一分为二也。"

阴阳学说认为，世界是物质性的整体，世界本身是阴阳二气对立统一的结果。《素问·阴阳应象大论》说："清阳为天，浊阴为地；地气上为云，天气下为雨。"宇宙间的任何事物，都包含着阴和阳相互对立的两个方面，如白昼和黑夜、气候晴朗和阴雨、炎热和寒冷、运动状态的躁动和静止等。由于阴和阳的对立统一矛盾运动，是宇宙间一切事物内部所固有的；宇宙间一切事物的发生、发展和变化，都是阴和阳对立统一矛盾运动的结果。《素问·阴阳应象大论》说："阴阳者，天地之道也，万物之纲纪，变化之父母，生杀之本始，神明之府也。"神明，也就是指物质世界无穷变化的意思。

二、五脏六腑的功能作用

（一）五脏六腑的概念

五脏指肝、心、脾、肺、肾，属于实体性器官，它们的主要生理功能是生化和贮藏精、气、血、津液；六腑指胆、胃、大肠、小肠、膀胱、三焦，属于管腔性器官，它们的主要生理功能是受纳和腐熟水谷，传化和排泄糟粕。

（二）五脏的功能作用

1. 心　心位于胸腔之内，两肺之间，横膈膜之上。它主宰人体的生命活动，在五脏六腑中居首要地位。心的主要功能主血脉，主神志。心主血脉是指心气推动血液在脉中运行，流注全身，发挥营养和滋润的作用；心主神志是指心具有主宰人体五脏六腑、形体官窍的一切生理活动和人体精神意识思维活动的功能。

不良现象：面色红赤，舌尖深红，疼痛，心胸烦热，面色灰暗，面青，失眠，多梦，昏迷，舌质淡白。

2. 肺　肺位于胸腔，左右各一。肺的主要生理功能是：主气、司呼吸，主宣发肃降。宣发指肺气向上升宣和向外围的布散，肃降指肺气向下的通降和使呼吸道保持清洁的作用；通调水道是体内外气体交换的场所，人体通过肺，吸入自然界的清气，呼出体内的浊气，吐故纳新，使体内的气体不断得到交换，从而维持人体的生命活动。

不良现象：语声低微，身倦无力，胸闷咳喘，鼻塞，喷嚏，无汗，小便不利，尿少，水肿，痰饮，皮毛憔悴，音哑。

3. 脾　脾位于中焦，在膈之下。脾的主要生理功能是：主运化，升清和统摄血液。运化指消化吸收，升指脾气运动以上升为主，清指营养物质，统摄血液指脾不但有生血功能，也有统摄血液，使血液循行于脉道之中而不溢于脉道之外的作用。

不良现象：腹胀，完谷不化，食欲不振，倦怠消瘦，头晕目眩，便血，倦怠乏力，四肢沉重，口唇暗淡，皮下青紫斑。

4. 肝　肝位于腹腔，横膈之下，右胁之内。肝的主要生理功能是：主疏泄和主藏血。疏泄指疏通、发泄；肝藏血是指肝有贮藏血液、调节血量的生理功能。肝主筋指全身筋膜的营养依靠肝血供给。

不良现象：若肝气抑郁则郁郁寡欢，多愁善感，沉默寡言，时欲悲伤啼哭；若肝气亢奋则烦躁易怒，头目胀痛；肝风内动则两目昏花，抽搐，肢体麻木，动作迟钝；肝气虚弱则爪甲荣枯，近视。

5. 肾　肾位于腰部，脊椎两旁，左右各一。肾的主要功能是：藏精，主生长、发育、生殖和主水及主纳气。精即先天之精与后天之精，先天之精乃禀受于父母，与生俱来，是生育繁殖的重要基础；后天之精指来源于水谷精微，由脾胃化生并灌溉五脏六腑，维持人体生命活动的物质。肾主水，是说"肾为水脏"，它在调节体内水液平衡方面起着非常重要的作用，主要是通过肾的气化作用来实现的。肾主纳气，指肾有摄纳肺吸入之气而调节呼吸的作用。肾主藏精，而精能生髓，髓居于骨中，骨依赖髓以充养，人体才能发育健壮。

不良现象：发育迟缓，牙齿生长缓慢；生殖器官发育不良，性成熟较晚，不孕不育；中年人功能减退或早衰；老年人衰老快，耳鸣，听力减退，牙齿过早松动脱落。男子遗精，女子宫寒不孕，发冷，小便次数增多，阳痿早泄；肾气充足，则头发茂密色黑有光泽，肾虚的人头发变白易脱落。

（三）六腑的功能作用

1. 胆　胆与肝相连，附于肝之短叶间。胆的主要功能是：贮藏和排泄胆汁。胆汁来源于肝脏，它由肝脏形成和分泌出来，然后进入胆贮藏。

不良现象：食欲减退，腹胀，口苦，呕吐黄绿苦水。

2. 胃　胃分为上、中、下三部，即上脘、中脘、下脘。胃是机体对饮食物进行消化吸收的重要脏器，其主要生理功能是：受纳与腐熟水谷。胃把所受纳的水谷腐熟消磨，变成食糜，经过初步消化，下传于小肠，其精微物质经脾之运化而营养全身。胃主通降，以降为和：指饮食物入胃，经胃的腐熟，初步消化后，下行于小肠，再经过小肠的分清泌浊，其浊者下移于大肠，变为大便排出体外。

不良现象：厌食，胃胀，口臭，便秘，恶心，呕吐。

3. 小肠　小肠是机体对饮食物进行消化、吸收并输布其精微，下传其糟粕的重要器官。它的主要生理功能是：受盛化物和泌别清浊。受盛化物指接受，以器盛物的意思；化物，具有变化、消化、化生的意思。泌别清浊，泌即分泌，别即分别。所谓泌别清浊，指小肠对承受胃中的饮食物，在进一步消化的同时，并随之进行分清泌浊的过程。分清就是将饮食物中的精华部分进行吸收，再通过脾升清散精的作用，输布全身，以供营养。泌浊指将饮食物的残渣糟粕传送到大肠，形成粪便排出体外。

不良现象：腹痛，腹胀，腹泻，小便短少。

4. 大肠　大肠位于腹中与小肠相接，其下端即肛门。它是机体对饮食物糟粕中的残余水分进行吸收，并排出糟粕的脏器。主要生理功能是：传化糟粕，即大肠接受小肠下传的食物残渣，吸收其中多余的水液，形成粪便。大肠之气的运动，将粪便传送至大肠末端，并经过肛门有节制地排出体外，故大肠有"传导之官"之称。

不良现象：如果大肠传导功能失常，不能吸收水液，则会出现大便溏泄、肠鸣等症；大肠津亏，可见大便秘结。

5. 膀胱　它的主要功能是贮尿和排尿，尿液为津液所化，尿液的形成依赖于肾的气化作用，下输于膀胱，并调节膀胱的开阖，最后排出体外。膀胱气化功能的发挥，是以肾的气化作用为生理基础。

不良现象：癃闭，或尿频、尿急、尿痛，以及尿失禁等。

6. 三焦　三焦是上焦、中焦、下焦的合称。它的生理功能：是气和水液升降出入的通道，又是气化的场所，也可以说是通行元气和水谷运行的道路。上焦将饮食物的水谷精气布散于全身，以温养肌肤、筋骨；中焦主腐熟水谷，是指脾胃的消化、吸收、运输、蒸化津液，使营养物质化生营血，上输于心肺以濡养周身；下焦主泌别清浊，排泄废料，是指肾与膀胱的泌尿作用，同时也包括肠道的排便作用。

三、气血津液的功能作用

（一）气的概论

1. 气的含义　气有物质和功能两种含义：一是指维持人体生命活动的基本物质，如饮食中的水谷之气，吸入之清气（即氧气）等，即所谓"人之有生，全赖此气"；二是指生命活动的动力，如脏腑之气。

2. 气的分布及其功用　真气充遍全身，无时不有，无所不至，以营养机体、维持正常的生理功能，真气是人体生命活动的物质基础和内在动力。真气的偏盛偏衰，直接关系着人体的健康情况。所谓"正气存内，邪不可干；邪之所凑，其气必虚"，就是说明正气旺盛不易患病、正气虚衰容易患病的道理。

3. 气的分类和作用

（1）宗气　积于胸中，是饮食水谷所化生之气与吸入之清气结合而成，是一身之气运行输布的出发点。它的功用：一是助肺司呼吸，凡言语、声音、呼吸强弱，均与宗气的盛衰有关；二是贯注心脉而行气血，凡气血的运行，以及肢体的寒暖和活动能力，多与宗气有关。

（2）营气　宗气贯入血脉的营养之气，行于脉中，与血的关系密切，故有"营气者，泌其津液，注之于脉，化以为血，以荣四末，内注五脏六腑"的说法，可见营气与血的作用不可分割，共同发挥营养机体的功能。

（3）卫气　宗气宣发于脉外的叫卫气。其性刚悍，善走窜，达于体表，温润皮肤、肌肉，滋养腠理，司汗孔的开阖，以防御外邪，故叫"卫气"。外邪侵入机体，卫气抗邪，故发生恶寒、战栗、汗毛竖起等症状。卫气胜邪，则恶寒症状消失，热退病除；反之，则寒热不消，疾病继续发展。

（4）五脏六腑之气　如心有心气、脾有脾气等。心气不足，则出现心悸、气短等；脾气不足，则有食欲不振、腹胀便溏等。可见，各脏腑之气是维持其生理功能的动力。

以上各气，虽然名称不同，分布各异，但其功能可归结为三点：气能生化万物，滋养人体的一切脏器组织；由于气的动力作用，能使一切营养物质输布于全身；有保护人体、防御外邪、调节内外环境统一的作用。

（二）血的概论

1. 血的含义　血是在脉中循环流动，运载精气、营养全身的液体。营气行于脉中，故营气为血液的组成部分，也是循脉上下、营运全身的主要组成成分。营气和血的关系密切，可分而不可离，常合称为营血。

2. 血的生成　来源于水谷之精气，通过脾、心、肺的作用化生而成血，故有"中焦受气，取汁变化而赤，是谓血"的说法。

3. 血的功能　血运行于全身，循环不息，以营养机体各部。血盛则形体也盛，血衰则形体也衰。血的化生与运行必须依赖于气的作用，所以说"气为血帅""气行血自行""气滞血亦滞"。但气的这一功能的实现，又须依赖于血的营养，故又有"血为气之母"的说法。气血之间有着互相依存的密切关系。临床上遇见血瘀者，不仅要活血，还要行气；血虚者，不仅要补血，还要补气，这样才能气血调和，恢复健康。

（三）津液的概论

1. 津液的概念　津液是体内一切正常水液的总称，包括各脏腑组织器官的内在体液及其正常的分泌液，如胃液、肠液和涕、泪等，它来源于饮食，经脾胃运化之后产生水谷精微的液体部分，注入经脉，输布全身，营养机体。津与液既相似，又不同，其性质、分布部位和作用各有区别。清而稀者为津，渗透浸润于肌肤腠理之间，有濡养肌肉、充润皮肤的作用，如组织间液、淋巴液等。浊而稠者为液，流行灌注于关节、脑髓、孔窍等处，有润滑关节、滋养脑髓、濡润孔窍的作用，如关节液、唾液等。津与液就整体的功用来说，又同属一体，互相影响，互相转化，所以津与液常常并称为津液。津液又是血的组织部分，故与血的关系密切。

在正常情况下，人体需要适量的津液。津液有多余，则经过气化变成废物排出体外，以保持体液平衡。如出于腠理为汗，下输膀胱则为尿。中医学认为："饮食入胃，游溢精气，上输于脾，脾气散精，上归于肺，通调水道，下输膀胱。"因此，体内水液的调节，依赖于肺、脾、肾三脏共同完成。肾主水，司肾关的开阖，以调节水液。

2. 津液的生成、输布和排泄　津液的生成有赖于脾胃运化、小肠主液、大肠主津；津液的输布有赖于脾的运化水液与散精，肺的通调水道，肾主水液，肝主疏泄，三焦气化等；津液的排泄有赖于肺、肾、大肠的功能。

【案例解析】

根据肺的生理功能，可以看出：肺主气司呼吸，卫气行于体表，固护肌肤，抵御外邪。寒邪侵袭，首犯肺脏，则发为咳嗽、流清涕；寒邪使肌肤毛孔收缩，则无汗，热量无所排出，则发热；寒为阴邪，则人体表现为口不渴。

【思考题】

1. 若脾肾两虚，会有哪些表现？
2. 患者腹泻、便秘，与哪些脏腑相关联？

第二节 中药服用基本知识

【案例导入】

患者王某，63岁，冬日早晨外出运动后，突感浑身酸痛，鼻塞流清涕，咳嗽有白稀痰，发热无汗，口不渴，苔薄白。

该患者可以服用哪些中药治疗？

一、中药饮片煎煮方法

中药的剂型虽多，但主要由制药企业和医院制剂室制备，汤剂多由患者自己煎煮，若煎煮不得法，则会影响疗效与用药安全。不同的病证、不同的人群对煎药都有特殊的要求，尤其是一些经方对煎药的要求更是严格。在这里主要给大家介绍一下常规情况下的煎药方法，特殊情况下请遵医嘱。

（一）一般煎煮方法

1. 煎药器具 煎药宜用不易与药物成分发生化学反应，且导热均匀，保暖性能良好的砂锅、砂罐等陶瓷器皿。煎药忌用铁、铝、铜等金属器皿。因为金属容易与中药成分发生化学反应，可能使疗效降低，甚至产生毒副作用。

2. 煎药水量 煎煮中药时，头煎加水量应包含饮片吸水量，煎煮过程中的蒸发量及煎煮后所需药量。二煎加水量应减去饮片吸水量。通常只能根据饮片质地的疏密，吸水性能的强弱，及煎煮所需时间的长短来估计加水量。一般可行的做法是：头煎将饮片适当加压后，液面应高出饮片 1.5 ～ 3cm，二煎和三煎水面没过药材即可。

3. 煎前浸泡 煎煮前将饮片用冷水适当浸泡，既有利于有效成分的溶出，又可缩短煎煮时间，避免因煎煮时间过长，导致有效成分散失或破坏过多。如饮片不经浸泡直接煎煮，还会因饮片表面的淀粉、蛋白质膨胀，阻塞毛细管道，使水分难以进入饮片内部，饮片的有效成分亦难以向外扩散。一般药物宜冷水浸泡 30 分钟。以种子、果实为主者可适当延长浸泡时间。夏季气温高，可适当缩短浸泡时间，以免药液变质。

4. 煎煮火候 煎药一般宜用武火使药液迅速沸腾，然后改用文火，使药液保持沸腾。有效成分不易煎出的矿物类、骨角类、介壳类药物及补虚药，一般宜文火久煎 1 小时，使有效成分能充分溶出。解表药及其他挥发性有效成分的药，宜先用武火迅速煮沸，后改用文火维持沸腾 10 分钟左右即可。

5. 及时滤汁 将药煎好后，趁热滤取药液，防止药液温度降低后有效成分反渗入药渣内。取汁时宜绞榨药渣，充分利用药物有效成分，减少浪费。

6. 煎煮次数　中药煎煮时，有效成分会先溶解在进入饮片组织内的水溶液中，然后再通过分子运动扩散到饮片外部的水溶液中。当饮片内外溶液浓度相同时，渗透压平衡，有效成分就不再扩散了。这时，只有将药液滤除，重新加水煎煮，有效成分才会继续溶出。一剂药最好煎煮3次，花叶类为主，或饮片薄而粒小者，至少也应该煎煮两次。将煎好的药液混合后分次服用，急性病则一煎一服。

需要注意的是，煎煮过程中视情况可以补加适量开水，并适当搅拌，防止溢锅、糊锅。糊锅的药禁止饮用。

（二）特殊煎煮方法

一般药物可全方同时入煎，但部分药物因药材理化特性及临床用途不同，需要特殊处理。

1. 先煎　有效成分不容易煎出的药，与不宜久煎的药同入汤剂时，前者应先煎30分钟左右，再纳入后者同煎。如龙骨、牡蛎（粉碎后不用先煎）、磁石、紫石英等。久煎可使其毒性降低的药也必须先煎。如川乌、附子等。

2. 后下　含挥发性有效成分，久煎易挥发失效的药物；或有效成分不耐久煎、久煎易破坏的药。与一般药物同入煎剂时，宜后下微煎。一般在药熬好前5～10分钟入锅共煮。如紫苏叶、肉桂、荆芥、钩藤等。

3. 包煎　药材有毛状刺激物，对咽喉有刺激性，或药物易漂浮于水面不便于煎煮者（如辛夷、旋覆花等），或药材呈粉末状及煎煮后容易使煎液浑浊者（如海金沙、蒲黄等），以及煎煮后药液黏稠，不便于滤取药汁者（如车前子等），入汤剂时都应当用纱布包裹入煎。

4. 单煎　人参、西洋参等名贵药材与其他药同用，入煎剂时宜单煎取汁，再与其他药物的煎液兑服，以免煎出的有效成分被其他药物的药渣吸附，造成名贵药材的浪费。

5. 烊化　阿胶、鹿角胶等胶类药材与其他药同煎，容易粘锅、熬焦，或黏附于其他药渣上，既造成胶类药材的浪费，又影响其他药物的有效成分溶出，因此，宜烊化（将胶类药物放入开水中或已煎好的药液中加热溶化，用黄酒蒸化，与药同服，效果更佳）而不同煎。

6. 冲服　芒硝等入水即化的药，与蜂蜜等液体类药，以及羚羊角粉、熊胆粉等药，不需入煎剂，直接用开水或药汁冲服。

二、中药服用注意事项

（一）中药服法

1. 服药时间　具体服药时间，应根据胃肠情况、病情需要及药物的特性来决定。驱虫药等治疗肠道疾病的药，需要在肠内保持较高浓度，宜在清晨空腹时服用。峻下逐水药在晨起空腹服用，不仅有利于药物迅速入肠发挥作用，且可避免夜间频频如厕，影响睡眠。攻下药及其他治疗肠道疾病的药宜饭前服用，对胃有刺激性的药宜饭后服用。消食药宜饭后及时服用，使药物与食物充分接触，以利其充分发挥药效。除消食药外，一般药物不论饭前饭后服用，服药与进食都应该间隔 30～60 分钟。有的药物需要在特定时间服用，如截疟药应在疟疾发作前 4 小时、2 小时、1 小时各服药一次；安神药用于安眠时，睡前 0.5～1 小时应服药一次；缓下通便药宜睡前服用，以便翌日清晨排便；急性病则不拘时服用。

2. 服药多少　一般疾病是每日一剂，每剂分 2～3 次服用。病情急重者，可每隔 4 小时左右服药一次，昼夜不停，以利顿挫病势。呕吐患者服药宜少量频服。服用药力较强的发汗药、泻下药时，服药应适可而止，一般以得汗或得下为度，不必尽剂，以免因汗、下太过，损伤正气。

3. 服药冷热　汤药多宜温服。治疗热病用寒凉药，患者欲冷饮者可凉服。治疗真寒假热证也有热药凉服者。

4. 注意事项　服药期间饮食宜清淡，忌食辛辣、生冷、肥甘厚味之品，忌烟、酒、茶水、绿豆汤等。若服用过程中出现恶心、呕吐，建议少量频服或加生姜汁数滴，也可喝完药后含一片生姜于舌下。服药期间作息时间宜规律，避免熬夜，以利身体康复。

需要注意的是，以上说明为常规情况，特殊情况请遵医嘱。

（二）口服中药的禁忌

忌口是中医治病的一个特点，俗话说："吃药不忌口，坏了大夫手。"服用中药是否忌口，是很多患者所关心的事，下面看看一般禁忌有哪些。

1. 忌浓茶　一般服用中药时，不要喝浓茶或与服药时间至少间隔 1 小时以上，因为茶叶里含有鞣酸，与中药同服时会影响人体对中药有效成分的吸收，降低疗效。尤其在服用"阿胶""银耳"时，忌与茶水同服，同时服用会与茶叶中的鞣酸、生物碱等产生沉淀，影响人体吸收。

2. 忌萝卜　服用中药时不宜吃生萝卜（服理气化痰药除外），因萝卜有消食、破气等功效，特别是服用人参、黄芪等滋补类中药时，吃萝卜会削弱人参等的补益作用，降低药效。

3. 忌生冷　生冷食物性多寒凉，易刺激胃肠道，影响胃肠对药物的吸收。

4. 忌辛辣　辛辣食物性多温热，耗气动火。如服用清热解毒、养阴生津、凉血滋阴等中药，或痈疡疮毒等热性病治疗期间，须忌食辛辣。如葱、蒜、胡椒、羊肉、狗肉等辛辣热性之品，如若食之，则会抵消中药效果；有的还会促发炎症，伤阴动血。

5. 忌油腻　油腻食物性多黏腻，助湿生痰，滑肠滞气，不易消化和吸收，而且油腻食物与药物混合，能阻碍胃肠对药物有效成分的吸收，从而降低疗效。服用中药期间，如进食荤腻食物，势必影响中药的吸收，故对痰湿较重、脾胃虚弱、消化不良、高血压、冠心病、高脂血症，以及肥胖等患者，更须忌食动物油脂等油腻之物。

6. 忌腥膻　一般中药均有芳香气味，特别是芳香化湿、芳香理气药，含有大量的挥发油，赖以发挥治疗作用，这类芳香物质与腥膻气味最不相容。若服用中药时不避腥膻，往往会影响药效。如鱼、虾、海鲜腥气，牛羊膻味。对过敏性哮喘、过敏性鼻炎、疮疖、湿疹、荨麻疹等过敏性皮炎患者，在服用中药期间必须忌食腥膻之物，还应少吃鸡、羊、猪头肉、蟹、鹅肉等腥膻辛辣刺激之发物。因为这类食物中含有异性蛋白，部分患者比较敏感，容易产生过敏，从而加重病情。

为了取得良好的疗效，在服用中药期间，凡属生冷、油腻、腥臭等不易消化，或有特殊刺激性的食物，都应忌口。另外，在服用中药时，最好不要喝饮料，因为饮料中的添加剂、防腐剂等成分，也会影响中药有效成分的吸收而降低药效。当然，忌口也不是绝对化，要因人、因病而异，对一般患者，特别是慢性患者来说，若长时间忌口，禁食的种类又多，则不能保持人体正常所需营养的摄入，反而降低了人体的抵抗力，对恢复健康不利，在医师指导下，可适当食用增加营养的食物，以免营养缺乏。

【案例解析】

患者为典型的风寒袭肺型感冒。麻黄发汗解表，宣肺平喘，利水消肿，主治：①风寒感冒。②咳嗽气喘。③风水水肿。荆芥祛风解表，透疹消疮，止血，主治外感表证。因此可以选择麻黄、荆芥等。

【思考题】

若患者发热、咳嗽，服用中药汤剂时应注意哪些？

第三节　中医护理常用基本方法

【案例导入】

患者刘某，男，60 岁，因长期低头看手机，颈肩部酸痛不适，伴头部转动角度受限，自行贴止痛膏未解，触摸肌肉僵硬酸痛。

该如何解决呢？

一、常用穴位推拿手法

（一）基本推拿手法

推拿的概念：推拿手法是推拿的主要内容，是指运用一定的推拿手法，作用于人体的某个部位或穴位上，以达到治疗、预防、保健目的的一种物理疗法，属于传统非药物疗法的重要内容。

1. 推拿手法的基本要求

（1）均匀　一是指手法的操作必须具有节律性，不可时快时慢；二是指手法的作用力在一般情况下保持相对稳定，不可忽轻忽重。

（2）柔和　是指手法操作应做到轻而不浮、重而不滞，变换动作舒展自然，轻松流畅，毫无涩滞困难。

（3）持久　是指手法能够严格按照规定的技术要领和操作要求，持续操作足够时间而不发生改变，保持动作的一致连贯性。

（4）有力　是指手法必须具备一定力量、功力和技巧力。力量是基本，功力和技巧力需通过功法训练和手法练习才能获得。

（5）深透　是指手法作用的力发于根而达于末，最终效果不能仅仅停留在体表，而要达到病证深处的筋脉、肉骨等结构和组织，恰到好处。

2. 推拿手法的分类

（1）摆动类手法　是指主要以前臂的主动运动带动腕、指关节左右摇摆，来完成手法操作过程的一类手法。如一指禅法、滚法、大鱼际揉法。

（2）摩擦类手法　是指施术者使施术部位与受术部位之间，或使受术一定层次之间产生明显相互摩擦的一类手法。如摩法、擦法、推法、搓法、抹法。

（3）振动手法　是指施术者使患者的受术部位产生明显振动感的一类手法。如振法、颤法、抖法。

（4）挤压类手法　是指施术部位在同一平面下，对受术部位同时产生相对作用力的一类手法。如按法、压法、点法、捏法、拿法、捻法、拔法、踩法。

（5）叩击类手法　是指以一定的节律富有弹性地击打受术部位的一类手法。如拍法、击法、叩法。

（6）运动关节类手法　是指运用一定的技巧，在生理范围内最大程度活动被治疗者关节的一类手法。如摇法、扳法、拔伸法、背法、屈伸法。

3. 常用推拿手法的概述

（1）按法　用手指或手掌面着力于体表一定部位或穴位上，逐渐用力下压，称为按法。在临床上有指按法和掌按法之分。按法亦可与其他手法结合，如果与压法结合则为按压法。若与揉法结合，则为按揉法。

（2）揉法　用大鱼际、掌根，或手指螺纹面吸附于一定的治疗部位，做轻柔缓和的环旋运动，并带动该部位的皮下组织，称之为揉法。以大鱼际为着力点，称鱼际揉法；以掌根为着力点，称掌根揉法；以手指螺纹面为着力点，称指揉。

（3）搓法　用两手掌面夹住肢体的一定部位，相对称用力，做方向相反的来回快速搓揉，或做顺时针回环搓揉，即双掌对揉的动作，称为搓法。

（4）推法　用拇指或手掌或其他部位，着力于人体某一穴位或某一部位上，做单方向的直线或弧形移动，称为推法。

（二）常用经络穴位

1. 足少阳胆经常用穴位

风池

定位：枕骨下方的两侧凹陷处。

主治病证：（1）消除黑眼圈，眼部减压，改善颈部僵硬，消除肩膀酸痛，治疗偏头痛等。

（2）治疗头痛，眩晕，颈项强痛，目赤痛，鼻渊，鼻出血，耳聋，气闭，中风，口眼㖞斜，疟疾，热病，感冒，瘿气，落枕。

（3）缓解头重脚轻、眼睛疲劳、颈部酸痛、失眠、宿醉等。

穴位推拿手法：用大拇指中指一边一个，来回捏揉，也可以将拇指放在风池穴上，加强刺激力度。

肩井

定位：乳头正上方与肩线交接处，肩峰与大椎连线中点。

主治病证：（1）治疗头部酸痛、头重脚轻、眼睛疲劳、耳鸣、高血压、落枕等。

（2）治疗肩背痛、颈项痛、落枕、牙痛、乳痈、乳腺炎、肩周炎、肩软组织损伤、上肢痛、难产、半身不遂、胞衣不下、肺炎、扁桃体炎、瘫痪、四肢厥冷、中风不语、诸虚百损等。

（3）提高性功能。

穴位推拿手法：用右手的示指、中指、无名指推拿肩井穴，用力按压5秒之后慢慢放开，重复十次之后换左手。

2. 足厥阴肝经常用穴位

太冲

定位：在脚背上大脚趾与二脚趾结合的地方，向足踝方向推，推到两个骨头连接的尽头就是太冲穴。

主治病证：（1）消化系统疾病。腹痛腹胀，咳逆纳差，大便困难或溏泄。

（2）心血管系统疾病。心绞痛，胸肋胀痛。

（3）神经系统疾病。高血压，头痛头晕，失眠多梦。

（4）五官科疾病。目赤肿痛，咽痛喉痹，青盲，耳鸣，耳聋。

穴位推拿手法：用左手拇指指腹揉捻右侧太冲穴，有酸胀感为宜，1分钟后再换右手拇指指腹，揉捻左侧太冲穴1分钟。

3. 手太阴肺经常用穴位

尺泽

定位：伸臂，微屈肘，在肘横纹上，肱二头肌腱桡侧缘的凹陷处即是。

主治病证：咳嗽、气喘、肺炎、支气管炎、咽喉肿痛、中暑、肘臂肿痛、皮肤瘙痒、过敏、乳痈等。

穴位推拿手法：用大拇指弹拨尺泽穴100～200次，能防治气管炎、咳嗽、过敏。

4. 手阳明大肠经常用穴位

合谷

定位：俗称"虎口"，在双手手背的虎口处。取合谷穴最简单的方法，是把单手的拇指和示指合拢，合谷穴就在肌肉的最高处。

主治病证：合谷穴具有"镇静止痛，通经活络，清热解表"的功能。刺激合谷穴，在治疗感冒、头痛、扁桃体炎、咽炎、鼻炎、牙齿疼痛、耳聋、耳鸣、三叉神经痛、痛经、闭经、催产等方面均有效。

穴位推拿手法：轻微感冒，可以右手拇指按压左手合谷穴，再以左手拇指按压右手合谷穴，各100次即可，按压时以产生酸麻感为宜。

曲池

定位：曲池穴位于肘横纹外侧端，屈肘，当尺泽穴与肱骨外上髁连线中点。即在手肘关节弯曲凹陷处。

主治病证：肠炎、腹部绞痛、流行性感冒、扁桃体炎、皮肤瘙痒、结膜炎、睑腺炎、荨麻疹、高血压、牙龈出血、甲状腺肿大、上肢瘫痪等。

穴位推拿手法：用大拇指推拿。

5. 足阳明胃经常用穴位

天枢

定位：在腹部，横平肚脐中央，前正中线旁开2寸。

主治病证：便秘、腹泻、细菌性痢疾、腹痛、腹胀肠鸣、呕吐、虚损劳弱、伤寒、中暑呕吐、急性阑尾炎、月经不调、不孕症等。

穴位推拿手法：用拇指指腹按揉天枢穴1～3分钟。

6. 足太阴脾经常用穴位

阴陵泉

定位：位于人体小腿内侧，膝下胫骨内侧凹陷中。

主治病证：主治腹胀、泄泻、水肿、黄疸、月经不调、赤白带下、阴部痛、痛经等。

穴位推拿手法：拇指指端放于阴陵泉穴处，先顺时针方向按揉两分钟，再点按半分钟，以酸胀为度。

三阴交

定位：三阴交位于小腿内侧，足内踝尖上3寸（即除拇指外其余四个手指并起来的宽度），胫骨后方凹陷处。

主治病证：脾胃虚弱、肠鸣腹胀、大便溏泄、消化不良、急慢性肠炎、细菌性痢疾、肾炎、尿路感染、尿潴留、尿失禁、疝气、月经不调、带下病、阴道炎、盆腔炎、前阴瘙痒、子宫脱垂等。

穴位推拿手法：拇指立起来，放在穴位表面，先用力向下按压，再去揉，揉1分钟后停下来，间隔一下，再揉1分钟。

7. 手少阴心经主要穴位

神门

定位：仰掌取穴，于手腕关节手掌侧，尺侧腕屈肌腱的桡侧凹陷处。

主治病证：神门是心经原穴，是心经的动力之源。神门穴有补心益气、安神降火之功，主治失眠、心悸、癫痫、心痛、高血压、心绞痛、神经衰弱、无脉等。

穴位推拿手法：一手拇指尖掐按对侧神门穴约1分钟，左右手交替进行，以局部有酸胀感为佳。

8. 手太阳小肠经主要穴位

后溪

定位：第 5 掌指关节后的远侧掌横纹头赤白肉际处。

主治病证：头痛项强、目赤肿痛、落枕、耳聋、耳鸣、鼻衄、癫痫、疟疾、黄疸、盗汗、腰背腿痛，肘、臂、手指挛急等。现代常用于治疗急性腰扭伤、落枕、耳聋、精神分裂症、癔病、角膜炎等。

穴位推拿手法：用拇指指腹按揉后溪穴，按压时力度要适中，每次按摩 5 分钟，每天按摩两次。

天宗

定位：在肩胛部，于冈下窝中央凹陷处，与第 4 胸椎相平。

主治病证：疏通经络，行气宽胸，宣肺止咳，主治气喘、肩膀酸痛、肩周炎、肩背软组织损伤、乳腺炎等。

穴位推拿手法：患者取坐位或仰卧位，施治者先按摩天宗穴两分钟，再在炎症周围找出 1 ～ 2 个压痛敏感点进行点按，然后以轻手法做局部按摩。每日 1 次，每次 20 分钟。

9. 足太阳膀胱经主要穴位

脾俞

定位：当第 11 胸椎棘突下，旁开 1.5 寸。

主治病证：（1）治疗消化性溃疡、脘腹胀痛、胃下垂、胃炎、胃出血、消化不良、泄泻、痢疾、肝炎等。

（2）治疗胸胁支满、呕吐、噎膈、便血、带下病、糖尿病、贫血、月经不调、肾炎等。

穴位推拿手法：患者取舒适卧位，操作者两手拇指指腹放置在患者的脾俞穴上，逐渐用力下压，按而揉之，使患处产生酸、麻、胀、痛的感觉。再用擦法来回摩擦穴位，使局部有热感向内部深透，以皮肤潮红为度。如此反复操作 5 ～ 10 分钟，每日或隔日 1 次。

委中

定位：位于腘横纹中点，在弯曲腿部时，膝关节的背面也就是凹陷处，最内侧的正中点。

主治病证：头痛、小便不利、腰背痛、遗尿等；提高性欲，丰胸美乳。现代常用于治疗急性胃肠炎、中暑、腰背痛、急性腰扭伤等。

穴位推拿手法：（1）用两手拇指端按压两侧委中穴，力度以稍感酸痛为宜，一压一松为 1 次，连做 10 ～ 20 次。

（2）两手握空拳，用拳背有节奏地叩击委中穴，连做 20 ～ 40 次。

10. 足少阴肾经常用穴位

涌泉

定位：位于足前部凹陷处，第二三趾趾缝纹头端与足跟连线的前 1/3 处，当用力弯曲脚趾时，足底前部出现的凹陷处就是涌泉穴。

主治病证：（1）调节自主神经系统，扩张血管，促进皮肤血液循环，加快毒素排出，降低血液黏稠度。

（2）使肾精充足、耳聪目明、发育正常、精力充沛、性功能强盛、腰膝壮实不软、行走有力。

（3）治疗神经衰弱、精力减退、妇科病、失眠、高血压、糖尿病、过敏性鼻炎等。

（4）治疗头晕、眼花、咽喉痛、舌干、小便不利、大便难、小儿惊风、足心热、霍乱转筋、昏厥等。

（5）治疗老年性哮喘、腰腿酸软无力、耳聋、耳鸣等。

保健方法：（1）用热盐水浸泡双侧涌泉穴。热水以自己能适应为度，加少许食盐，每日临睡觉前浸泡 15～30 分钟。

（2）用艾灸或隔药物灸，每日 1 次，至涌泉穴有热感上行为度。

（3）用穴位推拿手法推搓、拍打涌泉穴：在床上取坐位，双脚自然向上分开，或取盘腿坐位。然后用双拇指从足跟向足尖方向涌泉穴处，做前后反复的推搓；或用双手掌自然轻缓地拍打涌泉穴，以足底部有热感为宜。

（4）摩擦涌泉穴：端坐于椅子上，先将右脚架在左腿上，以右手握着脚趾，再用左手掌摩擦右足心的涌泉穴。

11. 手厥阴心包经常用穴位

内关

定位：在手掌面关节横纹的中央，往上约三指宽的中央凹陷处。

主治病证：心痛，心悸，胸痛，胃痛，呕吐，呃逆，健忘，失眠，郁证，眩晕，肘臂挛痛，心绞痛，心律不齐，神经衰弱，精神分裂症，癔病，无脉症等。经常推拿内关穴，可以起到保护心脏的作用，能够宁心安神，理气止痛，还可以治疗晕车、晕船等，对妊娠前 3 个月恶心、呕吐的反应，疗效也很好。

穴位推拿手法：用大拇指指尖按揉内关穴 100～200 次。

曲泽

定位：在肘横纹中，当肱二头肌腱的尺侧缘。

主治病证：中暑、胃痛、呕吐、心悸、心痛、热病烦躁、臂痛等。

穴位推拿手法：用大拇指弹拨曲泽穴 100～200 次，能改善心悸、心痛、咯血。

12. 手少阳三焦经常用穴位

外关

定位：位于前臂背侧，手臂横纹向上三指宽处，与正面内关穴相对。

主治病证：治疗热病、头痛、颊痛、耳聋、耳鸣、目赤肿痛、胁痛、肩背痛、肘臂屈伸不利、手指疼痛、手颤、手脚麻痹、肘部酸痛、手臂疼痛、偏头痛、落枕、肋间神经痛等。

穴位推拿手法：用大拇指指尖掐按外关穴 100～200 次，可治疗头痛、耳鸣、便秘。

穴位推拿手法操作流程，见表 14-3-1。

表 14-3-1 穴位推拿手法操作流程

操作步骤	操作内容
操作准备	准备：衣帽整洁、洗手，戴口罩 用物准备：治疗巾 评估患者：主要临床表现、既往史、穴位推拿部位的皮肤情况、对疼痛的耐受程度、心理状况等
操作方法	备齐用物，携至床前，核对姓名、诊断、医嘱，解释，交代操作过程中注意事项。进行腰腹部推拿时，嘱患者先排空膀胱 取合理体位，松解衣着，暴露穴位推拿部位，注意保暖 定位：遵医嘱，确定腧穴部位及推拿方法 手法：根据患者的症状、发病部位、年龄及耐受性，选用适宜的手法和刺激强度。手法运用正确，操作时压力、频率摆动幅度均匀，动作灵活，时间符合要求 观察：随时观察患者对手法治疗的反应，如有不适，及时调整手法或停止操作 整理：协助患者衣着，安置舒适卧位，整理床单元 清理用物。根据医嘱，详细记录实施穴位推拿后的客观情况，并签名

附：穴位推拿目的、禁忌证、告知、护理及注意事项

1. 目的

（1）缓解各种急慢性疾病的临床症状。

（2）通过穴位推拿，达到保健强身的目的。

2. 禁忌证 各种出血性疾病、妇女月经期、孕妇腰腹、皮肤破损及瘢痕等部位，禁止推拿。

3. 告知 推拿时局部会出现酸胀的感觉。

4. 护理及注意事项

（1）操作前应修剪指甲，以防损伤患者皮肤。

（2）操作时用力要均匀、柔和、持久，禁用暴力。

二、中药热敷法

中药热敷法是以中医学为理论基础，根据不同的病证，选择相应中草药，制成膏、丸、散、糊等制剂，敷于相应的体表部位或穴位上，通过药物的经皮吸收和热敷双重作用，来调节人体气血津液、经络脏腑等功能，达到防病治病的目的。

（一）中药热敷法的起源与发展

中药热敷法历史悠久，源远流长，是中医药学宝库中的瑰宝，先古人类在生活实践中发现，用植物或加热的石块、沙土等，敷于身体某些部位，可以减轻或消除病痛，标

志着热敷法的起源。随着人类发展，历代医著及相关书籍中逐渐有了热敷法的记载。我国现存最早的医方书《五十二病方》中就载有地胆等外敷治病的方法；清代《理瀹骈文》中，热敷疗法占有很大比重，并提出了"外治之理，即内治之理"的重要论断。现代医家学者将中医药学与现代科学相结合，广泛开展了热敷疗法的理论与临床研究，使其在临床上广泛应用。

（二）中药热敷法的作用机理

中药热敷法将活血化瘀、通经活络的中草药趁热敷于患者的局部，通过药力和热力的共同作用，能使局部血管扩张，血液循环改善，代谢增强，并有缓解肌肉痉挛，促进炎症和瘀血的吸收，以及祛风散寒、舒筋活络、消肿止痛等多种作用。

（三）中药热敷法的适应证

临床根据老年人病情，选取不同的中草药热敷，具有广泛的适应证。

1. 骨伤科疾病　颈椎病、腰椎间盘突出症、肩周炎、风湿性关节炎、类风湿关节炎、退行性骨关节病，以及各种软组织损伤、挫伤、扭伤48小时后。

2. 消化科疾病　气滞型、虚寒型胃痛，泄泻、腹胀腹痛等。

（四）中药热敷法的常见应用

1. 热敷法

（1）药液热敷

1）将药物煎熬后，用纱布或干净的毛巾蘸取药液，浸湿后拧干，敷于疼痛部位，然后用干毛巾或棉垫盖上，以保持热度，温度以人体的耐受度为限。也可采用在热湿毛巾上放热水袋的方法，以保持需要的热度，或者两条毛巾交替使用。

2）将临床常用的外涂药水热敷，如舒筋止痛水、麝香正骨酊等，均匀地喷于患病部位，先行手法揉擦1～2分钟，再用热毛巾或者电热护颈包裹，进行加热，增强疗效。每次热敷15～20分钟，每天1～2次。

（2）药渣热敷　将选好的药物煎煮，去汁存渣，用其药渣热敷于患部，并用纱布等物或用热药汁淋洒，以防散热太快。每次热敷20～30分钟，每天1次。

（3）药酒热敷　将所用的药酒蒸热，用纱布或棉花蘸取药酒少许，直接敷于患病部位，外可加覆保鲜膜，以局部皮肤发热为度，每天1次，治疗后可用清水洗净，以防过敏。

2. 干敷法

（1）药包热敷　将选好的药物打碎成粉，加入250～500g大青盐或粗盐，用布袋（大小根据治疗部位定）装1/3～2/3满，药包封口。

1）有微波炉者，加热前用拧干的湿毛巾包裹药包，微波炉加热3～5分钟（中间可取出药包摇晃，使受热均匀）后取出，敷于患病部位或穴位（图14-3-1）。

2）无微波炉者，可把药包内中药倒入炒锅内，中火炒热，然后重新装回，敷于患病部位或穴位。

3）直接将药包放入蒸锅内，开锅后蒸 5 ～ 10 分钟，取出敷于患病部位或穴位。每次热敷 20 ～ 30 分钟，每日 1 ～ 2 次，每个药包可使用 10 ～ 15 次，至无药味后可更换。

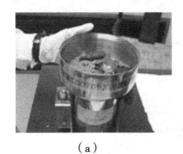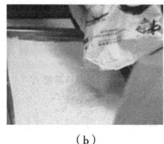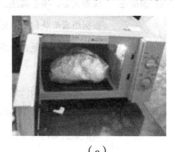

| （a） | （b） | （c） |

图 14-3-1 药包热敷（a、b 和 c）

（2）**药饼热敷** 将药物研极细末，加入适量面粉做成饼状，或蒸或烙，或用面粉蒸饼，将药物细末散于热饼上，再将药饼敷于患病部位或穴位。每次两饼，交替热敷 15 ～ 20 分钟，每天 1 ～ 2 次。

（五）中药热敷法的禁忌证

1. 器质性心脏病伴心功能不全、精神分裂症，孕妇的腹部和腰骶部等。
2. 严重的糖尿病、截瘫、偏瘫、脊髓空洞等感觉神经功能障碍的患者。
3. 对药物过敏者。
4. 皮肤溃疡、不明肿块或有出血倾向者禁用。
5. 扭伤后 24 小时急性期内。

（六）中药热敷法的护理及注意事项

1. 注意热敷温度，以能耐受、避免烫伤为度。一般建议将温度控制在 40 ～ 50°；敷药后，包扎固定好，以免药物流洒别处。
2. 应用过程中，如感到不适或局部有不良反应，应立即停止使用该疗法，有过敏反应者及时对症处理。
3. 热敷时间不宜过长，热敷过程中如出现皮肤烧灼、刺痛等感觉，应立即停止，以免皮肤起疱。
4. 做完热敷注意保暖，防止受寒着凉。
5. 患者做完热敷，要饮足量温开水，且适当活动关节，以提高药效发挥。

中药热敷法操作流程，见表 14-3-2。

表 14-3-2　中药热敷法操作流程

操作步骤	操作内容
操作前准备	仪表大方，举止端庄，态度和蔼，服装、鞋帽整齐
	根据患者皮肤状况，做出正确、全面的评估
	核对姓名、诊断，介绍并解释，患者理解与配合，体位舒适合理，暴露热敷部位，保暖
	洗手，戴口罩
	物品准备：中药药包、毛巾，必要时备毛毯或薄被
操作流程	将中药药包用拧干的湿毛巾包裹，放入微波炉
	微波炉加热药包3分钟，取出摇晃后，再加热2～3分钟，使药包受热均匀
	清洁热敷部位皮肤，可在热敷部位加用垫单
	测试药包温度，温而不烫，将药包热敷于患处或穴位上，必要时可用绷带固定，松紧适宜
	药包外加盖毛毯或薄被
	20～30分钟后，待中药包温度降低，取下药包，动作柔和，观察患者精神情况及局部皮肤情况
	随时询问患者温热感受，若有不适，及时调整或停止操作。告知热敷后注意事项
操作后	清洁皮肤，整理床单位，安排舒适体位
	清理用物，归还原处，洗手
总体评价	操作熟练，动作协调，热敷方法正确，温度适宜，患者感受，目标达到的程度

三、穴位贴敷法

穴位贴敷法是在中医学理论指导下，以中医经络学说为理论依据，将中草药制剂研磨成粉，混合介质，以膏药的形式贴敷于一定的穴位或患部，通过药物、腧穴及经络的作用，达到治疗目的的一种中医外治疗法。

（一）穴位贴敷法的起源与发展

早在远古时期，人类就发现可以用树叶、草茎之类涂敷伤口治疗外伤，能够减轻疼痛和止血，加速伤口的愈合，这也是中药贴敷治病的起源。医圣张仲景在《伤寒杂病论》中列举了多种贴敷方，如治疗劳损的五养膏、玉泉膏，至今仍有效地指导着临床实践。随着针灸学的发展，医家把外敷与经络腧穴的功效结合，出现了穴位贴敷法，目前穴位贴敷法已广泛用于临床各科，其中应用最普遍的是治疗肺系疾病的"三伏贴"，主要是运用冬病夏治的中医理论，在每年夏季三伏天，对特定穴位进行贴敷，敷以辛温走散、逐痰通经药物，刺激背部阳经诸穴，以调节脏腑气血阴阳，扶正祛邪，培元益气，从而达到预防和治疗疾病的效果。

（二）穴位贴敷法的作用机理

穴位贴敷法既有穴位刺激、激发经气的作用，又通过皮肤组织对药物有效成分的吸收，因而具有双重治疗作用。经皮肤吸收的药物，一方面可避免肝脏及各种消化酶、消化液对药物成分的分解破坏，保持更多的有效成分，更好地发挥治疗作用；另一方面，也避免了药物对胃肠的刺激。因此，此法可以弥补药物内治的不足。穴位贴敷法简便易行，对于衰老稚弱者尤宜。

（三）中药热敷法的适应证

1. 呼吸道疾病　常因受寒而冬季发作的久咳、慢性支气管炎、肺气肿、哮喘、过敏性鼻炎、慢性咽喉炎、反复感冒等。

2. 风湿疼痛类疾病　颈椎病、肩周炎、风湿性关节炎、类风湿关节炎、腰腿痛等。

3. 胃肠道疾病　虚寒性胃痛、慢性胃炎、慢性肠炎、消化不良等。

4. 亚健康人群　心慌、胸闷、疲倦、失眠、经常出虚汗、怕冷、容易感冒等。

（四）穴位贴敷的药物选穴

1. 穴位贴敷的配方选穴

（1）根据八纲辨证选药方　一般而言，贴敷药物与内服药物在选药上有所区别，许多中草药物在临床上经常是内外通用，如镇痛、活血、舒筋、清热等，但外用时药物毒副作用减小，有些穴位贴敷即使是由峻猛药物配伍的，外敷时直接造成的毒副作用也极小。

（2）根据针灸用穴原则选穴

1）局部选穴　根据腧穴能治疗所在和邻近部位病证的规律而取穴，多用于治疗体表部位明显和较局限的症状。

2）远端取穴　在距离病变部位较远的地方选穴，体现了"经脉所过，主治所及"的治疗规律，如脾胃病取足三里。

3）辨证选穴　针对某些全身症状或病因病机，根据中医学理论和腧穴主治功能来取穴，如哮喘取肺俞。

4）背部取穴　即取背部督脉和膀胱经的腧穴，如肾虚喘证取肾俞和命门。

（五）穴位贴敷的操作流程

1. 详细询问病情，对老年人的病情进行治疗前评估，把握好适应证。

2. 四诊合参并进行经络诊查，制订穴位处方及中药配方，向老年人阐明治疗的目的、过程，以期配合。

3. 制作贴敷药膏，将药膏贴敷于相应穴位。

（1）制剂　采用洁净药材研磨成粉，生姜洗净粉碎，三层无菌纱布挤压取汁，在药粉中加入姜汁，配备成三伏贴的药膏。姜汁散寒止咳，综合使用有助于改善气喘。除了用姜汁调配，还可用蜂蜜调配（适合儿童及小孩）。

（2）穴贴　将已制备好的药膏置于医用穴位贴正中，对准穴位粘贴，使用医用胶布固定（图 14-3-2）。

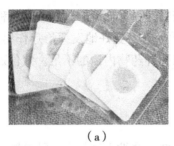
（a）

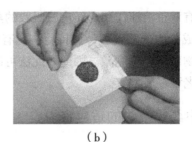
（b）

图 14-3-2　穴位贴敷（a 和 b）

4. 治疗后进行评估，并告知贴敷时间和相关注意事项。

5. 疗程：一般 5 次为一个疗程，可连续治疗 3～5 年，10 日贴敷一次，成人每次贴敷 2～4 小时，不超过 6 小时。具体贴敷时间可根据皮肤反应而定，如自觉贴药处有明显的不适感，可自行取下。

（六）穴位贴敷法的禁忌证

1. 艾滋病、结核病或其他传染病者。

2. 糖尿病、血液病、恶性高血压、严重心脑血管病、严重肝肾功能障碍、支气管扩张、恶性肿瘤的患者。

3. 疾病的急性发作期或加重期。

4. 热性疾病、阴虚火旺、发热外感、经期、皮肤过敏，有疮、疖、痈和皮肤破损者，咳血、吐血等出血性疾病，多属热证，不宜进行贴敷。

5. 过敏体质、瘢痕体质均不宜贴敷。

（七）穴位贴敷法的护理及注意事项

1. 成人每次贴敷 2～4 小时，贴敷时间的长短要根据皮肤反应而定，同时要考虑个人体质和耐受能力，一般以患者能够耐受为度。如贴敷后自觉贴药处有明显不适感，要及时取下。

2. 久病、体弱、消瘦者，贴敷时间不宜过久，贴敷期间密切注意病情变化、有无不良反应。

3. 对于所贴敷之药，应将其固定，以免移位脱落。对胶布过敏者，可选用脱敏胶布或绷带固定贴敷药物。

4. 多数人敷药处皮肤会在一段时间内遗留色素沉着，属于正常现象，色素沉着会随时间增长而消失。

5. 贴敷后，局部皮肤潮红、灼热、轻度刺痛，或出现小水疱，极少数可能出现大水疱。如果出现小水疱，一般不必处理，让其自然吸收，或给予湿润烧伤膏外涂，以减轻不适感。若局部皮肤出现严重红肿、大水疱、溃烂、疼痛、皮肤过敏等不良反应，应及时到医院就诊。

6. 治疗期间禁食生冷、海鲜、辛辣刺激性食物。敷药处皮肤应保持干燥，不要搓、抓该处皮肤。对残留于皮肤的药膏，只可用清水洗涤，不宜用洗浴用品或肥皂等有刺激性物品擦洗。

穴位贴敷操作流程，见表 14-3-3。

表 14-3-3 穴位贴敷操作流程

操作步骤	操作内容
操作前准备	仪表大方，举止端庄，态度和蔼，服装、鞋帽整齐
	根据病情特点，对患者做出正确、全面的评估
	核对姓名、诊断，介绍并解释，患者理解与配合，体位舒适合理，暴露贴敷部位，保暖
	洗手，戴口罩
	物品准备：治疗盘、三伏贴药粉、姜汁、穴位贴、胶布、压舌板等
操作流程	取生药粉，用姜汁调成较干稠膏状
	根据患者病情特点和皮肤状况，辨证选穴
	将已配置好的药物，放于大小合适的敷贴内，贴敷于穴位上
	查看贴敷是否牢固，可加用医用胶布固定
	告知贴敷后不适感觉；观察患者有无胶布过敏等
	交代贴敷时间（贴敷时间，视体质而酌情增加，贴药处有明显不适感时，要及时取下），注意事项（治疗期间禁食生冷、海鲜、辛辣刺激性食物），告知患者可能出现的不良反应，若有不适，及时就诊
操作后	协助患者穿衣，安排舒适体位，整理床单位
	清理用物，归还原处，洗手
总体评价	选穴准确，操作熟练，动作稳重，贴敷方法正确，患者感受，目标达到的程度

四、中药药浴疗法

中药药浴疗法是中医外治法的重要方法之一，是在中医学理论的指导下，根据不同的疾病，选配不同的中草药煎汤，浸泡、洗浴全身或局部，以达到治疗疾病和保健、养生、美容为目的的常用疗法。

（一）中药药浴法的起源与发展

药浴的使用在我国由来已久，据载自周朝开始流行香汤浴，即用佩兰煎汤洁身。宋明期间，出现了专供人们洗芳香浴的"香水行"，如春季取枸杞子煎汤沐浴，"令人肌肤光泽，不老不病"；夏天用五枝汤洗浴，可疏风气，驱瘴毒，滋血脉。及至现代，药浴不仅作为健身益寿的方法，而且广泛用于治疗和康复疾病。

（二）中药药浴疗法的作用机理

药浴的整体作用主要通过皮肤、孔窍、腧穴等直接吸收，进入经脉血络，输布全身而发挥其药理效应，起到调整各系统组织器官功能和机体免疫功能的作用。药浴的局部作用，是指中药对病灶局部发挥的治疗和保健作用，可使局部组织内的药物浓度显著高于其他部位，故局部疗效明显，而且收效迅捷。如黄连、板蓝根等对局部有良好的抗感染作用；蛇床子、苦参等对皮肤真菌有杀灭或抑制作用，常用于癣类、妇科霉菌性阴道炎等疾病的治疗。

（三）中药药浴疗法的适应证

1. 皮肤类疾病　在中药药浴的治疗过程中，由于药理作用和药气的温热刺激，使全身皮肤温度升高，毛细血管扩张，促进血液及淋巴液循环，促进新陈代谢，使体内的邪毒随汗排出体外。中药熏洗对治疗银屑病、皮炎、痤疮、皮肤瘙痒等皮肤病效果显著。

2. 骨伤类疾病　中药药浴对颈椎病、腰椎间盘突出症及肩周炎的疗效很好，尤其是对缓解急性腰椎间盘突出症和急性腰扭伤的疼痛疗效显著；能够治疗骨折后期疼痛、肿胀、痉挛、关节僵硬，并能加快软组织损伤的康复。

3. 风湿类疾病　中药药浴治疗风湿性关节炎、类风湿关节炎疗效确切，对减轻关节肿胀，消除滑膜的纤维化，修复关节的强直畸形，有明显作用；对早、中期强直性脊柱炎的脊柱僵硬有很好的改善作用。

4. 内科疾病　中药药浴对感冒、胃痛、神经衰弱引起的失眠、慢性肠炎、尿毒症、便秘等疗效显著；还对中风、糖尿病及周围血管病变引起肢体的感觉障碍，以及截瘫引起的肌张力增高，都有很好的疗效。

（四）中药药浴疗法的常用配方

1. 关节疼痛方　丝瓜络、千年健、海风藤、桑枝、五加皮、透骨草、虎杖各12g，煎熬两次，倒入浴盆中，加热水至能够浸没患处为度。水温一般保持在37～42℃，每天洗浴1次，每次浸沐擦浴30分钟，适用于腰背部及大关节的风湿宿伤疼痛。将药水倒入药桶，加适量热水到桶的3/4处，待水温至37～42℃即可泡浴，备用热水，保持药液温度。药浴时间半小时为宜，泡浴之后可适当饮用温开水。

2. 疮疡湿疹方　老年正气虚弱，常因湿气下注郁而发热，出现阴囊或肛周湿疹；也可能因故卧床过久，发生压疮。可用桂枝50g，紫花地丁300g，煎水去渣，兑入200g食醋，做全身浸浴，对老年皮肤瘙痒症亦有效。

3. 咳嗽气喘方　老年慢性支气管炎和哮喘较为常见，以上疾病常因感冒而复发、加重，内病外治的药浴法对此有效。取麻黄、细辛各30g，桂枝50g，紫苏100g，煎水洗浴，体弱者不宜洗浴过久。

4. 安神助眠药浴　药物组成：白芍50g，酸枣仁50g，百合50g，玫瑰花50g，先用纱布将药物包好，在锅内浸泡20～30分钟，水量可控制在2000mL左右，用大火将药水煎开，再用小火煎煮30分钟即可。煮好后将药水倒入浴缸或澡盆，加入适量热水后即可。白芍可以放松肌肉，酸枣仁和百合则有安神的功效，对失眠也有较好的调节作用，玫瑰花有安神养颜、调节情绪的功效。

（五）中药药浴疗法的操作流程

1. 依据当前主要症状、临床表现、既往史及药物过敏史、体质，以及药浴部位皮肤情况、心理情况进行评估。

2. 取适量水，浸泡中药 20 分钟，熬煮 30 分钟，可滤掉药渣，制成原液煎剂。

3. 选择不同的药浴方法（全身浴、坐浴、足浴），将原液加入沐浴用的热水中。

4. 水温根据老年人耐受程度，调试合适水温，一般以 37 ~ 42℃为宜。

5. 药浴过程中，随时调节药温或停止洗浴。

6. 药浴完毕后，用温水冲去药液，擦干，协助穿衣，卧床休息。

7. 清理用物，做好记录并签字。

8. 疗程：30 分钟为宜，每天或隔日 1 次，10 次为一个疗程。

（六）中药药浴疗法的禁忌证

1. 严重心衰、严重肺功能不全、心肌梗死、冠心病、主动脉瘤、动脉硬化、高血压、有出血倾向者。

2 伤口未愈合者，传染病感染性疾病。

3. 对药物皮肤过敏者。

（七）中药药浴疗法的护理及注意事项

1. 尽量在浴室内进行，室温、水温均应适宜，防止烫伤或受凉。

2. 饥饿、过度疲劳、饱食之后不宜入浴，药浴前、中、后注意补充水分，体弱、年老、儿童沐浴时需有人护理。

3. 观察患者面色、脉搏、呼吸，药浴过程中出现头晕、心跳加快、恶心、全身无力等不适现象时，应停止药浴，卧床休息。

4. 全身洗浴后要注意擦干身上的浴液、汗液，穿好衣服稍加休息，以免感受风寒，发生感冒等疾病。

5. 采取辨证施浴的原则，选择不同的药浴方法或方药。病变范围小者，可采取局部洗浴；病变范围大者，可采取全身洗浴，可采用上病下取的方法，例如高血压头痛、头晕者，可药浴双足等。

中药药浴疗法操作流程，见表 14-3-4。

表 14-3-4 中药药浴疗法操作流程

操作步骤	操作内容
操作前准备	仪表大方，举止端庄，态度和蔼，服装、鞋帽整齐
	根据患者皮肤状况，做出正确、全面的评估
	核对姓名、诊断，介绍并解释，患者理解与配合，体位舒适合理，暴露热敷部位，保暖
	洗手，戴口罩

续表

操作步骤	操作内容
操作流程	物品准备：药液、浴巾、毛巾、拖鞋、衣裤、水温计、坐架等
	关闭门窗，注意保暖
	将配置好的药液倒入浴盆内，用水温计测量温度，一般药温 45～50℃
	协助患者脱去外衣，浴巾包裹
	待药液温度适宜时，协助其将躯体及四肢浸泡于药液中，一般 20～30 分钟
	药浴过程中，注意调节室温或药温，保证温度适宜
	随时询问患者生理及心理感受，若有不适，立即停止操作，协助患者休息
操作后	用温水冲去药液，擦干，协助患者衣着，卧床休息，告知药浴后注意事项
	清理用物，归还原处，洗手
总体评价	操作熟练，动作协调，药浴方法正确，温度适宜，患者感受，目标达到的程度

五、艾灸疗法

艾灸疗法是以艾为主要施灸材料，点燃后在体表穴位或病变部位烧灼、温熨，借助灸火的热力及其温热药物作用，通过经络的传导，激发经气，温通经络，益气活血，调整脏腑功能，扶正祛邪，达到治疗疾病和保健目的。常用的有艾条灸、艾炷灸、隔姜灸等。

（一）艾灸疗法的起源与发展

艾灸疗法是中医药学中的精华，为历代医家和养生家重要的治病和养生之法。《灵枢·官能》中就有"针所不为，灸之所宜"的记载，《孟子·离娄》中说："七年之病，求三年之艾。"伴随着中医学的发展、科技的进步和应用，艾灸也在不断完善，研制了众多灸具，时至今日，艾灸已经成为人们日常生活用来保健和治疗的一种常见手段，同时也是中医药学中不可或缺的一部分。

（二）艾灸疗法的作用机理

中医学认为艾属温性，其味芳香，善通十二经脉，具有理气血、逐寒湿、温经、止血、安胎的作用。《本草纲目》云："艾叶，生温熟热，纯阳也……灸之则透诸经而治百种病邪，起沉疴之人为康泰，其功亦大矣。"说明艾具有广泛的治疗作用，艾叶燃烧后，其药性可通过体表穴位进入体内，渗透诸经，又可通过呼吸进入机体，起到通经活络、醒脑安神的作用；还可直接杀灭位于体表的外邪，起到治疗皮肤病变和预防疾病的作用。

（三）艾灸疗法的适应证

艾灸疗法适用于以下疾病属虚寒者：颈椎病、腰椎间盘突出症、膝关节骨性关节炎、肩周炎、网球肘、脑梗死、面瘫、胃痛、泄泻、盆腔生殖疾病、妇科疾病、肺系疾病等，以及亚健康状态、疲劳综合征。

（四）艾灸疗法的常见应用

1. 艾条灸

（1）物品准备　治疗盘、艾条、打火机、弯盘，必要时备艾灸盒。

（2）操作方法

1）点燃艾条一端，燃端距应灸穴位或局部2～4cm处熏灸，使局部有温热感，以不感烧灼为度。

2）每次灸15～30分钟，使局部皮肤红润、灼热。

3）中途艾绒烧灰较多时，应将绒灰置于弯盘中，避免脱落于患者身上。

4）在腹部、背部较平坦处行艾灸时，可用艾灸盒。即患者取平卧或俯卧位，将点燃之艾条放于盒内纱隔层上，灸盒放在应灸穴位所在的部位，加盖后可使其自行燃烧艾条，达到艾灸的目的。

2. 艾炷灸

（1）物品准备　治疗盘、艾绒、艾炷器、打火机、镊子、弯盘。

（2）操作方法

1）将艾绒放入艾炷器内，根据病情，制成大小适宜之艾炷。

2）将艾炷置于应灸穴位上，点燃艾炷顶端。

3）等艾炷燃至患者感觉发烫时，即用镊子取下放入弯盘，另换一艾炷，继续点燃。

4）一般每次灸3～5壮（每个艾炷谓一壮）。

3. 隔姜灸、隔蒜灸

（1）物品准备　治疗盘、艾绒、艾炷器、打火机、镊子、弯盘，根据需要准备切成0.2～0.3cm薄，直径约2cm的鲜姜片，或鲜大蒜头横切成片数片（或用大蒜捣泥，取0.3cm厚的大蒜泥，敷于穴位皮肤）。

（2）操作方法

1）暴露应灸部位。

2）取鲜姜片或蒜片（或蒜泥），放于穴位，上置艾炷。

3）点燃后感觉灼热时即更换艾炷，连灸3～5壮。

4）脐部敷食盐后，置艾炷灸之，称隔盐灸，或在穴位放其他药物，如附子片等，统称间接灸法。

4. 治疗停止时，用止血钳将燃烧的部分剪掉，注意检查剩余部分是否有残留火星。

5. 临床操作以完成灸感为度，不拘固定的操作时间。

6. 疗程：一般10次为一个疗程，每日1次，每次30分钟。关于灸条用量、灸疗次数、治疗时间，应根据病情、病程、年龄、体质加减。

（五）艾灸疗法的禁忌证

1.凡属实热证或阴虚发热、邪热内炽等证，如高热、高血压危象、肺结核晚期、大量咯血、呕吐、皮肤痈疽疗疖等。

2.颜面部、颈部及大血管走行的体表区域不要直接灸，以防形成瘢痕，影响美观。

3.男女的乳头、阴部、睾丸等。

4.极度疲劳，过饥、过饱、酒醉、大汗淋漓、情绪不稳，严重贫血或身体极度衰竭，妇女经期。

5.器质性心脏病伴心功能不全、急性传染性疾病或传染性皮肤病者。

6.昏迷、感觉障碍、无自制能力者。

7.艾叶过敏者（闻到艾灸气味，出现呕吐、憋气、头晕、连续打喷嚏、咳嗽等症状），经常性的皮肤过敏者。

（六）艾灸疗法的护理及注意事项

1.施灸时，消除老年人对艾灸的恐惧感或紧张感，以取得合作。

2.应根据老年人的年龄、性别、体质、病情，充分暴露施灸部位，采取舒适且能长时间的维持体位，以免自行移动时，艾灰脱落或艾炷倾倒而发生烫伤或烧坏衣被。

3.艾条灸时，要注意燃点的距离，太近则易烫伤，太远则疗效不佳，应随时询问老年人温热感，并观察局部潮红程度。行艾炷灸时，更应认真守护观察，以免发生烫伤。

4.艾灸局部出现水疱较小时，宜保护水疱，勿使破裂，一般数日即可吸收自愈。如水疱过大，用注射器从水疱下方穿入，将渗出液吸出，从原穿刺孔注入适量庆大霉素注射液，并保留5分钟左右，再吸出药液，外用消毒敷料保护，一般数日即可痊愈。

5.施艾灸毕，盖好衣被，开窗通风，保持室内空气新鲜。

6.治疗结束后，应将剩下之艾条套入玻璃试管内，或将燃头浸入水中，以彻底熄灭，防止再燃。如有绒灰脱落于床上，应清扫干净，以免复燃烧坏被褥。

艾灸疗法操作流程，见表14-3-5。

表14-3-5 艾灸疗法操作流程

操作步骤	操作内容
操作前准备	仪表大方，举止端庄，态度和蔼，服装、鞋帽整齐
	根据病情特点，对患者做出正确、全面的评估
	核对姓名、诊断，介绍并解释，患者理解与配合。体位舒适合理，暴露施灸部位，保暖
	洗手，戴口罩
	物品准备：治疗盘、艾条、打火机、弯盘、小口瓶，必要时备浴巾、屏风

续表

操作步骤		操作内容
艾炷灸	直接灸	瘢痕灸：施灸时先将施灸腧穴部位涂以少量的大蒜汁，然后将大小适宜的艾炷置于腧穴上，用火点燃艾炷施灸
		无瘢痕灸：施灸时先在施灸腧穴部位涂以少量的凡士林，然后将大小适宜的艾炷置于腧穴上，点燃施灸，当艾炷燃剩 2/5 或 1/4 而患者感到微有灼痛时，易炷再灸
	间接灸	隔姜灸：用鲜姜切成直径长 2～3cm，厚 0.2～0.3cm 的薄片，中间以针刺数孔，然后将姜片置于应灸腧穴部位或患处，再将艾炷放在姜片上点燃施灸
		隔蒜灸：用鲜大蒜头，切成厚 0.2～0.3cm 的薄片，中间以针刺数孔。置于应灸腧穴部位或患处，然后将艾炷放在蒜片上，点燃施灸
		隔盐灸：用干燥的食盐填敷于脐部，或于盐上再置一薄姜片，上置大艾炷施灸
		隔附子饼灸：将附子研成粉末，用酒调和，做成直径约 3cm、厚约 0.8cm 的附子饼，中间以针刺数孔，放在应灸腧穴部位或患处，上面再放艾炷施灸
艾条灸	悬起灸	温和灸：将艾条的一端点燃，对准应灸的腧穴部位或患处，距离皮肤 2～3cm，进行熏烤，使患者局部有温热感而无灼痛为宜，一般每处灸 10～15 分钟，至皮肤出现红晕为度
		雀啄灸：将艾条点燃的一端与施灸部位的皮肤不固定于一定距离，而是像鸟雀啄食一样，一上一下活动地施灸
		回旋灸：将艾条点燃的一端与施灸部位的皮肤虽然保持一定距离，但不固定，是向左右方向移动或反复旋转地施灸
	实按灸	太乙针灸：自制太乙针，施灸时，将太乙针的一端点燃，用布 7 层包裹，其燃着的一端，立即紧按于应灸的腧穴或患处，经行灸熨，针冷则再燃再熨。如此反复灸熨 7～10 次为度
		雷火针灸：自制雷火针，施灸方法同太乙针灸
温针灸		将针刺入腧穴，得气后给予适当补泻手法，留针时，将纯净细软的艾绒捏在针尾上，或用艾条，一段长 2cm 左右，插在针柄上，点燃施灸
温灸器灸		将艾绒或加掺药物装入温灸器的小筒，点燃后将温灸器盖好，即可置于腧穴或应灸部位进行熨灸，直到所灸部位的皮肤红润为度
细则评价		艾条与皮肤距离符合要求
		灸至局部皮肤稍起红晕，施灸时间合理
		观察局部皮肤及病情，询问患者有无不适
		灸后及时除掉艾灰，清洁局部皮肤
		清理用物，归还原处，洗手
异常情况处理		皮肤灼伤：施灸后，局部皮肤出现微红灼热，属正常现象，不用处理。如因施灸过量，时间过长，局部出现小水疱，只要注意不擦破，可任其自然吸收。如水疱较大，可用消毒毫针刺破水疱，放出水液，或用注射器抽出水液，再涂以烫伤油等，并以纱布包敷。如用化脓灸者，在灸疮化脓期间，要注意适当休息，加强营养，保持局部清洁，并可用敷料保护灸疮，以防污染，待其自然愈合。如处理不当，灸疮脓液呈黄绿色或有渗血现象者，可用消炎药膏或玉红膏涂敷
总体评价		选穴、运用灸法准确，操作熟练，动作协调，体位合理，患者感受，目标达到的程度

注：①艾条灸常用者有温和灸、雀啄灸、回旋灸三种。②若有艾灸火脱落烧伤皮肤，烧坏衣被，则被判为不合格。

六、拔罐疗法

拔罐疗法属中医外治法的一种，是中医治疗学的重要组成部分，是以中医学基本理论为基础，以西医学的神经反射为治疗途径，以自我修复、自我调节、自我完善为治疗核心，通过一系列特制的罐、筒等为工具，采用燃烧或抽吸等方法，排出罐内空气，形成负压，使之吸附在人体表面穴位或治疗部位上，对局部皮肤形成吸拔刺激，造成体表局部充血或瘀血，并以此治疗疾病，使机体修复到平衡状态的一种自然疗法。

（一）拔罐疗法的起源与发展

拔罐疗法古代典籍中称之为角法，已有 2000 多年的历史。晋代葛洪在《肘后备急方》中，提到用角法治疗脱肿，宋元时期由"吸筒法"替换了"角法"，由单纯水煮拔筒法发展为药筒法，以发挥吸拔和药物外治的双重作用。至现代，拔罐法已成为中医学重要的外治法之一。

（二）拔罐疗法的作用机理

拔罐疗法对皮肤可产生一种良性的机械刺激和温热刺激，促进局部血液循环，加强新陈代谢，改变局部组织的营养状态，增强局部耐受性及机体抵抗力，从而达到祛病健身的目的。同时，拔罐疗法具有调整阴阳、恢复机体阴阳平衡的作用，如拔关元穴可以温阳祛寒，拔大椎穴可以清泄阳热。拔罐疗法还具有双向调节作用，在取穴、操作不变的情况下，可以治疗多种疾病，如大椎穴刺血拔罐，既可治疗风寒感冒，又可治疗风热感冒，还可用于内伤发热。

（三）拔罐疗法的适应证

1. 呼吸系统疾病　急慢性支气管炎、哮喘、肺水肿、肺炎、胸膜炎。
2. 消化系统疾病　急慢性胃肠炎、胃神经痛、消化不良、胃酸过多。
3. 循环系统疾病　高血压，重点多取背部及下肢部。
4. 运动系统疾病　颈椎关节痛、肩关节及肩胛痛、肘关节痛、腰背痛、骶髋痛、膝踝部痛。
5. 神经系统疾病　神经性头痛、枕神经痛、肋间神经痛、坐骨神经痛、因风湿劳损引起的四肢神经麻痹症。面神经痉挛，用小型罐闪罐法 10～20 次。
6. 外科疮疡　疖肿、多发性毛囊炎、下肢溃疡、急性乳腺炎。局部温开水新毛巾热敷后，用中型或大型火罐拔，可连续拔 5～6 次。

（四）拔罐疗法的罐具分类

1. 竹筒火罐　取坚实成熟的竹筒，一头开口，一头留节作底，罐口直径分 3cm、4cm、5cm 三种，长 8～10cm。直径大的，用于面积较大的腰背及臀部；直径小的，用于四肢关节部位。南方产竹，多用竹罐。

2. 陶瓷火罐 使用陶土做成口圆肚大，再涂上黑釉或黄釉，经窑里烧制的叫陶瓷火罐，有大、中、小和特小四种，陶瓷罐里外光滑，吸拔力大，经济实用，北方农村多喜用之。

3. 玻璃火罐 是用耐热硬质玻璃烧制的。形似笆斗，肚大口小，罐口边缘略突向外，分1、2、3三种号型，清晰透明，便于观察，罐口光滑吸拔力好。因此，玻璃火罐被广泛用于临床。

（五）拔罐疗法的操作流程

1. 吸拔的方法

（1）投火法 将薄纸卷成纸卷，或裁成薄纸条，燃着至1/3时，投入罐中，将火罐迅速扣在选定的部位上。投火时，不论使用纸卷和纸条，都必须高出罐口一寸多，等到燃烧一寸左右后，纸卷和纸条都能斜立于罐中，火焰不会烧着皮肤。初学投火法，还可在被拔地方放一层湿纸，或涂点水，让其吸收热力，可以保护皮肤。

（2）闪火法 用7～8号粗铁丝，一头缠绕石棉绳或线带，做好酒精棒，使用前将酒精棒稍蘸95%酒精，用酒精灯或蜡烛燃着，将带有火焰的酒精棒一头往罐底一闪，迅速撤出，马上将火罐扣在应拔的部位上，此时罐内已成负压即可吸住。闪火法的优点是当闪动酒精棒时，火焰已离开火罐，罐内无火，可避免烫伤，优于投火法。

（3）滴酒法 向火罐内壁中部，滴1～2滴酒精，将火罐转动一周，使酒精均匀地附着于火罐的内壁上（不要蘸罐口），然后用火柴将酒精燃着，将罐口朝下，迅速将罐扣于选定的部位上。

（4）贴棉法 选取直径为0.5cm厚的脱脂棉一小块，薄蘸酒精，紧贴于罐壁中段，用火柴燃着，马上将罐扣在选定的部位上。

（5）架火法 准备一个不易燃烧及传热的块状物，直径2～3cm，放在应拔的部位上，上置小块酒精棉球，将酒精棉球燃着，马上将火罐扣上，立刻吸住，可产生较强的吸力。

2. 拔罐方法

（1）单罐 用于病变范围较小或压痛点。可按病变或压痛的范围大小，选用适当直径的火罐。如胃病在中脘穴拔罐，冈上肌肌腱炎在肩髃穴拔罐等。

（2）多罐 用于病变范围比较广泛的疾病。可按病变部位的解剖形态等情况，酌量吸拔数个乃至十几个。如某一肌束劳损时，可按肌束的位置成行排列，吸拔多个火罐，称为"排罐法"。治疗某些内脏或器官的瘀血时，可按脏器的解剖部位和范围，在相应的体表部位纵横并列，吸拔多个火罐。

（3）闪罐 火罐拔上后，立即起下，反复吸拔多次，至皮肤潮红为止。多用于局部皮肤麻木或功能减退的虚证。

（4）留罐 拔罐后留置一定的时间，一般留置5～15分钟。罐大吸拔力强的应适当减少留罐时间；夏季及肌肤薄处留罐时间也不宜过长，以免损伤皮肤。

（5）推罐　又称走罐，一般用于面积较大、肌肉丰富的部位，如腰背、大腿等部，须选直径较大的火罐，罐口要求平滑，最好用玻璃罐，先在罐口涂一些润滑油脂，将罐吸上后，以手握住罐底，稍倾斜，即后半边着力，前半边略提起，慢慢向前推动，这样在皮肤表面上下或左右来回推拉移动数次，至皮肤潮红为止。

（六）拔罐疗法的禁忌证

1. 急性严重疾病、慢性全身虚弱性疾病及接触性传染病。

2. 肿瘤患者、血液病患者、孕妇。

3. 皮肤破损有瘢痕处及皮肤病患者。

4. 高血压发作期。

5. 精神分裂症、抽搐和不合作者。

（七）拔罐疗法的护理及注意事项

1. 操作前检查罐口是否平滑，有无裂痕，注意遮挡患者，保护隐私。

2. 避开有水疱、疤痕和伤口的位置。

3. 点火用的酒精棉球要夹紧，酒精要拧干，以防止脱落烫伤皮肤。

4. 操作时动作轻柔，注意观察病情，吸附及拔罐的力度要视老年人皮肤情况及耐受度而定，避免造成皮肤过度的摩擦。

5. 冬天拔火罐时要注意保暖，防止受凉，拔完火罐后，嘱咐老年人多喝温开水。

6. 拔火罐宜选择老年人背部肌肉比较多的地方。

7. 拔罐后出现水疱

（1）小的水疱不必处理，水疱没有破溃者，会自行吸收，但需防止擦破。

（2）大的水疱可采用中医外敷小验方进行治疗：食盐 1 份，凉开水 2 份。将盐放入水中，搅匀后将纱布浸入，然后敷于烧伤烫伤处，随时更换。

（3）症状严重者，有破溃流血者，要在中医师的指导下进行治疗，用常规碘酒和酒精消毒后，再用注射器在水疱的边缘刺入，将水抽出来后再进行消毒，不必包扎。如出现感染，可进行血清学检查，并酌情考虑运用相应抗菌药物。

拔罐疗法操作流程，见表 14-3-6。

表 14-3-6　拔罐疗法操作流程

操作步骤	操作内容
操作前准备	仪表大方，举止端庄，态度和蔼，服装、鞋帽整齐
	根据病情特点，对患者做出正确、全面的评估
	核对姓名、诊断，介绍并解释，患者理解与配合，体位舒适合理，暴露拔罐部位，保暖
	洗手，戴口罩
	物品准备：治疗盘、火罐、止血钳、95% 酒精、棉球、打火机、小口瓶，必要时备浴巾、屏风、纱布

续表

操作步骤	操作内容	
吸附方法	火吸法	闪火法：用长纸条或用镊子夹酒精棉球一个，用火将纸条或酒精棉球点燃后，使火在罐内绕 1～3 圈后，将火撤出，迅速将罐扣在应拔的部位
		投火法：用易燃纸片或棉花，点燃后投入罐内，迅速将罐扣在应拔的部位
		滴酒法：用 95% 酒精或白酒，滴入罐内 1～3 滴，沿罐内壁摇匀，用火点燃后，迅速将罐扣在应拔的部位
		贴棉法：用大小适宜的酒精棉花一块，贴在罐内壁的下 1/3 处，用火将酒精棉花点燃后，迅速扣在应拔的部位
	水吸法	将竹罐放在锅内，加水煮沸，然后用镊子将罐口朝下夹出，迅速用凉毛巾紧扪罐口，立即将罐扣在应拔部位，即能吸附在皮肤上
	抽气吸法	先将抽气罐的瓶底紧扣在穴位上，用注射器或抽气筒通过橡皮塞抽出罐内空气，使其产生负压，即能吸住
拔罐方法	留罐：将罐吸附在体表后，使火罐吸拔留置于施术部位 10～15 分钟，然后将罐起下	
	走罐：先在所拔部位的皮肤或罐口上，涂一层凡士林等润滑剂，再将罐拔住。然后用右手握火罐，向上下或左右需要拔的部位往返推动，至所拔部位的皮肤红润、充血，甚或瘀血时，将罐起下	
	闪罐：将罐拔住后，立即起下，如此反复多次地拔住起下，起下拔住，直至皮肤潮红、充血，或瘀血为度	
	刺血拔罐法：在应拔部位的皮肤消毒后，用三棱针点刺出血或用皮肤针叩打后，在将火罐吸拔于点刺的部位，使之出血，以加强刺血治疗的作用。一般刺血后拔罐留置 10～15 分钟	
	留针拔罐法：在针刺留针时，将火罐拔在以针为中心的部位上，5～10 分钟，待皮肤红润、充血，或瘀血时，将火罐起下，然后将针起出	
起罐	一般先用一只手夹住火罐，另一手拇指或示指从罐口旁边按压一下，使气体进入罐内，即可将罐取下	
细则评价	随时检查罐口吸附情况，以局部皮肤紫红色为度	
	治疗时间合理	
	询问患者有无疼痛、过紧；若有不适，及时起罐	
	清理用物，归还原处，洗手	
异常情况处理	若烫伤或留罐时间太长而皮肤起水疱时，小的水疱不用处理，仅敷以消毒纱布，防止擦破即可；水疱较大时，用消毒针将水放出，涂以烫伤油等，或用消毒纱布包敷，以防感染	
总体评价	选穴准确，操作熟练，动作协调，皮肤情况，局部皮肤吸附力，体位合理，患者感受，目标达到的程度	

注：若有皮肤烫伤、衣裤等被烧坏，均为不合格。

七、中医气功八段锦

预备式

【注释】命门：取穴时采用俯卧的姿势，命门穴位于人体的腰部，当后正中线上，第二腰椎棘突下凹陷处。指压时，有强烈的压痛感。此穴的主治为：腰痛、肾脏疾病、夜啼、精力减退、疲劳感、青春痘等。

【动作要领】两脚并步站立，两臂垂于休侧，目视前方；左脚向左开步，与肩同宽；两臂内旋向两侧摆起，与髋同高，掌心向后；两腿膝关节稍屈，同时，两臂外旋，向前合抱于腹前，掌心向内，两掌指尖距约 10cm，目视前方。

【动作要点】头向上顶，下颚微收，舌抵上腭，嘴唇轻闭，沉肩坠肘，腋下虚掩，胸部宽舒，腹部松沉，收髋敛臀，上体松正。

【错误与纠正】抱球时大拇指上翘，其余四指朝向地面；塌腰；跪腿；八字脚。

注意沉肩垂肘，指尖相对，大拇指放平；收髋敛臀，命门穴放松；膝关节不超越脚尖，两脚平行站立。

【功法作用】宁静心神，调整呼吸，内安五脏，端正身形，从精神和肢体上做好练功前的准备。

第一式：双手托天理三焦

【注释】三焦：中医学理论认为，脐以下为下焦，胸廓至脐为中焦，胸廓以上为上焦；上焦胸部，包括心、肺两脏；中焦上腹部，从解剖部位来说，应包括脾、胃、肝、胆；下焦下腹部，包括肾、膀胱、小肠、大肠。

【动作要领】两臂外旋微下落，两掌五指分开，在腹前交叉，掌心向上，目视前方；两腿挺膝伸直，同时，两掌上托于胸前，随后两臂内旋向上托起，掌心向上，抬头，目视两掌；两掌继续上托，肘关节伸直，同时，下颚内收，动作稍停，目视前方；两腿膝关节微屈，同时，两臂分别向身体两侧下落，两掌捧于腹前，掌心向上，目视前方（图 14-3-4）。该式一上一下为一次，共做六次。

【动作要点】两掌上托要舒胸展体，略有停顿，保持伸拉；两掌下落，松腰沉髋，沉肩坠肘，松腕舒直，上体松正。

【错误与纠正】两掌上托时抬头不够；上举时松懈、断劲。两掌上托，舒胸展体，缓慢用力；下颚先向上助力，再内收，配合两掌上撑，力在掌根。

【功法作用】通过两手交叉上举，缓慢

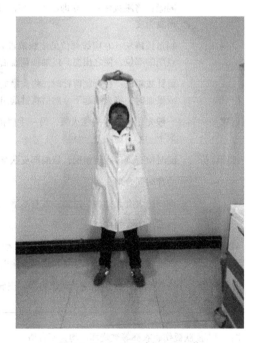

图 14-3-4　双手托天理三焦

用力，保持深拉，可使三焦通畅，气血调和；通过拉长躯干与上肢各关节周围的肌肉、韧带及关节软组织，对提高关节的灵活性、防治肩部和颈脊疾患具有良好的作用。

第二式：左右开弓似射雕

【注释】手太阴肺经：十二经脉之一。十二经脉是经络系统的主体，具有表里经脉相合、与相应脏腑络属的主要特征。包括手三阴经（手太阴肺经、手厥阴心包经、手少阴心经）、手三阳经（手阳明大肠经、手少阳三焦经、手太阳小肠经）、足三阳经（足阳明胃经、足少阳胆经、足太阳膀胱经）、足三阴经（足太阴脾经、足厥阴肝经、足少阴肾经），也称为"正经"。

【动作要领】重心右移，左脚向左开步站立，膝关节缓慢伸直，两掌向上交叉于胸前，左掌在外，目视前方；右掌屈指，向右拉至肩前，左掌成八字掌，左臂内旋，向左推出，与肩同高，同时，两腿屈膝，半蹲成马步，动作略停，目视左前方；重心右移，两手变自然掌，右手向右划弧，与肩同高，掌心斜向前，重心继续右移，左脚回收，并步站立，同时，两掌捧于腹前，掌心向上，目视前方。右式动作与左式相同，方向相反。

该式一左一右为一次，共做三次。做到第三次最后一动作时，身体重心继续左移，右脚回收，开步站立，膝关节微屈，同时，两掌下落，捧于腹前，目视前方（图 14-3-5）。

【动作要点】侧拉之手拇指要并拢，屈紧，肩臂放平；八字掌侧撑需沉肩，坠肘，屈腕，竖指，掌心含空。

【错误与纠正】端肩；弓腰；八字脚。

沉肩坠肘，上体直立；两脚跟外撑。

【功法作用】展肩、扩胸可刺激督脉和背部腧穴，调节手太阴肺经、背部等经脉之气；它能有效地发展下肢肌肉力量，提高平衡和协调能力。同时，增加前臂和手部肌肉的力量，提高手腕关节及指关节的灵活性，并有利于校正驼背、肩内收等一些不良姿势，很好地预防肩部和颈部疾病。

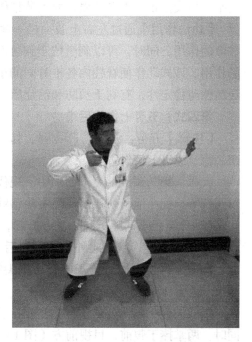

图 14-3-5　左右开弓似射雕

第三式：调理脾胃须单举

【动作要领】两腿挺膝伸直，同时，左掌上托，经面前上穿，随之臂内旋上举至头部左上方，右掌同时随臂内旋，下按至右髋旁，指尖向前，动作略停；两腿膝关节微屈，同时，左臂屈肘外旋，左掌经面前下落于腹前，同时，右臂外旋，右掌向上捧于腹前，目视前方。右式动作与左式相同，方向相反。

该式一左一右为一次，共做三次。做到

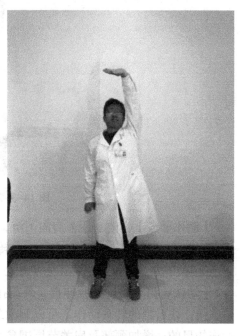

图 14-3-6　调理脾胃须单举

第三次最后一动作时，变两腿膝关节微屈，右掌下按于右髋旁，指尖向前，目视前方（图 14-3-6）。

【动作要点】舒胸展体，拔长腰际，两肩松沉，上撑下按，力在掌根。

【错误与纠正】两掌手指方向不正；肘关节没有弯曲度；上体不够舒展。注意两掌放平，指尖摆正，力在掌根；肘关节稍屈；对拉拔长。

【功法作用】通过左右上肢一松一紧地上下对拉，可以牵拉腹腔，对中焦脾胃起到按摩的作用，同时，可以刺激位于胸胁部的相关经络和背部腧穴等，具有调理脏腑经络的作用。该式动作使脊柱内各椎骨间的小关节及小肌肉得到了锻炼，从而增强了脊柱的灵活性与稳定性，有利于预防和治疗肩、颈疾病。

第四式：五劳七伤往后瞧

【注释】五劳：指心、肝、脾、肺、肾等五脏的劳损。七伤：指喜、怒、悲、忧、恐、惊、思等七情伤害。

大椎：第 7 颈椎棘突下凹陷中。现代常用于治疗感冒、疟疾、颈椎病、痤疮、小儿舞蹈病等。配曲池、列缺、风门主治感冒；配后溪、间使主治疟疾。

【动作要领】两腿挺膝，重心升起，同时，两臂伸直，指尖向下，目视前方；上动不停，两臂外旋，掌心向外，头向左后转，动作稍停，目视左斜后方；两腿膝关节微屈，同时，两臂内旋，按于髋旁，指尖向前，目视前方。右式动作与左式相同，方向相反。

该式一左一右为一次，共做三次。做到第三次最后一动作时，变两腿膝关节微屈，同时，两掌捧于腹前，目视前方（图 14-3-7）。

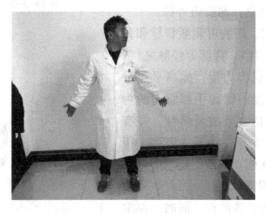

图 14-3-7　五劳七伤往后瞧

【动作要点】头向上顶，肩向下沉，转头不转体；旋臂，两肩后振。

【错误与纠正】上体后仰，转头又转体；转头与旋臂不充分。

下颚内收，转头、旋臂幅度应该大一些。

【功法作用】通过上肢伸直、外旋扭转的静力牵张作用，可以扩张牵拉胸腔、腹腔诸脏腑；往后瞧的转头动作，可以刺激颈部大椎穴及背部五脏六腑腧穴，达到防治五劳七伤的目的；增加颈部及肩关节周围参与运动肌群的收缩力，增加颈部运动幅度，活动眼肌，预防眼肌疲劳及肩、颈等背部疾患，改善颈部及脑部血液循环，有助于解除中枢神经系统的疲劳。

第五式：摇头摆尾去心火

【注释】心火：中医学指人体的内热，即心热火旺的病证，属阳热内盛的疾病。常表现为五心烦热、咽干、口燥、口舌生疮等。

【动作要领】重心左移，右脚向右开步站立，同时，两掌上托至头上方（膝关节伸直），肘关节微屈，指尖相对，目视前方；两腿屈膝，半蹲成马步，同时，两臂向两侧下落，两掌扶于膝关节上方；重心向上，稍升起，随之重心右移，上体向右侧倾，俯身，目视右脚面；重心左移，同时，上体由右向前、向左旋转，目视右脚跟；重心右移成马步，同时，头向后摇，上体立起，随之下颚微收，目视前方。右式动作与左式相同，方向相反。

该式一左一右为一次，共做三次。做完三次后，重心左移，右脚回收，开步站立，同时，两臂经两侧上举，两掌心相对，两腿膝关节微屈，同时，两掌下按至腹前，指尖相对，目视前方（图14-3-8）。

【动作要点】马步下蹲要收髋拧臀，上体松正；摇转时，脖颈与尾缕对拉伸长，速度应柔和、缓慢、圆活、连贯。

【错误与纠正】摇转时颈部僵直；尾缕摇动不圆活，弧度小。

上体右倾，尾缕左摆；上体前俯，尾缕向后画圆，上体不低于水平，使尾缕与颈部对拉拔长，加大旋转幅度；上体侧倾和向下俯身时，下颚不要有意内收和上扬，颈椎与肌肉尽量放松、伸长。

【功法作用】两腿下蹲，摆动尾缕可刺激脊柱、督脉等，通过摇头可刺激大椎穴，从而达到泄热的目的，有助于去除心火；在摇头摆尾过程中，脊椎腰段、颈段大幅度侧屈、环转及回旋，可使整个脊柱的头颈段、腰部及臀部肌群参与收缩，增加脊、颈、腰、髋的关节灵活性。

第六式：两手攀足固肾腰

【注释】腰阳关：腰阳关穴在腰部第四腰椎棘突下的凹陷中。本穴为阳气通过，具有疏通阳气、强腰膝、益下元等作用。

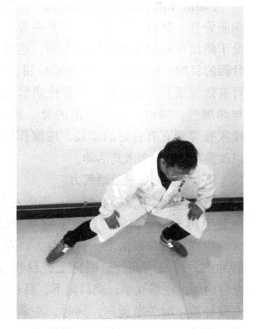

图14-3-8　摇头摆尾去心火

委中：委中穴在膝关节后面腘窝横纹正中处，具有舒筋活络、解痉止痛等作用。

【动作要领】两腿挺膝，伸直站立，同时，两掌指尖向前，两臂向前、向上举起，肘关节伸直，掌心向前，目视前方；两臂屈肘，两掌下按于胸前，掌心向下，指尖相对；两臂外旋，两掌心向上，随之两掌掌指顺腋下后插；两掌心向内，沿脊柱两侧向下抹运至臀部，随之上体前俯，沿腿后向下抹运，经脚两侧至于脚面，抬头，目视前下方，动作略停；两掌沿地面前伸，随之用手臂带动上体立起，两臂肘关节伸直上举，掌心向前。

该式一上一下为一次，共做六次。做完六次后，两腿膝关节微屈，同时，两掌向前下按至腹前，掌心向下，指尖向前，目视前方（图14-3-9）。

【动作要点】两掌向下抹运要适当用力，至足背时松腰、沉肩、两膝挺直；向上起身时手臂要主动上举，带动上体立起。

【错误与纠正】两手向下抹运时，膝关节弯曲、低头；向上起身时，起身在前，举臂在后。

两手向下抹运时不要低头，膝关节伸直；向上起身时，要以臂带身。

【功法作用】通过大幅度前屈、后伸，可刺激脊柱、督脉，以及阳关、委中等穴，有助于防治生殖泌尿系统等慢性病，达到固肾壮腰的目的；通过脊柱大幅度地前屈、后伸，可有效发展躯干前后伸、屈脊柱肌群的力量与伸展性。同时，对于腰部的肾、肾上腺、输尿管等器官有良好的牵拉、按摩作用，可以改善其功能，刺激其活动。

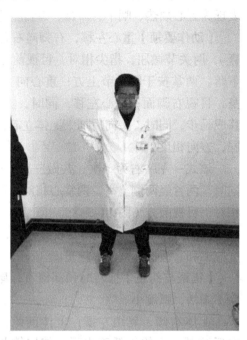

图14-3-9　两手攀足固肾腰

第七式：攒拳怒目增气力

【动作要领】重心右移，左脚向左开步，两腿半蹲成马步，同时，两掌握拳于腰侧，大拇指在内，拳眼向上，目视前方；左拳向前冲出，与肩同高，拳眼向上，目视左拳；左臂内旋，左拳变掌，虎口向下，目视左掌；左臂外旋，肘关节微屈，同时，左掌向左缠绕，变掌心向上后握住，大拇指在内，目视左拳；左拳屈肘，回收至腰侧，拳眼向上，目视前方。右式动作与左式相同。

该式一左一右为一次，共做三次。做完三次后，重心右移，左脚回收，并步站立，同时，两拳变掌，垂于体侧，目视前方（图

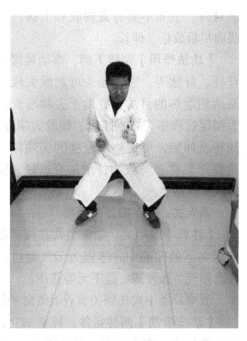

图14-3-10　攒拳怒目增气力

14-3-10)。

【动作要点】冲拳时怒目圆睁，脚趾抓地，拧腰顺肩，力达拳面；马步的高低可根据自己的腿部力量灵活掌握；回收时要旋腕，五指用力抓握。

【错误与纠正】冲拳时上体前扑；端肩；先肘；回收时旋腕不明显，抓握无力。冲拳时小臂贴内前送，头向上顶，上体立直，肩部松沉，肘关节微屈，力达拳面；回收时先五指伸直，充分旋腕，再屈指，用力抓握。

【功法作用】中医学认为，肝主筋，肝开窍于目。该式动作中的怒目瞪眼可刺激肝经，使肝血充盈，肝气疏泄；两腿下蹲，脚趾抓地，双手攥拳，旋腕，手指骨节强力抓握等动作，可刺激手足三阴三阳经脉和督脉。同时，可使全身肌肉、经脉受到静力牵张刺激，长期锻炼可使全身肌肉结实有力，力气增加。

第八式：背后七颠百病消

【注释】百会：患者采用正坐的姿势，百会穴位于人体头部，头顶正中心，可以通过两耳角直上连线中点，来简易取此穴。或以两眉头中间向上一横指起，直到后发际正中点。主治头痛、头重脚轻、痔疮、高血压、低血压、宿醉、目眩失眠、焦躁等。此穴为人体督脉经络上的重要穴位之一，是治疗多种疾病的首选穴，医学研究价值很高。

【动作要领】两脚跟提起，头上顶，动作稍停，目视前方；两脚跟下落，轻震地面。

该式动作一起一落为一次，共做七次
（图 14-3-11)。

【动作要点】上提时要脚趾抓地，脚跟尽力抬起，两腿并拢，百会穴上顶，略有停顿，掌握好平衡；脚跟下落时轻轻下震，同时沉肩，舒臂，周身放松。

【错误与纠正】上提时端肩；身体重心不稳。脚趾抓住地面，两腿并拢，提肛，收腹，肩向下沉，百会穴上顶。

【功法作用】脚趾抓地，可刺激足部有关经脉，调节相应脏腑功能，同时，颠足可刺激脊柱与督脉，使全身脏腑经络气血通畅，阴阳平衡；颠足而立，可发展小腿后群肌力，拉长足底肌肉、韧带，提高人体的平衡能力；落地震动，可轻度刺激下肢及脊柱各关节内外结构，并使全身肌肉得到了很好的放松、复位，有助解除肌肉紧张。

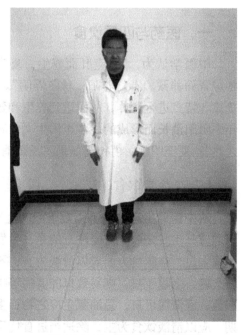

图 14-3-11　背后七颠百病消

收式

【注释】劳宫：在手掌心，当第二三掌骨之间，偏于第三掌骨，握拳屈指时中指尖处。现代常用于治疗昏迷、中暑、癔病、口腔炎等。丹田：仰卧位，在下腹部，前正中线上，当脐下 3 寸。

【动作要领】 两臂内旋，向两侧摆起，与髋同高，掌心向后，目视前方；上动不停，两臂屈肘，两掌相叠于腹部（男性左手在里，女性右手在里）；两臂垂于体侧。

【动作要点】 两掌内、外劳宫相叠于丹田，周身放松，气沉丹田。收功时要注意体态安详，举止稳重，做一下整理活动，如搓手浴面和肢体放松动作。

【功法作用】 使气息归原，整理肢体，放松肌肉，愉悦心情，进一步巩固练功的效果，逐渐恢复到练功前安静时的状态。

【案例解析】

患者颈肩部酸痛不适，扭动困难，是气血不通之现象，可以选择按揉法、拿法、肘压法治疗。主要选择穴位有肩井、后溪、曲池等。

【思考题】

1. 若患者腰部酸痛，你该使用哪些手法和穴位？
2. 如何针对五脏六腑的功用，进行合理的中医护理？

第四节　饮食调摄与饮食指导

一、医药与四季饮食

中医学认为，"春应肝而养生，夏应心而养长，长夏应脾而变化，秋应肺而养收，冬应肾而养藏。春夏养阳，秋冬养阴"。四季养生就是指按照一年四季气候阴阳变化的规律和特点进行调养，从而达到养生和延年益寿的目的。四季寒热温凉的变化，是由一年中阴阳消长而形成的。冬至阳生，由春到夏是阳长阴消的过程，所以说"春之温，夏之热"；夏至阴生，由秋至冬是阴长阳消的过程，所以说"秋之凉，冬之寒"。

（一）春季饮食

从中医养生理论来讲，春季阳气生发，人为适应自然界，也应随时补充体内阳气，以顺应其生发之势。需要注意的是，生发太过则易化火，故在阳气生发的春季，为防止生发太过，在膳食方面应以清淡为宜，不宜大量食用油腻煎炸之品，否则积热在里，肺胃火盛，上熏于口，则易致口腔溃疡等疾病。早春时期，饮食宜选辛、甘、温之品，忌酸涩；宜清淡可口，忌油腻生冷之物；多食新鲜蔬菜，如韭菜、葱蒜、大枣等。春季末期，应以清淡饮食为主，除适当进食优质蛋白类食物及蔬果之外，可饮用绿豆汤、赤小豆汤、酸梅汤、绿茶，防止体内积热。

（二）夏季饮食

中医学认为，夏属火，气通心。夏季有慢性病的人，特别是心脑血管疾病患者，应多加注意，即使患感冒，亦可能由呼吸系统而转至影响心脏，以至于危及生命。故于盛夏之季，更宜服用益气强心、化瘀通脉、扶正祛邪的药物。民谚有"冬吃萝卜夏吃姜，不劳医生开药方"之说，夏天吃姜，不仅可以暖胃，符合中医"春夏养阳"之说，而且可以振奋心阳，有助于对心脏的保护。夏季，人的消化功能较弱，饮食宜清热消暑，健脾益气；适当用些冷饮，如西瓜、绿豆汤、赤小豆汤等，但切忌因食凉而暴吃冷饮、生冷瓜果等。

（三）秋季饮食

秋季是以燥气当令，燥邪最易伤人肺气，对于患慢性支气管炎的患者来讲，更应注意保养肺脏，如多吃些"秋梨膏"，亦可用玉竹煲汤、百合煮粥、芝麻、核桃仁和蜂蜜调服等，以滋阴润肺。燥是秋季的主气，此时最好能多吃些梨，生吃能清火，熟吃能滋阴；多吃果蔬和杂粮，少吃盐和糖；饮料应该以滋阴为主，如菊花茶、银花露等。

（四）冬季饮食

冬季为蛰藏之令，此时服用滋补肝肾的药物，可以增强肾脏藏精的作用。我国自古就有冬令进补的习惯。肾气、肾精充足旺盛，则体力自然充沛，抗病能力自会增强，来年春天就不会或少生温热性疾病。冬令进补，还可以促进年少者生长发育，使得年长者益寿强体，延缓衰老。饮食的基本原则是保阴潜阳，鳖、龟、藕、白木耳、芝麻、核桃等物都是有益的食品。养生家多提倡饮食养生，宜晨起服热粥，晚餐宜节食；食后摩腹，缓行百步。

二、体质与饮食活动

（一）平和质

平和质饮食调摄：饮食适量，冷热适中。多吃五谷杂粮、蔬菜瓜果，少食过于油腻及辛辣之物。

（二）阴虚质

阴虚质饮食调摄：多吃甘凉滋润的食物，比如瘦猪肉、鸭肉、龟、鳖、绿豆、冬瓜、芝麻、百合等。少食羊肉、狗肉、韭菜、辣椒、葱、蒜、葵花子等辛温燥烈的食物。

（三）湿热质

湿热质饮食调摄：饮食清淡，多吃甘寒、甘平的食物，如绿豆、空心菜、苋菜、芹菜、黄瓜、冬瓜、藕、西瓜等。少食辛温助热的食物，应戒除烟酒。

（四）痰湿质

痰湿质饮食调摄：少食肥甘厚腻的食物。多食葱、蒜、薏苡仁、芡实、怀山药、赤小豆、海藻、海带、冬瓜、萝卜、金橘、芥末等食物。

（五）血瘀质

血瘀质饮食调摄：可多食黑豆、海藻、海带、紫菜、萝卜、胡萝卜、金橘、橙、柚、桃、李子、山楂、醋、玫瑰花、绿茶等具有活血、散结、行气、疏肝解郁作用的食物，少食肥猪肉等。

（六）阳虚质

阳虚质饮食调摄：可多吃辛甘温的食物，比如葱、姜、蒜、花椒、鳝鱼、韭菜、胡椒等。少食生冷寒凉食物，如西瓜、豆腐、野菜、苦瓜、芥菜、冬瓜、黄瓜、藕、梨等。

（七）气郁质

气郁质饮食调摄：多吃小麦、葱、蒜、海带、海藻、萝卜、金橘、山楂等具有行气、解郁、消食、醒神作用的食物。

（八）气虚质

气虚质饮食调摄：进食具益气健脾功效的食物，如怀山药、白扁豆、香菇、大枣、龙眼肉、蜂蜜、黄豆等。少食具有耗气作用的食物，如辣椒、槟榔、空心菜、白萝卜等。

（九）特禀质

特禀质饮食调摄：少食荞麦（含致敏物质荞麦荧光素）、蚕豆、白扁豆、牛肉、鹅肉、鲤鱼、虾、蟹、茄子、辣椒、浓茶、咖啡等辛辣之品，以及腥膻发物和含致敏物质的食物。

【思考题】

1.若患者为热性体质，该如何进行饮食调理？
2.若患者为气郁体质，该如何进行饮食调理？

第十五章　**健康管理** ▷▷▷

【案例导入】

　　某房地产开发公司总经理马先生，男，55 岁，因身体状况不佳，到医院体检中心体检并寻求健康管理。我们采用常规体检和健康问卷相结合的方式，采集了其健康管理的资料；对其健康状况进行了评估，列出了健康风险评估数据；总结了健康危险因素；个体健康风险评估报告；制订了健康教育计划；干预的短期和长期目标；干预的过程及效果评价。在本人的密切配合下，通过对其生活方式的管理和疾病治疗相结合的方式，使其健康状况有较大改善，患中风、糖尿病、冠心病的风险有所降低。

第一节　健康管理的概述

一、老年人疾病的特点

（一）流行病学特点

　　多数老年人患有慢性非传染性疾病，即慢病。根据流行病学调查研究，老年人慢病患病率为 76% ～ 89%，明显高于中青年（23.7%）。患慢性病的老人中，46% 有运动功能障碍，17% 生活不能自理。

（二）病因学特点

　　多种因素可导致老年疾病的发生。老年人由于机体老化、免疫功能下降、器官和组织功能衰退，任何一种因素都可能引起老年人发病，多数情况下并不能明确病因，有时甚至难以分清是自然衰老，还是独立的疾病。

（三）临床表现特点

多数老年人发病症状和体征不典型，其原因主要有以下几个方面。

1. 老年人对疼痛的敏感性和反应性降低，故容易被忽略，如急性心肌梗死和内脏穿孔的老年人可能仅有一些不适感。

2. 很多老年人同时患有数种疾病，临床表现往往不典型，一种疾病的症状可能被另一种疾病所掩盖，如老年人肺炎常无症状，或仅表现食欲差、全身乏力、脱水，或突然意识障碍，而无呼吸系统的症状和体征。

3. 老年人发病多出现精神神经症状，如老年人冠心病发作时，首发症状是晕厥和嗜睡。

4. 老年人起病隐匿，发展缓慢，很大一部分老年病为慢性退行性疾病，有时生理变化与病理变化很难区分。

5. 由于老年人机体功能衰退、脏器功能降低、免疫功能低下、代谢平衡被破坏、认知功能下降和肢体体活动障碍等病理生理特点，一体多病十分常见，有的甚至一个脏器就同时存在几种病变。

二、老年健康管理内容

老年健康管理是将健康管理的范围和服务对象定位为 65 岁及以上老年人，以医疗机构、社区卫生服务机构、社会组织为载体，对老年人的健康进行计划、组织、指挥及控制的过程。老年人健康管理是政府发挥宏观调控职能，服务于老年人健康需求并有针对性地提供健康服务的过程。这一过程包括对老年人健康信息的搜集整理，即老年人健康档案的建立，制订老年人健康管理计划，对老年人健康危险因素的干预和管理等。

三、老年健康管理的目标与特点

老年健康管理的目标包括：①完善健康和福利。②减少健康危险因素。③预防疾病高危人群患病。④易患疾病的早期诊断。⑤增加临床效用、效率。⑥避免可预防的疾病相关并发症的发生。⑦消除或减少无效或不必要的医疗服务。⑧对疾病结局做出度量，并提供持续的评估和改进。

老年健康管理的特点是标准化、足量化、个体化和系统化。老年健康管理的具体服务内容和工作流程必须依据循证医学和循证公共卫生的标准，以及学术界已经公认的预防和控制指南及规范。健康评估和风险干预的结果，既要针对个体和群体的特征和健康需求，又要注重服务的可重复性和有效性，强调多平台合作提供服务。

四、中国老年人健康指南

1. 健康生活习惯　每天睡眠不少于 6 小时；主动饮水，一般每人每天喝水 6～8

杯；坚持每天晒太阳；养成定时排便习惯；预防跌倒。

2. 合理膳食　膳食以谷物为主，粗细搭配；餐餐有蔬菜，天天有水果，适量摄入肉、禽、鱼、虾及蛋类；经常食用奶类、豆制品和少量坚果；控制油盐摄入；合理补充微量元素。

3. 适量体育运动　选择安全有效的运动项目；掌握合适的运动次数、时间和强度；重视脑力活动。

4. 良好心理状态　学会发泄情绪；积极融入社区。

5. 疾病自我控制　随身携带医保卡；学会自我监测脉搏、体温、血压等；生病就诊，谨遵医嘱；每年最少体检一次。

第二节　健康管理的流程

一、健康管理的服务流程

（一）健康调查与健康体检

健康调查是通过问卷或访谈，了解个人的一般情况、既往病史、家族史，以及生活方式、习惯等。健康体检或健康检查是用于个体和群体健康状况评价与疾病风险预测、预警及早期筛查的一种方法与过程。健康体检是开展健康管理的前提和基本手段，检查结果对后期的健康干预活动具有明确的指导意义。健康管理体检项目可以根据个人的年龄、性别、工作特点等进行调整。

（二）健康评估

健康评估是指对所收集到的个体、群体健康或疾病相关信息，进行系统、综合、连续的科学分析与评价过程，其目的是为诊治疾病，维护、促进和改善健康，管理和控制健康风险提供科学依据。

（三）个人健康咨询

在完成上述步骤后，个人可以得到不同层次的健康咨询服务。个人可以去健康管理服务中心接受咨询，也可以由健康管理师通过电话与个人进行沟通。内容包括以下几方面：解释个人健康信息及健康评估结果及其对健康的影响，制订个人健康管理计划，提供健康指导，制订随访跟踪计划等。

（四）个人健康管理后续服务

后续服务主要取决于被服务者（人群）的情况和资源的多少，可根据个人及人群的需求，提供不同的服务。后续服务的形式可以是通过互联网查询个人健康信息和接受健康指导，定期寄送健康管理资讯和健康提示，以及提供个性化的健康改善行动计划。监督随访是后续服务的常用手段之一。随访的主要内容是检查健康管理计划的实现状况，并检查（必要时测量）主要危险因素的变化情况。健康教育也是后续服务的重要措施，在营养改善、生活方式改变与疾病控制方面有很好的效果。

（五）专项的健康及疾病管理服务

除了常规的健康管理服务外，还可以根据具体情况，为个体和群体提供专项的健康管理服务。这些服务的设计通常会按患者及健康人来划分。对已患有慢性病的个体，可选择针对特定疾病或疾病危险因素的服务，如糖尿病管理、心血管疾病及相关危险因素管理、精神压力缓解、戒烟、运动、营养及膳食咨询等。对没有慢性病的个体，可选择的服务也很多，如个人健康教育、生活方式改善咨询、疾病高危人群的教育及维护项目等。

二、提供健康管理服务的机构

由于人群健康需求的广泛性，任何有能力进行健康管理项目开发及服务的机构，都应该是健康管理服务的提供者。医院、健康服务机构、社区和工作场所均可在不同的层面及深度上来开展健康管理。另外，政府也是一个广义上的健康管理机构，它通过政策立法来影响人们的消费行为，实现人群健康风险控制。政府鼓励人们每天都吃足够的蔬菜和水果，但要想真正地对其个人的行为习惯造成影响，还需要有其他层面的配合。商业服务机构，如体检中心、医院以及保险机构的介入，会提高个人参与的积极性，使健康管理服务能达到可持续发展的目的。

企业及集体单位也会通过自主或服务外包的方式来开展健康管理。企业通常从生产力及企业形象的角度来进行是否实施健康管理的决策。如一个企业关心员工的吸烟状况，它就可以把禁止吸烟当作公司录用的前提，且可以对不吸烟的员工提供一些健康奖励。企业也可实施其他生活方式的管理，如根据员工需求，企业会同一些健康服务单位或独立的健康管理公司签约，使其为自己的员工提供有针对性的健康服务，以达到提高生产力及控制医疗保健开支的目的。健康保险公司及一些医疗保健机构也可开展健康管理服务，通过将需求管理与疾病管理计划和健康保险相结合，为参加者提供包括自我管理在内的健康管理项目和预先设定的医疗保健服务。

第三节　高血压健康管理案例

一、信息采集与健康监测

（一）高血压的诊断方法和诊断标准

测量血压是高血压诊断和分类的主要手段。临床上通常采用间接方法，在上臂肱动脉测得血压值。由于血压的波动性，应至少两次在非同日静息状态下测得血压升高时，方可诊断为高血压，而血压值应以连续测量 3 次的平均值计，须注意情绪激动和体力活动时会引起一过性的血压升高；被测者手臂过粗，周径 > 35cm，以及明显动脉粥样硬化者，气袖法测得的血压可高于实际血压。在未使用降压药物的情况下，非同日 3 次测量血压，收缩压 ≥ 140mmHg 和（或）舒张压 ≥ 90mmHg 为高血压。患者既往有高血压病史，目前正在使用降压药物，血压虽然低于 140/90mmHg，也诊断为高血压。根据血压升高水平，又进一步将高血压分为 1 级、2 级和 3 级。

（二）高血压的危险因素

1. 高钠、低钾 膳食人群中钠盐（氯化钠）摄入量与血压水平和高血压患病率呈正相关，而钾盐摄入量与血压水平呈负相关。膳食钠/钾比值与血压的相关性甚至更强。我国 14 组人群研究表明，膳食钠盐摄入量平均每天增加 2g，收缩压和舒张压分别增高 2mmHg 和 12mmHg，高钠、低钾膳食是我国大多数高血压患者发病最主要的危险因素。

2. 超重和肥胖 我国 24 万成人数据汇总分析表明，BMI ≥ 24kg/m^2 者患高血压的危险是体重正常者的 3 ~ 4 倍，患糖尿病的危险是体重正常者的 2 ~ 3 倍，具有两项及两项以上危险因素的患高血压及糖尿病危险是体重正常者的 3 ~ 4 倍。BMI ≥ 28kg/m^2 的肥胖者中，90% 以上患上述疾病，或有危险因素聚集。男性腰围 ≥ 85cm，女性腰围 ≥ 80cm 者，患高血压的危险为腰围低于此界线者的 3.5 倍，其患糖尿病的危险为腰围低于此界线者的 2.5 倍，其中有两项及两项以上危险因素聚集者的高血压及糖尿病患病危险，为正常体重的 4 倍以上。我国人群血压水平和高血压患病率为北方高于南方，与人群体质指数差异相平行。

3. 饮酒 按每周至少饮酒一次计算，我国中年男性人群饮酒率 30% ~ 66%，女性为 2% ~ 7%。男性持续饮酒者比不饮酒者，4 年内高血压发生危险增加 40%。每天平均饮酒 > 3 个标准杯（1 个标准杯相当于 12g 酒精，约合 360g 啤酒，或 100g 葡萄酒，或 30g 白酒），收缩压与舒张压分别平均升高 3.5mmHg 与 21mmHg，且血压上升幅度随着饮酒量增加而增大。

4. 其他危险因素 高血压的其他危险因素还有遗传、性别、年龄、工作压力过重、心理因素、高脂血症等。大量的临床资料证明，高血压与遗传因素有关。如父母均患高血压，其子女的高血压发病率可达 46%；父母中一人患高血压，子女高血压发病率为 28%；父母血压正常，子女高血压发病率仅为 3%。女性在更年期以前，患高血压的比例较男性略低，更年期后则与男性患病率无明显差别，甚至高于男性。

二、健康信息的收集

在采用健康调查表的基础上，资料收集尤其要关注下列内容。

1. 一般情况调查 年龄、性别、文化程度、经济收入、婚姻状况。

2. 现在健康状况、既往史、家族史等调查 ①现在健康状况：个体在近期（近 1 ~ 2 个月）自报的健康状况。②家族史：有无高血压、糖尿病、血脂异常、冠心病、脑卒中或肾脏疾病的家族史。③病程：患高血压的时间，血压最高水平，是否接受过降压治疗及疗效与副作用。④症状及既往史：目前及既往有无冠心病、心力衰竭、脑血管病、外周血管病、糖尿病、痛风、血脂异常、支气管哮喘、睡眠呼吸暂停综合征、性功能异常和肾脏疾病等症状及治疗情况；有无提示继发性高血压的症状，如肾炎史或贫血史，提示肾实质性高血压；有无肌无力、发作性软瘫等低血钾表现，提示原发性醛固酮增多症；有无阵发性头痛、心悸、多汗，提示嗜铬细胞瘤。⑤用药史：某些药物可引起高血压，询问是否服用使血压升高的药物，如口服避孕药、甘珀酸、滴鼻药、可卡因、安非他命、类固醇、非甾体抗炎药、促红细胞生成素、环孢素，以及中药甘草等。高血压有较明显的家族集聚性。调查发现，与无高血压家族史者比较，双亲一方有原发性高血压者高血压的患病率高 15 倍，双亲均有原发性高血压者患病率高 2 ～ 3 倍。目前认为本病是多基因遗传病，具有遗传背景的患者占整个高血压人群的比例达 30% ～ 50%。另外，高血压的地域患病率相差较大，我国东北、华北地区高血压患病率高于南方地区。

3. 生活习惯调查 膳食脂肪、盐、酒摄入量，吸烟支数，体力活动量，以及体重变化等情况。

4. 体格检查信息 ①血压测量。②身高体重、腰围、臀围测量。③心血管系统及其他系统检查等，如心率、心脏大小、有无杂音及外周动脉情况、肺部啰音等。

5. 辅助检查信息 血脂、空腹血糖、血常规、尿常规、心电图、超声心动图、眼底检查、肝功能、肾功能等（可从个体最近病史记录中摘录信息）。还可包括靶器官等相关检查信息。

6. 心理社会因素 包括家庭情况、工作环境、文化程度及有无精神创伤史。

三、建立健康档案

完成健康信息采集工作后，应对采集到的数据进行分析保存和信息传递。录入者需对不合逻辑的健康信息进行识别，即应用一般常识和医学常识对所收集的健康信息进行判断，看是否有违背常识的数据。如所确定的调查对象年龄范围在 25 ～ 64 岁，但某一调查表中的年龄却出现 12 岁；某一调查表记录性别为女性，但在疾病史中却记录有前列腺疾病等。录入员应对这部分数据进行识别并剔除。

健康信息电子化，即将收集到的健康信息录入到计算机中保存，以便在后续慢病管理中使用。合理制订调查问卷表格，将收集的信息准确无误地录入调查问卷表格中，并在录入完成后，再一次进行审核，确保录入的信息准确无误。

健康信息的保存，包括计算机录入后数据库文件的存档和调查问卷的保管和存放。前者在录入和清理完成后应进行双备份，分别保存在不同的计算机文件夹中。调查问卷保存的原则是要保证信息档案的完整、安全、方便查阅。同时，健康信息的安全问题应引起高度重视，健康管理师完成信息录入、分析整理后，应及时将结果按照规定的格式反馈给客户。

四、健康评估

对收集到的基本资料进行分析和评估，发现主要的危险因素，开展危险度分层，并进行心血管疾病综合风险预测与评估。

1. 对生活方式进行评估，发现主要问题，开展相应指导，即从高血压的主要危险因素展开。

2. 进行心脑血管疾病绝对风险预测与评估，结合年龄、性别、BMI，对血压、血脂、血糖的检查结果进行心血管疾病综合风险评估。

五、生活方式管理

高血压的生活方式管理应该遵循健康管理的一般程序，即在全面调查、收集健康信息、建立健康档案、进行健康风险评估的基础上，开展生活方式管理。生活方式管理包括多项内容：减少钠盐摄入、控制体重、不吸烟、限制饮酒、体育运动、减轻精神压力、保持心理平衡、血压监测等。

1. 提倡健康饮食　在做到平衡膳食的基础上，高血压患者的饮食要特别强调限制钠摄入量，增加蔬菜水果和膳食纤维的摄入量，减少膳食脂肪，尤其是饱和脂肪的摄入量。

食盐中致血压升高的成分主要是钠，减少食盐量有明显的降压作用，但这种作用有个体差异，在某些个体中，减少食盐摄入量获得的降压效果不明显，这一点应向高血压患者言明。WHO 和我国均建议每人每天的钠盐摄入量为 6g 以下，高血压患者应尽量达到 6g 以下的限制标准，在保证人体日常基本钠离子需要的基础上越低越好。钾离子具有对抗钠离子的升压作用。钾离子来源主要是蔬菜水果，高血压患者尤其应该增加新鲜蔬菜和瓜果的摄入，补充钾离子、镁离子。因为在限制钠盐的同时，适量增加钾离子、镁离子，能促进肾脏排钠，减少钠离子和水分在体内的潴留，起到进一步降低血压的作用。但高血压伴肾功能障碍者，大量摄入蔬菜水果可能引起高钾血症；糖尿病患者可能会量摄入水果，引起摄入能量的增加，进而引起血糖的波动，这些情况应予以注意。

减少钠盐摄入的主要措施：健康成年人一天食盐（包括酱油和其他食物中的食盐量）摄入量不超过 6g。

（1）纠正过咸口味，可以使用醋、柠檬汁、香料、姜等调味品，提高菜肴鲜味，减少味精、酱油等含钠盐调味品的用量。

（2）采取总量控制，使用限盐勺，按量放入菜肴。

（3）使用低钠盐低钠酱油或限盐酱油，少放味精。

（4）少吃酱菜、腌制食品及其他过咸食品。

（5）少吃零食，学会看食品标签，拒绝高盐食品。

（6）肾功能良好者，使用含钾的烹调用盐。

高血压患者健康饮食还应该减少膳食脂肪的摄入量，补充适量优质蛋白质。研究发现，即使不减少膳食中的钠离子，也不会减轻体重，只是将膳食脂肪控制在总能量的

25% 以下，饱和脂肪酸的供能比维持在 10% 以下，连续 40 天可使男性收缩压和舒张压下降 12%，女性下降 5%。建议改善动物性食物占多数的膳食结构，以含蛋白质较高而脂肪较少的禽类和鱼类替代含脂肪高的红肉。优质蛋白质包括奶制品、蛋类、水产品（鱼和虾等）、禽类（鸡、鸭、鹅等）、红肉（猪、牛、羊肉），以及大豆制品。

2. 戒烟　吸烟是心血管病和癌症的主要危险因素之一。被动吸烟也会显著增加心血管病的危险。吸烟可导致血管内皮功能损害，显著增加高血压患者发生动脉粥样硬化性疾病的风险。戒烟的益处十分肯定，而且任何年龄戒烟均能获益。烟草依赖是一种慢性成瘾性疾病，不仅戒断困难，复发率也很高。因此，医师应强烈建议并督促高血压患者戒烟，鼓励患者寻求药物辅助戒烟（使用尼古丁替代品、安非他酮缓释片和伐尼克兰等），同时应对戒烟成功者进行随访和监督，避免复吸。

3. 限制饮酒和戒酒　饮酒与血压的关系比较复杂，尽管有研究表明，少量饮酒（男性每天酒精摄入量不超过 25g，女性不超过 15g）可减少心脑血管疾病的发病危险，但是饮酒和血压水平及高血压患病之间却呈线性关系，大量饮酒可诱发心脑血管事件发生。当饮酒量超过 40mL/d（或 30g/d）时，饮酒会导致血压升高。不仅如此，大量饮酒会减弱降压药物的降压作用，因此，不提倡以少量饮酒预防冠心病，提倡血压正常者和偏高者最好不饮酒或少饮酒，高血压患者更应该节制饮酒，一般建议男性将饮酒量控制在酒精 30mL/d，大约相当于酒精 25g，啤酒 1 瓶（约 600mL）或 50°的白酒 1 两。女性不超过 15g，孕妇不饮酒。节假日或亲友聚会等无法回避饮酒的场合，则饮葡萄酒等低度酒为宜。但是，如果已患有心血管病则一定要戒酒。习惯性大量饮酒者，在节制饮酒后大约两周，可看到明显的降压效果。

4. 增加身体活动　身体活动不足或者静坐时间过长，是高血压发生发展的重要危险因素。高血压患者开始增加身体活动之前，应在医师指导下完成系统的运动风险、体能等方面的筛查与评估，从而拟定可行的个体化运动计划和运动处方。身体活动强度、时间、频率、活动量等应量力而行，逐渐达标。

5. 管理体重　超重和肥胖是已经确认的高血压重要的危险因素，肥胖通过增加全身血管床面积和心脏负担，导致胰岛素抵抗而引起高血压，尤其是腹型肥胖。减少体重还可以增强降压药的降压作用。高血压患者应将体重控制在正常范围（$18.5kg/m^2 \leqslant BMI < 24kg/m^2$），男性腰围应控制在 90cm 之内，女性腰围应控制在 85cm 之内。如果高血压患者体重超出正常范围，应积极管理体重。

6. 高血压健康教育　通过健康教育，提高人群的高血压预防意识，如告知和提倡 35 岁以上成人每年至少测量一次血压；提高高血压患者自我管理血压的技能和水平，积极改变不良的生活方式，增强管理对象的自我管理能力。

7. 保持良好的心理状态　人的心理状态和情绪与血压水平密切相关，工作、生活、学习中导致的长期紧张、焦虑、烦恼等不良情绪，以及生活的无规律，会导致血压的过分波动，容易引发高血压；高血压患者若情绪长期不稳定，也会影响抗高血压药物的治疗效果，严重者可引发脑卒中或心肌梗死等并发症。因此，稳定情绪和保持平和的心态，避免不必要的精神紧张和情绪激动，尽量降低社会环境不良因素造成的恶性刺激，对于高血压的预防和治疗具有非常重要的意义。有高血压倾向的人应修身养性，陶冶心情，保持良好的心态和情绪，养成良好的生活习惯，多参加一些富有情趣的体育和文化娱乐活动，丰富自己的业余生活。

六、高血压患者的分类管理

（一）高血压管理的主要内容

1. 血压动态情况 患者对血压进行定期自我监测和记录，或医师为患者测量和记录血压值，分析和评价最近血压控制情况。

2. 健康行为改变 记录现有的不健康生活方式和危险因素，以及行为的改变曲线，并针对不健康的生活方式和危险因素制订改善计划。

3. 药物治疗 患者就诊和药物使用情况，评价药物治疗效果。对于治疗有效的患者，督促其坚持用药；对于效果不佳的患者，督促其到综合医院调整治疗方案。

4. 督促定期检查 根据高血压分级管理要求，督促患者定期去医院做心、肾功能检查和眼底检查。出现靶器官损害时，应及时督促患者去医院行进一步检查。

（二）高血压管理的常见形式

1. 门诊随访管理 可利用高血压门诊，患者就诊时开展患者管理。

2. 个体随访管理 可满足行动不便，或由于各种原因不能定期去医院就诊的患者的需要。可通过设点或上门服务开展患者管理。

3. 群体随访管理 可满足行动不便，或由于各种原因不能定期去医院就诊的患者的需要。可通过设立高血压俱乐部或高血压管理学校等形式，开展患者群体管理。

4. 电话随访和网络随访 通过建立电话随访中心进行电话随访。对中青年高血压人群进行网络随访。

5. 远程随访 通过智能手机、血压管理 APP 或移动可穿戴设备，进行远程随访。

（三）高血压分级管理

依照高血压分级标准，开展相应管理。

1. 风险一级

（1）管理对象 男性年龄 < 55 岁，女性年龄 < 65 岁，高血压 1 级，无其他心血管疾病危险因素，按照危险分层属于低危的高血压患者。

（2）管理要求 至少每 3 个月随访 1 次，了解血压控制情况，针对患者存在的危险因素，采取非药物治疗为主的健康教育处方。当单纯非药物治疗 6 ~ 12 个月效果不佳时，增加药物治疗。

2. 风险二级

（1）管理对象 高血压 2 级或 1 ~ 2 级，同时有 1 ~ 2 个其他心血管疾病危险因素，按照危险分层属于中危的高血压患者。

（2）管理要求　至少每两个月随访1次，了解血压控制情况，针对患者存在的危险因素，采取非药物治疗为主的健康教育处方，改变不良生活方式。当单纯非药物治疗3～6个月效果不佳时，增加药物治疗，并评价药物疗效。

3. 风险三级

（1）管理对象　高血压3级或合并3个以上其他心血管疾病危险因素，或合并靶器官损害，或糖尿病，或并存临床情况，按照危险分层属于高危和很高危的高血压患者。

（2）管理要求　至少每个月随访1次，及时发现高血压危象，了解血压控制水平，加强规范降压治疗，强调按时服药，密切注意患者的病情发展和药物治疗可能出现的副作用，发现异常情况及时向患者提出靶器官损害的预警与评价，督促患者到医院行进一步治疗。

（四）高血压的药物治疗

1. 降压治疗的目的　对高血压患者实施降压药物治疗的目的，是通过降低血压，有效预防或延迟脑卒中、心肌梗死、心力衰竭、肾功能不全等心脑血管并发症的发生；有效控制高血压的疾病进程，预防高血压急症、亚急症等重症高血压发生。

2. 降压达标的方式　将血压降低到目标水平140/90mmHg以下，高风险患者130/80mmHg，老年人收缩压150mmHg，可以显著降低心脑血管并发症的风险。应及时将血压降低到上述目标水平，但并非越快越好。大多数高血压患者应根据病情，在数周至数月内（而非数天）将血压逐渐降至目标水平。年轻、病程较短的高血压患者降压速度可快一点；但老年人、病程较长或已有靶器官损害，或并发症的患者，降压速度则应慢一点。

3. 降压药物治疗的时机　高危、很高危或3级高血压患者，应立即开始降压药物治疗。确诊的2级高血压患者应考虑开始药物治疗；1级高血压患者，单纯生活方式干预3个月后，若血压仍≥140/90mmHg时，需开始降压药物治疗。

4. 降压药物应用的基本原则　降压治疗药物应用应遵循以下四项原则。

（1）小剂量开始　初始治疗时通常应采用较小的有效治疗剂量，并根据需要逐步增加剂量。降压药物需要长期或终身应用，药物安全性和患者耐受性的重要性不亚于药物的疗效。

（2）优先选择长效制剂　尽可能使用每日1次给药而有持续24小时降压作用的长效药物，以有效控制夜间血压与晨峰血压，更有效预防心脑血管并发症的发生。如使用中短效制剂，则需每天2～3次用药，以平稳控制血压。

（3）联合用药　以增加降压效果又不增加不良反应，在低剂量单药疗效不满意时，可以采用两种或多种降压药物联合治疗。事实上，2级以上高血压为达到目标血压，常需联合治疗。对血压≥160/100mmHg或中危及以上患者，起始即可采用小剂量两种药物联合治疗，或用小剂量固定复方制剂。

（4）个体化　根据患者的具体情况和耐受性，以及个人意愿或长期承受能力，选择适合患者的降压药物。

（五）高血压患者管理效果评价

高血压患者管理效果评价是指根据高血压管理方案中所设定的管理指标等，对管理效果进行评价，目的是通过评价了解高血压管理方案的实施效果，以期进一步修订和完善管理方案。

按照管理方案，定期对患者进行血压控制评估，及时修订和完善管理方案。按照患者全年血压控制情况，分为优良、尚可、不良三个等级。

优良：全年有 3/4 以上时间血压记录在 140/90mmHg 以下（＞9 个月）。

尚可：全年有 1/2 以上、3/4 以下时间血压记录在 140/90mmHg 以下（6～9 个月）。

不良：全年有 1/2 或以下时间血压记录在 140/90mmHg 以下（≤6 个月）。

高血压管理中对生活方式改善的评估：如对各项危险因素改变情况的评估。

定期对高血压患者进行高血压知晓率的评估，计算公式：知道自己患有高血压的人数 / 辖区高血压人数 ×100%（表 15-3-1）。

表 15-3-1　血压水平分类和定义

分类	收缩压（mmHg）	舒张压（mmHg）
正常血压	＜120 和	＜80
正常高值	120～139 和（或）	80～89
高血压	≥140 和（或）	≥90
1 级高血压（轻度）	140～159 和（或）	90～99
2 级高血压（中度）	160～179 和（或）	100～109
3 级高血压（重度）	≥180 和（或）	≥110
单纯收缩期高血压	≥140 和	＜90

注：当收缩压和舒张压分属于不同级别时，以较高的分级为准。

【思考题】

1. 简述健康管理的流程。

2. 高血压的危险因素有哪些？

3. 叙述高血压健康管理生活方式评估的基本内容。

第十六章　医养照护智能信息化应用 ▷▷▷▷

【学习要点】

　　1. 智慧医疗的定义。

　　2. 智慧医疗终端在照护场景中的应用。

【案例导入】

　　某医院近期进行了"硬件＋平台＋APP"的智能化改造。以老人智能手表为切入点，以智慧养老信息化管理平台为依托，以 APP 为基础，搭建了一个完整的医养结合照护服务体系。实施"7×24 小时"照护管理模式，将老年人的健康数据纳入数据库管理中，联合中国移动、智慧平台，一起推出智能健康手表，老人戴在手上可以自动测量血压和心率，并将通过电子通信技术传送至医院的健康管理中心，通过大数据客服中心进行"7×24"小时的照护管理。同时，老人家属能够通过手机 APP，随地掌握老人的健康状态。

第一节　智慧医疗终端在照护中的应用

一、智慧医疗

　　智慧医疗的概念最早在 2009 年由 IBM 提出，指通过打造健康档案区域医疗信息平台，利用最先进的物联网技术，实现患者与医务人员、医疗机构、医疗设备之间的互动，逐步达到信息化。

　　智慧医疗由三个部分组成，分别为智慧医院系统、区域卫生系统和家庭健康系统。其特点为：

　　1. 互联　经授权的医务工作者能够随时查阅患者的病历、健康档案和保险细则信息。

　　2. 协作　把信息仓库变成可分享的记录，整合并共享医疗信息和记录，从而构建一个综合的专业医疗网络。

3. 预防 实时感知、处理和分析重大医疗事件，从而快速、有效地做出反应。

4. 普及 支持乡镇和社区医院无缝衔接到中心医院，实时获取专家建议、安排转诊和接受培训。

5. 创新 提升知识应用和医疗过程处理能力，进一步推动临床研究和创新。

6. 可靠 使得从业医务人员能够搜索、分析和引用大量科学证据，支持其日常医务工作。

近几年，随着物联网的快速发展，智慧医疗正日益进入寻常百姓的生活，其不但对医疗信息化起到了积极的推动作用，而且还为个人健康管理提供了有效的手段，智慧医疗目前已成为国家给予重点支持的行业。

与传统的医疗服务模式相比，智慧医疗具备多个优势。

首先，利用多种传感器设备和适合家庭使用的医疗仪器，自动或自助采集人体生命各类体征数据，在减轻医务人员负担的同时，能够获取更丰富的数据。

其次，采集的数据通过无线网络自动传输至医院数据中心，医务人员利用数据提供远程医疗服务，能够提高服务效率，缓解排队问题，并减少交通成本。

再次，数据集中存放管理，可以实现数据的广泛共享和深度利用，有助于解决关键病例和疑难杂症，能够以较低的成本，对亚健康人群、老年人和慢性病患者提供长期、快速、稳定的健康监控和诊疗服务，降低发病风险，间接减少对稀缺医疗资源的需求。

二、智慧医疗终端

智慧医疗终端，是通过一系列可佩戴的或具有数据传输功能的医疗设备，集成各种基础生理监测功能，基于物联网技术和大数据分析，实现生理数据的实时监测、远程传输、智能分析、健康评估、方案获取等功能。如健康手环、智能呼吸心率监控仪、智能心电监测仪、人体成分分析仪、血压监测仪、血糖监测仪、体液监测仪等，都是目前使用较为广泛的智慧医疗终端。

三、智慧医疗终端在照护中的应用

智慧医疗终端将收集到的数据上传至云端，再通过智能学习算法，对基础数据进行分析、处理，输出结果。最终从以下三个方面，将患者、护理人员、机构管理人员和家属联系起来，形成闭环。

1. 在患者发生意外情况时，第一时间通知护理人员，降低临床照护的风险。

2. 建立电子照护计划、电子健康档案，降低护理人员工作压力，提高护理效率。

3. 通过家属端实时查询患者身体健康数据、照护计划执行情况等，方便家属了解患者情况。

智慧医疗终端通过将测量的数据传输至计算机平台，将不同的护理对象需求通过网络告知医院、被护理者及护理人员，使护理人员能够超前做好护理准备和服务，更好地对被护理者提供精准的护理服务。例如，通过智慧医疗终端实现院前急救、慢性病照护、远程康复跟踪、个人健康管理等功能。

使用智慧医疗终端，可运用大数据，将被护理者的需求提前告知护理人员，以便为患者制订更具有针对性、选择性的护理计划，实现护理效能和效益的最大化；通过查询智慧医疗终端系统，就能知晓护理者的需求，并通过系统提醒，使每位护理人员能够知道如何更好地为被护理者服务；可以优化护理资源配置，在提高医院自身管理水平的同时，赋予每一位护理人员以人本关怀。针对不同护士的不同情况，医院的护理管理者可预先调配现有护理资源，保证护理工作不间断、不缺岗，实现服务效益的最大化，提高患者治疗过程中的护理效果。一方面要使护理人员全面掌握患者病情，另一方面要求护理人员在对患者的护理服务过程中，按操作规程护理，通过终端监控，清楚地了解并掌握每位患者病情变化、护理情况，对患者护理前、护理中、护理后的每个过程进行记录和研判，减少不必要的医患纠纷。

第二节　智慧医疗终端示例

一、健康手环

健康手环多为内置蓝牙，可自动搜索配对，测量数据自动同步至使用者的手机，具有云存储和定位功能，在监测中心可随时随地监护测量情况，查看使用者的实时位置（图 16-2-1）。

健康手环在日常照护中可使用的功能很多，除了显示日期时间等基本信息外，可以对使用者运动时步数、速度、距离、热量消耗进行监测，并能监测实时心率，以便掌握使用者运动时的情况，监控中心可在出现数据异常时，及时采取防治和照护措施；在夜晚，使用者进入睡眠状态后，可进行如深睡、浅睡、醒来、做梦时长等数据监测。

以上运动数据监控、心率监控和睡眠监控，均可更好地辅助护理人员进行数据查看、分析，以便护理人员制订更具针对性的日常护理方案；在遇到数据异常时（如失眠、心律失常、热量消耗异常等），监控中心的护理人员可及时针对具体异常情况，进行应急处理，避免更加危急的情况发生。

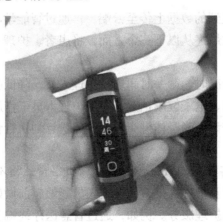

图 16-2-1　健康手环

二、睡眠监测床垫

睡眠呼吸障碍是临床上常见的多发病。作为一种严重危害人体健康的疾病，可引发或加重如高血压、冠心病、脑卒中等心脑血管疾病，以及糖尿病等多种慢性代谢性疾病。诊断睡眠呼吸障碍疾病，目前主要依靠多导监测技术检查。检查需要给患者连接多个导联电极，操作复杂，容易影响患者的自然睡眠，以致影响监测结果。

床垫式睡眠呼吸监测系统为无电极、无干扰测量方式，对睡眠监测提供了一种易于操作、结果准确、容易被患者接受的新方法。

睡眠监测床垫由中央处理系统、床旁数据采集系统、可选配装置三大部分构成。通过获取自主神经活动支配下的各生理活动参数，分析睡眠时相的变化，可实现实时监控、科学管理、智能决策，为提高护理服务品质、减少差错、降低劳动强度、提高工作效率和临床科研水平，保障高效、优质、科学、精准、规范的临床护理工作，提供新思路与新方法。

三、血压监测仪、血糖监测仪

血压监测仪作为一种以预防为主或以监测疾病情况的工具之一，在护理工作中扮演着重要角色。智慧血压监测仪具有操作便捷、携带方便、数据实时传输等优点。一键测量，自动完成加压、测量、放气，测量过程快速安全。具备语音播报功能并内置蓝牙，可自动搜索配对终端，测量数据自动同步至手机或电脑系统中，云存储功能可使护理人员随时随地监护测量情况。

便携式的血压监测仪可串联起社区照护和医院监护两大方面。如遇到数据异常，系统就会自动启动报警，并通知护理人员和医生，无论使用者在社区还是在医院，都能使护理人员根据具体情况快速采取应急救助措施，避免更加重的情况发生。护理人员还能通过数据中心的数据进行分析，筛选出需要重点关注的患者，建立监护档案，提升护理工作的效率（图 16-2-2）。

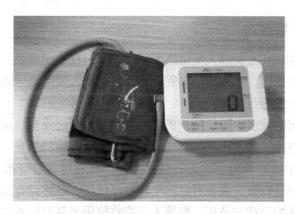

图 16-2-2 血压监测仪

随着近年来糖尿病患者的逐年递增，糖尿病患者的血糖检测是糖尿病治疗过程中一项关键环节，准确的血糖监测是实现良好血糖控制的关键。科技的发展令血糖检测技术越来越先进，随之便是快速智能血糖仪的全面普及（图 16-2-3）。快速智能血糖仪操作简便，结果获取方便，数据准确，在家用日常葡萄糖测定中得到了广泛应用。智慧血糖仪具有蓝牙连接功能，可将数据存储至电脑终端，以便护理人员进行实时监控与快速的全面分析，从而为制订、实施糖尿病患者的护理计划做重要参考，避免延误治疗，方便及时调整护理方案，从而提高护理的效率和准确性，大大减少了患者的健康损失，降低了医疗费用。

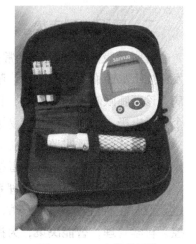

图 16-2-3　血糖监测仪

四、人体成分分析仪

随着临床营养学的不断发展，如何准确全面地评价患者的营养状况，以便更好地实施临床营养支持治疗，执行临床营养方案，促进患者早日康复，越来越受到广大护理工作者的重视。近年来，飞速发展的人体成分组成的测定方法可以提供重要临床营养信息，其中人体成分分析仪的多频生物电阻抗分析法操作简单、安全可靠，对患者无损伤，数据准确，可信度高。

仪器可全面检测人体 10 项基础体征数据：体重、BMI、基础代谢、体脂率、肌肉比例、皮下脂肪、骨量、身体年龄、水含量、内脏脂肪，以便护理人员全方位地掌握被护理者的身体成分数据。仪器内置蓝牙，可自动搜索配对终端，将测量数据自动同步至手机或电脑，并可实现数据云存储，随时随地监护测量情况（图 16-2-4）。

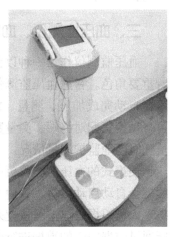

图 16-2-4　人体成分分析仪

五、智能照护机器人

一直以来，养老、儿童护理人员短缺，已成为普遍存在的难题。将先进的智能照护机器人设备引入照护机构，在节约护理资源、降低护理人员劳动强度的同时，能给老年人和孩子带来更高质量的照护服务。

老年人及儿童疾病较多，智能照护机器人可充当病症记录器、医疗档案记录库，可以让医护人员更完整地了解使用者的病情，从而做出更准确的指导。由于机器人不需要休息，而且在工作中能够长时间地进行持续监护，并通过其自身携带的传感器等监视设备，对监护对象进行观察，采集对应的生理特征信息，最终储存起来，便于后续对被使用者进行有针对性的治疗与分析。机器人可接收使用者佩戴的各种智能医疗监测器信号，若有异常状况，会发送警讯给家属或医护人员。照护机器人还拥有远程传输功能，可以将其收集到的信息进行实时上传。医护人员只需要根据相关信息，就可以足不出户地对患者进行治疗及指导，患者也可以通过机器人的通信网络，与医护人员直接进行面对面交流。这不但节约了前往医院的时间，还在很大程度上保证了疾病治疗的最佳时期，对保证老年人与儿童的健康具有重要作用。尤其对那些行动不便的使用者而言，家庭照护机器人的作用与优势尤为明显。同时，通过家庭照护机器人实现的这种实时远程医疗，不但达到了传统远程医疗提高医疗护理效率的目的，还可以克服传统医疗护理精确度不高的缺点。

此外，互动交流、视频浏览、语音指导等功能，满足了使用者在家庭环境中多方面的生活需求。

此类智能照护机器人正在进一步研发中，功能将更加全面和智能，服务也更加人性化，在未来，将陆续全面应用于社区与医院的照护场景中（图 16-2-5）。

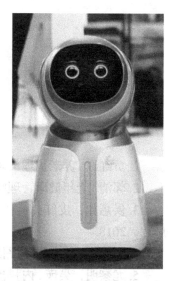

图 16-2-5　智能照护机器人

【思考题】

1. 智慧医疗的概念是什么？

2. 医养场景中，如何利用智慧医疗终端进行照护服务？

主要参考书目 ▷▷▷▷

1. 贾红红 . 养老护理员培训教程 . 北京：人民卫生出版社，2017.

2. 郭清 . 老年健康管理师实务培训 . 北京：中国劳动社会保障出版社，2014.

3. 侯惠如，皮红英，杨晶 . 中国老年医疗照护教学与实践指导 . 北京：人民卫生出版社，2018.

4. 刘晓清 . 养老服务评估实用基础 . 北京：中国社会出版社，2018.

5. 尤黎明，吴瑛 . 内科护理学 . 北京：人民卫生出版社，2013.

6. 于普林 . 老年医学 . 北京：人民卫生出版社，2017.

7. 李乐之，路潜 . 外科护理学 . 北京：人民卫生出版社，2017.

8. 蔡聚雨 . 老年康复护理与管理 . 上海：第二军医大学出版社，2012.